Neurosurgical Intensive Care

神经外科重症监护

原著第 2 版

主 ［美］Javed Siddiqi

HBSc, MD, DPhil (Oxon), FRCSC, FAANS, FACS

Chair of Neurosurgery

Riverside University Health System Medical Center

Moreno Valley, California

Chief of Neurosurgery

Arrowhead Regional Medical Center

Colton, California

Neurosurgery Residency Program Director

Desert Regional Medical Center

Palm Springs, California

主 译 刘 昊

译 者 张 威 满明昊 常 涛

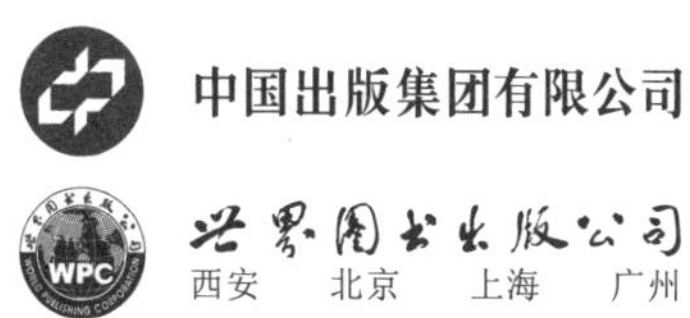

图书在版编目（CIP）数据

神经外科重症监护：原著第 2 版 /（美）贾韦德·希迪奇（Javed Siddiqi）主编；刘昊主译 .—西安：世界图书出版西安有限公司，2024.1

书名原文：Neurosurgical Intensive Care

ISBN 978-7-5232-1050-5

Ⅰ .①神… Ⅱ .①贾… ②刘… Ⅲ .①神经系统疾病—险症—监护（医学） Ⅳ .① R741.059.7

中国国家版本馆 CIP 数据核字（2024）第 036880 号

Original title（原书名）：Neurosurgical Intensive Care，2/e
By（主编）Javed Siddiqi

封面图片引自原著第 7 章（P_{117}，P_{124}）

书　　名	神经外科重症监护（原著第 2 版） SHENJING WAIKE ZHONGZHENG JIANHU
主　　编	[美] Javed Siddiqi
主　　译	刘　昊
策划编辑	马可为
责任编辑	李　娟
装帧设计	新纪元文化传播
出版发行	世界图书出版西安有限公司
地　　址	西安市雁塔区曲江新区汇新路 355 号
邮　　编	710061
电　　话	029-87214941　029-87233647（市场营销部） 029-87234767（总编室）
网　　址	http://www.wpcxa.com
邮　　箱	xast@wpcxa.com
经　　销	新华书店
印　　刷	西安雁展印务有限公司
开　　本	880mm × 1230mm　1/32
印　　张	17.25
字　　数	550 千字
版次印次	2024 年 1 月第 1 版　2024 年 1 月第 1 次印刷
版权登记	25-2023-307
国际书号	ISBN 978-7-5232-1050-5
定　　价	149.00 元

医学投稿　xastyx@163.com ‖ 029-87279745　029-87285296

☆如有印装错误，请寄回本公司更换☆

谨以此书献给我的妻子 Seema 和我们的孩子 Amman、Saira，是他们激励我在工作中努力进取。同时也献给我的姐妹 Shahina 和 Zarina，她们始终如一的理解和支持给予我莫大的鼓励，让我在人生道路上不断前行。

致 谢
Acknowledgments

首先，我要感谢所有患者及其家属，是他们激励编者不断学习和自我提高，最终完成第 2 版 *Neurosurgical Intensive Care* 的出版。其次，我想对 Dan Miulli 博士表示衷心的感谢，他是我的得力助手，这本书中每一段文字都凝聚了他的勤奋和努力。同时，还要感谢所有住院医师、研究员、同事和其他编者。Fadi Andraos 博士、Madeline Castorena 博士和 Maryann Duran 博士协助处理了许多重要的后续工作。最后，真诚地感谢 Thieme 公司的编辑 Sarah Landis 和 Timothy Hiscock，尽管我走了很多弯路，但他们还是耐心地给予我很多建议和帮助。

译者名单

Translators

主 译

刘 昊 西安交通大学第一附属医院神经外科

译 者

张 威 西安交通大学第一附属医院神经外科

满明昊 空军军医大学唐都医院神经外科

常 涛 四川大学华西医院神经外科

郑重声明

由于医学是不断更新和拓展的学科，因此相关实践操作、治疗方法及药物都有可能改变，希望读者审查书中提及的信息资料及相关治疗技术的适应证和禁忌证。作者、编辑、出版者或经销商不对书中的错误或疏漏以及应用其中信息产生的任何后果负责，关于出版物的内容不作任何明确或暗示的保证。作者、编辑、出版者和经销商不就由本出版物所造成的人身或财产损害承担任何责任。

注：鉴于临床中很多指标均以 mg/dL 表示，为方便读者阅读，本书保留原著中的上述复合单位（如需换算为以 L 为单位，可参考：1 mg/dL=10 mg/L）。

原著作者
Contributors

Daniella Abrams-Alexandru, MD
Neurosurgeon
Cape Fear Valley Medical Center
Fayetteville, North Carolina

Luis T. Arangua, MD
Stroke Neurologist and NeuroInterventionalist
Desert Regional Medical Center
Palm Springs, California

Yancey Beamer, MD
Neurosurgeon
Riverside University Health System Medical Center
Moreno Valley, California

Blake Berman, DO
Neurosurgeon
Desert Regional Medical Center
Palm Springs, California

Jacob Bernstein, DO, MS
Neurosurgery Resident
Riverside University Health System Medical Center
Moreno Valley, California

James Berry, DO
Neurosurgery Resident
Riverside University Health System Medical Center
Moreno Valley, California

Marc Billings, DO
Neurosurgery Resident
Riverside University Health System Medical Center
Moreno Valley, California

Marc Cabanne, DO
Neurosurgery Resident
Riverside University Health System Medical Center
Moreno Valley, California

John D. Cantando, DO
Neurosurgeon
Jupiter Medical Center
Jupiter, Florida

Tyler Carson, DO
Neurosurgery Resident
Riverside University Health System Medical Center
Moreno Valley, California

Jeff W. Chen, MD
Neurosurgeon, Associate Clinical Professor
Department of Neurological Surgery
UC Irvine Health
Irvine, California

Robert J. Claycomb, MD, PhD
Stroke Neurologist
Desert Regional Medical Center
Palm Springs, California

Vladimir Adriano Cortez, DO
Neurosurgeon and NeuroInterventionalist
Desert Regional Medical Center
Palm Springs, California

Dennis Cramer, DO
Neurosurgeon
Riverside University Health System Medical Center
Moreno Valley, California

Robert Dahlin, DO
Neurosurgery Resident
Riverside University Health System Medical Center
Moreno Valley, California

Jason Duong, DO
Neurosurgery Resident
Riverside University Health System Medical Center
Moreno Valley, California

Christopher Elia, DO
Neurosurgery Resident
Riverside University Health System Medical Center
Moreno Valley, California

Glenn Fischberg, MD
Stroke Neurologist and Neurointensivist
Desert Regional Medical Center
Palm Springs, California

Hammad Ghanchi, DO, MS
Neurosurgery Resident
Riverside University Health System Medical Center
Moreno Valley, California

Todd M. Goldenberg, MD
Chief of Neurosurgery
Kaiser Permanente
Fontana, California

Omid R. Hariri, DO, MS
Neurosurgery Resident
Riverside University Health System Medical Center
Moreno Valley, California

Silvio Hoshek, MD
Neurosurgeon
Arrowhead Regional Medical Center
Colton, California

Jeffery M. Jones, DO
Neurosurgeon
Memorial Hospital of Carbondale
Carbondale, Illinois

Samir Kashyap, DO
Neurosurgery Resident
Riverside University Health System Medical Center
Moreno Valley, California

Mark Krel, DO
Neurosurgery Resident

Riverside University Health System Medical Center
Moreno Valley, California

Shokry Lawandy, DO
Neurosurgeon
Riverside University Health System Medical Center
Moreno Valley, California

Bo-Lin Liu, MD, PhD
Neurosurgeon
Department of Neurosurgery
Tangdu Hospital, Fourth Military Medical University
Xi'an, China

Deependra Mahato, DO, MS
Neurosurgery Fellow
Mayo Clinic
Jacksonville, Forida

Gohar Majeed, DO, MS
Neurosurgery Resident
Riverside University Health System Medical Center
Moreno Valley, California

Rosalinda Menoni, MD
Neurosurgeon
Desert Regional Medical Center
Palm Springs, California

Tanya Minasian, DO
Pediatric Neurosurgery Fellow
Children's Hospital
Los Angeles, California

Dan E. Miulli, DO, MSc, FACOS
Neurosurgeon & Residency Program Director
Riverside University Health System Medical Center
Moreno Valley, California

Jerry Noel, DO
Neurosurgeon
Desert Regional Medical Center
Palm Springs, California

John Ogunlade, DO
Neurosurgery Resident
Riverside University Health System Medical Center
Moreno Valley, California

Nicholas Qandah, DO
Neurosurgeon
MohawkValley Health SystemMedical Group
New Hartford, New York

Vivek Ramakrishnan, DO
Spine Fellow
UC San Diego
San Diego, California

Kevin Ray, DO
Neurosurgery Resident
Riverside University Health System Medical Center
Moreno Valley, California

Colleen Rose, RN, BSN, MS, CNRN, SCRN, APRN, NP-C
Neurosurgery & Neurocritical Care

Nurse Practitioner
Desert Regional Medical Center
Palm Springs, California

Javed Siddiqi, HBSc, MD, DPhil (Oxon), FRCSC, FAANS, FACS
Chair of Neurosurgery
Riverside University Health System Medical Center
Moreno Valley, California
Chief of Neurosurgery
Arrowhead Regional Medical Center
Colton, California
Neurosurgery Residency Program Director
Desert Regional Medical Center
Palm Springs, California

Paula Snyder, RN, CCRN
ICU Nurse Manager
Riverside University Health System Medical Center
Moreno Valley, California

John Spitalieri, DO
Neurosurgeon
NC Neurosurgery and Spine Clinic
Fayetteville, North Carolina

Gayatri Sonti, DO, MS, PhD
Neurosurgeon
Neuro & Headache Center
Rockford, Illinois

Raed Sweiss, DO
Skull Base Neurosurgery Fellow
Oregon Health and Science University
Portland, Oregon

Jon Taveau, DO
Neurosurgeon
Mount Vernon, Illinois

Margaret Wacker, MD, MS
Neurosurgeon
Arrowhead Regional Medical Center
Colton, California

Justen Watkins, DO
Neurosurgery Resident
Riverside University Health System Medical Center
Moreno Valley, California

Daniel J. Won, MD
Neurosurgeon
Kaiser Permanente
Fontana, California

David T. Wong, MD, FACS
Chief of Trauma and Critical Care Services
Arrowhead Regional Medical Center
Colton, California

Bailey Zampella, DO
Neurosurgery Resident
Riverside University Health System Medical Center
Moreno Valley, California

序 言
Foreword

神经外科重症监护是一个涉及多专业和多学科的领域。该领域的医疗工作者一直致力于提高神经系统疾病的诊治水平，改善患者预后。在过去的20年间，我见证了他们对于新知识和新技术的渴求。在医疗技术飞速发展的今天，为了使临床工作者更好地掌握这门交叉学科的基础知识，主编 Javed Siddiqi 教授特别邀请神经病学、血管神经病学、神经外科学、介入神经放射学、麻醉学和重症监护学，以及营养学和高级护理等多学科专家联合编写本书。

本书汇集了多学科、多领域的专业知识。Javed Siddiqi 教授为来自各个专业和学科的医疗工作者搭建了一座沟通的"桥梁"，希望大家能够齐心协力、共同管理神经外科重症患者。

本书简明扼要，易于阅读。虽然内容可能不够全面，但重点阐述了神经外科重症监护中的重点和难点，这对于临床医生作出正确的临床决策非常重要。书中表格和图片简洁明了，便于医生迅速查阅。

本书非常实用，系统介绍了神经外科重症监护病房患者管理的基础知识和临床中的疑难问题，无论护士、医学生、住院医师、主治医师，还是研究人员，均可参考阅读。

Yan Qu（屈延），MD，PhD
空军军医大学第一附属医院
神经外科主任

前　言
Preface

除原发性脑外伤外，大多数颅脑损伤患者最终会进展为脑缺血，不论是脑卒中、血管痉挛、继发性脑损伤，还是脑肿瘤。有趣的是，海马（Cornu Ammonis 1，CA 1）锥体神经元似乎最容易受到全脑缺血的影响，最先死亡，而运动皮质神经元似乎对同样的缺血耐受性较强[1]。事实上，CA 1 锥体神经元，而不是主管运动的运动皮质神经元，对于认知“高级”功能（如空间学习和记忆）至关重要。基于这一现象，人们提出了“记忆优于肌肉”与“学习优于运动”的进化优先级问题。进化生物学家推测大脑高级功能比粗大运动能力更脆弱，因此，重症监护医生非常清楚其中的利害关系——患者身体完好，但无法形成新记忆，不能集中注意力或分析复杂情况。简而言之，如果我们能够将 CA 1 锥体神经元从死亡的阴霾中拯救出来，也许我们就有机会保留大脑其他功能[2]。

近 20 年来，神经外科患者的重症监护也从强调肺部护理（通气和氧合）发展到对血-脑屏障保护措施的深入理解。神经监测技术的进步促进了神经重症患者个体化治疗策略的实施。例如，颅内压监测器、脑室外引流装置、脑组织氧监测装置和脑微透析器的使用，有利于根据患者的病情制订有针对性的干预措施；连续脑电图监测使看不见的、无声的癫痫持续状态变得可见。如今，传统的重症患者液体管理和电解质维持以及呼吸机操作也变得更加细致入微。

对于参与神经重症监护的神经外科医生而言，外科干预仍然以减压为主要目的，例如，清除创伤性血肿，为缺血性脑卒中引起的恶性脑肿胀进行去骨瓣减压术，切除占位效应明显的恶性脑肿瘤。然而，单纯的减压往往是不够的，而且很多神经危重症患者根本没有机会进入手术室。无论患者是否需要开放式手术，熟练掌握神经生理学知识是拯救神经元的最佳途径。摆脱单纯的机械思维，多学科共同努力才能完善神经外科重症患者的管理。

在这个脑监测技术已普及的时代，心肺复苏“ABC”三部曲完成之后，神经重症监护仍遵循传统原则：及时诊断；与患者和家属积极沟通；定期进行神经系统检查以指导治疗；进行高质量的护理；多学科协作；根据预期目标调整治疗方案，避免治疗过度或治疗不足；不建议仅通过血液检查和神经影像学检查来确定神经系统疾病的病因；必要时，早期积极进行外科干预。

在重症医学工作者中一直存在着这样一个争论，即与普通重症监护病房（ICU）的医生相比，神经外科重症监护病房（NICU）的医生能否更好地改善神经内科和神经外科颅脑损伤、脑积水、缺血性或出血性脑卒中、癫痫持续状态、颅内高压等患者的预后。从 NICU 治疗的单病种情况来看，此问题的答案是显而易见的。在一项关于脑出血预后的研究中，Diringer 和 Edwards 的研究显示，在同一种疾病且病情相似的患者中，与 NICU 患者相比，普通 ICU 患者住院死亡率增加了 3.4 倍[3]。其他学者在颅脑损伤的患者中也有类似的发现[4-5]。美国缺血性卒中管理最能体现 NICU 的优势，任何一所医院如果没有专门的 NICU，便无法通过最高级别的国家卒中中心——综合卒中中心的认证。而 NICU 是综合卒中中心卒中管理的核心，涉及神经内科医生、神经介入医生、神经外科医生和神经重症监护医生之间的实时协作。

一流的颅脑创伤中心或卒中中心都应建立一个高水平的

NICU，这是以流程为导向治疗神经内外科疾病的理想场所，否则，在其他科室治疗可能会有很多“临时处置”带来的治疗问题。NICU 还应配备训练有素的神经科专家，神经重症监护医生与之一起工作、学习。NICU 的另一个明显优势是能够以其他临床科室所不能有的方式推进神经科学的研究和神经科医生的培训。NICU 吸引了大批希望学习和交流学术前沿问题的神经科优秀医生，使大量患者直接或间接受益。因此，NICU 的存在意义重大。

Javed Siddiqi, MD, DPhil (Oxon)

[1] Zhu H, Yoshimoto T, Imajo-Ohmi S, et al. Why are hippocampal CA1 neurons vulnerable but motor cortex neurons resistant to transient ischemia? J Neurochem, 2012, 120(4):574–585.

[2] Bendel O, Bueters T, von Euler M, et al. Reappearance of hippocampal CA1 neurons after ischemia is associated with recovery of learning and memory. J Cereb Blood Flow Metab, 2005, 25(12):1586–1595.

[3] Diringer MN, Edwards DF. Admission to a neurologic/neurosurgical intensive care unit is associated with reduced mortality rate after intracerebral hemorrhage. Crit Care Med, 2001, 29(3):635–640.

[4] Patel HC, Menon DK, Tebbs S, et al. Specialist neurocritical care and outcome from head injury. Intensive Care Med, 2002, 28 (5):547–553.

[5] Clayton TJ, Nelson RJ, Manara AR. Reduction in mortality from severe head injury following introduction of a protocol for intensive care management. Br J Anaesth, 2004, 93(6):761–767 Preface xii.

目 录
Contents

第 1 章　床旁神经系统查体

Robert Dahlin　Dan E. Miulli　Javed Siddiqi

摘　要　评估神经外科重症监护病房患者最敏感的方式是床旁神经系统查体。不论患者昏迷与否，均应频繁且连续实施。神经专科查体从高级的精神心理状态评估到脑神经检查，以及运动、感觉、各种反射检查，均可协助医生进行精确的定位定性分析。

关键词　失语　昏迷　皮质检查　脑神经检查　视力检查　格拉斯哥昏迷量表　运动测试　语言测试

病例介绍

46 岁女性，2 d 前出现无明显特征的剧烈头痛，因伴发视物模糊而就诊于我院急诊科。接诊发现患者因自发性单侧动眼神经麻痹出现单侧瞳孔散大、无光反应，眼球活动未见明显异常，神志清，精神状况一般，神经系统查体正常。

病例处理见本章末。

1.1 引　言

神经外科重症监护病房（NICU）收住的往往是最危重、最不稳定的患者。如颅脑损伤、动脉瘤性蛛网膜下腔出血、脊髓损伤、开颅术后、脑卒中等。随着实验室检查及影像学技术的进步，临床查体训练有弱化趋势。虽然影像及实验室检查可助力临床决策，但做哪些检查以及如何解读检查结果都会受到物理查体的影响。对物理查体及相关专业名词的掌握有助于医护人员之间更有效的交流，进而作出更准确的临床决策。

1.2 观察的力量

在 NICU 与其他科室一样，绝对不能忽略医疗行为的“艺术性”。很多 NICU 患者的神经系统查体会因镇静、插管、肌松剂的使用而变得更为困难，从而使神经外科医生团队更依赖于有创监测数据、系列的神经影像检查，并需间断暂停镇静以评估患者。观察患者仍然是临床检查的重要部分。例如，机敏的神经外科医生会发现意识障碍或昏迷患者异常的呼吸节律与病变定位之间的关系（表 1.1）。肢体不对称自主活动或活动频率改变也可提示脑或脊髓病变。

在 NICU 少数的清醒患者中，神经外科医生难得可以观察并可与患者交流。应观察此类患者是否存在可提示早期局灶性脑病变或病变扩大的局部细微征象。例如，患者主诉局部头痛，并能多次指出同一头痛位置，同时能按要求指出疼痛最严重的位置，则可帮助神经外科医生定位损伤（肿瘤、血肿、脓肿、水肿等）。清醒患者的这种能力也可以称为“Siddiqi 征”，其确保了神经系统检查的观察和交流具有显著的观察者间可靠性（在没有近期的软组织挫伤或头部切口等干扰因素的影响下）。如果患者主诉为整个头部疼痛，则 Siddiqi 征将失去定位价值。在 NICU 中，一定要注意避免沉溺于越来越多的有创监护信息而忽视对患者的初始观察。

表 1.1　颅脑损伤患者的呼吸模式

从头端到尾端病变的呼吸情况	模 式	损伤部位
潮式呼吸（陈 – 施呼吸）	周期性呼吸浅慢 – 深快 – 浅慢 – 暂停，呼吸时间长于暂停时间，暂停时间可变；上述呼吸过程不断重复，产生呼吸性碱中毒	广泛性前脑或中脑病变，无脑干损伤的代谢性脑病；即将发生的脑疝，充血性心力衰竭
反射性过度通气	过度通气导致低碳酸血症	脑桥被盖、中脑、网状结构，精神病、代谢性酸中毒、肺充血、肝性脑病
长吸式呼吸	不规则的充分吸气后不规则的停顿	脑桥、延髓背侧病变，代谢性昏迷，小脑幕切迹疝
丛集式呼吸	快速不规则呼吸之后暂停	脑桥、延髓上部、颅后窝病变，颅内压显著升高
共济失调性呼吸	无特殊模式	延髓，急性颅后窝病变
无自主呼吸（Ondine's curse*）	自主呼吸丧失——清醒时正常呼吸，睡眠时或昏迷时无呼吸	延髓网状核（呼吸中枢）

表 1.1（续）

从头端到尾端病变的呼吸情况	模 式	损伤部位
呼吸暂停	无呼吸	双侧延髓尾端网状核损伤
库斯莫尔（Kussmaul）呼吸	规律深大呼吸	代谢性酸中毒

* 译者注：由于该名称中蕴含的负性意义，国际睡眠障碍分类已不再推荐使用 Ondine's curse（翁丁的诅咒）这一名称

1.3 昏 迷

1.3.1 格拉斯哥昏迷量表

格拉斯哥昏迷量表（GCS）于 1974 年由 Graham Teasdale 和 Bryan Jennett 首次发表，现已成为一种普遍使用的工具，用于测量患者的总体觉醒状态。其得分常可指导神经重症监护的医疗决策。尽管它看起来简单，但在评价时也可存在显著差异。为了减少这种可变性，接下来将详细讨论该量表的微妙之处。

GCS 评分的计算方法是将每个类别的得分相加，其中运动得分 6 分，语言得分 5 分，睁眼得分 4 分。测试时，这 3 个类别的最佳分数将被加在一起（表 1.2 ~ 表 1.3）。GCS 评分≤ 8 分时考虑患者处于昏迷状态。

表 1.2 格拉斯哥昏迷量表（≥ 4 岁）

得 分	运动反应	语言反应	睁眼反应
6	可按指令运动	—	—
5	可定位疼痛	正常交流	—
4	疼痛回避	言语错乱	自主睁眼
3	去皮质强直——异常屈曲	回答不恰当，只能说出一些单词	呼唤睁眼
2	去大脑强直——过伸反应	可发出一些无法理解的声音	感受压力或疼痛刺激后睁眼
1	无反应	无语言反应	无睁眼反应
3~15	每项最佳得分相加		

表 1.3　儿童昏迷量表（≤ 4 岁）

得 分	运动反应	语言反应	睁眼反应
6	可按指令运动	—	—
5	可定位疼痛	可定位声音、微笑、注视物体	—
4	疼痛回避	哭闹，但可安慰	自主睁眼
3	去皮质强直——异常屈曲	对安慰异常反应，呻吟	呼唤睁眼
2	去大脑强直——过伸反应	可发出一些无法理解的声音，无法安慰	感受压力或疼痛刺激后睁眼
1	无反应	无语言反应	无睁眼反应
3~15	每项最佳得分相加		

1.3.2 运动评分

运动评分总分为 6 分。当患者能听从指令完成动作，可得 6 分。标准的指令包括让患者竖起大拇指，伸出两个手指，伸出舌头，或者活动脚趾。检查时，当要求患者握紧检查者的手时要注意，额叶损伤也会导致患者紧握检查者的手，而非真正的遵嘱活动[1]，因此不建议以握手来评估患者遵嘱活动能力。有定位能力得 5 分。患者所做的任何有目的的动作都可归于此类，如肢体穿过中线碰触疼痛刺激或气管插管，挠痒，或给自己盖被子。疼痛回避得 4 分。如试图避开疼痛刺激或因疼痛而有痛苦表情。值得注意的是，不能混淆疼痛回避和脊髓反射。持续刺激时，疼痛回避反应也会持续而脊髓反射肢体会回到原位。在上臂内侧进行疼痛刺激是确定疼痛回避还是脊髓反射的最佳位置。疼痛回避时表现为患者手臂从躯干移开或手臂外展。脊髓反射时患者会将手臂靠近躯干或将手臂内收。对疼痛刺激的异常屈曲评分为 3 分，这被称为去皮质强直，包括二头肌、手腕或大腿的屈曲或背屈，患者无法对疼痛刺激定位，去皮质强直的大脑病变一般位于红核上方。特别要注意常被误读的“三屈征”——当给予患者脚趾疼痛刺激时，患者足背屈、膝盖弯曲、大腿弯曲，这是去皮质强直的一种形式。伸肌牵张状态记 2 分，也称为去大脑强直。其损伤定位于上丘或红核脊髓束交叉部位与前庭神经核喙侧之间。去大脑强直表现为疼痛刺激时上肢及下肢均伸展。对刺激无反应得 1 分。

1.3.3 语言评分

语言评分总分为 5 分。如果患者可说出自己的姓名、他们在哪里、日期或年份及他们的入院原因则记 5 分。不能可靠回答上述问题的患者被视为定向力障碍，得 4 分。如果患者不能准确回答全部问题，但能试图以正确的方式回答问题，则记 4 分。答非所问得 3 分。当患者的语言反应是嘟囔、咕哝或其他听不清的声音时得 2 分。当刺激或询问患者后无语言应答时得 1 分。所有插管患者给 1 分。然而，为了表明他们的 GCS 评分较低是气管插管所致，并非神经损伤，可在评分表最后标注“T”进行说明。

1.3.4 睁眼评分

睁眼评分总分为 4 分。能够自发睁眼或在被唤醒后持续睁眼的患者得 4 分。很重要的一点是，如果患者的眼睛睁开后无法闭合，不要给 4 分。呼唤后可睁眼者得 3 分。只有在受到疼痛刺激才睁眼时得 2 分。那些即使受到刺激也未睁眼的患者得 1 分。

1.4 脑神经

神经外科患者的脑神经检查应在床旁快速完成。脑神经检查对病变的定位与定性十分重要。多种病理情况均可引起脑神经病变，如脑卒中、伴有或不伴脊髓空洞症的 Chiari 畸形、真菌性脑膜炎、颅后窝手术、小脑脑桥角手术、三叉神经微血管减压、颈静脉球瘤和脑膜癌。

1.4.1 第Ⅰ对脑神经：嗅神经

可通过让患者识别不同气味来检查嗅觉。两个鼻孔应分开检查。过敏性鼻炎是嗅觉减退或丧失的最常见原因。神经外科嗅觉损伤多见于颅脑损伤导致嗅球或神经纤维自筛板撕脱所致。其他原因包括卡尔曼（Kallman）综合征、局部肿瘤压迫等。

1.4.2 第Ⅱ对脑神经：视神经

- 瞳孔对光反射

神经外科医生能想到的最重要、最快捷的神经反射可能是瞳孔对光反射。光线到达视网膜通过视神经及突触传至顶盖前核。顶盖前核神经纤维传至双侧 Edinger-Westphal 核。自此，副交感神经节前纤维起源并与动眼神经和睫状神经节突触伴行，继之加入睫状短神经，支配瞳孔括约肌使瞳孔收缩。

- 传入神经受损：Marcus Gunn 瞳孔

视神经损伤可导致瞳孔传入神经受损表现。可通过两侧光反应检查明确：当光照健侧瞳孔时双侧瞳孔均收缩；但当光照视神经受损侧瞳孔时，瞳孔散大，因为顶盖前核接受视神经传入冲动减少。

- 瞳孔不等

双侧瞳孔直径相差至少 0.4 mm 可定义为瞳孔不等[2]。有 20% 正常人群瞳孔不等，一般而言只有两侧瞳孔直径差距大于 1 mm 才考虑是病理性的[3]。

- 视（神经）乳头水肿

最好在散瞳后使用眼底镜观察视乳头水肿情况，根据 Frisen 量表可评为 0~5 分。视乳头水肿时可出现视盘晕圈、视盘边缘突出，严重时视盘血管模糊。研究表明，视乳头水肿对颅内压增高的敏感性高达 100%、特异性为 98%。但该检查存在着年龄相关性，8 岁以下患儿出现视乳头水肿时，只有 22% 存在颅内压增高[4]。

- 视　野

视野检查是视神经检查的重要组成部分（请参阅本章后文的讨论）。

1.4.3 第Ⅲ对脑神经：动眼神经

动眼神经起源于中脑，恰位于导水管周围灰质的前侧。动眼神经负责支配提上睑肌、内直肌、下直肌、上直肌、下斜肌和瞳孔括约肌。动眼神经功能损伤可导致瞳孔散大和眼球向下向外偏移。

- 不累及瞳孔的动眼神经麻痹

支配眼外肌的神经纤维位于动眼神经外周，易受微血管病变的损害，如高血压、糖尿病或血脂异常。这些瘫痪通常是部分性和暂时的，症状通常在 3 个月内消失[5]。

● 累及瞳孔的动眼神经麻痹

导致单侧瞳孔散大的病因多种多样，从良性到需要紧急干预的致死性病变。虽然神经危重症患者多因恶性病变所致，但了解其他病因对鉴别诊断很有帮助。

● 占位性病变

占位性病变导致钩回疝和动眼神经受压，先出现瞳孔散大，之后瞳孔丧失反应性。其原因可能包括脑出血、脑卒中引起的细胞毒性水肿、硬脑膜下或硬脑膜外血肿和肿瘤。特殊的情况如后交通动脉瘤压迫局部动眼神经可导致单侧瞳孔散大。

● 创伤性瞳孔散大

创伤性瞳孔散大是由于眼球创伤，瞳孔括约肌纤维或支配瞳孔括约肌的神经纤维撕裂所致。

● 霍纳综合征

霍纳综合征包括单侧瞳孔缩小、上睑下垂、眼球内陷和无汗。支配眼睛交感神经的任何位点受损均可引起。上睑下垂和眼球内陷是因睑板米勒肌麻痹所致。无汗是因颈动脉鞘后的交感神经链损伤所致[6]。病因很多，如肺上沟瘤、下颈丛损伤、颈动脉损伤或夹层、小脑后下动脉闭塞（瓦伦贝格综合征）、延髓空洞症等[7]。

● 阿迪（Adie）瞳孔

阿迪（Adie）瞳孔指瞳孔散大、光反应迟钝，但调节反射几乎正常。Adie 瞳孔考虑是由病毒或细菌感染引发睫状神经节损伤所致。因为 Adie 瞳孔患者仅有睫状神经节损伤，因此对拟副交感神经药物，如毛果芸香碱（缩瞳剂）仍存在反应性。

1.4.4 第Ⅳ对脑神经：滑车神经

滑车神经支配眼球上斜肌。其在下丘水平上（前）髓帆内交叉后，从脑干背面出颅。滑车神经麻痹患者常诉向下看时出现复视。查体可见患侧眼在向下内侧凝视时较正常眼偏高。头偏向对侧时复视改善，偏向患侧时复视加重[8]。

1.4.5 第Ⅴ对脑神经：三叉神经

三叉神经是最大的脑神经，从脑桥中外侧发出，司面部和前中颅窝硬脑膜（三叉神经大部）感觉。运动神经根（三叉神经小部）支配咀嚼肌、腭帆张肌、鼓膜张肌、二腹肌前腹和下颌舌骨肌。

- 角膜反射

角膜反射是刺激角膜或眼睑而引起的反射性眨眼。由三叉神经传入至三叉神经脊束核，由面神经传出引起眨眼。可以通过轻刷上眼睑或巩膜来检查三叉神经的 V1 支，刷下眼睑来检查 V2 支。

- 感　觉

感觉检查时，应包括三叉神经的每个分支对轻触、针刺和温度刺激的反应。同时左右两侧对照，从而发现一些细微的感觉缺失。

- 运　动

要求患者咬合，检查者可以通过触摸患者的脸颊以感觉咀嚼肌的力量。

1.4.6 第Ⅵ对脑神经：展神经

展神经支配眼外直肌。其功能障碍可导致患者复视，患侧眼无法外移过中线，导致两眼共轭运动障碍。

1.4.7 第Ⅶ对脑神经：面神经

面神经支配面肌、颈阔肌和前舌的味觉。通过测试颈阔肌、微笑、噘嘴、闭眼、抬眉来测试面神经的运动功能。通过鉴别单侧面肌无力是否保留了额部的运动功能可进行病变的定位。大脑皮质支配双侧额肌，脑卒中或原发性运动皮质的占位性病变可导致对侧面瘫时额部肌肉不受累。面神经核或面神经的损伤会导致同侧面肌完全瘫痪。面神经司舌前 2/3 的味觉。

1.4.8 第Ⅷ对脑神经：前庭蜗神经

前庭蜗神经司声音和平衡感觉。对清醒患者测试时，要对每根神经每个可测试功能进行详细的评估。

- 头眼反射：玩偶眼反射

当身体和头部在空间中移动时，头眼反射对于稳定视网膜上的图像至关重要。随着半规管方向的改变，信号发送至前庭神经核，并通过内侧纵束实现双目稳定。功能正常患者头部运动时会导致眼睛向对侧移动。该功能受损时便不会出现眼睛的反射性运动，这一情况也被称为“玩偶眼反射”，这是因为玩偶的眼睛是画上去的，不会随着头部的运动而移动。

- 前庭 – 眼反射

对于鼓膜完整患者，检查前庭 – 眼反射时将床头抬高 30°，把 30~100 mL 冰水注入外耳道。正常患者会出现向刺激一侧的眼震慢相凝视。前庭 – 眼反射消失的患者会继续凝视前方。对清醒患者进行此检查可能会引起严重的恶心和呕吐。该检查常用于深昏迷或怀疑脑死亡的患者。

1.4.9 第Ⅸ对脑神经：舌咽神经

- 咽反射

舌咽神经和迷走神经的神经功能可以通过咽反射来评估。可用压舌板刺激清醒患者的后咽部进行测试。舌咽神经司传入，迷走神经司运动。

1.4.10 第Ⅹ对脑神经：迷走神经

- 咳嗽反射

对于气管插管患者，通过深部支气管吸引可诱发。支气管内的感觉神经对机械刺激作出反应，沿着喉上神经传入到延髓，迷走神经传出引起咳嗽。

1.4.11 第Ⅺ对脑神经：副神经

副神经支配胸锁乳突肌及斜方肌。可通过让患者转头对抗检查者的手来测试胸锁乳突肌，通过耸肩对抗阻力来检查斜方肌。

1.4.12 第Ⅻ对脑神经：舌下神经

舌下神经支配舌肌，可通过检查伸舌评估。舌下神经损伤会导致伸舌偏向损伤同侧。应注意面瘫患者，他们易于造成伸舌偏之假象。为避免此情况，可嘱患者尝试舔鼻尖。

1.5 皮质检查

1.5.1 Broca 失语

损伤优势半球的额下回后部和三角部可导致 Broca 失语。这是一种表达性失语，此时患者可听懂同时知道想要表达什么，但却不能遣词造句。患者有时可说部分简单词语，如“是” 或“嗯” ，或是他们的名字。患者往往十分沮丧，该类患者无法流利言语。

1.5.2 Wernicke 失语

损伤优势半球额上回可导致 Wernicke 失语。此类失语患者无法听懂，故无法做出恰当的回应。患者不自知这一功能缺陷，出现答非所问或为无稽之谈。此类为可流利言语的失语患者。

1.5.3 传导性失语

传导性失语源于弓状束的损伤，弓状束直接传递从 Wernicke 区至 Broca 区的信息。传导性失语患者理解语句能力正常且可以正常串起新的句子，但却无法正确地复述一段话，例如可通过让他们复述包括“如果……但是……”在内的一段话来判断。

1.5.4 凝视偏离

- Prévost 征

指额叶皮质受损时（如梗死）眼球出现向受累侧的急性、短暂性凝视麻痹，同时有对侧偏瘫，也被称为 Vulpian 征。头眼反射操作或冷热试验可诱导患者眼球转向对侧。而丘脑及基底节区出血可导致眼球向健侧强制凝视（wrong-way eyes）。

- 落日征

落日征指的是眼球的向下凝视，并可伴有向下的眼震。该表现是中脑 Cajal 中间神经核受压所致。在帕里诺（Perinaud）综合征中其可与其他症状一起出现。Perinaud 综合征是因中脑显著受压后表现为落日征、瞳孔对光反射消失、辐辏反射消失以及上眼睑回缩。

1.5.5 视　野

了解相关解剖对理解视野缺损及定位病变至关重要。视网膜可分为鼻侧及颞侧。光线到达视网膜后冲动沿视神经传导，视神经在来自鼻侧视网膜的纤维交叉后（视交叉）形成视束。视束神经纤维在外侧膝状体形成突触。之后神经冲动沿视放射至初级视皮质。对侧上象限神经冲动经颞叶 Meyer 袢传导至视皮质。

可于眼科诊室进行动态或静态视野检测，或在床旁进行对抗性视野检查。床旁对抗性视野检查较难实施，须掌握特殊方法，即使有经验的检查者也只能检出约 40% 的损伤[8]。首先遮挡患者单眼，之后医生在右上或左上象限示若干手指，患者可说出手指数目或指出哪几根手指看着比较模糊、不清晰。之后以同样方式检查下象限，检测对侧眼之后再检测双眼。

- 单眼盲

视交叉前的视神经受损表现为单眼盲，如视网膜或视神经损伤。常见于动脉粥样硬化性疾病的栓塞表现。栓塞性疾病导致的暂时性视力丧失称为一过性黑蒙。

- 双颞侧偏盲

视交叉中间部分损伤可致双颞侧偏盲，其可引起双颞侧视野丧失。典型的原因是鞍区占位，如垂体腺瘤。

- 同向性偏盲

视交叉后的视束损伤可导致同向性偏盲。此传导通路的完全损伤可导致对侧视野的完全丧失。常见的原因有出血性、缺血性脑卒中或占位性病变。

1.5.6 半侧忽视（hemineglect）

- 触觉消失

触觉消失检查时，医生在患者双侧同时给予触觉刺激，并询问患者哪侧有感觉。通过此方式可检测出细微的忽视，并可定位病变于对侧大脑半球。

- 视觉消失

视觉消失检查时，医生同时在患者两侧伸出不同数目的手指让患者相加。忽视侧手指常会忘记相加或未被认出，这一表现可定位损伤于对侧大脑半球。

- 虹膜震颤

该检查指的是瞳孔括约肌的不规则扩张与收缩。虹膜震颤有时是一种正常现象，可见于动眼神经损伤恢复过程中。也有报道称其为非惊厥性癫痫的一种表现[10-12]。

1.6 小脑检查

1.6.1 轮替运动障碍

轮替运动障碍指的是患者不能进行快的轮替动作。例如患者不能手臂快速旋前旋后或不能快速跺脚,上述情况可定位损伤于同侧小脑半球。

1.6.2 辨距不良

辨距不良又称为“过指征”（past-pointing sign）。嘱患者用示指触摸检查者置于患者远端的示指。辨距不良患者会伸手过头而未能触及检查者手指。该表现定位病损于同侧小脑半球。

1.6.3 跟－膝－胫试验

跟－膝－胫试验是嘱患者用一侧足跟在对侧胫骨前缘上下滑动，若存在动作不连贯或协调性不佳可定位病损于同侧小脑半球。

1.7 脊髓检查

因脊髓损伤入急诊或创伤室的患者在最初的治疗中需要特别关注。初始管理和是否需要立即或延迟手术取决于患者的临床表现及后续住院期间的临床评估和检查。

对患者进行初始评估及气道、呼吸、心脏（ABC）检查时可第一时间发现脊髓损伤。当患者出现低血压及心动过缓时要首先想到患者是否发生了神经源性休克或脊髓休克。

必须在一开始便区分清楚是脊髓休克还是神经源性休克，以指导后续治疗。神经源性休克源于T6以上的脊髓损伤[13],可持续24 h~6周。神经源性休克表现为分布性休克，如肢体温暖、低血压及常见心动过缓。脊髓休克是指所有脊髓功能、反射及自主神经功能的彻底丧失。因此，所有的脊髓休克患者同时也处于神经源性休克状态。脊髓反射恢复往往提示脊髓休克即将结束，足底趾反射往往首先恢复，之后是球海绵体肌反射，继而是提睾反射，随后是踝阵挛、巴宾斯基征，最后是膝反射[14]。

损伤的程度可按照美国脊髓损伤协会（ASIA）的评分系统进行判断。对10个肌群（三角肌或肱二头肌、腕伸肌、肱三头肌、指深屈肌、手内在肌、髂腰肌、股四头肌、胫前肌、踇长伸肌和腓肠肌）分别进行测试，并按 0~5 分进行评分。通过针刺进行感觉检查，以确定患者的感觉平面。

导致脊髓损伤的往往是强暴力，故患者并发脑损伤致昏迷或查体不配合的情况并不少见。该类患者只要没有发生脊髓休克，可通过脊髓反射来判断损伤平面，因其不受意识水平的影响。

1.7.1 肌力检查

英国皇家医学研究委员会（Royal Medical Research Council of Great Britain）量表的肌力评分为 0~5 分（表 1.4），对于因石膏固定或其他原因制动的肌群应记录为不可测试。

表 1.5 列出了肌肉的神经支配及出椎管平面，以便于定位损伤。

表 1.4　肌力分级

身体两侧感觉和运动功能正常的脊髓最尾段标志着功能完好的最尾节段	
关键肌肌力至少在 3 级，方可判断为运动功能正常	
0 级	完全瘫痪
1 级	可触及或观察到肌肉收缩
2 级	可活动，不能对抗重力
3 级	可对抗重力活动
4− 级	可对抗较小阻力
4 级	可对抗一般阻力
4+ 级	可对抗更大阻力
5 级	可完全对抗阻力
NT	不可检查

表 1.5　肌肉支配

皮节	神经	运动	肌肉	反射
XI	脊髓副神经	耸肩	斜方肌	
C2~C4		屈颈	胸锁乳突肌	
C3~C4	脊髓副神经	稳定肩胛骨	斜方肌	
C3~C5	膈神经	吸气，潮气量，FEV_1	膈肌	

表 1.5（续）

皮节	神经	运动	肌肉	反射
C4~C5	肩胛背神经	背手，支撑手掌	菱形肌	
C5	肩胛上神经	肩外旋	冈下肌	
C5	肩胛上神经	0°~15° 的臂外展	冈上肌	
C5	腋神经	臂外展＞90°	三角肌	
C5	肌皮神经	屈肘、肘外旋	肱二头肌，肱肌	肱二头肌反射
C5~C6	肩胛下神经	肩内旋	肩胛下肌	
C6~C7	骨间后神经	旋后	旋后肌	
C5~C7	胸长神经	推墙动作，稳定肩胛骨和背部	前锯肌	
C6	桡神经	屈肘（1/2）、肘旋后	肱桡肌	肱桡反射
C6	桡神经	伸腕（控制第 2~3 掌骨）	桡侧腕短 / 长伸肌	
C5~T1	胸前神经	臂内收	胸大肌	胸肌反射
C6~C7	正中神经	旋前	旋前圆肌	
C6~C7	正中神经	屈腕（控制第 2~3 指）	桡侧腕屈肌	
C5~C7	肩胛下肌	水平臂内收	大圆肌	
C7	胸背神经	肱骨伸展、内旋和内收	背阔肌	
C7	桡神经	伸前臂	肱三头肌	肱三头肌反射
C7	骨间神经	拇指外展	拇长展肌	
C7	骨间后神经	掌指关节背伸	指伸肌	
C7	骨间后神经	伸拇指	拇伸肌	
C7~C8	尺神经	屈腕，控制第 4~5 指	尺侧腕屈肌	
C8	正中神经	屈第 2~3 指远端指间关节	指深屈肌	
C8	尺神经	屈第 3~4 指远端指间关节	指深屈肌	

表 1.5（续）

皮 节	神 经	运 动	肌 肉	反 射
C8	正中神经	屈掌指关节	指浅屈肌	
T1	正中神经	伸展近端指关节	蚓状肌	
T1	正中神经	拇指与小指对指	拇对掌肌	
T1	正中神经	拇指外展	拇短展肌	
T1	正中神经	拇指近端指骨屈曲	拇短屈肌	
C8~T1	尺神经	拇内收、外展	第一骨间肌	
C8~T1	骨间前神经	拇指末节屈曲	拇长屈肌	
T1	尺神经	手指分开	骨间掌侧肌	
T1	尺神经	手指并拢	骨间背侧肌	
T1	尺神经	拇指内收	拇收肌	
T1	尺神经	外展屈曲小指	小鱼际肌（小指展肌）	
T5~L2	肋间神经	稳定躯干和脊柱，维持腹压	腹直肌，腹内 / 外斜肌	腹壁反射
L2	股神经	屈髋	髂腰肌	提睾反射
L2~L3	闭孔神经	大腿内收	大收肌、短收肌、长收肌	
L3~L4	股神经	伸膝	股四头肌	膝反射
L4	腓深神经	背屈	胫骨前肌	
L4~L5	胫神经 / 腓神经	足内翻	胫骨前 / 后肌	内侧腿后肌群反射
L4~L5	臀上神经	大腿外展、内旋	臀中肌	
L4~L5	臀上神经	屈髋	阔筋膜张肌	
L4~S3	坐骨神经	大腿内收	大收肌	臀反射
L5	腓深神经	大跗趾背伸	跗长伸肌	
L5~S2	臀下神经	伸髋关节	臀大肌	
S1	坐骨神经	屈膝	半腱肌、半膜肌、股二头肌	
L5~S1	腓浅神经	足外翻	腓骨长肌 / 短肌	

表 1.5（续）

皮 节	神 经	运 动	肌 肉	反 射
L5	腓深神经	第 2~5 足趾背伸	趾长 / 短伸肌	
S1~S2	胫神经	足跖屈	腓肠肌 / 比目鱼肌	跟腱反射
S1~S2	胫神经	趾跖屈	䠀长屈肌	
S2~S4		直肠收缩	膀胱括约肌、肠道括约肌	球海绵体肌反射

FEV_1：第 1 秒用力呼气量

1.7.2 反射检查

脊髓反射可评为 0 到 5 分（表 1.6）。在检查过程中，不仅要注意异常的反射，还要注意两侧反射是否对称，这也有助于定位病变。脊髓损伤时，损伤水平以上反射正常，在损伤水平反射缺失或减弱，而在损伤水平以下反射亢进。若患者清醒，自述痛觉消失同时肢体活动不能，但双侧反射对称、正常，则应考虑是否为佯病症（malingering）而非脊髓损伤。

表 1.6 脊髓反射评分

评 分	描 述
0	反射消失
1+	轻微，或只有强刺方可引出
2+	正常
3+	亢进
4+	非持续性阵挛（如重复性振动运动）
5+	持续阵挛

1.7.3 感觉检查

- 针 刺

通过针刺来进行感觉检查较运动或反射检查能更好地进行损伤定位。精细触觉检查可评估脊髓后柱 – 内侧丘系通路的完整性，其将触觉传至同侧脊髓后柱，在延髓交叉，在丘脑形成突触换元，并终止于中央后回。感觉检查应根据皮节依次逐个检查（图 1.1）。双侧对比

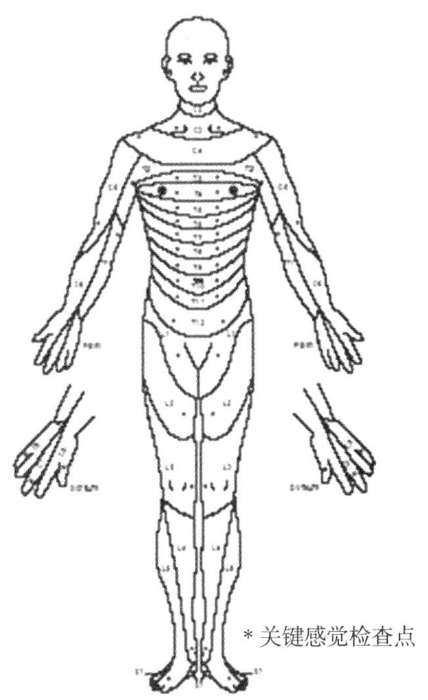

图 1.1 皮节和感觉神经支配。经许可引自美国脊髓损伤协会

检查每个皮节的主观感觉，以发现细微的差异。检查可以轻触开始，但必须进行针刺，以确定特定的皮节。

- 本体感觉

本体感觉检查也可评估脊髓后柱 – 内侧丘系通路的完整性。可以通过向上或向下移动患者的手指（趾），让患者判断方向来评估。Romberg 征阳性也提示本体感觉受损。

- 温度觉

温度觉传导纤维进入脊髓后立刻交叉至对侧，然后经脊髓丘脑侧束传至丘脑形成突触换元后达中央后回。可通过使用酒精拭子或经冰水浸冷的器具刺激相关皮节来评估。

- 霍夫曼征

轻弹患者中指末端指节，若出现食指或拇指掌屈运动，即为霍夫曼征阳性。其提示 C5 和 C6 水平的锥体束病变。该反射应谨慎解读，因为反应过度、焦虑或甲状腺功能亢进的患者也可出现霍夫曼征阳性，而其锥体束正常。其诊断准确性在各研究中不尽相同，灵敏度为 58% ~ 94%，特异性为 74% ~ 78%[15-17]。

● 踝阵挛

通过快速足背屈并保持足背屈姿势可尝试诱发踝阵挛。记录阵挛次数，若≥ 5 次则考虑是病理性的。出现踝阵挛高度提示锥体束损伤[18]。

● 巴宾斯基征

巴宾斯基征可通过自足底外侧从后向前划至小趾根部，再转向踇趾侧持续 5~6 s 尝试引出。首先踇趾背屈，其余足趾自上而下呈扇形展开为典型的异常伸肌反射。此检查结果提示锥体束功能障碍。巴宾斯基征阳性的灵敏度较低（约 50%），但对锥体束功能障碍的特异性为 99%[19]。

● 阴茎异常勃起

阴茎异常勃起是一种持续、无意识的阴茎勃起。脊髓损伤时，其是一种不良迹象，并与完全性 ASIA A 类脊髓损伤密切相关。在脊髓休克时可立即发生，而不会迟发。

1.7.4 直肠检查

对脊髓损伤患者进行直肠检查时应关注并记录 5 项内容——针刺感觉、主动与被动直肠节律、肛门反射以及球海绵体肌反射（BCR）。BCR 可通过挤压阴茎头或阴蒂判断肛门括约肌是否收缩评估 S2、S3、S4 神经根的完整性，这是脊髓休克开始消退时首先恢复的反射，因此这对于确定脊髓损伤后神经学检查的有效性至关重要。对于使用 Foley 导尿管的患者，可以通过轻拉导尿管来刺激。肛门反射用于评估 S4、S5 神经根的完整性，通过搔抓或针刺肛周区域以期引起肛门外括约肌反射性收缩。

1.8 诈　病（佯病症）

根据《精神疾病诊断与统计手册》第 4 版（DSM- Ⅳ）的定义："故意制造虚假的或严重夸大身体或心理症状，动机是逃避服兵役、逃避工作、获得经济补偿、逃避刑事起诉或获得药物"[20]。DSM- Ⅳ还建议，对于存在以下两种或两种以上情况的患者，应考虑是否为诈病：存在法医学问题、客观存在和主观反应不一致、不遵医嘱评估或治疗、反社会人格障碍。反射测试有助于确认诈病。急性脊髓损伤患者不会恰巧双侧反射完全对称，如是，则应使用其他方法来排除诈病。还有很多的查体方法可以支持该诊断，但往往证据不足，最好的也只是 C 类证据。

例如 Hoover 试验，医生将手置于患者“瘫痪”侧大腿下，嘱患者抬健侧腿。真正瘫痪的患者患侧腿不会额外施加向下的力，而非器质性病变患者肢体会施加向下的力。一项研究对比了一组正常对照组、真正的偏瘫患者和疑似假装瘫痪的患者，在患肢下放一压力计测量下压力。该研究准确区分了两组患者。然而，在这项研究中，压力计的检测结果并没有与医生实施的 Hoover 试验结果进行比较[21]。

病例处理

如果患者仅出现自发性动眼神经瘫痪，尤其是单侧瞳孔散大的动眼神经瘫痪，在没有其他证据之前，应考虑是扩张性或破裂的后交通动脉瘤。患者出现短暂的严重头痛可能是后交通动脉瘤“前哨”出血（警告性出血）所致。该患者需要进行蛛网膜下腔出血检查，至少需要进行 CT 血管造影（CTA）检查以排除动脉瘤。如果患者的动脉瘤出现破裂，或者是未破裂的动脉瘤进一步扩大，应将其收住至 NICU，并准备对动脉瘤进行手术或血管内治疗，因为这样的患者有很高的灾难性出血风险。

参考文献

[1] De Renzi E, Barbieri C. The incidence of the grasp reflex following hemispheric lesion and its relation to frontal damage. Brain, 1992, 115(Pt 1):293–313.

[2] Lam BL, Thompson HS, Corbett JJ. The prevalence of simple anisocoria. Am J Ophthalmol, 1987, 104(1):69–73.

[3] Ettinger ER, Wyatt HJ, London R. Anisocoria. Variation and clinical observation with different conditions of illumination and accommodation. Invest Ophthalmol Vis Sci, 1991, 32(3):501–509.

[4] Tuite GF, Chong WK, Evanson J, et al. The effectiveness of papilledema as an indicator of raised intracranial pressure in children with craniosynostosis. Neurosurgery, 1996, 38(2):272–278.

[5] Trobe JD. Managing oculomotor nerve palsy. Arch Ophthalmol, 1998, 116(6):798.

[6] Yasumoto Y, Abe Y, Tsutsumi S, et al. Rare complication of anterior spinal surgery: Horner syndrome [in Japanese]. No Shinkei Geka, 2008, 36(10):911–914.

[7] Fountas KN, Kapsalaki EZ, Nikolakakos LG, et al. Anterior cervical discectomy and fusion associated complications. Spine, 2007, 32(21):2310–2317.

[8] Keane JR, Baloh RW. Posttraumatic cranial neuropathies. Neurol Clin, 1992, 10(4):849–867.

[9] Trobe JD, Acosta PC, Krischer JP, et al. Confrontation visual field techniques in the detection of anterior visual pathway lesions. Ann Neurol, 1981, 10(1):28–34.

[10] Jirsch J, Hirsch LJ. Nonconvulsive seizures: developing a rational approach to the diagnosis and management in the critically ill population. Clin Neurophysiol, 2007, 118(8):1660–1670.

[11] Husain AM, Horn GJ, Jacobson MP. Non-convulsive status epilepticus: usefulness of clinical features in selecting patients for urgent EEG. J Neurol Neurosurg Psychiatry, 2003, 74(2):189–191.

[12] Centeno M, Feldmann M, Harrison NA, et al. Epilepsy causing pupillary hippus: an unusual semiology. Epilepsia, 2011, 52(8):e93–e96.

[13] Guly HR, Bouamra O, Lecky FE, Trauma Audit and Research Network. The incidence of neurogenic shock in patients with isolated spinal cord injury in the emergency department. Resuscitation, 2008, 76(1):57–62.

[14] Ko HY, Ditunno JF Jr, Graziani V, et al. The pattern of reflex recovery during spinal shock. Spinal Cord, 1999, 37(6):402–409.

[15] Sung RD, Wang JC. Correlation between a positive Hoffmann's reflex and cervical pathology in asymptomatic individuals. Spine, 2001, 26(1):67–70 Bedside Neurologic Exam 23 Copyright © 2017 by Thieme Medical Publishers, Inc.

[16] Wong TM, Leung HB, Wong WC. Correlation between magnetic resonance imaging and radiographic measurement of cervical spine in cervical myelopathic patients. J Orthop Surg, 2004, 12(2):239–242.

[17] Glaser JA, Curé JK, Bailey KL, et al. Cervical spinal cord compression and the Hoffmann sign. Iowa Orthop J, 2001, 21:49–52.

[18] Adams SE, Hoffman AF. Multi-beat clonus in a patient without an upper motor neuron lesion. A case report. J Am Podiatr Med Assoc, 1989, 79(4):194–196.

[19] Isaza Jaramillo SP, Uribe Uribe CS, García Jimenez FA, et al. Accuracy of the Babinski sign in the identification of pyramidal tract dysfunction. J Neurol Sci, 2014, 343(1–2):66–68.

[20] American Psychiatric Association. Diagnostic and Statistical Manual of Mental Disorders: DSM-IV. 4th ed. Washington, DC: American Psychiatric Association, 1994.

[21] Ziv I, Djaldetti R, Zoldan Y, et al. Diagnosis of "non-organic" limb paresis by a novel objective motor assessment: the quantitative Hoover's test. J Neurol, 1998, 245(12):797–802.

第 2 章　精神状态改变与昏迷：病理生理学及管理

Jason Duong　Shokry Lawandy　Jeffery M. Jones　Dan E. Miulli　Javed Siddiqi

摘　要　昏迷不是一种功能缺失，而是一种功能紊乱，可能源于神经解剖学的损害。精神状态发生变化时通常会有偏侧体征，但大脑可能会受到癫痫、代谢变化和其他病理因素的影响，医生须评估这些过程。

关键词　精神状态改变　昏迷　意识　谵妄　痴呆　偏侧体征　非惊厥性癫痫状态　日落征

病例介绍

一名 57 岁的女性被丈夫发现倒在自家厨房的地板上，随后被送往急诊室。患者昏昏沉沉、神志不清，这种状态在急救室里持续了约 5 h。主要表现为口齿不清和左侧肢体轻度无力，但这些症状似乎在 1 h 内好转。患者平素健康状况良好，除了服用雌激素应对绝经后症状外，未服用其他任何药物。在过去的 2.5 年，患者诉清晨轻度头痛逐渐加重。进一步 CT 检查后提示左侧额顶叶有一个直径约 4 cm 的均匀强化肿物，伴有水肿，中线偏移 4 mm。

病例处理见本章末。

2.1 精神状态改变

2.1.1 引　言

在讨论精神状态改变（AMS）的原因、分类、检查及治疗之前，有必要对“意识”这一术语进行简要的描述。虽然其具有哲学、宗教和伦理的内涵，但简言之，意识是对自我和环境的认识能力，包括人、地点和事物。意识还包括许多高级精神功能，如形成概念和驾驭这些概念的能力。医生应评估这些精神心理过程，并将其放在患者的年龄、健康状况、精神状态基线水平和相关其他因素背景下进行比较，包括与一般人群的平均精神状态认知能力进行比较。本章讨论 NICU 这些患者的评估过程、鉴别诊断和初始管理。

2.1.2 AMS 的定义

AMS 主要分为 3 类：谵妄、痴呆和昏迷。痴呆是一种渐进性和持续性的认知功能丧失，包括短期和长期记忆受损，通常伴有失语、失用和失认，以及人格、计划、批判和认知思维障碍[1]。需注意的是：痴呆是一种排除性诊断，当其他行为表现（如谵妄和其他精神疾病）被排除时方可诊断。

根据美国精神病学协会的《精神疾病诊断与统计手册》（DSM）第 5 版的定义，谵妄包括以下 4 个主要特征[2]。

1. 注意力障碍（即指向、集中、维持和转移注意力的能力降低）和对环境的定位能力受损。

2. 注意力障碍在较短的时间内发生（通常为数小时至数天），从基线开始呈现急性变化，这种变化并非仅由其他某种神经认知障碍引起，且严重程度在一天中往往会波动。

3. 伴有其他认知领域的变化，如记忆缺陷、定向能力减退、语言障碍或知觉障碍，不能被先前存在的、确定的或进展中的其他神经认知障碍所解释。

4. 第 1 条和第 3 条中的异常绝非发生在觉醒水平严重降低的情况下，例如昏迷。

痴呆和谵妄的区别主要基于病因和疾病的时间进程。谵妄通常是由于更急性、可逆的病况引起，而痴呆往往是由于慢性、不可逆的疾病引起。表 2.1 对二者进行了总结[3]。昏迷是一种更为严重的抑制状态，将在本章后文进一步讨论。

2.1.3 AMS 患者的处理

- 病　史

由于患者往往无法提供准确的病史，因此在第一次评估 AMS 患者时，大部分病史是从亲属或看护者处获取。完整的病史可明确近期的疾病、药物滥用或酗酒史、抑郁症，或当前用药情况等。若发病之前有创伤，了解受伤机制有助于鉴别诊断和指导后续检查。

表 2.1 不同的意识状态改变[3]

意识状态	定 义	病理生理学	时 程	转 归
谵妄	急性意识模糊状态，伴有注意力、知觉、思维及记忆力受损	多有某个器质性病因 · 原发性颅内疾病 · 全身性疾病 · 中毒 · 药物戒断	急性	处理潜在病因后多可逆转
痴呆	心智受损，短期记忆和认知能力尤甚	大多数是特发性的（例如，阿尔茨海默病、帕金森病、血管性痴呆）	常为慢性或进行性	通常不可逆，但可在有限的范围内进行对症治疗，只有10%~20% 为可逆性疾病导致
昏迷	患者的警觉性和反应状态降低，无法唤醒患者	病因复杂（见下文）	常为急性或亚急性	如果快速确定病因，则可能被逆转。患者昏迷的时间越长，预后越差

● 查 体

在 NICU 中，最常用的评估患者意识水平改变程度和神志状态的方法是格拉斯哥昏迷量表（GCS）（表 2.2）。因其可靠性强，故被广泛应用。如果患者查体无法合作，医护人员应关注患者的生命体征、体液平衡和整体状态。如患者有黄疸，要怀疑肝衰竭；如果发现针孔，要警惕静脉吸毒；如发现舌咬伤，要考虑是否有癫痫发作。任何 GCS 出现 2 分或更显著的变化都应该认真对待，而不能简单视为人为因素干扰。

在 NICU 中进行神经学检查可发现潜在颅内病变的偏侧体征。需仔细评估视野、脑神经及运动功能障碍。要密切关注患者的病情变化。具体可参见第 1 章中的神经查体。值得注意的是，神经查体未发现任何局灶性异常并不能排除是局灶性神经病变导致了谵妄。如果患者清醒警觉，生命体征稳定，无局灶性神经功能缺损，应进行精神状态评估。简易精神状态检查（表 2.3）可评估患者的整体表现、态度、思维或知觉障碍、情绪、洞察力和判断力，以及感觉和智力。评分为 > 27 分、19~24 分、10~18 分、< 9 分分别表示正常及轻度、中度、重度认知障碍（表 2.2 ~ 表 2.4）[1,5–6]。

表 2.2　格拉斯哥昏迷量表（3~15 分，分数越高越好）[4]

得 分	运动反应	语言反应	睁眼反应
1	无反应	无反应	无反应
2	去大脑强直（伸展）	仅可发音	疼痛刺激可睁眼
3	去皮质强直（屈曲）	只能说出简短语句	呼唤可睁眼
4	有疼痛回缩	言语错乱（答非所问）	自主睁眼
5	可定位疼痛	正常交流	
6	遵嘱动作		

表 2.3　简易精神状态检查（0~30 分，分数越高越好）[4]

得 分	测 试
5	现在的年、月、日、星期几和季节（各 1 分）
5	所在医院、城市、区县、省份、国家的名称（各 1 分）
3	跟随检查者复述 3 个名称如：苹果、信封、钢笔、眼镜等（各 1 分）
3	在 5 分钟后回忆上面 3 个物品的名称（各 1 分）
5	从 100 减 7 倒数（每个正确答案 1 分，最多 5 分）
2	能命名铅笔和手表
1	重复短语“没有如果，和，但是”
3	3 段命令：例如，“右手拿纸，对折，放在地板上”
1	在一张纸或屏幕上，阅读并遵嘱：“闭上眼睛”
1	写一句话
1	复写右侧的（忠实原文为右侧）简图

表 2.4　美国国立卫生研究院卒中量表（0~68 分）[4]

项目（评分）	项目（评分）	项目（评分）
1a. 意识水平 · 清醒（0） · 嗜睡（1） · 昏睡（2） · 昏迷（3）	4. 面瘫 · 正常（0） · 鼻唇沟变平（1） · 部分面瘫（2） · 完全面瘫（3）	7. 肢体共济失调 · 无共济失调（0） · 一个肢体有共济失调（1） · 两个或更多肢体共济失调（2）

表 2.4（续）

项目（评分）	项目（评分）	项目（评分）
1b. 月份及年龄 ·两项均正确(0) ·一项正确(1) ·两项均错误(2)	5a. 右上肢运动 ·正常（伸展 90°，10 s 内无下落）(0) ·缓慢下落(1) ·试图对抗重力(2) ·无法对抗重力(3) ·无运动(4) ·不可测试(9)	8. 感觉 ·正常(0) ·轻中度感觉缺失(1) ·重度到完全感觉缺失(2)
1c. 睁闭眼或握拳松开 ·均可完成(0) ·完成一项(1) ·均无法完成(2)	5b. 左上肢运动 ·正常（伸展 90°，10 s 内无下落）(0) ·缓慢下落(1) ·试图对抗重力(2) ·无法对抗重力(3) ·无运动(4) ·不可测试(9)	9. 语言功能 ·正常(0) ·轻中度失语(1) ·严重失语(2)
2. 凝视（水平眼球运动） ·正常(0) ·部分凝视麻痹(1) ·完全凝视麻痹(2)	6a. 右下肢运动 ·正常（置于 30°，5 s 内无下落）(0) ·缓慢下落(1) ·可部分对抗重力(2) ·无法对抗重力(3) ·无运动(4) ·不可测试(9)	10. 构音障碍 ·正常(0) ·轻中度构音障碍，发音不清(1) ·几乎为完全构音障碍(2) ·气管插管 / 不可测试(9)
3. 视野 ·正常(0) ·部分偏盲(1) ·完全偏盲(2) ·双侧偏盲或全盲(3)	6b. 左下肢运动 ·正常（置于 30°，5 s 内无下落）(0) ·缓慢下落(1) ·可部分对抗重力(2) ·无法对抗重力(3) ·无运动(4) ·不可测试(9)	11. 忽视 ·正常(0) ·对一种感觉的双侧同时刺激忽视(1) ·严重偏侧忽视(2)

2.1.4 AMS 的原因

须仔细注意发病时间和认知能力下降的过程。谨慎的做法是将谵妄作为诊断流程的一部分，并排除医源性因素。NICU 中 AMS 的原因往往与急诊室中的原因不同。NICU 的患者往往有头部创伤、脑卒中、颅内手术或其他已知的可能导致意识水平改变的颅内损伤。很多时候，患者之前清醒而后病情恶化。NICU 医生面临的挑战是要找出意识水平改变的原因，并在必要时对危及生命的情况采取适当的干预措施。急性神经系统疾病包括迟发的硬脑膜下或硬脑膜外血肿或癫痫发作及发作后状态。其他常见原因包括以下内容。

- 药物或酒精中毒，以及戒断综合征（如长期酗酒）。
- 代谢异常（如低血糖、甲状腺毒症）。
- 感染（如尿路感染、呼吸道感染）。
- 液体和电解质紊乱（如低钠血症、高钠血症）。
- 心血管疾病（如心力衰竭、急性心肌梗死）。
- 术后状态（老年患者中常见）。

表 2.5 列出了导致 AMS 的病因大类，以及每种类别中一些最常见的病因。

- 日落综合征

这是一种常见的复杂综合征，但人们对其了解甚少，通常发生于痴呆或认知障碍患者中，且在日落前后出现。日落综合征是指在傍晚或夜间出现躁动、精神错乱、焦虑、攻击性行为等神经精神表现[7]。多考虑与昼夜节律受损有关，可能由下丘脑视交叉上核变性和褪黑素减少介导[7]。研究表明，在黑暗中从睡眠中醒来的患者会经历躁动，且在冬季躁动有明显恶化趋势。这可能与昼夜节律系统受累有关[2,8]。

表 2.5　意识水平改变的常见原因

药物和毒素	处方药、非处方药、药物滥用；戒断状态，包括震颤性谵妄、药物副作用及毒物（如一氧化碳、氰化物）
感染	脓毒症、全身性感染、肺炎、尿路感染、发热相关谵妄
代谢紊乱	电解质紊乱（如钠、钙、镁、磷酸盐）、内分泌紊乱、高碳酸血症、高血糖、低血糖、高渗和低渗状态、低氧血症、韦尼克脑病（Wernicke encephalopathy）、维生素 B_{12} 缺乏、叶酸缺乏、烟酸缺乏
颅内疾病	脑炎、脑膜炎、脑脓肿、硬膜外脓肿、癫痫发作、非惊厥性癫痫持续状态、颅脑损伤、颅内压升高、脑积水、高血压性脑病、精神疾病
全身器官衰竭	心力衰竭、急性心肌梗死、血液系统疾病（如血小板增多、嗜酸性粒细胞增多症、白血病性原始细胞危象、红细胞增多症）、肺部疾病、肺栓塞、肾衰竭
物理因素	烧伤、触电、体温过高、体温过低、多发性创伤

该诊断为临床判断。文献综述中还没有相关的实验室或影像学检查支持。对日落综合征的管理包括鼓励活动，让患者下床到椅子上，白天接受光照治疗，晚上保持安静和黑暗的环境。有研究表明，光照疗法对烦躁不安的老年患者和痴呆患者有益[9-11]。

- 非惊厥性癫痫持续状态

非惊厥性癫痫持续状态（NCSE）易被忽视，其可能是 NICU 中 AMS 的常见原因。一旦排除了结构性、代谢性和医源性昏迷原因，下一步便应该行 NCSE 相关检查。一些可能提示 NCSE 的临床体征包括明显的双侧面部抽搐、迟钝患者不明原因的眼球震颤，以及不明原因的自动症，例如咂唇、咀嚼、吞咽动作，急性失语或无结构性病变患者突发忽视。对于 NCSE 应行连续脑电图（EEG）监测以作出诊断和治疗。

2.1.5 AMS 的检查

AMS 的检查主要是由临床医生对某种病因的怀疑所驱动。例如，一名患者突然发生 AMS，伴有强直阵挛性运动，医生就会去检查并干预癫痫发作。如果患者有已知的小的硬脑膜外血肿，入院时 GCS 评分为 15 分，随后恶化到 12 分，则应立即进行 CT 检查，以进一步评估是否有血肿扩大，并可能需要手术干预。如果开颅术后患者意识水平下降且发热，应考虑是否存在术后感染，可能需要进行 CT 增强扫描和腰椎穿刺。很多情况下可将 CT 平扫作为 AMS 的初始检查，因为其能快速明确患者是否需要急诊手术干预。一旦排除了解剖学原因，可进一步完善检查，以明确 AMS 病因。表 2.6 列出了主要疾病的常见干预措施[4,12-16]。

表 2.6 NICU 患者意识水平改变时的检查[16]

类 别	最常用的检查手段
创伤	CT 平扫、颅内压监测、脑代谢监测
癫痫	脑电图、连续脑电图、MRI
脑血管因素	CT 平扫、颈动脉多普勒、磁共振血管成像（MRA）、四血管造影
感染	根据需要行增强或普通 CT/MRI，血培养、痰培养、尿培养，免疫功能检查（如果需要）

表 2.6（续）

类 别	最常用的检查手段
中毒 / 药物	CT（排除结构病变）、药物筛查、毒素筛查、乙醇水平检测
代谢性因素	CT（排除结构病变）、代谢检查（血清电解质、肌酐、葡萄糖、钙、全血细胞计数、尿液分析、尿培养）、肝功能、希林（Schilling）试验、脑电图、叶酸和维生素 B_{12} 测定、甲状腺功能
心肺因素	心电图、心肌酶、动脉血气、螺旋 CT 或普通 CT（排除结构病变）
精神性因素	CT（排除结构病变）、精神科会诊、药物及相关副作用筛查

2.1.6 NICU 中对 AMS 患者的干预

应根据不同疾病进程对 AMS 进行特定干预。可引起解剖学异常的病况需紧急处理，例如，硬脑膜下血肿、硬脑膜外血肿、脑挫伤等，若较为严重皆需紧急手术干预。癫痫发作需要抗癫痫治疗，如果持续时间长，呈癫痫持续状态或多次癫痫发作，可能需要紧急使用苯二氮䓬类药物。如果在指南推荐的干预时间窗内，缺血性脑血管意外可以用溶栓药物或其他介入技术治疗。大的大脑中动脉区域缺血性脑卒中可能需行去骨瓣减压术以挽救生命。对于有手术指征的出血性脑卒中患者可能需要行颅内血肿清除术（见第 7 章）。表 2.7 介绍了一些常见干预措施。第 26 章和第 27 章有更详细的介绍。

表 2.7　意识水平改变时的干预措施 [16]

类 别	最常用的干预手段
创伤	开颅血肿清除，去骨瓣减压控制颅内压，脑脊液引流，渗透性利尿剂
癫痫	抗惊厥药；苯二氮䓬类药物治疗癫痫持续状态，后续行迷走神经刺激，后续行癫痫手术
脑血管因素	动脉瘤夹闭 / 栓塞、溶栓、取栓、支架置入术、动脉内膜切除术、血肿清除术、对于大脑中动脉梗死考虑行去骨瓣减压术
感染	静脉注射抗生素、植入物感染或脓肿的手术清创、脓毒症管理
中毒 / 药物	药物和酒精戒断的对症治疗
代谢性因素	乳果糖，控制血糖，纠正电解质紊乱

表 2.7（续）

类 别	最常用的干预手段
心肺因素	抗凝，心脏专科会诊
精神性因素	精神科会诊，抗精神病药物应用，药物及相关副作用筛查

2.2 昏 迷

Plum 和 Posner 将人类的正常清醒意识状态定义为存在有时序性、组织性、限制性的对自我、环境及所经历的不同程度的事物复杂性和数量的反思意识（reflective awareness）[16]。昏迷是一种严重的抑制性意识状态，此时人无法感知自我或环境，大脑无法在没有伤害性刺激的情况下感受环境刺激。昏迷期患者与环境的互动充其量是反射性的。

脑功能监测已发现在肝性脑病、嗜睡和整体精神紊乱时，脑血氧水平比正常低 20%。其他研究表明，此时存在胆碱能功能的缺乏和多巴胺、去甲肾上腺素和谷氨酸的过量释放。研究表明，高位脑干依靠胆碱能系统向丘脑网状核投射。事实上，一些研究已经将昏迷与睡眠状态联系起来，这两种状态都是由于上行激活系统活动缺乏所致，而意识受损状态和非快速眼动睡眠的脑电特征都包括高电压慢波模式[17]。

GCS 是创伤时最常用的意识水平（或昏迷）分级系统。GCS ≤ 8 分通常被定义为昏迷。昏迷患者充其量能在疼痛刺激下睁眼，并对疼痛定位。从解剖学上讲，昏迷可由弥漫性皮质功能障碍或位于脑干（中脑）中的网状激活系统功能障碍引起（表 2.8*）[18-19]。昏迷患者在闭眼状态下没有自发的眼球运动，同时，完全不能被唤醒，没有正常的睡眠 - 觉醒周期相应的脑电图活动特征。根据定义，昏迷意味着该状态已持续至少 1 h，同时最终会进入植物状态（VS）和微意识状态（MCS）。

VS 最早由 Jennett 和 Plum 于 1972 年提出，指没有表现出任何与环境知觉相关的交替睁眼和闭眼。VS 的最常见原因是颅脑损伤和心搏骤停。VS 患者的尸检提示丘脑板内核附近的丘脑神经元丢失。虽然弥漫性轴索损伤和缺氧性脑损伤可导致丘脑神经元严重丢失，但通

* 译者注：原著中表 2.8 与表 2.2 内容相同，故此处保留序号，内容参见表 2.2。

常并无显著的脑干损伤，这强调 VS 主要是皮质丘脑系统的异常所致。

当这种状态维持超过 1 个月就可定义为 VS。根据最初不同的损伤机制，若持续时间超过 3 个月或 12 个月则考虑为永久性 VS [20]。MCS 是 VS 恢复的第一个阶段，表现为对环境刺激有反应。可能表现为视觉跟踪或注视。MCS 患者尸检提示没有明显的丘脑细胞丢失或严重弥漫性轴索损伤的证据，显示整体脑细胞死亡减少。Giacino 等 [21] 建议可参考以下表现从而诊断 MCS。

1. 遵从简单指令。
2. 可通过手势或言语表达是或否（不考虑准确性）。
3. 言语表达可理解。
4. 有目的的行为，如：
   a）对语言或视觉做出适当的情绪反应，但对中性话题或刺激则不然。
   b）可用言语或手势直接回应问题。
   c）可伸手取物，或表现出伸手取物的动作。
   d）触摸或握住物体，适应物体的大小和形状。
   e）对于运动或静止的物体可眼球追踪或持续注视。

2.2.1 昏迷患者的初始治疗

神经外科医生通常会遇到 3 种类型的昏迷和意识障碍的患者。第一种是有严重的结构性脑损伤和预后不良的持续性 VS 患者。第二种是早期有康复表现的患者。第三种类型的患者兼有结构性脑损伤和弥漫性代谢改变。大多数情况下急诊科出现一名不明原因的昏迷患者，神经外科并不会参与其初始评估，然而，还是有必要回顾一下未接受任何实验室或影像学检查的昏迷患者的初始治疗策略（表 2.9）。

2.2.2 昏迷患者的检查

昏迷患者的检查比清醒患者简单得多，与本章前述提及的一般流程类似。检查时间更短，要紧急进行，以便为后续的治疗提供关键信息。对于无反应患者进行以下检查项目将有助于疾病定位。

1. 精神状态：通过一些具体反应的细节和 GCS 评分来记录意识水平。对于昏迷患者而言，评分可能遇到困难，对一些细微的检查结

表 2.9 昏迷患者的初始治疗[18–19]

确保气道通畅以及氧合充分	启动机械通气，如患者可自主呼吸采用面罩吸氧
保护颈椎	颈托固定颈椎
维持平均动脉压＞ 100 mmHg	必要时补液或使用升压药
根据检查结果纠正代谢紊乱	维生素 B_1 100 mg 静脉注射，之后 50% 葡萄糖 50 mL 静脉注射
处理可能的颅内压增高	甘露醇 0.25~1 g/kg
控制癫痫	苯二氮䓬类（劳拉西泮 2 mg 静脉注射）
维持酸碱平衡	谨慎使用液体（推荐 0.9% 盐水）
纠正可疑的药物过量	纳洛酮 0.2 mg 静脉注射，必要时可重复；毒扁豆碱 1 mg 静脉注射；氟马西尼 0.2 mg 静脉注射
排除占位性病变	头颅 CT
维持正常体温	使用加温过的液体或保温毯
治疗可能的脑膜炎或全身感染	广谱抗生素
尽快病因治疗	

果可能会有不同的解释，因此，可能需要反复检查，并进行更详细的检查。

2. 脑神经检查：

a）眼底检查（第Ⅱ对脑神经）。

b）视力（第Ⅱ对脑神经）：瞬目反射。

c）瞳孔对光反射（第Ⅱ、Ⅲ对脑神经）（见动眼反射）。

d）眼外肌运动和前庭 – 眼反射（第Ⅲ、Ⅳ、Ⅵ、Ⅷ对脑神经）：眼球自发运动，眼球震颤，非共轭凝视，头眼反射，冷热水试验（脑干反射）。

e）角膜反射，面部不对称，痛苦表情。

f）咽反射（第Ⅸ、Ⅹ对脑神经）。

3. 感觉和运动检查：

a）自主运动。

b）疼痛回缩。

4. 反射：

a）深肌腱反射。

b）跖反射。

c）姿势反射。

d）考虑脊髓损伤的特殊反射。

2.2.3 昏迷的原因

昏迷的原因可分为4大类：结构性昏迷、代谢性昏迷、电（生物电）性昏迷、自身源性昏迷或医源性昏迷。结构性病变通过物理因素干扰神经系统通路而导致昏迷，如创伤、肿瘤压迫或颅内压增高。结构性脑功能障碍是由于物理因素引起的神经通路解剖层面上受损。代谢性昏迷是由化学层面紊乱导致神经系统或其某些组分功能失常所致（表2.10）[18]。无论具体病因如何，要发生昏迷，最终造成损伤的常见途径包括以下几点。

1. 双侧大脑半球的弥漫性损伤。

2. 中线和脑干上部旁正中区域以及包含与上行网状激活系统相关核团的前脑基底区域受损。

结构性病变通常可通过3种机制导致昏迷：脑干受压、脑干直接损伤或双侧大脑半球弥漫性功能障碍。脑干损伤可由对脑干产生主要影响的疾病所致，例如脑干的肿瘤、出血或梗死；或者可能是由于其他区域大脑病变对脑干施加外部压力，例如能导致间脑或颞叶内侧小脑幕切迹疝的疾病，或者可能是由于颅后窝病变导致脑干受压。

表2.10 导致昏迷的结构性或代谢性原因[16]

结构性昏迷	代谢性昏迷	
血肿	低血糖	低/高体温
创伤	肾上腺皮质功能衰竭	低/高渗透压
肿瘤	肝脏疾病	糖尿病酮症酸中毒
脑积水	肾脏疾病	脑病
脓肿	肺部疾病	药物
	透析失衡综合征	毒物

另一方面，单侧半球病变或脑桥中部或以下水平的脑干病变不应导致昏迷[17]。

幕上病变往往会导致某种脑疝综合征。脑疝综合征，尤其是钩回疝和中心疝，一般要经历 4 个阶段：间脑期、中脑脑桥期、脑桥延髓期和延髓期。丘脑核团中继后为大脑皮质提供了最大的输入源；因此，足够大的丘脑病变可产生与双侧大脑皮质损伤相同的结果。例如，基底动脉尖综合征可导致双侧丘脑梗死。小脑扁桃体疝和扣带回疝综合征可能是进行性的，但它们的进展过程尚不十分明确。颅后窝病变也可能引起梗阻性脑积水继而引起幕上型脑疝（表 2.11 ~ 表 2.13）[17,19]。

表 2.11 幕上脑疝综合征[22]

	中心疝	钩回疝	小脑蚓疝	扣带回疝
病变定位	弥漫性幕上颅内压升高，从右到左无压力梯度	通常是单侧病变，尤其是颞叶病变	颅后窝占位性病变	通常是单侧病变，尤其是位于颞叶上方的病变
累及的结构	间脑压迫，压力进展到网状激活系统	同侧动眼神经，同侧大脑后动脉，对侧大脑脚	延髓呼吸中枢	大脑前动脉
症状 / 体征	意识水平改变	同侧瞳孔扩张，同侧偏瘫（Kernohan 切迹现象）	呼吸暂停	下肢无力

表 2.12 脑疝的分期[22]

中心疝	间脑期	中脑脑桥期	脑桥延髓期	延髓期
意识	激越或昏睡	昏迷	昏迷	昏迷
呼吸	叹息样呼吸	潮式呼吸或呼吸急促	规律或浅快呼吸	缓慢，不规则的频率和深度，可能出现过度通气或窒息
全身反应	尿崩症（DI）	垂体功能低下（DI，体温异常）		脉搏波动，血压下降
瞳孔	小瞳孔（1~3 mm）有反应	中等大小瞳孔（3~4 mm）固定	小或中等大小固定瞳孔	散大固定

表 2.12（续）

中心疝	间脑期	中脑脑桥期	脑桥延髓期	延髓期
眼球活动	徘徊样眼球运动 前庭－眼反射可能微弱或活跃 冷热水反应消失 眼球无垂直活动	前庭－眼反射受损或不良共轭凝视	前庭－眼反射消失 头眼反射消失	前庭－眼反射消失 头眼反射消失
运动	已有的偏瘫恶化 去皮质强直	去大脑强直	屈肌反射消失	软瘫，肌腱反射消失

表 2.13 钩回疝的分期[19]

	早期动眼神经期	晚期动眼神经期
意识	激越或昏睡	反应迟钝
呼吸	正常	过度通气
瞳孔	受累侧瞳孔相对较大	瞳孔完全散大
眼球活动	头眼反射正常或共轭障碍	
运动	疼痛刺激可定位，对侧巴宾斯基征阳性	可能同侧偏瘫（Kernohan 切迹现象），去大脑强直

昏迷的代谢性原因可能包括呼吸系统变化导致的酸碱紊乱、过度通气和代谢性脑病[17]。可导致不可逆性缺氧－缺血性脑损伤、葡萄糖代谢紊乱（包括低血糖和高血糖），以及肝、肾、胰腺或肾上腺疾病的情况均可能导致 AMS 和昏迷。糖尿病是最常见的可表现为昏迷的内分泌疾病，糖尿病患者容易出现非酮症性高糖高渗性昏迷、酮症酸中毒、乳酸性酸中毒、低钠血症、低磷血症、尿毒症－高血压脑病、低血压，甚至脓毒症。在神经外科可能会遇到的其他内分泌疾病包括老年患者的甲状腺毒症，此时常见的代谢亢进迹象被其淡漠所掩盖。

表 2.10 总结了常见的昏迷原因[18]。

昏迷的电（生物电）学原因包括癫痫或非惊厥性癫痫持续状态（NCSE）。在癫痫持续状态中，全身性抽搐发作间隔极短，在发作间歇期无意识恢复。识别癫痫持续状态至关重要，因其可导致全身和脑缺氧累积从而产生不可逆的脑损伤甚至死亡。由于没有可见的癫痫活动，NCSE 尤其难以诊断。因此，外行将其描述为“隐匿的”或不可见的癫痫持续状态。NCSE 通常表现为谵妄、恍惚麻木或昏迷，伴有少量或无运动活动[17]。在一项对 236 名无明显临床癫痫发作活动的昏迷患者的研究中，脑电图提示 8% 的患者符合 NCSE 的标准[18]。抗癫痫药物依从性差，或神经系统查体时看到面部和（或）四肢的不自主细微抽搐均提示患者处于发作的高危状态。当临床怀疑发作，即便尚缺乏 EEG 证据，也可根据需要静脉给予抗癫痫药物，若用药后患者的临床症状或 EEG 改善便可确诊。建议对疑似 NCSE 患者进行连续 EEG 监测。

昏迷的自身源性或医源性因素包括使用镇静剂和精神药物、酒精中毒、药物滥用或使用可引起代谢性酸中毒的药物。苯丙胺、可卡因、3,4- 亚甲二氧基甲基苯丙胺（MDMA，俗称“摇头丸”）、三环类抗抑郁药、锂、苯二氮䓬类、甲喹酮、巴比妥类、酒精和阿片类药物均可引起昏迷[17]。

2.2.4 昏迷患者的呼吸模式

呼吸模式的改变可以对探明昏迷原因提供一定线索，也可表明脑功能障碍具体发生在何处。表 2.14 总结了不同的呼吸模式及其意义。代谢性及结构性损伤均可导致异常的呼吸模式[22-23]。

表 2.14 昏迷患者的异常呼吸模式[23-24]

呼吸模式	描 述	解剖结构	原 因
潮式呼吸	周期性呼吸，呼吸急促与呼吸暂停有规律地逐渐交替	不明	循环时间延长，双侧脑桥上神经损伤
过度通气	快速，规律呼吸	无特定损伤部位	代谢性及生理异常性酸中毒
长吸式呼吸	痉挛性吸气，较呼气吸气过度	受累结构尚不明确有病例报道显示受累区域恰位于脑桥三叉神经运动核和臂旁核喙侧之处	脑干脱髓鞘病变和颈髓受压与这种通气模式有关
共济失调性呼吸	呼吸频率及深度不一	脑桥及延髓	延髓病变可能是唯一可靠的预测病变部位

2.2.5 昏迷患者的眼检查

昏迷患者查体中眼部表现最有价值，尤其是那些对伤害性刺激没有运动反应的患者。可进行如下总结，尤其是瞳孔对光反射。

1. 昏迷原因不明时，瞳孔光反应正常高度提示代谢性因素。

2. 瞳孔的大小可提示不同类型的代谢异常（如麻醉药物过量、抗胆碱能药物中毒）。

3. 在没有影像学证据时，瞳孔反应可能是关于代谢和结构性病变最有用的信息（表 2.15）[24]。

2.2.6 预后及转归

昏迷、VS 或 MCS 患者的预后均存在不确定性，本节讨论这些患者的一些临床要点和总体预后[25]。表 2.16 显示了该类患者预后的一般指南。昏迷、VS 和 MCS 所持续的时间均不确定，但 40%~50% 的颅脑损伤所致昏迷和 54%~88% 的心搏骤停所致昏迷患者会死亡。一般来说，颅脑损伤昏迷较心搏骤停后昏迷患者恢复的可能性更高，且患者越年轻，预后越好。

VS 持续时间可长可短，其中创伤后 VS 通常比由代谢原因引起的时间长。现在普遍认为，持续 1 年的 VS 更有可能是永久性的。MCS

表 2.15 眼和眼相关发现及其临床意义[18-19]

结 构	发 现	意 义
眼睑	眼裂增宽	面瘫
	角膜反射消失	第Ⅴ对或第Ⅶ对脑神经受损或二者连接受损
眼球活动	乒乓凝视	双侧大脑功能障碍
	水平凝视偏离	同侧额侧视野受损 对侧癫痫 单侧脑桥病变导致同侧凝视麻痹
	垂直凝视障碍	间脑后侧及中脑功能障碍
	眼球浮动	广泛脑桥病变
	非共轭眼球浮动	脑桥中脑病变
	反向浮动（快相向上）	代谢性脑病，缺氧性改变最常见

表 2.16 美国创伤昏迷数据库意识及残疾程度数据

意识障碍的时间（N=486）	不良预后 (%)	中度残疾 (%)	严重残疾 (%)
＜7 d	12	2	0
7~14 d	25	8	0
15~28 d	28	18	3
＞28 d	35	72	97

的预后目前仍在研究中，因为它相对较新。Luauté 对 12 名 VS 患者和 39 名 MCS 患者进行了 5 年随访，结果表明，1 年后随访时，MCS 患者尽管为严重残疾，但仍有可能逐步恢复[25]。

脑损伤的预后取决于大脑损伤的位置、损伤的持续时间和损伤范围。随着救治水平的提高，近年来有 20% 的 GCS 评分为 3 分的患者得以存活，10% 实现了功能性存活。60 岁以上的患者预后最差。损伤的并发症也会影响预后。低血压或缺氧会导致发病率和死亡率增高。在颅脑损伤患者中，创伤性蛛网膜下腔出血和中线偏移＞0.5~1.5 cm 预示着预后不良。大脑的受伤区域与后续的生活质量改变直接相关。优势半球的脑损伤通常比非优势半球的损伤更具破坏性。大脑损伤通常会导致短期抑郁、头痛以及情绪、判断力、记忆力和行为变化。生活质量和方式的改变程度通常取决于受伤前的受教育程度，受教育程度较高的患者更可能恢复到生产性的生活方式，而受教育程度较低的患者往往无法达到类似结果。预后除了和受教育水平相关外，意识丧失的持续时间也有助于预测残疾程度。

病例处理

患者术后头部 CT 提示手术清除和中线回位满意，但患者之后仍出现病情恶化。确认代谢无异常后，考虑到明显的结构性和代谢性昏迷因素已被排除，可能由 NCSE 所致，随后的脑电图结果证实了这一判断。针对其进行药物治疗，直至患者脑电图恢复正常。2d 后患者从昏迷中苏醒，最终康复出院。

参考文献

[1] Rummans TA, Evans JM, Krahn LE, et al. Delirium in elderly patients: evaluation and management. Mayo Clin Proc, 1995, 70(10):989–998.

[2] Bliwise DL. What is sundowning? J Am Geriatr Soc, 1994, 42(9):1009–1011.

[3] Giacino JT, Ashwal S, Childs N, et al. The minimally conscious state: definition and diagnostic criteria. Neurology, 2002, 58(3):349–353.

[4] Greenberg M. Handbook of Neurosurgery. 4th ed. New York, NY: Thieme, 1996, 553–563.

[5] Folstein MF, Folstein SE, McHugh PR. "Mini-mental state". A practical method for grading the cognitive state of patients for the clinician. J Psychiatr Res, 1975, 12(3):189–198.

[6] Fleming KC, Adams AC, Petersen RC. Dementia: diagnosis and evaluation. Mayo Clin Proc, 1995, 70(11):1093–1107.

[7] Khachiyants N, Trinkle D, Son SJ, et al. Sundown syndrome in persons with dementia: an update. Psychiatry Investig, 2011, 8(4):275–287.

[8] Bliwise DL, Carroll JS, Lee KA, et al. Sleep and "sundowning" in nursing home patients with dementia. Psychiatry Res, 1993, 48(3):277–292.

[9] Haffmans PM, Sival RC, Lucius SA, et al. Bright light therapy and melatonin in motor restless behaviour in dementia: a placebo-controlled study. Int J Geriatr Psychiatry, 2001, 16(1):106–110.

[10] Lovell BB, Ancoli-Israel S, Gevirtz R. Effect of bright light treatment on agitated behavior in institutionalized elderly subjects. Psychiatry Res, 1995, 57(1):7–12.

[11] Olde Rikkert MG, Rigaud AS. Melatonin in elderly patients with insomnia. A systematic review. Z Gerontol Geriatr, 2001, 34(6):491–497.

[12] Siu AL. Screening for dementia and investigating its causes. Ann Intern Med, 1991, 115(2):122–132.

[13] Lipowski ZJ. Delirium (acute confusional states). JAMA, 1987, 258(13):1789–1792.

[14] Clarfield AM. The reversible dementias: do they reverse? Ann Intern Med, 1988, 109(6):476–486.

[15] Consensus conference. Differential diagnosis of dementing diseases. JAMA, 1987, 258(23):3411– 3416.

[16] Plum F, Posner J. The Diagnosis of Stupor and Coma. Philadelphia, PA: FA Davis, 1980.

[17] Posner JB, Saper C, Schiff N, et al. Plum and Posner's Diagnosis of Stupor and Coma. 4th ed. New York, NY: Oxford Press, 2007.

[18] Towne AR, Waterhouse EJ, Boggs JG, et al. Prevalence of nonconvulsive status epilepticus in comatose patients. Neurology, 2000, 54(2):340–345.

[19] Fisher CM. Brain herniation: a revision of classical concepts. Can J Neurol Sci, 1995, 22(2):83–91.

[20] Fins JJ, Schiff ND. Shades of gray: new insights into the vegetative state. Hastings Cent Rep, 2006, 36(6):8.

[21] Giacino JT, Ashwal S, Childs N, et al. The minimally conscious state: definition and diagnostic criteria. Neurology, 2002, 58(3):349–353.

[22] Simon R. Respiratory manifestations of neurologic disease//Goetz C, Tanner C, Aminoff M, eds.Handbook of Clinical Neurology. Vol 19 (63). Elsevier Science Publishers, B.V., 1993,477–501.

[23] North JB, Jennett S. Abnormal breathing patterns associated with acute brain damage. Arch Neurol, 1974, 31(5):338–344.

[24] Levy DE, Knill-Jones RP, Plum F. The vegetative state and its prognosis following nontraumatic coma. Ann N Y Acad Sci, 1978, 315:293–306.

[25] Luauté J, Maucort-Boulch D, Tell L, et al. Long-term outcomes of chronic minimally conscious and vegetative states. Neurology, 2010, 75(3):246–252.

第 3 章 NICU 患者的神经影像学检查

Christopher Elia　Blake Berman　Dan E. Miulli

摘　要　一旦临床医生获得了病史并进行了详细的体格检查，包括复杂的神经系统检查，便要开始疾病的诊断与鉴别诊断。对于 NICU 的患者，影像学检查对于确认疾病性质以便采取最佳诊治策略至关重要。所有的影像学检查方式，无论是 X 线、MRI 还是超声，均可提供有效信息，使患者获得最佳治疗。

关键词　血液信号　CT　MRI　脊柱骨折　脊柱稳定性　半脱位　经颅多普勒　X 线

病例介绍

一名 14 岁男孩滑雪时在没有戴头盔的情况下与一棵树发生正面碰撞，头部受伤。到急诊后仍然清醒和警觉，但右太阳穴处有约 4 cm 的头皮裂伤，可见脑脊液（CSF）从受伤部位明显渗出。头部 CT 扫描提示头皮裂伤下右侧颞区颅骨骨折，凹陷入颅腔约 1.5 cm。

病例处理见本章末。

3.1 引　言

看到患者后首先根据 ABCD 原则（开放气道，人工呼吸，胸外按压，电除颤）稳定患者。确定神经系统损伤最重要的是病史和神经系统检查。初步评估后，应行包括颈椎侧位 X 线片等在内的检查。一些中心采用 CT 扫描重建作为侧位颈椎 X 线片的补充，以排除明显的骨折和排列不齐。颈椎侧位重建视图的质量取决于层厚及其重叠情况，层厚越小，重建质量越好。必要时可额外行 X 线扫描。

3.2 颅骨与脊柱 X 线扫描

颅骨 X 线检查可能显示非创伤性异常，如先天性颅骨缺损、颅骨病变，甚至异物 [1]。

创伤性线性骨折必须与血管沟和骨缝相区分。血管沟较厚，可能有弯曲和分支。骨缝较宽、呈锯齿状，并按解剖结构与其他骨缝线相接[2]。创伤性线性骨折通常伴有硬脑膜外血肿或硬脑膜下血肿[3]。

最好通过 CT 骨窗评估创伤性凹陷性颅骨骨折。如果凹陷大于颅骨的厚度（8~10 mm），则十分有必要确定大脑是否有损伤。还要注意评估是否存在对冲伤。不要将凹陷性骨折与颅骨骨性突出相混淆。

骨折可能出现在颅骨骨缝处，称为裂隙或骨缝增宽。如果伴有硬脑膜撕裂，可能在随后的影像学检查中观察到骨折进展。这在儿科患者中较少见，在成年人群中更少见（表 3.1）。

颅骨 X 线还可显示异物、术后变化和颅外材料，如储液囊、钛网或螺钉，以及颅内材料，如分流管、弹簧圈或血管夹等。

脊柱 X 线可显示非创伤性异常，例如先天性缺损、退行性改变或病理性骨折。还可用于确定骨排列正常与否，并确认脊柱骨折患者矫形后的稳定性。

创伤性发现包括骨折、脱位、半脱位或旋转。颈椎 X 线片评估时须覆盖从颅颈交界到 T1 的范围。如果侧位上有太多软组织阴影，可改变X线角度，行“游泳者视图”X线片（与标准侧位颈椎X线片对比）。每次拍摄 X 线片时都应采用一致的方案。在解读侧位 X 线片时，要关注前后边缘线的轮廓是否平滑，以及椎板线是否对齐。棘突后也可大概连成一线。当检查后部结构时，应关注扇形突起的棘突。检视完骨骼后，再关注软组织的情况。椎前软组织肿胀提示为病理性变化。在 C3 处椎前组织正常宽度约为 6 mm，在 C6 处为 12 mm[2]。颈椎侧

表 3.1　骨折的分类[1]

骨折类型	特 征
线性骨折	需与血管沟或骨缝相鉴别，常伴有硬脑膜外或硬脑膜下血肿
凹陷性骨折	最好通过 CT 骨窗评估，凹陷大于颅骨厚度（8~10 mm）
扩张性骨折	骨缝扩张
生长性骨折	广泛骨折伴硬脑膜撕裂，经重复影像学检查证实，在儿科患者中少见，在成人人群中更少
乒乓球样骨折	最常见于新生儿，除了美容目的外不需要手术干预

位 X 线检查应包括测量寰枢椎间距，以此评估是否存在寰枢椎半脱位，成年人的正常间距为 2.5~3 mm。还要关注如颈椎前凸曲率，是否存在椎体高度损失，骨折线，或椎间盘高度的变化。对胸椎和腰椎也应做类似评估。如颈椎 X 线片发现损伤，也应对胸椎、腰椎行 X 线检查（表 3.2）。

表 3.2 X 线平片视图及其应用 [1-3]

X 线平片	
颈侧位	观察脊柱前、后缘轮廓线，棘突椎板线及棘突后线 棘突扇形张开 脊柱前软组织肿胀 成人寰枢椎间距 2.5~3 mm 正常前凸曲率 椎体高度降低，骨折线，椎间盘高度
前后位	可提供旋转和压缩的证据
张口位	评估齿状突骨折 寰枕关节 C1 和 C2 的侧块悬垂不超过 7 mm 寰枢椎对齐
前后斜位及侧位	神经孔、椎板、椎弓根 测量由压缩或爆裂骨折引起的成角
斜位	椎弓根、椎板、关节突和关节间部，可用于排除峡部裂

NICU 中有时需在应用头环或颅骨牵引钳后拍摄 X 线片，以评估每次增加牵引重量或调整牵引设备后的骨折复位情况。X 线也用于评估术后的器械定位妥善与否。动力位片及屈伸片用来评估运动。这些最常用于颈椎筛查评估，但也用于评估半脱位伴脊椎滑脱和压缩性骨折。在进行颈椎筛查评估时，患者必须保持清醒并可合作；若在侧位片上看到超过 3.5 mm 的半脱位或患者有神经功能缺损，则不能判定颈椎无恙。

3.3 CT 扫描

3.3.1 脑部 CT

CT 扫描是研究骨骼、出血或其他钙化结构的最佳成像工具。它基于 X 线束穿过组织时电子密度的衰减所得数据，尤其适用于颅脑损伤、神经功能缺损以及无法进行 MRI 的患者的初步评估。然而，CT 扫描易受致密材料伪影干扰，无法区分相似密度的软组织，因此在评估颅后窝时不具有优势。如果患者肾衰竭且血尿素氮（BUN）> 20 mg/dL（7.1 mmol/L）或处于妊娠早期（前 3 个月），则禁用对比增强扫描。如果怀疑有出血，可先行CT平扫。CT 平扫还可用于评估深部脑刺激器、颅内压监测器和引流管、脑室外引流管和硬膜下导管的位置和功能，以及用于残余血肿或再出血的随访。当无法进行 MRI 时，CT 增强扫描也有助于评估残余肿瘤或脓肿。

CT 扫描以 Hounsfield 为单位测量（–1000~4000）从暗（低密度）到亮（高密度）的影像：

空气→脂肪→水→脑脊液→脑组织→亚急性出血→液态血→血凝块→骨骼→对比剂→金属 [4]

CT 扫描可以显示患者神经系统的不良变化。当神经系统检查因镇静或过度用药而受到影响时，CT 扫描很有用。以下是颅内压增高时的一些 CT 扫描征象 [4]：

- 脑沟消失。
- 脑室受压，第四脑室消失。
- 脑池消失。
- 中线偏移。

当情况进一步恶化便可能出现脑疝（表 3.3）。

脑部 CT 可用于评估新发和进行性神经功能缺损，了解已知病情的进展情况，例如脑积水、梗死、水肿以及轴内出血（脑组织出血）和轴外出血（脑出血以外的颅内出血）。当怀疑神经功能缺损系占位

表 3.3 脑疝的类型 [3–6]

大脑镰下疝	扣带回在大脑镰下移位
中心型经小脑幕疝	间脑受压通过小脑幕切迹，压闭四叠体池及环池
钩回疝	钩回及海马回受压越过小脑幕缘，鞍上池和鞍旁池及脚间池受压
小脑幕切迹上疝	小脑蚓部上升至幕上，压迫脑脊液导水管和四叠体池，可引起脑积水
小脑蚓部疝	小脑扁桃体下移通过枕骨大孔(在 MRI 矢状面上更明显)

或感染所致时，应行 CT 增强扫描。

以下是出血的特征性 CT 表现[6]：

- 硬脑膜外血肿：外观似双凸透镜状，常位于颅骨骨折下方和硬脑膜之间，一般不超过骨缝，急性期为高密度，低密度区域提示有活动性出血。
- 硬脑膜下血肿：新月形，介于脑和硬脑膜之间，可以是急性（高密度）、亚急性（近等密度）或慢性（低密度）；急性 SDH 中的低密度区域提示活动性出血；慢性 SDH 可见钙化区域。
- 蛛网膜下腔出血：见于脑池和脑沟内。
- 脑出血：见于豆状核、尾状核、小脑和脑干，可能为自发性高血压出血。

硬脑膜外血肿的发生率低于硬脑膜下血肿，通常是脑膜中动脉或硬脑膜静脉窦撕裂出血所致。如果轴位图像提示颅顶沟回消失，应关注矢状位及冠状位以评估是否存在颅顶硬脑膜外血肿。这可能与骨折越过中线伤及上矢状窦有关。

硬脑膜下血肿通常是桥静脉出血所致。硬脑膜下血肿紧贴大脑轮廓，通常不穿过中线，但可越过骨缝。要将硬脑膜下血肿宽度中线移位和水肿关联起来看，这一点很重要。当患者在影像学上表现为小的慢性硬脑膜下血肿，伴有与硬脑膜下血肿大小不成比例的水肿和中线移位时，必须考虑其他可能性，如颅内低血压、硬膜下积脓，甚至颅内转移瘤。

在发生事故之前或之后，或患者诉此为一生中最严重的头痛时，应考虑蛛网膜下腔出血。在 12~24 h 内应重复进行 CT 扫描。6~12 h 可能会有脑出血复发。这些患者可能有创伤后表现，必须详细了解病史以判断患者是动脉瘤破裂导致跌倒或机动车碰撞，还是跌倒或碰撞导致蛛网膜下腔出血。

3.3.2 脊柱 CT 扫描

当怀疑创伤患者有骨折或脱位时，应急诊行颈椎、胸椎和腰椎的 CT 扫描。在评估脊柱骨折时，CT 最重要的作用是识别不稳定骨折。

对于中下部颈椎，判断不稳定骨折的标准有很多。矢状面位移 > 3.5 mm 或超过 20% 和（或）中立位矢状面成角 > 11° 可定义为不稳定骨折。也可以评估屈 / 伸位矢状面上＞ 3.5 mm 或超过 20% 的位移和（或）是否存在矢状面上＞ 20° 的旋转[7-8]。应对这些患者进行颈椎 MRI 扫描。

如考虑存在椎管狭窄、变性、自发性出血、骨病变、病理性骨折、创伤性骨折或半脱位，或规划手术入路及置械时，可行 CT 评估骨性结构及其排列情况。当怀疑骨折时，应行矢状位及冠状位重建，使治疗获益最大化。还可行三维重建进一步辅助识别骨折和排列不齐。虽然 CT 在软组织的评估中受限，但在脊髓造影后使用就变得非常有用，例如植入物使 MRI 变得模糊时，或患者不能耐受 MRI，或患者有多次背部手术史。然而，若考虑为椎管内病变而不是狭窄时，建议将 MRI 作为首选检查。CT 增强扫描有助于识别骨髓炎和肿瘤。

3.4 利用神经影像评估颈椎稳定性

尽管这是一个备受争议的话题，但常常仍需要通过神经影像学检查来明确颈椎的稳定性，如在清醒或有症状的患者中，更有争议的甚至是在意识障碍且使用颈托固定的患者中。一些学者主张使用 MRI 作为金标准，主要是 MRI 优于颈椎屈伸位 X 线片，他们认为后者的敏感性明显较低[9]。然而，其他研究将屈伸位 X 线片的不足归因于研究质量差，并强调 MRI 应保留用于无法行充分屈伸位 X 线照射时[10]。"充分的" 屈伸位 X 线片可以识别潜在的损伤[10]。随着人们越来越依赖 MRI 作为检测韧带损伤和不稳定的敏感方法，过度使用带来的风险成为人们关注的问题。2005 年发表的一项前瞻性研究（N=2854）中有 93 名入院时运动检查正常的有症状患者，MRI 扫描没有发现任何隐匿性损伤。研究者得出结论：对于清醒或警觉、有症状、CT 扫描阴性且运动检查正常的患者，无须行 MRI[11]。

寰枕关节脱位（AOD）经常在颈椎初次 CT 检查中漏诊。在所有重大创伤患者中都应怀疑存在这种损伤，因为其非常不稳定，需要紧急固定。MRI 并非诊断的必要手段。I 型齿状突骨折非常罕见，通常与其他潜在损伤有关，例如 AOD。尽管一些测量值，例如寰枕间距（AOI）、颅底点到 C2 椎体后缘直线的垂直距离（BAI）、颅底 – 齿状突间距（BDI）和 Powers 比可用于诊断 AOD，但这些值在 AOD 患者中也可能是正常的。下颈椎损伤分类系统（SLICS）对颈椎损伤的评估具有重要意义[12]。更多内容详见第 6 章脊髓损伤。

3.5 胸腰椎稳定性

胸腰椎也常用 CT 扫描，MRI 可用于评估韧带完整性、肿瘤、感染和脊髓损伤。三柱模型可用于识别失稳[13]。可使用胸腰椎损伤分类及严重程度评分（TLICS）评估胸腰椎损伤[14]。更多内容详见第 6 章脊髓损伤。在置械前应评估患者矢状平衡情况，以便达到正常的曲度，避免出现背部手术治疗失败综合征。

总体而言，随着 MRI 可及性的不断增加和技术的日益进步，MRI 在颈椎稳定性的评估中应用越来越多。但我们也必须意识到，还有其他合理的颈椎损伤排查方式，MRI 虽然非常敏感，但并非唯一的选择，特别是对于清醒和警觉的患者（无论是否有症状）。

3.6 新的 CT 检查模式

CT 扫描有很多新的方式，例如 CT 血管成像（CTA）。CTA 比传统血管造影术创伤性更小，在许多临床情况下两者结果具有可比性，有助于诊断动脉夹层、急性脑卒中和动脉瘤。

3.7 MRI

MRI 是基于质子在不同化学状态下的弛豫特征。为了达到最佳的扫描效果，患者的扫描区域不能有任何铁磁性物质。MRI 与 CT 有很大的不同，可在扫描之前通过设定不同的射频脉冲和磁场梯度来获取不同的信息。MRI 不会像 CT 那样产生电离辐射。过去，MRI 扫描比较昂贵，因为它是一种较新的技术。现在 MRI 和 CT 的费用相当，因此在病史采集和体格检查之后，若有合适指征可直接进行 MRI 扫描，先使用 CT 筛查一遍性价比并不高。

3.7.1 MRI 序列

- T1 加权像（T1WI）。
  - 回波时间（TE）＜ 50 ms，重复时间（TR）＜ 1000 ms。
  - 以低信号、等信号、高信号（从暗到亮）强度测量：骨 – 钙 – 脑脊液 – 灰质 – 白质 – 脂肪 / 黑色素 / 血液＞ 48 h 的出血[5]。

- 大多数病变是深色（低信号）。
- 适用于检测钆增强。

- T2 加权像（T2WI）。
  - TE ＞ 80 ms，TR ＞ 2000 ms。
  - 从暗到亮：脂肪 – 骨 – 白质 – 灰质 – 脑脊液 – 水肿 / 水。
  - 注意脂肪在 T2WI 上呈暗色，在 T1WI 上呈亮色。
  - 大多数病变是亮色。
  - 钆增强对信号改变不大。
  - 对于病变区水肿，感染，以及水识别较好（表 3.4 和表 3.5）。
- 弥散加权成像（DWI）。
  - 基于组织内的水分子活动。
  - 自由扩散水（CSF）呈暗色，而在梗死引起的与细胞内水肿相关的细胞肿胀中看到扩散受限的水呈亮色。
  - 急性梗死在几分钟内便可表现明亮。
- 灌注加权成像（PWI）。
  - 需静脉推注钆剂。
  - 提供有关微循环的信息并进一步了解组织梗死。

表 3.4　T1 加权像和 T2 加权像特点 [1–3]

	TR（ms）	TE（ms）	由亮至暗	病　变
T1 加权像	＜ 50	＜ 1000	脂肪 / 黑色素 / ＞ 48 h 的出血，白质，灰质，钙，脑脊液，骨	暗
T2 加权像	＞ 80	＞ 2000	水肿 / 水，脑脊液，灰质，白质，骨 / 脂肪	亮

TE：回波时间；TR：重复时间

表 3.5　脑出血的磁共振表现

出　血	T1 加权像	T2 加权像
急性期	等信号（灰）	低信号（黑）
亚急性期	高信号（白）	高信号（白）
慢性期	低信号（黑）	低信号（黑）

  - 与 DWI 结合使用以定义缺血性半暗带区域（梗死区附近的组织可以通过溶栓治疗挽救）。

其他 MRI 序列包括快速自旋回波、梯度回波、液体抑制反转恢复（FLAIR）、短 T1 反转恢复（STIR）和质子密度。

3.7.2 脑部 MRI

通常，MRI 对软组织、颅后窝病变、小病变和癫痫发作的评估很有帮助，尤其是在定量测定时，如海马的大小。在进行急性脑出血及骨性结构评估时，MRI 仍非首选。MRI 检查比 CT 慢得多，前者需要 20~40 min, 而后者只需要数秒。MRI 不能用于正在使用起搏器、体内有已知的铁磁植入物的患者。一般子弹是不具有磁性的，除非使用军用的钢包裹的子弹。

以下情况应首选颅脑 MRI 检查：

- MRI 平扫。
  - 脱髓鞘病变。
  - 退行性病变。
  - 水肿。
  - 鉴别新鲜与陈旧性梗死。
  - 弥漫性轴索损伤——由旋转、减速或加速带来的剪切力所致，按常见程度排序最常见于灰白质交界区，其次为胼胝体，再次为上脑干背外侧区。
  - 中脑及脑桥损伤。
  - 眶隔室综合征。
- MRI 增强。
  - 肿瘤。
  - 感染。
  - 神经炎。
  - 残余肿瘤。

3.7.3 脊柱 MRI

MRI 在脊柱疾病的诊断中也非常有用，尤其是欲行软组织评估时。采集病史并查体后，若欲明确椎间盘和神经根的关系，考虑先天性异常、脑卒中、出血、韧带损伤、脊髓损伤和脊髓出血时，均可选择 MRI。MRI 增强和平扫是评估脊柱肿瘤（包括下行转移），感染（包括椎旁病变瘘管），肿瘤切除范围和术后感染时的影像学选择[6]。

在神经重症病房中，MRI 必须全天 24 h 可用。不完全性脊髓损伤、神经功能缺损恶化或临床考虑脊髓损伤但尚无影像学证据的患者需急诊检查[4]。

3.7.4 其他情况的 MRI 应用

MRI 平扫可用于外周神经损伤。正如 CT 血管成像可以提供大脑血管或脊柱大血管的详细解剖一样，MRI 血管成像（MRA）也可以区分正常和病理状态的血管解剖，如颈内动脉海绵窦瘘和血管畸形，包括动脉瘤和动静脉畸形（AVM）等。其静脉期成像对于静脉窦血栓筛查尤为有用。MRI 应用于神经科学研究已数十载。以前人们称它为核磁共振（NMR）但后来考虑到“核”的隐含意义又将其改为磁共振（MR）。MR 检查组织样本的特征性分子。MR 光谱是在更大的范围内做同样的事情，它根据化学位移生成图形，主要用于大脑，以帮助鉴别肿瘤和感染[2]。

3.8 其他的 NICU 影像检查

血管造影是一种有创检查，有 0.5%~2% 的严重残疾或死亡风险[3]，其还有电离辐射的风险。尽管它仍然是许多血管病诊断的金标准，但在一些大型大学，它已经被 CTA 或 MRA 取代。在社区神经外科中，其仍用于诊断 AVM、动脉瘤和颈内动脉海绵窦瘘，评价肿瘤血供，栓塞供血动脉及血管炎，注射药物治疗血管痉挛，评估钝性脑血管损伤、枪伤等穿透性损伤的血管损伤及假性动脉瘤的进展。脊髓血管造影可评价脊髓动静脉畸形和硬脑膜瘘。然而，最近的研究表明：使用 64 排 CTA 相比 32 排 CTA 具有更高的灵敏度，并建议可采用 64 排 CTA 取代数字减影血管造影作为钝性脑血管损伤（BCVI）的首选筛查工具[15]。

核医学扫描，如骨扫描、标记的白细胞扫描等，可评估感染、肿瘤和异常代谢时的成骨细胞活性，进而可用来区分新旧骨折。

经颅多普勒超声是一种在创伤和脑血管疾病诊治过程中非常有用的工具。可在床旁进行，用以确定颅内是否有血管痉挛，评估急性脑卒中溶栓疗效，并可协助脑死亡判定。

CT 灌注成像使用碘对比剂，可关注不同区域。对感兴趣的区域可每隔几秒钟进行重复扫描以评估灌注情况。

放射性核素脑血管显像可作为判断脑死亡的辅助手段，特别是在无法进行自主呼吸诱发试验的情况下（如慢性阻塞性肺疾病或充血性心力衰竭患者）。它是通过注射 ^{99m}Tc 标记的白蛋白，而后获得一系列的正位图像，以评估脑组织的摄取情况。

超声已经成为评估颅外循环、颈动脉和椎动脉狭窄程度以及新生儿大脑的重要手段。

3.9 神经重症影像学检查

我们无法直接看到患者的大脑和脊髓。在神经危重症患者的诊治中，通过病史和查体可获得最重要的信息，以指导临床医生明确疾病进展情况并制定治疗方案。之后，应作出疾病诊断、确定治疗的初步倾向。在形成诊治的初步意见后方可进行影像学检查以证实临床判断。因此，良好的临床技能是永远胜于影像学检查的。

病例处理

患者有开放性凹陷性颅骨骨折。鉴于骨折处的裂伤导致脑脊液漏出，几乎可以肯定患者有相关的硬脑膜撕裂。尽管患者的临床情况良好，但这是一种感染风险极高的严重情况，需要早期冲洗和清创，整复骨折和修复硬脑膜撕裂伤。患者到急诊室后不久就被送进了手术室。

参考文献

[1] Novelline RA. Squire's Fundamentals of Radiology. 5th ed. Cambridge, MA: Harvard University Press, 1997.
[2] Osborn AG. Diagnostic Neuroradiology. St. Louis, MO: Mosby, 1994.
[3] Greenberg M. Handbook of Neurosurgery. 7th ed. New York, NY: Thieme, 2010.
[4] Layon AJ, Gabrielli A, Friedman W. Textbook of Neurointensive Care. Philadelphia, PA: Saunders, 2004.
[5] Flaherty A. The Massachusetts General Hospital Handbook of Neurology. Philadelphia, PA: Lippincott Williams & Wilkins, 2000.
[6] Winn HR. Youmans Neurological Surgery. 6th ed. Philadelphia, PA: Saunders, 2011.
[7] White AA III, Panjabi MM. The problem of clinical instability in the human spine: A

systematic approach// White AA, Panjabi MM. Clinical Biomechanics of the Spine. 2nd ed. Philadelphia, PA: Lippincott Williams & Wilkins, 1990, 277–378.

[8] Panjabi MM. Clinical spinal instability and low back pain. J Electromyogr Kinesiol, 2003, 13 (4):371–379.

[9] Duane TM, Cross J, Scarcella N, et al. Flexion-extension cervical spine plain films compared with MRI in the diagnosis of ligamentous injury. Am Surg, 2010, 76(6):595–598.

[10] Insko EK, Gracias VH, Gupta R, et al. Utility of flexion and extension radiographs of the cervical spine in the acute evaluation of blunt trauma. J Trauma, 2002, 53 (3), 426–429.

[11] Schuster R, Waxman K, Sanchez B, et al. Magnetic resonance imaging is not needed to clear cervical spines in blunt trauma patients with normal computed tomographic results and no motor deficits. Arch Surg, 2005, 140(8):762–766.

[12] Vaccaro AR, Hulbert RJ, Patel AA, et al. Spine Trauma Study Group. The subaxial cervical spine injury classification system: a novel approach to recognize the importance of morphology, neurology, and integrity of the disco-ligamentous complex. Spine, 2007, 32(21):2365–2374.

[13] Denis F. The three column spine and its significance in the classification of acute thoracolumbar spinal injuries. Spine, 1983, 8(8):817–831.

[14] Vaccaro AR, Lehman RA Jr, Hurlbert RJ, et al. A new classification of thoracolumbar injuries: the importance of injury morphology, the integrity of the posterior ligamentous complex, and neurologic status. Spine, 2005, 30(20):2325–2333.

[15] Paulus EM, Fabian TC, Savage SA, et al. Blunt cerebrovascular injury screening with 64-channel multidetector computed tomography: more slices finally cut it. J Trauma Acute Care Surg, 2014, 76(2):279–283, discussion 284–285.

第 4 章　ICU 患者的实验室检查：检查的项目、时机和频次

John Ogunlade　Dan E. Miulli　Jon Taveau

摘　要　实验室检查结合全面的病史和体格检查有助于排除或确认诊断，从而制定最终治疗计划并精确实施。实验室检查应严格谨慎选择以揭示病情变化而不能滥用。

关键词　ASA 分级　血质失调　凝血功能障碍　电解质异常　液体紊乱　代谢紊乱　术前检查　肿瘤标志物

病例介绍

18 岁女性突发急性剧烈头痛伴意识障碍。

病例处理见本章末。

4.1 引　言

实验室检查可加强医护人员对疾病的总体临床把控。结合全面的病史和体格检查，则有助于排除或确认诊断，以便最终制订和执行诊疗计划。有时需要重新评估患者并重复实验室检查以证实诊断的准确性。这种循环评估流程是临床医学的基础。应根据需要进行重复。

在 ICU 患者中，每份实验室检查单对于揭示潜在的疾病进展都很重要，必须正确使用每一点信息。不分青红皂白地进行多种检查，即所谓的“霰弹枪”方法，会给评估造成混乱，并会显著增加成本。使用严格、有序的临床诊断方法，可降低成本、减少错误和误诊。表 4.1 和 表 4.2 分别列举了一些常见的实验室检查项目和正常范围。本章旨在帮助简化实验室检查选择的决策，并更好地解释这些检查所提供的信息。

表 4.1　常用实验室检查 [1-7]

肾上腺功能检查
皮质醇
地塞米松抑制试验
促皮质激素
甲吡酮试验及促肾上腺皮质激素释放激素
激素兴奋试验
硫酸脱氢表雄酮（DHEA-S）
17- 酮类固醇
17- 羟皮质类固醇
输血相关检查
血型及交叉配血：ABO 血型，Rh 血型，Rh 交叉配血
抗体
直接和间接抗球蛋白试验
HLA 检查
白细胞凝集素
血小板抗体
心脏标志物
肌酸激酶
肌酸激酶同工酶
肌钙蛋白（I, T）
同型半胱氨酸
肌红蛋白
凝血
凝血酶原时间
国际标准化比值
活化部分凝血活酶时间
出血时间
血小板计数

表 4.1（续）

综合代谢组检查（CMP）
钠
钾
氯
二氧化碳
血尿素氮
肌酐
葡萄糖
钙
镁
磷
总蛋白
白蛋白
碱性磷酸酶
谷丙转氨酶
谷草转氨酶
总胆红素
脑脊液检查（常规）
颜色及透亮度
革兰氏染色
细胞计数及分类（第 2 管和第 4 管）
蛋白
葡萄糖
脑脊液检查（考虑感染时选择）
乳酸脱氢酶
乳酸
蛋白
免疫球蛋白

表 4.1（续）

IgG– 白蛋白指数
抗伯氏疏螺旋体、寄生虫和病毒的 IgG、IgA 和 IgM
革兰氏染色，齐 – 内染色，玻片检查
细菌、真菌、病毒和分枝杆菌培养
结核杆菌和病毒性病原体的 DNA 扩增（PCR）
梅毒（VDRL 和 FTA）
莱姆病
白念珠菌
脑脊液检查（考虑脑血管病时选择）
血清胱抑素 C
弥散性血管内凝血
凝血酶原时间
国际标准化比值
活化部分凝血活酶时间
出血时间
血小板计数
D – 二聚体
凝血酶时间
纤维蛋白裂解产物
蛋白 C 和蛋白 S
抗凝血酶Ⅲ
纤维蛋白原，抗凝血酶（Ⅰ）
凝血因子
脑病检测
叶酸
维生素 B_{12}
促甲状腺激素，甲状腺素
血氨

表 4.1（续）

肌酐
脑脊液中的谷氨酰胺
血细胞分析及分类
血红蛋白
红细胞压积
血小板计数
红细胞计数
红细胞指数（MCV, MCH, MCHC）
白细胞计数
中性粒细胞，嗜酸性粒细胞，嗜碱性粒细胞，淋巴细胞和单核细胞绝对值
高凝状态
蛋白 C
蛋白 S
抗凝血酶Ⅲ
因子Ⅴ莱登突变（活化蛋白 C）
同型半胱氨酸
抗心磷脂抗体
狼疮抗凝物
炎症指标
红细胞沉降率
C 反应蛋白
抗核抗体
类风湿因子
尿酸
肝功能
总蛋白
白蛋白
碱性磷酸酶

表 4.1（续）

谷丙转氨酶
谷草转氨酶
总胆红素
血氨
γ－谷氨酰转移酶
凝血酶原时间
血小板计数
血清蛋白电泳
肾功能
全血细胞计数
综合代谢组检查
24 h 尿肌酐
24 h 尿蛋白
肌酐清除率
毒物筛查
对乙酰氨基酚
一氧化碳
巴比妥
乙醇
乙二醇
可卡因
氰化物
苯二氮䓬类
三环类抗抑郁药
甲醇
胰岛素

FTA：荧光密螺旋体抗体；HLA：人类白细胞抗原；MCH：平均红细胞血红蛋白含量；MCHC：平均红细胞血红蛋白浓度；MCV：平均红细胞体积；PCR：聚合酶链反应；VDRL：性病研究实验室试验

表 4.2 实验室检查的正常值 [1-7]

检查项目	标 本	检查方法	正常参考值	国际单位（SI）
乙酰胆碱受体抗体	血清	免疫分析	< 0.5 nmol/L	< 0.5 nmol/L
乙酰胆碱酯酶	红细胞	酶比色法	11 000~15 000 U/L	11~15 kU/L
促肾上腺皮质激素（ACTH）	血浆	免疫分析	< 70 pg/mL	< 15 pmol/L
谷丙转氨酶（ALT）	血清	酶比色法	< 48 U/L	< 0.80 mkat/L
白蛋白	血清	比色法	3.5~5.0 g/dL	35~50 g/L
醛缩酶	血清	酶比色法	< 8.1 U/L	< 135 nkat/L
醛固酮	血清	免疫分析	平卧：< 16 ng/ dL，直立：4~31 ng/dL	平卧：< 444 pmol/L，直立：111~860 pmol/L
碱性磷酸酶同工酶	血清	电泳	肠道：<总活性的 18% 骨：总活性的 23%~62% 肝：总活性的 38%~72%	肠道：< 0.18 的总活性 骨：0.23~0.62 的总活性 肝：0.38~0.72 的总活性
碱性磷酸酶	血清	酶比色法	20~125 U/L	0.33~2.08 mkat/L
血氨	血浆	酶比色法	0.17~0.80 mg/mL	10~47 μmol/L
淀粉酶	血清	酶比色法	30~170 U/L	0.50~2.83 mkat/ L
雄烯二酮	血清	免疫分析	65~270 ng/dL，绝经后：< 180 ng/dL	2.3~9.4 nmol/L，绝经后：< 6.3 nmol/L
血管紧张素转换酶（ACE）	血清	酶比色法	8~52 U/L	133~867 nkat/L
抗利尿激素（ADH）	血浆	萃取 / 免疫分析	< 2.2 pg/mL（血浆渗透压< 285 mOsm/kg） < 2.2 ng/L（血浆渗透压< 285 mOsm/kg）	2.2~8.5 pg/mL（血浆渗透压> 290 mOsm/kg） 2.2~8.5 ng/L（血浆渗透压> 290 mOsm/kg）
抗双链 DNA 抗体	血清	免疫分析	< 30 U/mL	< 30 kU/ L
抗甲状腺微粒体抗体	血清	免疫分析	< 0.3 U/mL	< 300 U/L

表 4.2（续）

检查项目	标 本	检查方法	正常参考值	国际单位（SI）
抗线粒体抗体	血清	免疫荧光	阴性（＜1:20）	
抗中性粒细胞胞质抗体（ANCA）	血清	免疫荧光	阴性（＜1:20）	
抗核抗体（ANA）	血清	免疫荧光	阴性（＜1:40）	
抗凝血酶Ⅲ活性	血浆	浊度法	正常活性的85%~130%	0.85~1.3 的正常活性
抗凝血酶Ⅲ抗原	血浆	酶比色法	25~33 mg/dL	250~330 mg/L
抗甲状腺球蛋白抗体	血清	免疫分析	＜1 U/mL	＜1 kU/L
α_1-抗胰蛋白酶	血清	浊度法	80~200 mg/dL	0.8~2.0 g/L
载脂蛋白AⅠ	血清	浊度法	男性：94~176 mg/dL 女性：101~198 mg/dL	男性：0.94~1.76 g/L 女性：1.01~1.98 g/L
载脂蛋白B	血清	浊度法	男性：52~109 mg/dL 女性：49~103 mg/dL	男性：0.52~1.09 g/L 女性：0.49~1.03 g/L
载脂蛋白E	血清	浊度法		
载脂蛋白E4	血清	浊度法		
砷	尿液	ICP-MS	＜50 mg/d	＜0.65 mmol/d
谷草转氨酶（AST）	血清	酶比色法	＜42 U/L	＜0.7 mkat/L
胆红素				
直接胆红素	血清	比色法	＜0.4 mg/dL	＜7 mmol/L
间接胆红素	血清	比色法	＜1.3 mg/dL	＜22 mmol/L
总胆红素	血清	比色法	＜1.3 mg/dL	＜22 mmol/L
出血时间	不适用	测定器法	2.5~9.5 min	

表 4.2（续）

检查项目	标 本	检查方法	正常参考值	国际单位（SI）
癌抗原（CA）15-3	血清	ABBOTT AXSYM CA15-3 MEIA	< 32 U/mL	< 32 kU/L
CA 19-9	血清	CISELSA-CA 19-9 IRMA	< 33 U/mL	< 33 kU/L
CA 27-29	血清	BIOMIRA TRUQANT BR RIA	< 38 U/mL	< 38 kU/L
CA 12-5	血清	CENTOCOR-CA125IIRIA	< 35 U/mL	< 35 kU/L
降钙素	血清	免疫分析	男性：< 13.8 pg/mL 女性：< 6.4 pg/mL	男性：< 13.8 ng/L 女性：< 6.4 ng/L
钙	血清	比色法	8.5~10.3 mg/dL	2.12~2.57 mmol/L
	尿液	比色法	男性：< 300 mg/d 女性：< 250 mg/d	男性：< 7.5 mmol/d 女性：< 6.2 mmol/d
二氧化碳	血清	比色法	20~32 mmol/L	20~32 mmol/L
碳氧血红蛋白	全血	分光光度法	<总血红蛋白的 2%（非吸烟者）	< 0.02
癌胚抗原（CEA）	血清	CHIRON ACS: 180 ICMA	< 2.5 ng/mL（非吸烟者）	< 2.5 μg/L（非吸烟者）
儿茶酚胺类	血浆	HPLC	多巴胺 平卧：< 90 pg/mL 站立：< 90 pg/mL 肾上腺素 平卧：< 50 pg/mL 站立：< 90 pg/mL 去甲肾上腺素 平卧：110~410 pg/mL 站立：125~700 pg/mL	多巴胺 平卧：< 588 pmol/L 站立：< 588 pmol/L 肾上腺素 平卧：< 273 pmol/L 站立：< 491 pmol/L 去甲肾上腺素 平卧：650~2423 pmol/L 站立：739~4137 pmol/L
总儿茶酚胺	血浆	HPLC	平卧：120~450 pg/mL 站立：150~750 pg/mL	平卧：709~2660 pmol/L 站立：887~4433 pmol/L
血浆铜蓝蛋白	血清	浊度法	25~63 mg/dL	250~630 mg/L

表 4.2（续）

检查项目	标 本	检查方法	正常参考值	国际单位（SI）
氯	血清	ISE	95~108 mmol/L	95~108 mmol/L
总胆固醇	血清	比色法	理想值：< 200 mg/dL	理想值：< 5.17 mmol/L
			临界高值：200~239 mg/dL	临界高值：5.17~6.18 mmol/L
			升高：> 240 mg/dL	升高：> 6.21 mmol/L
补体				
C3	血清	浊度法	75~161 mg/dL	0.75~1.61 g/L
C4	血清	浊度法	16~47 mg/dL	0.16~0.47 g/L
总（CH 50）	血清	脂质体裂解	31~66 U/mL	31~66 kU/L
全血细胞计数（CBC）	全血	自动分析仪		
血红蛋白（Hb）			男性：13.8~17.2 g/dL	男性：138~172 g/L
			女性：12.0~15.6 g/dL	女性：120~156 g/L
红细胞压积（Hct）			男性：41%~50%	男性：0.41~0.50
			女性：35%~46%	女性：0.35~0.46
红细胞计数			男性：（4.4~5.8）× 10^6/mL	男性：（4.4~5.8）× 10^{12}/L
			女性：（3.9~5.2）× 10^6/mL	女性：（3.9~5.2）× 10^{12}/L
红细胞指数			平均红细胞体积：78~102 fL	平均红细胞体积：78~102 fL
			平均红细胞血红蛋白含量：27~33 pg	平均红细胞血红蛋白含量：27~33 pg
			平均红细胞血红蛋白浓度：32~36 g/dL	平均红细胞血红蛋白浓度：320~360 g/L
			红细胞分布宽度：< 15%	红细胞分布宽度：< 0.15
白细胞计数			（3.8~10.8）× 10^3/μL	（3.8~10.8）× 10^9/L
白细胞分类			中性粒细胞计数：1500~7800/mL	中性粒细胞计数：（1.5~7.8）× 10^9/L

表 4.2（续）

检查项目	标 本	检查方法	正常参考值	国际单位（SI）
			嗜酸性粒细胞计数：50~550/mL	嗜酸性粒细胞计数：（0.05~0.55）× 10^9/L
			嗜碱性粒细胞计数：0~200/mL	嗜碱性粒细胞计数：（0~0.2）× 10^9/L
			淋巴细胞计数：850~4100/mL	淋巴细胞计数：（0.85~4.10）× 10^9/L
			单核细胞计数：200~1100/mL	单核细胞计数：（0.2~1.1）× 10^9/L
血小板计数			（130~400）× 10^3/mL	（130~400）× 10^9/L
游离皮质醇	尿液	免疫分析	20~90 mg/d	55~248 nmol/d
皮质醇	血清	免疫分析	4~22 mg/dL（晨起）	110~607 nmol/L（晨起）
			3~17 mg/dL（下午）	83~469 nmol/L（下午）
C 肽	血清	免疫分析	0.8~4.0 ng/mL	0.26~1.32 nmol/L
C 反应蛋白（CRP）	血清	浊度法	< 0.8 mg/dL	< 8 mg/L
肌酸激酶（CK）同工酶	血清	电泳	CK-MM: 占比 97%~100%	CK-MM: 占比 0.97~1.00
			CK-MB: 占比< 3%	CK-MB: 占比< 0.03
			CK-BB: 占比为 0%	CK-BB: 占比为 0
总肌酸激酶	血清	酶比色法	男性：< 235 U/L	男性：< 3.92 mkat/L
			女性：< 190 U/L	女性：< 3.17 mkat/L
肌酐	血清	酶比色法	< 1.2 mg/dL	< 106 μmol/L
	尿液	酶比色法	男性：0.8~2.4 g/d	男性：7.1~21.2 mmol/ d
			女性：0.6~1.8 g/d	女性：5.3~15.9 mmol/d
肌酐清除率	血清 / 尿	计算	男性：82~125 mL/min	男性：1.37~2.08 mL/s
			女性：75~115 mL/min	女性：1.25~1.92 mL/s
氰化物	全血	比色法	< 0.1 mg/L	< 3.8 mmol/L
D－二聚体	血浆	玻片乳胶凝集试验	< 250 mg/L	< 250 mg/L

表 4.2（续）

检查项目	标 本	检查方法	正常参考值	国际单位（SI）
脱氢表雄酮（DHEA），非结合	血清	免疫分析	130~1200 ng/dL	4.5~41.6 nmol/L
脱氢表雄酮硫酸酯（DHEA-S）	血清	免疫分析	男性（年龄）： 29 岁 1.4~7.9 mg/mL 30~39 岁 1.0~7.0 mg/mL 40~49 岁 0.9~5.7 mg/mL 50~59 岁 0.6~4.1 mg/mL 60~69 岁 0.4~3.2 mg/mL 70~79 岁 0.3~2.6 mg/mL 女性（年龄）： 29 岁 0.7~4.5 mg/mL 30~39 岁 0.5~4.1 mg/mL 40~49 岁 0.4~3.5 mg/mL 50~59 岁 0.3~2.7 mg/mL 60~69 岁 0.2~1.8 mg/mL 70~79 岁 0.1~0.9 mg/mL	男性（年龄）： 29 岁 3.8~21.4 mmol/L 30~39 岁 2.7~19.0 mmol/L 40~49 岁 2.4~15.5 mmol/L 50~59 岁 1.6~11.1 mmol/L 60~69 岁 1.1~8.7 mmol/L 70~79 岁 0.8~7.1 mmol/L 女性（年龄）： 29 岁 1.9~12.2 mmol/L 30~39 岁 1.4~11.1 mmol/L 40~49 岁 1.1~9.5 mmol/L 50~59 岁 0.8~7.3 mmol/L 60~69 岁 0.5~4.9 mmol/L 70~79 岁 0.3~2.4 mmol/L
11-脱氧皮质醇	血清	免疫分析	＜ 0.8 μg/dL	＜ 23 nmol/L
红细胞沉降率（ESR）	全血	改良魏氏法	男性：＜ 20 mm/h 女性：＜ 30 mm/h	男性：＜ 20 mm/h 女性：＜ 30 mm/h
促红细胞生成素	血清	免疫分析	＜ 25 U/L	＜ 25 U/L
雌二醇	血清	免疫分析	男性：＜ 50 pg/mL 女性： 卵泡期 10~200 pg/mL 中期 100~400 pg/mL 黄体期 15~250 pg/mL 绝经后＜ 50 pg/mL	男性：＜ 184 pmol/L 女性： 卵泡期 37~734 pmol/L 中期 367~1468 pmol/L 黄体期 55~954 pmol/L 绝经后＜ 184 pmol/L
雌酮	血清	免疫分析	男性：29~81 pg/mL 女性： 卵泡期 37~152 pg/mL 中期 72~200 pg/mL 黄体期 49~114 pg/mL 绝经后＜ 65 pg/mL（不进行 HRT）	男性：107~300 pmol/L 女性： 卵泡期 137~562 pmol/L 中期 266~740 pmol/L 黄体期 181~422 pmol/L 绝经后＜ 240 pmol/L（不进行 HRT）
游离脂肪酸	血浆	酶比色法	0.19~0.90 mEq/L	0.19~0.90 mmol/L

表 4.2（续）

检查项目	标 本	检查方法	正常参考值	国际单位（SI）
铁蛋白	血清	免疫分析	男性 :18~350 ng/mL 女性（年龄）： 15~49 岁 12~156 ng/mL ＞ 49 岁 18~204 ng/mL	男性 :18~350 mg/L 女性（年龄）： 15~49 岁 12~156 μg/L ＞ 49 岁 18~204 μg/L
纤维蛋白原	血浆	光学浊度法	200~400 mg/dL	2~4 g/L
叶酸	红细胞	免疫分析	＞ 95 ng/mL	＞ 215 nmol/L
	血清	免疫分析	＞ 1.9 ng/mL	＞ 4.3 nmol/L
卵泡刺激素（FSH）	血清	免疫分析	男性（年龄）： 20~70 岁 0.9~15 U/L ＞ 70 岁 2.8~55.5 U/L 女性： 卵泡期 1.1~9.6 U/L 中期 2.3~20.9 U/L 黄体期 0.8~7.5 U/L 妊娠＜ 0.9 U/L 绝经后 34.4~95.8 U/L	男性（年龄）： 20~70 岁 0.9~15 U/L ＞ 70 岁 2.8~55.5 U/L 女性： 卵泡期 1.1~9.6 U/L 中期 2.3~20.9 U/L 黄体期 0.8~7.5 U/L 妊娠＜ 0.9 U/L 绝经后 34.4~95.8 U/L
红细胞游离原卟啉（FEP）	全血	荧光测定法	＜ 35 mg/dL RBC	＜ 0.62 μmol/L RBG
果糖胺	血清	比色法	1.6~2.6 mmol/L	1.6~2.6 mmol/L
促胃液素	血清	免疫分析	＜ 200 pg/mL（未禁食） ＜ 100 pg/mL（禁食）	＜ 200 ng/L（未禁食） ＜ 100 ng/L（禁食）
胰高血糖素	血浆	免疫分析	50~200 pg/mL	50~200 ng/L
血糖				
禁食	血浆	酶比色法	＜ 110 mg/dL	＜ 6.1 mmol/L
随机	血浆	酶比色法	70~125 mg/dL	3.9~6.9 mmol/L
葡萄糖 -6-磷酸脱氢酶(G6PD)	全血	酶比色法	5~13 U/g Hb	5~13 U/g Hb
γ 谷氨酰转肽酶（GGT）	血清	酶比色法	男性 : ＜ 65 U/L 女性 : ＜ 45 U/L	男性 : ＜ 1.08 mkat/L 女性 : ＜ 0.75 mkat/L
生长激素（GH）	血清	免疫分析	＜ 8 ng/mL	＜ 8 μg/L
触珠蛋白	血清	浊度法	43~212 mg/dL	0.43~2.12 g/L
红细胞压积（Hct）	全血	自动分析仪	男性 : 41%~50% 女性 : 35%~46%	男性 : 0.41~0.50 女性 : 0.35~0.46

表 4.2（续）

检查项目	标 本	检查方法	正常参考值	国际单位（SI）
血红蛋白（Hb）	全血	自动分析仪	男性 : 13.8~17.2 g/dL 女性 : 12.0~15.6 g/dL	男性 : 138~172 g/L 女性 : 120~156 g/L
糖化血红蛋白（HbA1c）	全血	HPLC	<总 Hb 的 6.0%	<总 Hb 的 0.06
血红蛋白电泳	全血	电泳	Hb A1: < 96.0% Hb A2: 1.5~3.5% Hb C: 0 Hb F: < 2.0% Hb S: 0	Hb A1: < 0.96 Hb A2: 0.015~0.035 Hb C: 0 Hb F: < 0.02 Hb S: 0
高密度脂蛋白胆固醇	血清	沉淀比色法	> 35 mg/dL “负”风险因素 : > 60 mg/dL	> 0.9 mmol/L “负”风险因素 : > 1.55 mmol/L
同型半胱氨酸	血浆	HPLC	6.1~17.0 mmol/ L	6.1~17.0 mmol/L
高香草酸	尿液	HPLC	< 10 mg/d	< 55 mmol/d
人绒毛膜促性腺激素（hCG）				
定性	尿液	免疫分析	未怀孕：阴性 怀孕：阳性	
定量	血清	免疫分析	男性：< 2 U/L 女性 : 绝经前< 5 U/L 绝经后< 10 U/L 孕期: 0~2 周 < 500 U/L 2~3 周 100~5000 U/L 3~4 周 500~10 000 U/L 1~2月1000~200 000 U/L 2~3月10 000~100 000 U/L	男性：< 2 U/L 女性 : 绝经前：< 5 U/L 绝经后：< 10 U/L 孕期: 0~2 周 < 500 U/L 2~3 周 100~5000 U/L 3~4 周 500~10 000 U/L 1~2 月 1000~200 000 U/L 2~3 月 10 000~100 000 U/L
17- 羟皮质类固醇	尿液	酶比色法	男性 : 3~15 mg/d 女性 : 2~12 mg/d	男性 : 8.3~41.4 mmol/d 女性 : 5.5~33.1 mmol/d
5- 羟基吲哚乙酸 (5-HIAA）	尿液	HPLC	0.5~9.0 mg/d	3~47 mmol/d
免疫球蛋白				
IgA	血清	浊度法	81~463 mg/dL	0.81~4.63 g/L

表 4.2（续）

检查项目	标 本	检查方法	正常参考值	国际单位（SI）
IgD	血清	放射免疫扩散	< 14 mg/dL	< 0.14 g/L
IgE	血清	免疫分析	< 180 U/mL	< 432 mg/L
IgG 亚类	血清	浊度法	IgG 1：450~900 mg/dL IgG 2：180~530 mg/dL IgG 3：13~80 mg/dL IgG 4：8~100 mg/dL	IgG 1：4.5~9.0 g/L IgG 2：1.8~5.3 g/L IgG 3：0.13~0.80 g/L IgG 4：0.08~1.00 g/L
总 IgG	血清	浊度法	723~1685 mg/dL	7.23~16.85 g/L
IgM	血清	浊度法	48~271 mg/dL	0.48~2.71 g/L
胰岛素	血清	免疫分析	5~25 mU/mL	36~179 pmol/L
铁	血清	比色法	25~170 μg/dL	4~30 μmol/L
铁结合力	血清	比色法	200~450 μg/dL 饱和度：12%~57%	36~81 μmol/L 饱和度：0.12~0.57
17- 生酮类固醇	尿液	比色法	男性：5~23 mg/d 女性：3~15 mg/d	男性：17~80 mmol/d 女性：10~52 mmol/d
17- 酮类固醇	尿液	比色法	男性：9~22 mg/d 女性：5~15 mg/d	男性：31~76 mmol/d 女性：17~52 mmol/d
乳酸脱氢酶同工酶	血清	电泳	LD_1：占比 20%~36% LD_2：占比 32%~50% LD_3：占比 15%~25% LD_4：占比 2%~10% LD_5：占比 3%~13%	LD_1：占比 0.20~0.36 LD_2：占比 0.32~0.50 LD_3：占比 0.15~0.25 LD_4：占比 0.02~0.10 LD_5：占比 0.03~0.13
总 LDH	血清	酶比色法	< 270 U/L	< 4.5 mkat/L
乳酸	血浆（静脉）	酶比色法	9~16 mg/dL	1.0 ~1.8 mmol/L
铅	全血	原子光谱法	< 25 mg/dL	< 1.21 mmol/L
脂肪酶	血清	酶比色法	7~60 U/L	0.12~1.00 mkat/ L
低密度脂蛋白胆固醇, 直接法测定	血清	免疫分离法 比色法	理想值：< 130 mg/dL 临界高值：130~159 mg/dL 升高：> 160 mg/ dL	理想值：< 3.36 mmol/L 临界高值：3.36~4.11 mmol/L 升高：> 4.14 mmol/L
黄体生成素（LH）	血清	免疫分析	男性（年龄）： 20~70 岁 1.3~12.9 U/L > 70 岁 11.3~56.4 U/L	男性（年龄）： 20~70 岁 1.3~ 12.9 U/L > 70 岁 11.3~56.4 U/L

表 4.2（续）

检查项目	标 本	检查方法	正常参考值	国际单位（SI）
			女性： 卵泡期 0.8~25.8 U/L 中期 25.0~57.3 U/L 黄体期 0.8~27.1 U/L 孕期 < 1.4 U/L 绝经后 5.0~52.3 U/L	女性： 卵泡期 0.8~25.8 U/L 中期 25.0~57.3 U/L 黄体期 0.8~27.1 U/L 孕期 < 1.4 U/L 绝经后 5.0~52.3 U/L
淋巴细胞表面标记（T 细胞）				
CD3 细胞	全血	流式细胞仪	绝对值：840~3060 /mL，占比：57%~ 85%	绝对值：（0.84~3.06）× 10^9 /L，占比：0.57~0.85（57%~85%）
CD4 细胞	全血	流式细胞仪	绝对值：490~1740 /mL，占比：30%~ 61%	绝对值：（0.49~1.74）× 10^9 /L，占比：0.30~0.61（30%~ 61%）
CD8 细胞	全血	流式细胞仪	绝对值：180~1170/mL，占比：12%~ 42%	绝对值：（0.18~1.17）× 10^9 /L，占比：0.12~0.42（12%~42%）
辅助 / 抑制性细胞比（CD4/CD8）	全血	流式细胞仪	0.86~5.00	0.86~5.00
镁	血清	比色法	0.6~1.0 mmol/L	0.6~1.0 mmol/L
汞	全血	原子光谱法	< 1 mg/dL	< 50 nmol/L
3- 甲氧基肾上腺素分类	尿液	HPLC	3- 甲氧基肾上腺素：< 0.4 mg/d 非 3- 甲氧基肾上腺素：< 0.9 mg/d	3- 甲氧基肾上腺素：< 2.2 mmol/d 非 3- 甲氧基肾上腺素：< 4.9 mmol/d
总 3- 甲氧基肾上腺素	尿液	HPLC	< 1.3 mg/d	< 7.1 mmol/d
高铁血红蛋白	全血	分光光度法	< 2% 的总血红蛋白	< 0.02 的总血红蛋白
β_2 微球蛋白	血清	免疫分析	< 3 mg/L	< 3 mg/L
胞壁酸酶（溶菌酶）	血清	比浊法	2.8~8.0 mg/L	0.20~0.56 mmol/L

表 4.2（续）

检查项目	标 本	检查方法	正常参考值	国际单位（SI）
髓鞘碱性蛋白	脑脊液	免疫分析	< 4 ng/mL	< 4 μg/L
肌红蛋白	血清	免疫分析	< 55 ng/mL	< 55 μg/L
总氮	粪便	酸消法 / 滴定分析	< 2 g/d	< 143 mmol/d
渗透压	血浆	冰点降低法	278~305 mOsm/kg	278~305 mmol/kg
	尿液	冰点降低法	50~1200 mOsm/kg	50~1200 mmol/kg
草酸盐	尿液	比色法	< 40 mg/d	< 456 mmol/d
甲状旁腺激素（PTH）	血清	免疫分析	11~54 pg/mL	1.2~5.8 pmol/L
活化部分凝血活酶时间（APTT）	血浆	光学浊度法	20~36 s	20~36 s
磷	血清	比色法	2.5~4.5 mg/dL	0.81~1.45 mmol/L
血小板计数	全血	自动分析仪	（130~400）$\times 10^3$/mL	（130~400）$\times 10^9$/L
胆色素原	尿液	柱色谱法 / 分光光度法	< 2 mg/d	< 8.8 mmol/d
卟啉类	粪便	HPLC	原卟啉< 1830 mg/d 七羧基卟啉< 20 mg/d 尿卟啉< 80 mg/d 粪卟啉< 640 mg/d	原卟啉< 3.26 mmol/d 尿卟啉< 96 nmol/d 粪卟啉< 977 nmol/d
钾	血清	ISE	3.5~5.3 mmol/L	3.5~5.3 mmol/L
前白蛋白	血清	比浊法	18~45 mg/dL	180~450 mg/L
孕酮	血清	免疫分析	男性：< 1.2 ng/mL 女性： 卵泡期< 1.4 ng/mL 黄体期 2.5~28.0 ng/mL 孕期 早期妊娠：9.0~47.0 ng/mL	男性：< 3.8 nmol/L 女性： 卵泡期 < 4.5 nmol/L 黄体期 8.0~89.0 nmol/L 孕期 早期妊娠：28.6~149.5 nmol/L

表 4.2（续）

检查项目	标 本	检查方法	正常参考值	国际单位（SI）
			中期妊娠：17.0~146.0 ng/mL 晚期妊娠：55.0~255.0 ng/mL 绝经后：＜ 0.7 ng/mL	中期妊娠：54.1~464.3 nmol/L 晚期妊娠：174.9~810.9 nmol/L 绝经后：＜ 2.2 nmol/L
催乳素	血清	免疫分析	男性：2~18 ng/mL	男性：2~18 μg/mL
			女性： 未怀孕 3~30 ng/mL 怀孕 10~209 ng/mL 绝经后 2~20 ng/mL	女性： 未怀孕 3~30 μg/L 怀孕 10~209 μg/L 绝经后 2~20 μg/L
前列腺特异性抗原（PSA）	血清	免疫分析	＜ 4 ng/mL（男性）	＜ 4 μg/L（男性）
总蛋白	血清	比色法	6.0~8.5 g/dL	60~85 g/L
	尿液	比色法	＜ 150 mg/d	＜ 150 mg/d
蛋白 C 活性	血浆	光学浊度法	正常值的 70%~140%	正常值的 0.7~1.4
蛋白 C 抗原	血浆	免疫分析	正常值的 70%~140%	正常值的 0.7~1.4
蛋白电泳	血清	电泳	白蛋白：3.5~5.5 g/dL	白蛋白：35~55 g/L
			α_1- 球蛋白：0.1~0.3 g/dL	α_1- 球蛋白：1~3 g/L
			α_2- 球蛋白：0.2~1.1 g/dL	α_2- 球蛋白：2~11 g/L
			β - 球蛋白：0.5~1.2 g/dL	β - 球蛋白：5~12 g/L
			γ - 球蛋白：0.5~1.5 g/dL	γ - 球蛋白：5~15 g/L
蛋白 S 活性	血浆	光学浊度法	男性：正常值的 70%~150%	男性: 正常值的 0.7~1.5
			女性：正常值的 58%~130%	女性：正常值的 0.58~1.30
蛋白 S 抗原	血浆	免疫分析	男性：正常值的 70%~140%	男性: 正常值的 0.7~1.4
			女性：正常值的 70%~140%	女性: 正常值的 0.7~1.4

表 4.2（续）

检查项目	标 本	检查方法	正常参考值	国际单位（SI）
凝血酶原时间（PT）	血浆	光学浊度法国际标准化比值（INR）：0.9~1.1（未抗凝患者）	10.0 ~12.5 s	10.0 ~12.5 s
红细胞游离原卟啉	全血	荧光测定法	< 35 mg/dL RBC	< 0.62 μmol/L RBC
锌原卟啉	全血	荧光测定法	< 70 mg/dL	< 700 mg/L
丙酮酸	全血	酶比色法	0.3~0.9 mg/dL	34 ~102 mmol/L
丙酮酸激酶	全血	荧光测定法	可检测到酶活性	
红细胞计数	全血	自动分析仪	男性：（4.4~5.8）× 10^6/mL	男性：（4.4~5.8）× 10^{12}/L
			女性：（3.9~5.2）× 10^6/mL	女性：（3.9~5.2）× 10^{12}/L
红细胞指数	全血	自动分析仪	平均红细胞体积 :78~102 fL	平均红细胞体积 :78~102 fL
			平均红细胞血红蛋白含量 : 27~33 pg	平均红细胞血红蛋白含量 : 27~33 pg
			平均红细胞血红蛋白浓度 : 32~36 g/dL	平均红细胞血红蛋白浓度 : 320~360 g/L
			红细胞分布宽度 : < 15%	红细胞分布宽度 : < 0.15
肾素活性	血浆	免疫分析	1.3~4.0 ng/（mL · h）（直立）（正常钠摄入量:100~200 mEq/d）	1.00~3. 07 nmol/（L · h）（直立）（正常钠摄入量:100~200 mmol/d）
网织红细胞	全血	自动分析仪	占总红细胞的 0.5%~2.3%	占总红细胞的 0.005~0.023
类风湿因子	血清	浊度法	< 40 U/mL	< 40 kU/L
希林试验（Schilling test）	尿液	同位素测量	24 h 尿液 > 给药剂量的 7%	24 h 尿液 > 给药剂量的 0.07

表 4.2（续）

检查项目	标 本	检查方法	正常参考值	国际单位（SI）
抗硬皮病抗体（Scl–70）	血清	免疫分析	阴性	
5–羟色胺	全血	HPLC	46~319 ng/mL	0.26~1.81 mmol/L
血钠	血清	ISE	135~146 mmol/ L	135~146 mmol/ L
生长调节素 C	血清	免疫分析	男性：90~318 ng/mL 女性：116~270 ng/mL	男性：90~318 μg/L 女性：116~270 μg/L
游离 T_3	血清	免疫分析	230~420 pg/dL	3.5~6.5 pmol/L
反 T_3	血清	免疫分析	2.6~18.9 ng/dL	0.04~0.29 nmol/L
总 T_4	血清	免疫分析	60~181 ng/dL	0.9~2.8 nmol/L
游离 T_4	血清	免疫分析	0.8~1.8 ng/dL	10~23 pmol/L
总甲状腺激素	血清	免疫分析	4.5~12.5 mg/dL	58~161 nmol/L
总睾酮	血清	免疫分析	男 性：194~833 ng/dL 女性：＜ 62 ng/dL	男性：6.7~28.9 nmol/L 女性：＜ 2.1 nmol/L
凝血酶时间	血浆	光学浊度法	10.0~13.5 s	10.0~13.5 s
甲状腺球蛋白	血清	免疫分析	＜ 60 ng/mL	＜ 60 μg/L
促甲状腺激素（TSH）	血清	免疫分析	0.50~4.70 mU/mL	0.50~4.70 μU/L
甲状腺素结合球蛋白（TBG）	血清	免疫分析	16~34 mg/L	16~34 mg/L
转铁蛋白	血清	浊度法	188~341 mg/dL	1.88~3.41 g/L
甘油三酯	血清	酶比色法	＜ 200 mg/dL	＜ 2.26 mmol/L
血尿素氮（BUN）	血清	比色法	7~30 mg/dL	2.5~10.7 mmol urea/L
尿酸	血清	酶比色法	男性 : 4.0~8.5 mg/dL 女性 : 2.5~7.5 mg/dL	男性 : 238~506 μmol/L 女性 : 149~446 μmol/L
	尿液	酶比色法	200~750 mg/d	1.2~4.5 mmol/d

表 4.2（续）

检查项目	标 本	检查方法	正常参考值	国际单位（SI）
尿常规	尿液	试剂浸渍条、显微镜术	外观：清亮，淡黄 比重：1.001~1.035 pH：4.6~8.0 蛋白：阴性 葡萄糖：阴性 还原物质：阴性 酮体：阴性 胆红素：阴性 隐血：阴性 白细胞酯酶：阴性 亚硝酸盐：阴性 白细胞：< 5/ 高倍镜视野 红细胞：< 3/ 高倍镜视野 肾上皮细胞：< 3/ 高倍镜视野 鳞状上皮细胞：无或高倍镜视野少量 管型：无 细菌：无 真菌：无	
香草扁桃酸（VMA）	尿液	HPLC	< 10 mg/d	< 50 mmol/d
黏度	血清	黏度计	1.5~1.9 黏度单位（相对于水）	
维生素 A	血清	HPLC	30~95 mg/dL	1.05~3.32 mmol/L
维生素 B_6	血浆	HPLC	5~24 ng/mL	30~144 nmol/L
维生素 B_{12}	血清	免疫分析	200~800 pg/mL	150~590 pmol/L
维生素 C	血浆	比色法	0.2~2.0 mg/dL	11~114 mmol/L

表 4.2（续）

检查项目	标 本	检查方法	正常参考值	国际单位（SI）
1,25 羟 – 维生素 D	血清	色谱分析法	24~65 pg/mL	58~156 pmol/L
25 羟维生素 D	血清	乙腈提取 / 免疫分析	10~55 ng/mL	25~137 nmol/L
维生素 E	血清	荧光测定法	5~20 mg/mL	12~46 mmol/L
白细胞计数	全血	自动分析仪	（3.8~10.8）× 10^3/mL	（3.8~10.8）× 10^9/L
白细胞分类	全血	自动分析仪	中性粒细胞计数：1500~7800/mL	中性粒细胞计数：（1.5~7.8）× 10^9/L
			嗜酸性粒细胞计数：50~550/mL	嗜酸性粒细胞计数：（0.05~0.55）× 10^9/L
			嗜碱性粒细胞计数：0~200/mL	嗜碱性粒细胞计数：（0~0.2）× 10^9/L
			淋巴细胞计数：850~4100/mL	淋巴细胞计数：（0.85~4.10）× 10^9/L
			单核细胞计数：200~1100 细胞 /mL	单核细胞计数：（0.2~1.1）× 10^9/L
锌	血浆	原子光谱法	60~130 mg/dL	9.2~19.9 mmol/L

HPLC：高效液相色谱法；HRT：激素替代疗法；ICMA：免疫化学荧光测定法；ICP–MS：电感耦合质谱；IRMA：免疫放射分析法；ISE：离子选择电极；MEIA：微粒酶免疫分析法；RBC：红细胞；RIA：放射免疫测定

出版者注：英文原著中该表格按照检测项目的英文名称首字母排，故表格中呈现的一些同类型检测项目未集中出现

4.2 术前检查

常规术前实验室检查应包括全血细胞计数（CBC）及分类检查[白细胞（WBC）、血红蛋白、红细胞压积和血小板]、电解质检查[CHEM–7：钠、钾、氯化物、二氧化碳、血尿素氮（BUN）、肌酐和血清葡萄糖]和凝血相关性检查[凝血酶原时间（PT）、国际标准化比值（INR）和部分凝血活酶时间（PTT）]。根据年龄和临床症状，可考虑行心电图（ECG）和胸部 X 线检查。对于所有颅内手术和开

放脊柱手术，应查血型并交叉配血。对于其他神经外科手术，至少应查血型。美国麻醉医师协会（ASA）2012 年的麻醉前评估指南归纳如下。

1. 没有任何实验室检查可以判断患者可否耐受手术，目前没有足够的证据来确定明确的术前决策参数或制定标准的术前检查常规。全面的病史采集和身体状况的综合评估是决定患者是否适合手术的最重要因素。对有多重合并症的患者应进行医疗风险分层。

2. 必须在手术日之前完成评估。

3. 应有选择地进行术前实验室检查，并充分考虑患者的病史、身体状况和计划的手术类型及其侵入性。

4. 对于 11 ~ 55 岁的育龄妇女，无论患者多么确认自己“不可能”怀孕，都应该进行妊娠检测。

总体而言，进行无指征的常规实验室检查并不会给患者带来更多益处。几乎没有证据表明，分类为 ASA Ⅰ级或Ⅱ级的患者可从实验室检查中获益。此外，在没有实验室检查的情况下，ASA Ⅰ级患者的诊治并未受到不利影响[1,8-9]。

4.3 感　染

对疑似感染患者，体温持续≥ 100.4 ℉（38℃），没有任何明显感染源，需要寻找原因。发热检查应包括但不限于血细胞分析 + 分类、生化 10 项、尿液分析、血培养、痰培养、尿培养和胸部 X 线检查。高度怀疑感染时可行 C 反应蛋白（CRP）检查。CRP 是肝脏产生的炎症标志物，通常用作感染的非特异性标志和（或）趋势值，以衡量治疗效果。

新近的研究支持使用降钙素原作为更可靠的感染标志物。降钙素原通常由甲状腺 C 细胞合成；然而，在严重感染期间（例如脓毒症），降钙素原起源于甲状腺外。降钙素原可在非脓毒症性全身炎症反应综合征（SIRS）后短短 4 h 内升高，或在无任何明显感染的手术或创伤后立即升高。降钙素原是目前最好的儿童细菌性脑膜炎和危重成人脓毒症的诊断标志物，但进一步研究表明，其作为感染标志物可有更广泛使用，一般认为其是优于 CRP 的标志物[10]。

4.4 肿　瘤

4.4.1 术后肿瘤标志物

影像学检查和外科活检是诊断中枢神经系统肿瘤的主要方法；然而，在 ICU 中，实验室检查可能有助于手术治疗后的诊断和治疗监测。

多种中枢神经系统肿瘤可由产生激素的细胞引起，因此称为神经内分泌肿瘤。它们通常会导致激素异常增加，可表现出一系列症状。检查这些特定的激素和其他标志物有助于在手术切除前诊断肿瘤，并可用于监测治疗的有效性。常见的神经内分泌肿瘤如垂体瘤，在进行血清内分泌检查时便可发现异常。最常见的催乳素瘤会导致高水平的催乳素，有时可导致全垂体功能减退症（其他所有垂体激素均降低）。有一种基于经验的简单算法：垂体占位为催乳素瘤的概率百分比可通过将血清催乳素水平除以 2 计算而得。

一些鞍旁和松果体区域胚胎肿瘤可分泌激素和蛋白质：甲胎蛋白（AFP），人绒毛膜促性腺激素的 β 亚基（β-hCG）和胎盘碱性磷酸酶（PLAP）。脑脊液（CSF）细胞学检查可用于诊断肿瘤类型。脑脊液分析提示有多胺可定位肿瘤于脑室或蛛网膜下腔，如有脑脊液细胞数量增多则要考虑淋巴瘤。血管母细胞瘤在少见情况下可引起红细胞增多症[11]。血管母细胞瘤并发红细胞增多症是因肿瘤细胞产生促红细胞生成素所致。除垂体瘤外，在切除这些原发性中枢神经系统肿瘤后，这些肿瘤标志物的水平也会回归正常。

4.4.2 鞍区肿瘤

垂体瘤在临床上多表现为垂体激素分泌过多（70% 的病例），也会有垂体分泌不足的症状，或垂体或其他鞍区结构受压的神经系统表现。实验室检查是评估内分泌功能障碍非常敏感的指标，可通过测量垂体和（或）靶器官基线水平和激发状态下的激素水平来区分垂体腺瘤的不同亚型。筛查试验具体如下。

1. 肾上腺轴： 晨起皮质醇、24 h 尿游离皮质醇、地塞米松抑制试验、促皮质激素激发试验、胰岛素耐量试验。

2. 甲状腺轴：促甲状腺激素（TSH）、甲状腺素（T_4）、促甲状腺激素释放激素（TRH）兴奋试验。

3. 性腺轴：血清黄体生成素 / 卵泡刺激素（LH/FSH）。

4. 催乳素（PRL）水平。

5. 生长激素：胰岛素样生长因子 1（又称生长调节素 C，IGF–I），生长激素释放激素（GH–RH）激发试验，葡萄糖抑制试验。

6. 神经垂体：禁水试验，血清抗利尿激素（ADH）。

颅咽管瘤也会影响内分泌，表现为儿童垂体功能迟滞（生长迟缓、尿崩症和原发性闭经）和成人一定程度的垂体功能减退。

高分泌综合征包括肢端肥大症、库欣病、闭经泌乳综合征，以及继发性甲状腺功能亢进。分别因生长激素（GH）、促肾上腺皮质激素（ACTH）、催乳素（PRL）和促甲状腺激素（TSH）分泌过多引起。

垂体功能减退可导致疲劳、虚弱、性腺功能减退、第二性征消失和甲状腺功能减退症。急性垂体卒中也会出现垂体功能不全。

垂体的慢性进行性压迫可出现分泌功能储备的下降：促性腺激素最容易也最先受到影响，其次是促甲状腺激素，生长激素，最后是促皮质激素（垂体激素中最具韧性的激素）。

急性疾病则往往产生相反的效果。可导致如全垂体功能减退症，但促肾上腺皮质激素不足引起的肾上腺皮质功能减退甚至可导致危及生命的肾上腺功能不全。大的垂体腺瘤也可压迫下丘脑或阻塞脑脊液流出，继而导致非交通性脑积水。此外，抑制多巴胺从下丘脑通过门静脉到垂体前叶的转运会导致催乳素输出抑制的丧失（垂体柄阻断综合征）。这种现象可能会导致催乳素水平升高至 150 ng/mL 或更高（正常水平为 ＜ 25 ng/mL）。

4.5 创 伤

创伤后可能会出现多种迟发情况，实验室检查可诊断和（或）预防迟发性出血、创伤后弥漫性脑水肿、癫痫发作、代谢异常和脑膜炎。

4.5.1 颅内血肿

大约在 75% 的颅脑损伤患者中会出现早期或迟发性出血。硬脑膜外血肿、硬脑膜下血肿和创伤性脑出血均可以早期发生或迟发。

在初始治疗（插管、镇静、抬高床头和高血压管理等）之后，重点转向纠正凝血功能障碍（如果存在）、给予抗癫痫药物以及监测电解质和渗透压，及时发现抗利尿激素分泌失调综合征（SIADH）的出现。

可通过测定凝血酶原时间（PT）、国际标准化比值（INR）、部分凝血活酶时间（PTT）、出血时间和血小板计数排查凝血功能障碍。可用新鲜冰冻血浆（FFP）、Aquamephyton（Phytonadione，合成维生素 K，默克公司）和 Kcentra（CSL Behring）（凝血酶原复合物浓缩物）治疗，并每 4 h 监测凝血，直至纠正。

苯妥英钠是一线抗癫痫药物，要如前文所述监测其药物浓度。

每 6 h 查血清和尿电解质、血浆和尿渗透压、尿比重，以监测 SIADH。血清尿酸检查也可用于排除 SIADH（发生时血清尿酸降低）[4-6,12]。

4.5.2 弥漫性脑水肿

由于脑血管自主调节功能丧失，可能出现脑血容量增加。这一情况在儿童中的发生率高于成人，死亡率接近 100%。实验室检查应着眼于监测血清电解质和葡萄糖、血尿素氮、肌酐和血浆渗透压。此外，还应测量血红蛋白和红细胞压积，以优化容量状态和氧合情况[4-6]。高张力（> 320 mOsm/L）和低血容量（"干涸疗法"）在预防脑水肿方面几乎没有优势，并可能导致肾功能障碍。预防低血糖也很重要，因为它会加重脑水肿。

4.5.3 创伤后癫痫

创伤后癫痫发作可能发生在颅脑外伤后的早期（< 7 d）或晚期（> 7 d），并可能由于颅内压升高、收缩压改变、氧合作用改变和神经递质过度释放而诱发不良事件。抗惊厥药可用于预防符合高风险标准的患者创伤后早期癫痫的发作，具体标准：①存在硬脑膜下血肿、硬脑膜外血肿、脑出血、创伤性脑出血或迟发性创伤性脑内血肿；②开放性凹陷性颅骨骨折伴脑实质损伤；③穿透性脑损伤；④创伤后 24 h 内癫痫发作；⑤ GCS 评分< 10 分；⑥有物质滥用史。

符合标准的患者应开始使用苯妥英、卡马西平、丙戊酸或苯巴比妥 1 周。不同抗癫痫治疗药物监测如下。

苯妥英：口服药物后 3~12 h 达到血药浓度峰值。静脉内给药后 1~2 h 达到治疗浓度。达到稳态的时间变化很大，从 1~5 周不等。治疗窗为 10~20 μg/mL。

卡马西平：单次口服卡马西平片剂或咀嚼片后 4~24 h达到峰值浓度。卡马西平混悬液比片剂吸收得更快，在 2 h内可达到峰值浓度。10 d 左右可达稳态浓度。治疗窗为 6~12 μg/mL。

丙戊酸：口服后 1~4 h 达到血药浓度峰值。2~4 d 达到稳态。治疗窗为 50~100 μg/mL。

苯巴比妥：口服或肌内给药后 1~6 h 达到血药浓度峰值。16~30 d 达到稳态。治疗窗为 5~30 μg/mL[4–6]。

4.5.4 代谢紊乱

中枢神经系统的创伤可直接或间接引起一些代谢紊乱，如缺氧、低钠血症、低血糖、肾衰竭、肾上腺功能不全和肝性脑病。

- 急性肾衰竭

急性肾衰竭（ARF）分为肾前性、肾后性和肾性肾衰竭。如能早期诊断和治疗，肾前性和肾后性肾衰竭可能是可逆的。肾前性氮质血症（占 ARF 的 50%~80%）多由细胞外液容量不足或心血管疾病引起的肾脏灌注不足引起。患者会出现少尿、肌酐升高（Cr ＞ 1 mg/dL，88.4 μmol/L）、血尿素氮与肌酐比值＞ 20、钠排泄分数（FeNa）＜ 1%。关注患者的容量状态有助于确定恰当的治疗方法。

容量超负荷的患者需要利尿。这些患者可能处于充血性心力衰竭状态，或者可能是肝硬化导致液体充满第三间隙。充血性心力衰竭患者血管内容量超负荷，引起心脏前负荷增加，从而导致心输出量降低。这些患者可有凹陷性水肿，可闻及异常心音。主要的治疗措施是充分利尿。

肝硬化患者临床表现为第三间隙液体增多，血管内“干燥”。可能有腹水，出现水肿，并可通过听诊、叩诊或在胸部 X 线检查中见湿肺。这类患者的主要治疗是用白蛋白（或其他替代品）增加血管内渗透压。

血容量不足的患者需要补液。这些患者表现为脱水、黏膜干燥、毛细血管再充盈不良、皮肤弹性差。

肾后性氮质血症（占 ARF 的 5%~10%）由肾后泌尿系统各种类型的梗阻引起。对于排除肾前性病变、少尿（或无尿）且肌酸水平升高的患者，应考虑该诊断。可通过超声排查肾脏、输尿管和膀胱梗阻。

若出现输尿管和（或）肾盂积水提示梗阻，若留置 Foley 导尿管后无尿，或者导管无法通过，则需请泌尿外科会诊。

肾性 ARF 多是长期肾缺血（出血、手术）或肾毒素作用的结果。排除肾前性和肾后性因素后，应考虑该诊断。

● 肾上腺功能不全

全垂体功能减退症、孤立性促肾上腺皮质激素（ACTH）生成衰竭均可导致继发性肾上腺功能不全，也可发生在使用糖皮质激素的患者中或停药后。

因垂体组织破坏或继发于感染的垂体创伤患者可发生全垂体功能减退症。此外，接受皮质类固醇治疗＞ 4 周或已停药数周至数月的患者，在代谢应激下 ACTH 可能分泌不足，无法刺激肾上腺产生足够量的皮质醇，或患者肾上腺萎缩对 ACTH 反应不佳。

继发性肾上腺皮质功能不全的患者不会像艾迪生（Addison）病患者一样出现过度色素沉着。他们的电解质水平相对正常，不存在高钾血症和高氮质血症，因为醛固酮分泌接近正常。可能会产生稀释性低钠血症。全垂体功能减退症患者可能会出现甲状腺和性腺功能下降以及低血糖；当出现症状性继发性肾上腺皮质功能不全时，可导致昏迷。

可通过促肾上腺皮质激素刺激试验确定长期使用类固醇治疗期间下丘脑 – 垂体 – 肾上腺轴的功能：观察静脉注射 5~250 mg 促肾上腺皮质激素在注射后 30 min 可否使血浆皮质醇＞ 20 mg/dL。此外，晨起皮质醇、24 h尿游离皮质醇、地塞米松抑制试验和胰岛素耐量试验可用于检测肾上腺功能[4–5,7]。

● 肝性脑病

创伤后肝衰竭可能导致肝性脑病。从肠道带来的消化产物需通过门静脉经肝脏代谢和解毒。肝衰竭时（门静脉血可绕过肝实质细胞或肝实质细胞的功能严重受损），毒性产物会逃逸到体循环中，对大脑产生毒性作用从而引发该临床综合征。

性格改变（例如，不当行为、情绪改变、判断力受损）是常见的早期表现。精神运动测验可以发现临床上未发现的异常。患者通常会出现意识障碍。最初，可能存在轻微的睡眠模式变化或运动和言语迟钝。之后会逐渐出现嗜睡、意识模糊、昏睡甚至明显昏迷，提示日益严重的脑病。发生结构性失用症的患者不能复制简单的设计（例如，星星），这是典型的早期迹象。呼吸中可出现一种发霉的甜味，即肝病性口臭。当患者伸开双臂，手腕背屈时，会引起一种特征性的扑翼颤动，即扑翼样震颤；随着昏迷的进展，该体征消失，可能出现反射亢进、巴宾斯基征，易激惹或躁狂，癫痫发作及局部神经系统体征。

肝功能的实验室检查包括血清总蛋白、白蛋白、碱性磷酸酶、谷丙转氨酶（ALT）、谷草转氨酶（AST）、总胆红素、氨（NH_3）、γ-谷氨酰转肽酶（GGT）、PT、血小板计数以及血清蛋白电泳。

肝性脑病是临床诊断。与肝功能检查并无相关性。血氨水平会出现升高，但其与临床状态的相关性较差。脑脊液除了蛋白轻度升高外也并无异常。

即使在症状较轻微的患者中脑电图也通常提示弥漫性慢波活动，表明脑电图对可疑的早期肝性脑病诊断有帮助[4,7]。

4.5.5 创伤后脑膜炎

高达 20% 的中度至重度头部损伤患者会发生创伤后脑膜炎。大多数病例发生在创伤后 2 周内，其中 75% 有明显的颅底骨折，50% 有明显的脑脊液鼻漏。

应使用能覆盖革兰氏阳性菌和革兰氏阴性菌的广谱抗生素。在脑脊液正常后，继续应用 1 周。常规脑脊液分析应包括革兰氏染色、培养和药敏、蛋白质、葡萄糖、细胞计数与分类、颜色和清亮度。颅底骨折后常能培养出的病原体包括革兰氏阳性球菌（溶血性葡萄球菌、沃氏葡萄球菌、科氏葡萄球菌、表皮葡萄球菌和肺炎链球菌）和革兰氏阴性杆菌（大肠埃希菌、肺炎克雷伯菌、硝酸盐阴性不动杆菌）。蛋白和多形核白细胞（PMN）升高、葡萄糖减少、脑脊液浑浊，提示细菌感染。应每周行脑脊液分析，直至无菌[4–6]。

4.6 脑血管疾病

4.6.1 脑血管意外

脑血管意外（CVA）可分为缺血性和出血性。大约 85% 的 CVA 是缺血性的，15% 是出血性的。

缺血性脑卒中：在出现局灶性梗死的患者中，5% 是因癫痫、肿瘤或心因性原因所致，95% 是血管源性的。85% 的 CVA 归因于缺血性梗死，而只有 15% 归因于出血。随着溶栓治疗在缺血性梗死治疗中的应用成为主流，熟悉其禁忌证很重要。使用抗凝剂（肝素或香豆素）和血糖水平处于极端值的患者可能无法接受溶栓剂。此时应完善的初始实验室检查，应包括空腹血脂检查、随机血糖、糖化血红蛋白 A1c 和凝血检查（PT、PTT、INR）[13]。

应首先进行头部 CT 以排除出血性脑卒中。一旦患者病情稳定，可通过磁共振成像 / 磁共振血管成像、颈动脉多普勒和经食管超声心动图进一步查明病因。

如果病史和影像学不能提供明确的病因，那么应排除患者的高凝状态，检查包括抗磷脂抗体（抗心磷脂抗体）、狼疮抗凝物、因子 V 莱登突变和凝血酶原基因突变、蛋白 C 和 S 活性、肝素诱导的血小板减少症（HIT）抗体，以及在极少数情况下进行遗传性易栓症或高同型半胱氨酸血症的基因检测。

脑出血：脑出血占所有脑卒中的 10%。脑出血的病因包括淀粉样血管病、创伤、缺血性脑卒中的出血性转化、肿瘤、脑血管畸形 [脑动脉瘤、动静脉畸形（AVM）、静脉畸形、海绵状血管瘤、毛细血管扩张症]。有几项危险因素与脑出血相关：年龄、性别、种族、既往 CVA、饮酒和药物滥用、吸烟和肝功能障碍。实验室检查可用于诊断和治疗。

导致或使脑出血复杂化的因素包括凝血功能障碍、癫痫发作、感染性疾病和 SIADH。凝血功能障碍可通过检测 PT、INR、PTT、出血时间和血小板计数进行筛查诊断。可采用 FFP 和 Aquamephyton 纠正凝血功能障碍，并每 4 h 复查凝血，直至正常。

炎症性疾病可通过测定红细胞沉降率（ESR）或 CRP 进行初始评估。

苯妥英是一线抗惊厥药物，可根据上述方案关注其药物浓度。

每 6 h 查血清和尿电解质、血浆和尿渗透压、尿比重，以监测 SIADH。血清尿酸检查也可用于排除 SIADH（SIADH 时血清尿酸降低）。

如果怀疑药物滥用，可以进行毒理学筛查[4–5,12]。

4.6.2 蛛网膜下腔出血

蛛网膜下腔出血（SAH）的病因很多：颅内动脉瘤破裂（80%）、脑 AVM（5%）、脊髓 AVM、动脉夹层或破裂、血管炎、肿瘤、凝血功能障碍、静脉窦血栓形成、药物、镰状细胞贫血、垂体卒中。危险因素包括高血压、使用口服避孕药、药物滥用、吸烟、酗酒、怀孕、腰椎穿刺和高龄。实验室检查与影像学检查结合起来有助于诊断，并对于 SAH 的管理至关重要。这些包括凝血功能障碍及其病因，以及炎症性疾病。在针对炎症进行更具体的检查之前，应首先完成 ESR 和 CRP 检测。

高度怀疑 SAH 的患者可行 CT 平扫。若 CT 平扫为阴性，可行腰椎穿刺。腰椎穿刺是 SAH 最敏感的检查，但穿刺损伤造成的出血可能会出现假阳性。腰椎穿刺时压力增高和脑脊液黄变支持 SAH。脑脊液分析提示血液不凝，在连续留取的几管脑脊液里均提示有血。脑脊液黄变是由血红蛋白分解成胆红素引起。通常，SAH 后出现脑脊液黄变需要 12~48 h，但也可能在早期发生。可通过在离心机中离心 CSF 以分光光度法评估上清液来测试黄变。细胞计数提示红细胞（RBC）> 100 000/mm^3，第一管和最后管留取的脑脊液，红细胞计数不应有显著下降。蛋白质升高来自血液分解产物。葡萄糖可能正常或降低。

一旦确诊 SAH，初始治疗应主要是预防再出血，检测和治疗脑积水、血管痉挛，监测低钠血症，预防深静脉血栓形成（DVT），预防癫痫发作和确定出血源。入院时应检查动脉血气（ABG）、电解质、血细胞分析和 PT / INR / PTT。

要迅速纠正凝血功能障碍，停用包括阿司匹林或其他非甾体抗炎药、依诺肝素或其他低分子量肝素产品在内的抗凝剂和香豆素。采取机械方式进行 DVT 预防：应用膝盖高的 T.E.D. 弹力袜（Covidien）和气压泵。每 4 h 监测凝血，直至凝血功能障碍得到纠正，然后每天监测一次。

应使用血液稀释优化血液流变学；当出现血管痉挛时，血红蛋白和红细胞压积分别为 10 mg/dL 和 30%~35%，可提高灌注。

SIADH 和脑耗盐综合征可以通过行血清和尿液电解质、血浆和尿液渗透压以及尿液比重来监测鉴别。

给予抗癫痫药物，首选苯妥英[4-5,12,14]。

4.7 脑死亡

在确定脑死亡之前，患者血糖水平应正常，同时不应存在会干扰神经系统检查或抑制脑干反射和肌肉功能的实验室检查异常。

病例处理*

高度怀疑患者为 SAH，因此将行 CT 平扫。如果 CT 检查结果为阴性，可行腰椎穿刺。应出现脑脊液压力升高和黄变，以及不凝固的血性液体，连续几管均不清晰透亮。黄变可能需要 48 h 才出现，但也可能会在早期发现。可能不那么明显，需要将脑脊液离心通过分光光度法评估上清液（目视检查不太准确）。细胞计数应显示红细胞 > 100 000/mm^3，第一管和最后一管计数不应显著下降。血液分解产物引起蛋白质升高。葡萄糖可能正常或降低；脑脊液中存在的红细胞可能会代谢葡萄糖。

一旦确诊 SAH，初始治疗应主要是预防再出血，检测和治疗脑积水、血管痉挛，监测低钠血症，预防深静脉血栓形成（DVT），预防癫痫发作和确定出血源。入院时应检查动脉血气（ABG）、电解质、CBC 和 PT/INR/PTT。

应使用血液稀释优化血液流变学；当出现血管痉挛时，血红蛋白和红细胞压积分别为 10 mg/dL 和 30%~35%，可提高灌注。

SIADH 和脑耗盐综合征可以通过行血清和尿液电解质、血浆和尿液渗透压以及尿液比重来监测鉴别。

给予抗癫痫药物，首选苯妥英。

---

* 出版者注：该部分内容并未对该病例的处理进行具体阐述，而是对相关诊治进行了客观介绍。为尊重英文原著，按原著内容进行了保留。

参考文献

[1] Miller RD. Miller's Anesthesia. 7th ed. Philadelphia, PA: Elsevier, 2010.

[2] Lawrence W, Lenhard RE, Murphy GP. American Cancer Society Textbook of Clinical Oncology. Atlanta, GA: American Cancer Society, 1995.

[3] DeVita VT, Hellman S, Rosenberg SA. Cancer: Principles and Practice of Oncology. 10th ed. Philadelphia, PA: Lippincott Williams & Wilkins, 2014.

[4] Greenberg MS. Handbook of Neurosurgery. 8th ed. New York, NY: Thieme, 2016.

[5] Youmans JR, ed. Neurological Surgery. 6th ed. Philadelphia, PA: WB Saunders, 2011.

[6] Narayan RK, Wilberger JE, Povlishock JT. Neurotrauma. New York, NY: McGraw-Hill, 1998.

[7] Fauci A, Kasper D, Hauser S, et al. Harrison's Principles of Internal Medicine. 16th ed. New York, NY: McGraw-Hill, 2015.

[8] Anderson R. Clinical and laboratory diagnosis of acute renal failure. Best Pract Res Clin Anaesthesiol, 2004, 18(1):1–20.

[9] Apfelbaum JL, Connis RT, Nickinovich DG, et al. Practice advisory for preanesthesia evaluation: an updated report by the American Society of Anesthesiologists Task Force on Preanesthesia Evaluation. Anesthesiology, 2012, 116(3):522–538.

[10] Uzzan B, Cohen R, Nicolas P, et al. Procalcitonin as a diagnostic test for sepsis in critically ill adults and after surgery or trauma: a systematic review and meta-analysis, Crit Care Med, 2006, 34(7):1996–2003.

[11] So C-C, Ho LC. Polycythemia secondary to cerebellar hemangioblastoma. Am J Hematol. 2002, 71(4):346–347.

[12] Singh S, Bohn D, Carlotti AP, et al. Cerebral salt wasting: truths, fallacies, theories, and challenges. Crit Care Med, 2002, 30(11):2575–2579.

[13] Varona JF. Diagnostic Work-Up and Etiology in Ischemic Stroke in Young Adults: Before and Now. J Neurol Neurophysiol, 2012, 3:133.

[14] McGirt MJ, Blessing R, Nimjee SM, et al. Correlation of serum brain natriuretic peptide with hyponatremia and delayed ischemic neurological deficits after subarachnoid hemorrhage. Neurosurgery, 2004, 54(6):1369–1373, discussion 1373–1374.

第 5 章　多系统损伤 NICU 患者的团队管理

Mark Krel　Javed Siddiqi　Silvio Hoshek　Rosalinda Menoni

Vladimir Adriano Cortez　Jeff W. Chen　David T. Wong

摘　要　神经重症监护医学的临床实践涉及面广、细节多。为了让患者拥有最佳的预后和体验，神经重症医生需要依靠团队力量。由于机体是神经、肌肉、骨骼和血管等系统的整合，医护团队应密切协作，各自承担起重要分工，形成合力，以确保患者的整体治疗。

关键词　低血压　低氧血症　多系统损伤

病例介绍

一名 23 岁的男性骑摩托车与一根杆子相撞。患者收缩压为 90 mmHg，可触及脉搏，为 120 /min。双侧瞳孔直径 4 mm、对称、对光反射迟钝。唯一的运动反应是可以定位有害刺激。右侧肺呼吸音减弱，同侧为连枷胸。同时伴四肢多处畸形。

病例处理见本章末。

5.1 引　言

多系统损伤患者的管理需要多个专业的人员共同努力，团队应组织严密，院前和院内医护团队密切协作，最好是在专门的创伤中心完成。这类中心有针对重症创伤患者的人员、设备等的充分配备。美国每年约有 15 万人死于创伤，是越南战争死亡人数的 3 倍。其中大约 50% 是可以通过组织完备、精心维护的创伤反应系统来避免的。这些系统须包括现场或院前急救团队以及院内短期和长期医护团队。了解创伤相关的死亡实际上呈三峰分布非常重要：第一个高峰是由于灾难性和无法治疗的损伤引起，这些损伤会导致创伤后即刻死亡。第二个高峰是创伤后早期死亡，包括继发性呼吸衰竭和全身并发症，如严重的横纹肌溶解。第三个高峰是创伤后晚期死亡，包括高凝状态和脑水肿。在有效的创伤反应系统支持下，后两种情况相对来说是可预防的死亡原因（图 5.1）。第一个创伤死亡高峰是由于灾难性的伤害无力回天，第二和第三个创伤死亡高峰可以通过包括院前、急诊室救治、手术和重症监护在内的创伤救治系统来降低。

创伤救治要争分夺秒。从受伤开始到最终治疗的“黄金时间”是指多学科创伤团队可以对患者的生存产生重大影响的时期（图 5.2）[1]。例如，颅内压升高或腹腔内出血手术准备时间越短，生存机会就越大。

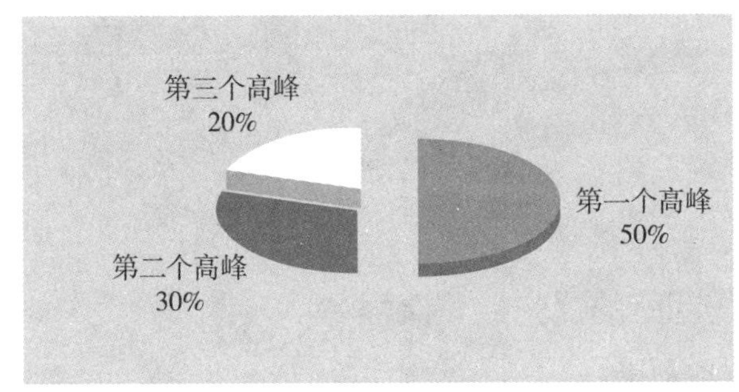

图 5.1 创伤死亡率

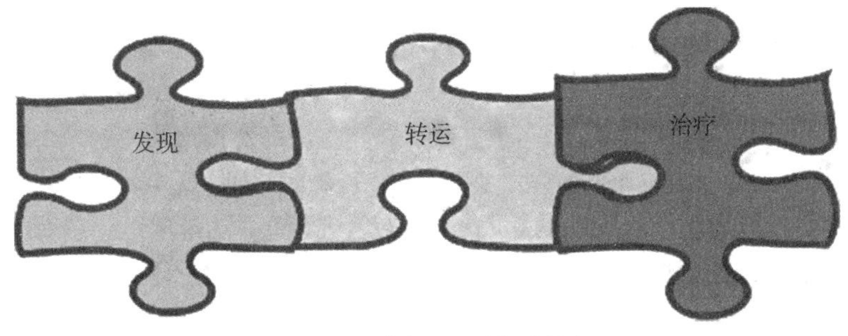

图 5.2 “黄金一小时”的构成

5.2 “更安全”的地方

创伤治疗中的另一个重要概念是改善受伤患者的环境。在安全可行的情况下，应尽快将患者从最初恶劣的、不可预测的或不适宜治疗的创伤现场移出，并将其置于受控的环境中。通常，这首先涉及救护车或医疗后送直升机，然后是急诊室或创伤室，最后是手术室或重症监护室。不利因素不仅包括伤害的直接近因，还包括环境和情境因素，如温度、噪声、医疗资源短缺，所有这些都会对预后产生不利影响。事实上，如果接收医生无法控制诸如室温等因素以防止患者体温过低或人群喧闹，尤其是在创伤室，那么即使是医院环境也可能是不利的，会对交流和快速移动、完善检查和进行确定性治疗产生不良影响（如去骨瓣减压）（表 5.1）。

将患者送到一个更安全的地方通常指把患者转运至如重症监护病房或手术室等，在那里环境和治疗因素是可预测和可控的。

表 5.1　创伤患者的环境、监测和治疗

受伤位置	急救人员至急诊室	手术室或重症监护室
环境不稳定	更稳定的环境	最终治疗环境可控
无法监护	监护	高级别监护
不能治疗	稳定病情	明确的治疗

5.3 创伤团队的优先处置流程

5.3.1 初始评估与治疗

对急性受伤患者的初步评估或初始高级创伤生命支持（ATLS）需要对重要器官系统进行优先评估和治疗，即 ABC（气道、呼吸和循环）。开展高效的评估和治疗需要一个训练有素的专业团队，包括：创伤小组组长、主要评估人员、气道评估人员和创伤护士。创伤小组组长负责监督患者的整体治疗流程，而主要评估人员负责大部分的身体检查和治疗。床旁团队成员负责气道管理，通常由麻醉医生或其他接受过气道管理培训的急诊或创伤医生负责。与 ATLS 评估一致，创伤护士负责测定初始生命体征、放置监测设备、开放静脉通路并给予适当的药物治疗。

- 气　道

气道功能丧失导致大脑和其他重要器官缺氧是造成患者死亡的最早原因之一。系统性的处置策略要求首先固定颈椎，因为早期没有充分时间完成颈椎损伤筛查，故出于谨慎考虑，须假定有颈椎损伤。在最初的创伤检查中，以下迹象表明需要放置人工气道以确保呼吸通路：

意识障碍（因休克或真正的脑损伤所致），严重的颌面损伤，误吸风险（来自出血或呕吐），气道梗阻及呼吸驱动力不足（图 5.3）。

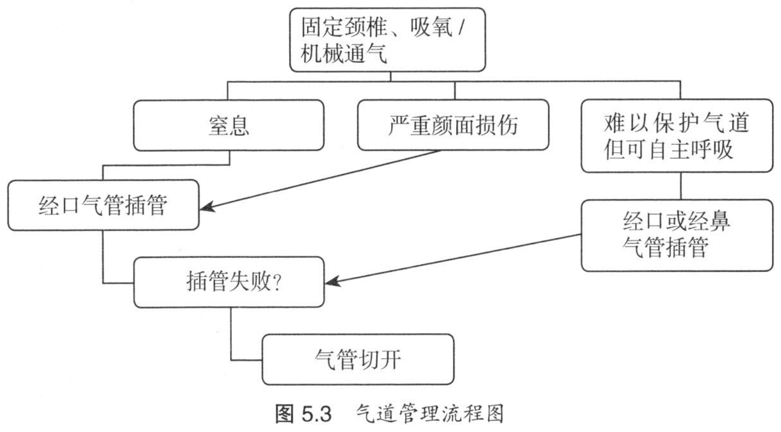

图 5.3 气道管理流程图

● 呼　吸

低氧和缺氧是导致脑损伤患者死亡的主要因素，迄今为止，尸检提示仍有 60% 的头部受伤患者存在缺氧表现[2]。必须立即识别和治疗致死性损伤，如张力性气胸、血胸、连枷胸和气管插管移位。检查颈部有助于识别直接损伤和因严重血胸或张力性气胸导致的气管偏斜（偏向对侧）。双侧胸部听诊对于确认气管插管放置妥善及识别血胸或气胸很重要。

● 循　环

出现一次低血压便会使脑损伤患者的死亡概率增加 150%[3-4]。对休克及严重出血的识别需了解准确的损伤机制、病史及彻底的体格检查。低血压很少直接归因于脑损伤，要考虑其他原因。直接按压止血可控制外部动脉和静脉出血。除外部出血外，还必须识别和解决内出血和院前失血。例如，患者（尤其是儿科患者）可能会因头皮撕裂伤而大量失血，但到达医院时出血可能已经停止。病史采集不完善或认识不足可能导致复苏不及时不充分，有时这甚至是致命的。创伤复苏还要注意确保有两条大的静脉通道，并早期采取复温措施，以防止低温引起的凝血功能障碍。表 5.2 显示生命体征和意识状态与休克程度的相关性。

表 5.2　基于初始表现估测的体液和血液丢失 [1-2]

	Ⅰ级	Ⅱ级	Ⅲ级	Ⅳ级
血液丢失（mL）	750	750~1500	1500~2000	> 2000
血液丢失（血容量百分比，%）	15%	15%~30%	30%~40%	> 40%
脉率（次 / 分）	< 100	> 100	> 120	> 140
血压	正常	正常	降低	降低
脉压	正常或增大	减小	减小	减小
呼吸频率（次 / 分）	14~20	20~30	30~40	> 35
尿量（mL/h）	> 30	20~30	5~15	可忽略不计
中枢神经系统 / 精神状态	轻微焦虑	中等焦虑	焦虑，意识模糊	意识模糊，昏睡
补液（3 : 1 法则）	输注晶体液	输注晶体液	输注晶体液和输血	输注晶体液和输血

所谓的“3 : 1 法则”来自经验性观察 : 大多数失血性休克患者每丢失 100 mL 血液，需要补充 300 mL 晶体液。发生创伤时，输注 2 L 晶体液后生命体征仍未能恢复平稳的患者（注意：脑损伤患者必须使用生理盐水，以防止可能导致脑损伤的高渗或低渗状态）可能处于Ⅲ级休克中，应考虑大量输血。未能认识到休克的严重程度会导致过度补充晶体液进行复苏，这是一个严重的问题，因为这样可能会导致灌注减少，从而减少重要器官的氧供。评估患者对液体复苏的反应有助于指导创伤的重症监护管理，总结见表 5.3。

表 5.3　对初始液体复苏的反应 a[1-2]

	输液后快速反应	输液后一过性反应	输液后无反应
生命体征	恢复正常	一过性改善后血压再次下降、心率再次加快	仍异常
估测的血液丢失	少量失血（10%~20%）	中等持续性失血（20%~40%）	大量失血（> 40%）
需要输注晶体液	少量	中等量到大量	大量

表 5.3（续）

	输液后快速反应	输液后一过性反应	输液后无反应
需要输血	少量	中等量到大量	需立即输血
血液准备	血型、交叉配血	血型	紧急输血［不进行交叉配血或血型检测，通常输注 O 型 Rh（－）血］
需手术干预	可能	很可能	非常可能
外科医生应尽早到场	是	是	是

a 成人为 2 L，儿童为 20 mL/kg

● 残　疾

在即刻开展的创伤救治中，在神经重症医生和（或）神经外科医生到达之前，可酌情进行快速的神经系统检查，包括进行格拉斯哥昏迷量表的评估，观察瞳孔大小、瞳孔是否对称和瞳孔对光反射，以及患者可否自行移动四肢。需要注意的是：虽然人们倾向于将脑和脊柱损伤视为最严重的损伤，但在进行任何神经系统干预前，必须首先稳定创伤患者的生命体征，即首先得让患者活下来，稳定其血流动力学。

5.3.2 初步评估和复苏需要的辅助检查 / 治疗

- 动脉血气分析。
- 心电监护。
- 导尿并监测尿量。
- 胃管（建议对提示有颅底骨折的颜面和脑创伤气管插管患者考虑经口留置胃管）。
- 胸部、骨盆后前位 X 线片，必要时拍颈椎侧位片。
- 如果怀疑腹部损伤，行腹部 CT 或创伤重点超声评估（FAST）[5]。
- 若无法完成 FAST 及 CT，可考虑行诊断性腹腔灌洗 [5]。

如果在气道、呼吸和循环评估的过程中需要治疗，必须重新评估患者的气道、呼吸和循环，以确保没有遗漏致命损伤。

5.3.3 二次评估

在初步评估结束时，创伤小组必须进行彻底的二次评估。二次评估需获得完整的病史和对受伤患者进行更仔细的从头到脚的体格检查。如果必要，可行头部、胸部、腹部和骨盆 CT 扫描和血管造影。必要时请神经外科、骨科、口颌面外科和（或）胸心外科会诊；然而，如前所述，必须先稳定患者的生命体征，保证血流动力学稳定，待相关专科进一步干预。

5.4 总 结

创伤性损伤，尤其是颅脑损伤，是一种极具时间敏感性的病理改变。对创伤患者的快速评估和稳定需要一个良好协作的院前和院内多学科系统。必须在几分钟内完成初步评估，且要详细、彻底、准确，以便识别和纠正危及生命的气道、呼吸和循环问题。颅脑损伤的预后不仅受最终治疗的影响，还会从根本上受到缺氧和低血压等继发性损伤的影响[6-7]。

病例处理

在院前处置时，行经口气管插管并固定颈椎。在右胸部第 2 肋间隙行胸腔穿刺放气。在双侧肘部建立静脉通路并输注生理盐水。经液体复苏后，血压升高到 110/60 mmHg，心率下降到 98 / 分。

到达急诊室后，经喉镜确认气管插管在位。右侧呼吸音减低，放置胸腔引流管后首次引流出 200 mL 血液。给予 100% 浓度吸氧，患者的动脉血氧饱和度从 80% 提高到 98%。血压和心率保持不变。体温为 94 ℉（34.4℃）。患者 GCS 评分为 6 T（E1 V1 T M4）。胸部和盆腔 X 线检查显示纵隔增宽、肺挫伤和骨盆骨折。继之对患者进行头部、胸部、腹部、骨盆 CT 扫描，提示脑水肿但无中线偏移，双侧肺挫伤和Ⅱ级肝撕裂伤。患者转至重症监护室，并采取持续的复苏和加温措施。通过脑室外引流进行颅内压监测，对脑水肿行物理和药物治疗。还考虑对患者进行进一步的多模态脑监测[8]。同时采取保护性肺通气策略。

参考文献

[1] American College of Surgeons. Advanced Trauma Life Support–ATLS. 9th ed. Chicago, IL: American College of Surgeons, 2012.

[2] US Dept of Transportation, Federal Highway Administration. ITS Benefits: Continuing Successes and Operational Test Results. Pub No. FHWA-JPO-98–002,12/97(1.5M)EW 10/97, p14. ntl.bts. gov/lib/jpodocs/repts_te/4003.pdf.

[3] Graham DI, Ford I, Adams JH, et al. Ischaemic brain damage is still common in fatal non-missile head injury. J Neurol Neurosurg Psychiatry, 1989, 52(3):346–350.

[4] Chesnut RM, Marshall LF, Klauber MR, et al. The role of secondary brain injury in determining outcome from severe head injury. J Trauma, 1993, 34(2):216–222.

[5] Stengel D, Rademacher G, Ekkernkamp A, et al. Emergency ultrasound-based algorithms for diagnosing blunt abdominal trauma. Cochrane Database Syst Rev, 2015, 9(9): CD004446.

[6] Wang HC, Sun CF, Chen H, et al. Where are we in the modelling of traumatic brain injury? Models complicated by secondary brain insults. Brain Inj, 2014, 28(12):1491–1503.

[7] Algattas H, Huang JH. Traumatic Brain Injury pathophysiology and treatments: early, intermediate, and late phases post-injury. Int J Mol Sci, 2013, 15(1):309–341.

[8] Citerio G, Oddo M, Taccone FS. Recommendations for the use of multimodal monitoring in the neurointensive care unit. Curr Opin Crit Care, 2015, 21(2):113–119.

第6章　脊髓损伤

Christopher Elia　Blake Berman　Jeffery M. Jones　Shokry Lawandy
Yancey Beamer　Dan E. Miulli

摘　要　脊髓损伤的治疗与脑损伤的治疗本质上没有区别。治疗的目标是通过中枢神经系统减压、稳定支撑脊柱结构和恢复血流来防止缺血。检查脊髓需要和检查大脑一样的精确度。敏锐的临床医生应该能够区分完全性脊髓损伤和不完全性脊髓损伤，以及在比较模糊的情况下作出决策。

关键词　ASIA 量表　自主神经功能障碍　球海绵体肌反射　完全性脊髓损伤　不完全性脊髓损伤　神经源性休克　脊髓损伤　脊髓休克

病例介绍

一名77岁女性5 h前从台阶上跌倒被送至急诊室。患者的GCS评分为15分。患者右股骨中段骨折，膝盖和肘部多处软组织损伤。体格检查提示患者清醒、警觉，生命体征平稳。重点神经系统检查提示阳性体征为双侧三角肌、肱二头肌和肱桡肌的肌力为3/5，其余的远端肌肉松弛。仅保留肘外侧及以上的针刺感觉，无脊髓反射，包括腹壁反射、提睾反射、肛门反射和球海绵体肌反射。继续询问病史时，患者开始表现出呼吸窘迫的征象，包括肺活动减少和回答问题困难。患者的收缩压突然下降到65 mmHg，外周血氧饱和度下降到78%。神经影像学检查提示C6处有屈曲－牵张型骨折。

病例处理见本章末。

6.1 引　言

当遇到脊髓损伤（SCI）患者时，需特别考虑创伤的基本原则，以优化患者的预后和生存，同时要着眼解决脊髓本身相关的具体问题。SCI患者的治疗原则包括以下内容。

1. 挽救生命，预防并发症。

2. 保护神经功能。

3. 恢复脊柱稳定性，处理畸形。

4. 优化神经系统恢复，促进患者康复。

SCI 可急性致死，脊髓自主神经通路的创伤性破坏会对心肺稳定产生急性不利影响。须严格遵照高级创伤生命支持 / 高级心血管生命支持（ATLS / ACLS）策略。尽管影像学检查结果和神经系统查体对于评估 SCI 和脊柱创伤十分重要，但仍需首先完成紧急处置。如气管插管、纠正血压和维持血容量以及类似的紧急复苏措施。全面了解并保留自主神经功能至关重要。此外，须充分了解 SCI 患者的心肺生理学和后果。

6.1.1 脊髓损伤对自主神经功能的影响

自主神经系统回顾：自主神经解剖学和生理学很复杂，本文仅作简要介绍。自主神经系统（ANS）的独特之处在于它需要一个连续的双神经元传出途径；在支配靶器官之前，节前神经元必须首先与节后神经元建立突触连接。“传出”从节前神经元或第一神经元开始，与节后神经元或第二神经元的细胞体形成突触。然后，节后神经元将在靶器官处形成突触。ANS 分为交感神经和副交感神经。交感神经系统自脊髓的胸腰椎区域（T1~L2/3）发出。副交感神经系从第Ⅲ、Ⅶ、Ⅸ和Ⅹ对脑神经及 S2~S4 骶神经根发出。

在脊髓损伤中，可能会发生一种被称为创伤性交感神经离断的现象，导致神经传入障碍。这一现象本质上会导致交感神经传出的创伤性阻断，交感神经兴奋负责维持血压，从而维持血流向组织供氧。创伤性交感神经离断导致副交感神经兴奋不受抑制，进而引发血管舒张、心率降低和心脏收缩力下降，并可能会迅速导致神经源性休克，在临床上必须将其与脊髓休克（一种不同的情况）区分开来[1]。

6.2 神经源性休克

神经源性休克由血管过度舒张和血流分布改变引起，常表现为低血压和心动过缓（与低血容量或出血性休克时的低血压和心动过速不同）。全身血管阻力下降可导致四肢血液淤积。低血压会使原本已经受伤的脊髓出现继发性损伤，同时伴随的闭合性颅脑损伤也会因此使预后显著恶化。神经源性休克可能是一种潜在的灾难性并发症，如果不及时识别和治疗，可致器官功能障碍甚至死亡。

6.2.1 神经源性休克的治疗

容量复苏和维持血流动力学稳定是处理神经源性休克的基础。 由于 SCI 患者经常有多系统损伤，因此要十分注意排除失血性休克，失血性休克常表现为低血压和心动过速，而神经源性休克通常表现为低血压和心动过缓，或者心脏也可以是正常的。神经源性休克患者可使用液体和（或）血液和血液制品（冷沉淀、新鲜冰冻血浆和血小板）进行容量复苏。考虑可能存在“创伤性交感神经离断”时，可使用具有正性肌力及血管收缩作用的拟交感神经药，如肾上腺素、去甲肾上腺素酒石酸氢盐（去甲肾上腺素）、去氧肾上腺素、多巴酚丁胺和多巴胺。大多数关于血管活性药物的推荐都是基于Ⅲ类证据，目前没有前瞻性、随机、安慰剂对照试验。多数学者提倡使用去甲肾上腺素或多巴胺。多巴胺是去甲肾上腺素的前体，两者都作用于 α_1 和 β_1 受体。在一些研究中，使用多巴酚丁胺取得了良好效果。不建议使用血管升压素，因为它具有抗利尿作用，可导致水潴留和低钠血症。去氧肾上腺素仅作用于 α_1 受体，理论上可导致反射性心动过缓使低血压进一步恶化，尤其是在未同时使用 β 激动剂时。

通常将平均动脉压（MAP）目标设定为 85 mmHg，但一些研究表明，MAP $<$ 85 mmHg 和 MAP $<$ 90 mmHg 的患者没有死亡率差异。与其他形式的休克相比，更高的 MAP 目标是为了增加脊髓灌注。

6.3 脊髓休克

脊髓休克被定义为脊髓损伤水平以下所有神经功能的完全丧失，包括反射和直肠张力，也可伴随自主神经功能障碍。这种休克是一种短暂的生理状态，而非解剖学异常所致，损伤水平以下的脊髓反射抑制，伴有所有感觉、运动功能的丧失 [2]。脊髓休克导致儿茶酚胺的释放，因此最初血压升高，之后往往血压降低，导致肠道和膀胱的弛缓性瘫痪，并可伴有持续性阴茎异常勃起。脊髓休克的症状可持续数小时至数天，直到损伤平面以下的反射弧再次工作。脊髓休克通常会在

24 h 内开始减轻。脊髓反射弧功能恢复的最可靠指标是球海绵体肌反射（BCR），这是脊髓休克开始缓解时恢复的第一个反射[2]。弛缓性瘫痪是脊髓休克最后恢复的症状，可在 SCI 后数周至数月消失，继而变为肌痉挛。

临床要点：在球海绵体肌反射（BCR）恢复之前，体格检查是不可靠的，患者可能仍处于脊髓休克状态（表 6.1）。

表 6.1　重要反射

腹壁反射	T8 ~ T12	轻划腹部某一象限皮肤引起的反射，轻划腹部皮肤后引起底层肌肉组织收缩，从而使脐向该象限移动
球海绵体肌反射	S2 ~ S4	用于判断脊髓休克是否存在[1] 是第一个恢复的反射。缺乏这一反射提示在反射弧本身的水平上脊髓休克或脊髓损伤的持续 该反射由刺激生殖器引起，并可产生肛门收缩 在脊髓休克缓解之前，任何损伤都不能被认定为完全性损伤
提睾反射	L1 ~ L2	轻划大腿内侧后阴囊收缩的浅表反射
肛门反射	S2 ~ S4	刺激肛周皮肤后引起肛门括约肌收缩
桡骨膜反射倒错	UMN	提示上运动神经元功能障碍
H 反射	UMN	提示上运动神经元功能障碍
阴茎异常勃起		表明脊髓损伤后交感神经张力丧失，副交感神经张力占优势

6.4 原发性与继发性脊髓损伤

SCI 造成的损伤不止于损伤或事故发生时，而是一个动态过程。损伤发生（“原发性”SCI）后，可能随着后续改变而出现进展（“继发性”SCI）。应注意：SCI 在损伤的初期不会展示其“全貌”，了解这一点非常重要。不完全性 SCI 可能会进展为完全性 SCI。通常在受伤事件发生后的数小时至数天内，损伤平面可能会升高 1~2 个脊髓节段，并导致灾难性后果。继发性 SCI 与自由基、血管源性水肿和血流改变等一系列复杂的病理生理变化有关。而维持正常的氧合、血流灌注和酸碱平衡可最大限度地减少继发性 SCI。

原发性 SCI 可由神经元的急性机械破坏、横断或牵张引起。通常但并非总是与脊柱骨折和（或）脱位相关。病因可以是子弹、弹片、刺伤等造成的穿透伤，也可以由骨折片移位引起。原发性 SCI 可能是由直接压迫脊髓的硬膜外病变（包括硬脑膜外血肿、椎间盘破裂、骨碎片和异物）引起。伴有或不伴有脊柱屈曲和（或）伸展的纵向牵张，都可能导致原发性 SCI，而无脊柱骨折或脱位，因为脊髓比脊柱固定得更牢固。这些损伤在影像学上可能表现并不明显，称为无影像学异常的脊髓损伤（SCIWORA）。

继发性 SCI 是由原发性损伤后的额外损伤机制导致。造成继发性 SCI 的机制包括但不限于缺血、出血、血栓形成、水肿、炎症、自由基诱导的细胞损伤和细胞死亡、谷氨酸兴奋性毒性、细胞骨架降解和诱导细胞凋亡[3]、水电解质紊乱、线粒体功能障碍、免疫性损伤及其他过程[4]。低氧及缺氧可进一步导致 SCI 损伤扩大。神经重症管理的主要策略之一就是通过保证脊髓灌注及氧供减少继发性 SCI。

6.5 完全性与不完全性脊髓损伤

完全性 SCI 表现为损伤平面以下的运动和感觉功能完全丧失，不完全性 SCI 表现为损伤平面以下感觉和（或）运动功能部分丧失。美国脊髓损伤协会（ASIA）分级系统可用于对完全性与不完全性 SCI 的严重程度进行评估（表 6.2）。表 6.3 对不完全性 SCI 进行了总结。这些患者最终都会入住 NICU。

表 6.2 美国脊髓损伤协会（ASIA）损伤量表[5]

A	完全性	S4~S5 节段无运动或感觉功能
B	不完全性	神经损伤平面以下延伸至 S4~S5 感觉保留，而运动功能丧失
C	不完全性	神经损伤平面以下运动功能保留，大部分肌肉肌力＜3 级
D	不完全性	神经损伤平面以下运动功能保留，大部分肌肉肌力≥3 级
E	正常	感觉及运动功能完好

表 6.3 不完全性脊髓损伤综合征[6–7]

综合征	损伤机制	运动障碍	感觉障碍	恢 复
布朗 – 塞卡（Brown-Séquard）综合征[8–9]	因穿通伤或肿瘤、血肿引起的脊髓半切	损伤水平以下同侧运动功能丧失	损伤水平以下对侧痛温觉丧失。同侧的轻触觉、本体感觉、振动觉丧失	是不完全性损伤中最有希望恢复的，约 90% 的患者可恢复独立行走，并可恢复控制肛门和尿道括约肌
脊髓中央损伤综合征[10–11]	常见原因为事故或跌倒导致的颈部过伸	运动丧失在上肢比下肢更严重。上肢恢复程度多样化。通常精细运动恢复较差	大多数患者的肠道和膀胱功能都完好无损，因为脊髓内的骶纤维分布在外周	通常可行走，但一般会伴有肌痉挛强直
脊髓前束损伤综合征	通常因屈曲 – 受压引起，例如潜水事故 脊髓前动脉受压后缺血	损伤平面以下所有运动功能丧失	病变平面以下痛觉和温度觉丧失，因后束保留故感觉保留；肠道 / 膀胱功能也受到影响	在所有不完全性损伤综合征中，运动功能恢复最差；只有 10%~20% 的人可以恢复运动功能
脊髓后束损伤综合征		运功功能正常	痛觉和温度觉保留，失去后束功能（本体感觉、两点辨别觉、振动觉）	患者可以行走，但依靠视觉输入来确定空间方向 预后未知，因为过于罕见
脊髓圆锥综合征	通常因创伤、肿瘤、感染引起 T12~L1 终末端脊髓的后部损伤	导致大小便失禁，直肠肌张力差 腿部无运动迹象（如果为单纯圆锥损伤） 如果运动丧失，则为对称性且无踝阵挛（S1）	直肠周围感觉丧失 感觉丧失呈鞍形	大小便失禁通常很难改善

不完全性 SCI 患者病情恶化可能性很大，有发展为完全性 SCI 的风险。需识别各种不完全性SCI综合征，以考虑适当的管理策略及预后。不完全性 SCI 综合征包括脊髓前束损伤综合征、布朗 – 塞卡（Brown-Séquard）综合征、脊髓中央束损伤综合征、脊髓后束损伤综合征和马尾综合征。

• 脊髓前束损伤综合征：不同程度的运动功能丧失和痛觉和（或）温度觉的丧失，但保留本体感觉。

• 布朗 – 塞卡（Brown-Séquard）综合征：通常表现为脊髓半切症，同侧本体感觉和运动功能丧失更为明显，对侧痛觉和温度觉丧失。

• 脊髓中央损伤综合征：病灶通常累及颈椎，上肢无力较下肢无力严重，骶尾部感觉不受影响。远端肢体无力重于近端。可有不同程度的感觉障碍，痛觉和（或）温度觉与本体感觉和（或）振动觉相比受损更严重。感觉障碍，尤其是上肢的感觉障碍常见（例如，手或手臂有灼烧感，或痛觉超敏，但后者不常见）。

• 脊髓后束损伤综合征：脊髓背柱损伤，主要表现为协调性差，而运动功能和痛觉完好。

• 脊髓圆锥综合征：涉及脊髓远端或脊髓圆锥，病变常位于 L1/L2 椎间盘水平。最常见的症状包括难以忍受的背痛、肠道和膀胱功能障碍、性功能障碍、下肢的运动和感觉障碍、跟腱反射通常减弱或消失。

• 马尾综合征：虽然不是严格意义上的“脊髓”综合征，因为马尾在解剖学上已经远离脊髓，属于周围神经损伤，但它常常和与脊柱骨折及椎间盘突出相关的神经损伤放在一起讨论，临床表现又与脊髓圆锥综合征相似。马尾综合征是由脊髓圆锥发出的多个腰神经根损伤引起，通常在 L1/L2 椎间盘水平之下。这种综合征可导致单侧但通常是双侧的鞍区感觉丧失、膀胱和肠道功能障碍、不同程度的下肢肌无力和感觉障碍、膝反射和跟腱反射常消失，阳痿的发生较脊髓圆锥综合征少见。

6.6 脊柱固定

对于 NICU 中的 SCI 患者，都应假定其存在脊柱不稳，除非已排除。特别要注意那些意识丧失或意识模糊的患者，因为他们缺乏机体的自我保护机制。在任何抢救操作或任何类型的运动或转运过程中，保持整个脊柱处于持续的“轴线”固定状态是最安全的。刚性颈托、脊柱板的使用和“原木滚动”是 NICU 中的常规操作。需要进行气管插管时，也应始终保持颈椎处于轴线固定状态。在紧急气管插管或计划使用纤维喉镜时，应采用表面麻醉联合滴定式静脉注射镇静药物。将脊柱固定作为一种标准护理后，对患者预后产生了巨大影响，完全性 SCI 的比例从 20 世纪 70 年代的 55% 下降到 20 世纪 80 年代的 39%。

6.7 类固醇激素在脊髓损伤中的应用

现已进行了多项研究来探索低剂量和高剂量类固醇对 SCI 的影响。表 6.4 总结了北美脊髓损伤研究的三阶段研究（NASCIS Ⅰ、Ⅱ和 Ⅲ）。简言之，虽然 NASCIS 的初步结果使人们认为使用高剂量甲泼尼龙很可能使患者获益，但后来的研究结果却显示出不良反应，其中包括以下对创伤患者使用高剂量类固醇的潜在不良反应。

- 发生感染及脓毒性并发症的可能性增加。
- 呼吸系统并发症的发生率和严重程度增加。
- 肺栓塞发生率增加。
- 伴发颅脑损伤者预后更差。
- 胃肠道出血的发生率增加。
- 胰腺炎的发生率增加。
- 由于会“掩盖”腹部体征而导致空腔脏器损伤漏诊的可能性增加。

在三项 NASCIS 研究和其他较小的研究中，高剂量甲泼尼龙组的脓毒症和肺炎发生率高于安慰剂或其他治疗组。鉴于这些严重的副作用，作者所在的南加州的创伤中心并未使用高剂量类固醇治疗 SCI。

表 6.4 北美脊髓损伤研究 [13–24]

研究	研究类型	设计	结果	结论
NASCIS Ⅰ	1979 年多中心、随机、双盲临床试验，于 1984 年报道	比较以下两组：MP 100 mg 推注，然后 MP 100 mg/d × 10 d；MP 1000 mg 推注，然后给予 1000 mg/ d × 10 d	两组间神经功能恢复无差异，但无对照组	测试水平的 MP 未显著改变结局。MP 的水平是否很低?
NASCIS Ⅱ	多中心研究，于 1990 年报道	比较以下两组：标准剂量 MP 30 mg/kg 推注，然后按照 5.4 mg/（kg·h）输注 23 h；纳洛酮以 5.4 mg/kg 推注，然后按照 4 mg/（kg·h）滴注 23 h 或给予安慰剂 12 h 内随机分组	在 8 h 内给予 MP 组，运动评分显著改善，在 6 个月随访时感觉显著改善。作者还报告了 1 年时运动评分有统计学的显著改善	事后分析发现，在受伤后 8 h 内接受药物治疗的患者亚组中，运动和感觉总体评分略有增加

表 6.4（续）

研 究	研究类型	设 计	结 果	结 论
NASCIS Ⅲ	双盲、多中心研究，无安慰剂组	对比受伤后 8 h 内输注 48 h MP 和 24 h MP 的结果，发现延长输注时间超过 24 h 没有任何额外获益	与 24 h MP 组和 24 h TM 组相比，48 h MP 组在 6 周时显示运动评分有所改善，6 个月时运动评分和功能评分有所改善，尤其是在受伤后 3 ~ 8 h 给予	发现将输注时间延长超过 24 h 没有益处
系统综述	荟萃分析	基于 NASCIS Ⅱ和Ⅲ中有争议的亚组事后分析和来自日本研究的数据		损伤后 8 h 内给予 24 h 高剂量 MP 输注有效

MP：甲泼尼龙；NASCIS：北美脊髓损伤研究；TM：甲磺酸替拉扎特

病例处理

维持生命及预防并发症：颈托轴线固定患者颈椎，紧急进行气管插管保护气道，优化心肺功能，吸氧，预防代谢异常。去甲肾上腺素以 0.5 μg/（kg · min）静脉输注，进行滴定以维持平均动脉压（MAP）为 85 mmHg。呼吸机吸入气氧浓度为 100%，维持 PaO_2 为 115 mmHg。之后逐步降低氧浓度。进行有创动脉血压监测，留置三腔中心静脉导管以保证药物输注、静脉输液和（或）血液或血液制品的输注。推注 0.9% NaCl，使患者的 MAP 恢复至 85~90 mmHg。查动脉血气，除 PaO_2 为 115 mmHg 外其他提示“正常”。

保留神经功能：完成上述工作后，患者已有望实现这一目标。此时的体格检查并不可靠，因为球海绵体肌反射（BCR）尚未恢复。进行连续神经系统检查以确认 BCR 恢复，之后再行完全可靠的检查。根据 NASCIS 试验的结果，初始未给予高剂量甲泼尼龙治疗。影像学检查提示，患者存在屈曲 - 牵张型损伤，颈椎生理曲线消失。进行颅骨牵引环固定，开始负重牵引。约 12 h 后 BCR 恢复，颈椎 X 线片显示颈椎排列明显改善。

恢复脊柱稳定性和治疗畸形：伤后第 4 天，患者的神经系统检查确认为完全性 C6 水平 SCI。患者已脱呼吸机，可维持 MAP 为 85 mmHg。考虑患者临床稳定，可耐受手术。由于 MRI 提示完全性后韧带复合体损伤，符合颈椎脊髓横断，而后患者行手术治疗[25]。术程顺利。

优化神经系统恢复，促进康复：在创伤后的第 20 天，患者转至早期康复中心住院进一步治疗。

参考文献

[1] Atkinson PP, Atkinson JLD. Spinal shock. Mayo Clin Proc, 1996, 71(4):384–389.

[2] Chin LS. Spinal cord injuries. http://emedicine.medscape.com/article/793582-overview#aw2aab6b2b3aa.

[3] Trump BF, Berezesky I. Calcium-mediated cell injury and cell death. http://www.fasebj.org/content/9/2/219.short2001.pdf.

[4] Acute spinal cord injury. Part I: Pathophysiologic mechanisms//Dumont RJ, et al, eds. Clinical Neuropharmacology. Vol. 24, no. 5. Philadelphia, PA: Lippincott Williams & Wilkins, 2001, 254–264.

[5] American Spinal Injury Association. Standards for the Neurologic Classification of Spinal Injury Patients. Chicago, IL: ASIA, 1982.

[6] Schneider RC, Crosby EC, Russo RH, et al. Chapter 32. Traumatic spinal cord syndromes and their management. Clin Neurosurg, 1973, 20:424–492.

[7] American Spinal Injury Association. Guidelines for Facility Categorization and Standards of Care: Spinal Cord Injury. Chicago, IL: ASIA, 1981.

[8] Lim E, Wong YS, Lo YL, et al. Traumatic atypical Brown-Sequard syndrome: case report and literature review. Clin Neurol Neurosurg, 2003, 105(2):143–145.

[9] Rumana CS, Baskin DS. Brown-Sequard syndrome produced by cervical disc herniation: case report and literature review. Surg Neurol, 1996, 45(4):359–361.

[10] Maroon JC, Abla AA, Wilberger JI, et al. Central cord syndrome. Clin Neurosurg, 1991, 37:612–621.

[11] Massaro F, Lanotte M, Faccani G. Acute traumatic central cord syndrome. Acta Neurol（Napoli）, 1993, 15(2):97–105.

[12] Schneider RC. The syndrome of acute anterior spinal cord injury. J Neurosurg, 1955, 12(2):95–122.

[13] Bracken MB, Collins WF, Freeman DF, et al. Efficacy of methylprednisolone in acute spinal cord injury. JAMA, 1984, 251(1):45–52.

[14] Bracken MB, Shepard MJ, Hellenbrand KG, et al. Methylprednisolone and neurological function 1 year after spinal cord injury. Results of the National Acute Spinal Cord Injury Study. J Neurosurg, 1985, 63(5):704–713.

[15] Bracken MB, Shepard MJ, Collins WF, et al. A randomized, controlled trial of methylprednisolone or naloxone in the treatment of acute spinal-cord injury. Results of the Second National Acute Spinal Cord Injury Study. N Engl J Med, 1990, 322(20):1405–1411.

[16] Bracken MB, Shepard MJ, Collins WF Jr, et al. Methylprednisolone or naloxone

treatment after acute spinal cord injury: 1-year follow-up data. Results of the second National Acute Spinal Cord Injury Study. J Neurosurg, 1992, 76(1):23–31.

[17] Bracken MB, Shepard MJ, Holford TR, et al. Administration of methylprednisolone for 24 or 48 hours or tirilazad mesylate for 48 hours in the treatment of acute spinal cord injury. Results of the Third National Acute Spinal Cord Injury Randomized Controlled Trial. National Acute Spinal Cord Injury Study. JAMA, 1997, 277(20):1597–1604.

[18] Bracken MB, Shepard MJ, Holford TR, et al. Methylprednisolone or tirilazad mesylate administration after acute spinal cord injury: 1-year follow up. Results of the third National Acute Spinal Cord Injury randomized controlled trial. J Neurosurg, 1998, 89(5):699–706.

[19] Bracken MB. Pharmacological interventions for acute spinal cord injury. Cochrane Database Syst Rev, 2000,(2):CD001046. Review. Update in: Cochrane Database Sys Rev 2002,(3):CD001046.

[20] Matsumoto T, Tamaki T, Kawakami M, et al. Early complications of high-dose methylprednisolone sodium succinate treatment in the follow-up of acute cervical spinal cord injury. Spine, 2001, 26(4):426–430.

[21] Galandiuk S, Raque G, Appel S, et al. The two-edged sword of large-dose steroids for spinal cord trauma. Ann Surg, 1993, 218(4):419-425, discussion 425–427.

[22] Gerndt SJ, Rodriguez JL, Pawlik JW, et al. Consequences of high-dose steroid therapy for acute spinal cord injury. J Trauma, 1997, 42(2):279–284.

[23] Nesathurai S. Steroids and spinal cord injury: revisiting the NASCIS 2 and NASCIS 3 trials. J Trauma, 1998, 45(6):1088–1093.

[24] Steroids for spinal cord injury. http://www.trauma.org/archive/spine/steroids.html.

[25] Fehlings MG, Vaccaro A, Wilson JR, et al. Early versus delayed decompression for traumatic cervical spinal cord injury: results of the Surgical Timing in Acute Spinal Cord Injury Study(STASCIS). PLoS ONE, 2012, 7(2):e32037.

第 7 章　迟发性颅内出血

Tyler Carson　Marc Billings　Todd M. Goldenberg　Vladimir Adriano Cortez　Dan E. Miulli

摘　要　头部损伤和脑卒中后，因继发性损伤导致的并发症发生率和死亡率高达 50%。随着重症监护病房医护人员及相关辅助人员管理理念和临床技能的提升，继发性损伤已较之前减少。一旦清除出血、完成颅脑减压，就会失去血肿的填塞效应，在血 – 脑屏障受损的情况下很可能会出现充血的情况。临床医生应认识到何时以及如何对中枢神经系统进行减压，以恢复血流、预防和逆转缺血；同时还应了解减压的可能结果，尤其是在血压未得到控制的情况下。

关键词　抗凝　DTICH　硬脑膜外血肿　脑出血清除　脑出血　脑室内出血　rtPA　收缩压＜ 140 mmHg　硬脑膜下血肿

病例介绍

一名 35 岁的男子从 6 英尺（约 1.8 m）高的梯子上坠落。家人描述事发后患者有 2~3 min 短暂意识丧失并伴有明显的意识模糊，后急诊送入我院。初始评估患者的 GCS 评分为 13 分，当时无局灶性神经功能缺损表现。到达医院后进行的头部 CT 平扫提示右侧额顶叶有一约 6 mm 的硬脑膜下血肿（图 7.1）。

影像科未报告其他的颅内病变或颅骨骨折。患者入院观察约 3 h 后，出现左侧瞳孔散大固定，GCS 评分 9 分。再次 CT 扫描提示左额顶叶有一 3 cm 的新发硬脑膜外血肿，中线偏移超过 1 cm（图7.2）。

病例处理见本章末。

7.1 脑出血

在过去的几十年中，脑出血始终是一个重要的研究课题。脑出血的病因很多，如高血压控制不佳、脑淀粉样血管病、抗凝剂的使用、脑血管疾病、肿瘤、偏头痛和侵入性手术等。脑出血通常短暂，会因

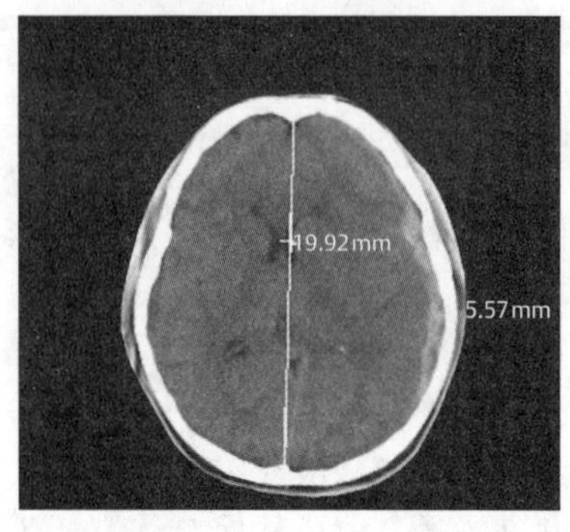

图 7.1　硬脑膜下血肿

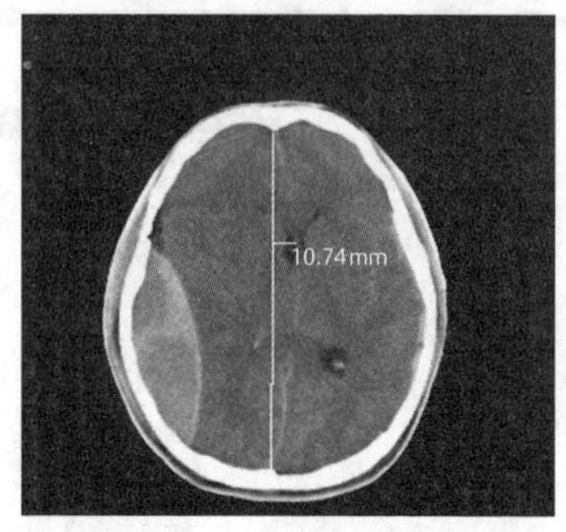

图 7.2　硬脑膜外血肿

解剖和生理因素形成压迫而止血；然而其 30 d 的并发症发生率和死亡率分别达 60% 和 30% [1]。血压升高定义为收缩压＞ 140 mmHg，可见于 75% 的急性脑出血患者，出血后的首要任务便是严格控制血压以预防迟发性出血 [2]。

2001 年 Hemphil 介绍了一种脑出血评分用以预测患者 30 d 死亡率（表 7.1）[3]。任何迟发性再次出血都可能导致血肿增大和脑出血评分增加，从而导致预估的死亡率显著增加。

为了降低头部创伤在第 1~24 h 内发生迟发性非创伤性脑出血的风险，必须防止收缩压骤然升高或＞ 140 mmHg。避免使用低张液体和防止体温过高也有助于预防迟发性非创伤性脑出血。

表 7.1　脑出血评分

组 成	表 现	得 分
GCS 评分	3~4	2
	5~12	1
	13~15	0
出血量	＞ 30 mL	1
	＜ 30 mL	0
脑室内出血	是	1
	否	0
幕下出血	是	1
	否	0

表 7.1（续）

组 成	表 现	得 分
年龄	≥ 80 岁	1
	< 80 岁	0
评分	预计 30 d 死亡率 (%)	
0	0	
1	13	
2	26	
3	72	
4	97	
5	100	
6	100	

7.2 自发性脑出血的治疗指南

业内尝试对脑出血的手术清除指征进行分类，且仍在继续研究中[4]。国际脑内血肿手术试验（STICH）纳入了 1033 名患者（来自 27 个国家的 83 个中心），对比接受早期手术（开颅手术）与初始保守治疗的结果[5]。最终结果提示，早期手术治疗组和非手术治疗组的整体预后没有显著差异；但亚组分析提示，距离大脑皮质表面 1 cm 以内的幕上脑出血患者早期手术比保守治疗效果更好。因此，研究者又进行了 STICH Ⅱ 试验，该试验旨在对比早期手术（48 h 内）与初始保守治疗，特别是对于那些出血体积为 10~100 mL、距皮质表面 1 cm 以内、无脑室内出血 （IVH） 和 GCS 运动评分 5~6 分、GCS 睁眼评分≥ 2 分的患者[6]。结果显示：两组患者 6 个月时死亡或致残率没有显著差异，总体生存率手术组略高。

显然，有一部分患者可获益于血肿清除。为此，人们开展了 MISTIE 和 MISTIE Ⅱ试验 [脑出血的微创手术联合使用重组组织型纤溶酶原激活物（rtPA）]，希望采用微创方法清除血肿可以比单纯内科治疗更有效地减少血肿体积和血肿周围水肿[7–8]。MISTIE Ⅲ试验旨在确定血肿周围水肿和血肿体积的减小是否会改善神经功能结局。

有脑室内出血的脑出血，根据脑出血评分可增加患者 30 d 死亡率[3]。脑室出血可导致梗阻性脑积水和抑制性精神状态，通常需要放置脑室外引流 （EVD） 以进行脑脊液引流。为确保血性脑脊液持续引流，有时可能需更换 EVD。此外，稳定脑出血进行脑脊液引流不会逆转神经功能缺损，这可能是由于血液产物造成的[9-10]。2011 年发表的 CLEAR IVH 试验表明，鞘内注射 rtPA 较为安全，且治疗反应具有剂量依赖性，与安慰剂相比，注射 rtPA 后缓解脑室内出血的效果更佳[11]。CLEAR Ⅲ 研究结果于 2016 年 2 月公布。给予脑室内出血患者脑室内注射低剂量 rtPA 对主要研究终点（即良好的神经功能结局）而言无显著改善；然而，经该治疗可降低约 10% 的死亡率，且并未增加植物状态或需家庭护理的患者数量。从亚组分析来看，血肿清除最彻底的患者结局最好。在血肿较大且清除＞ 20 mL 的患者中，获得良好功能结局的患者数量增加了 10%，具有统计学显著性。

作者所在医疗中心为脑出血患者制订了标准化治疗方案，以预防迟发性脑出血，并帮助患者实现最大限度的神经功能恢复（图 7.3）。

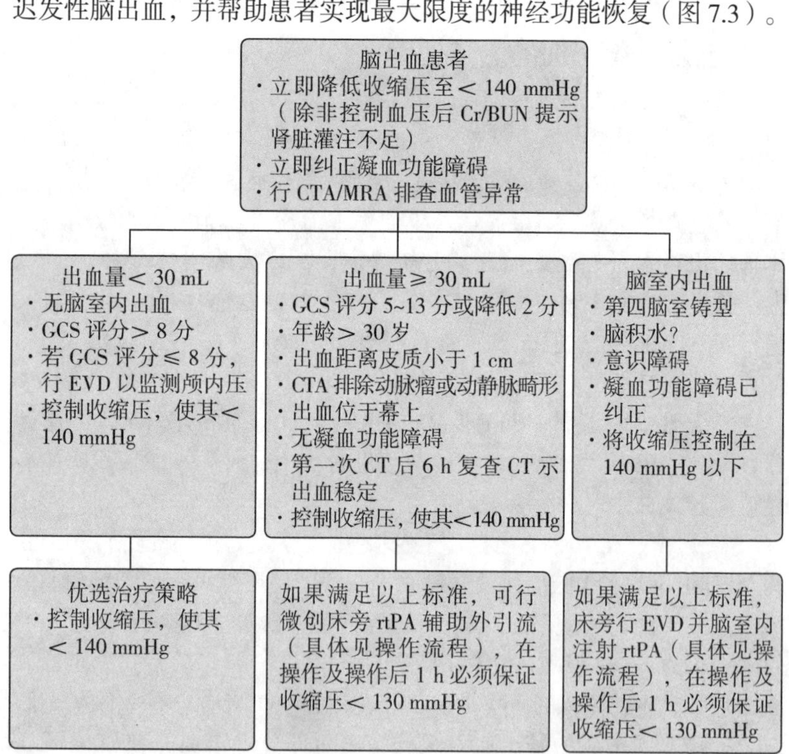

图 7.3 作者所在机构脑出血患者的标准化方案。BUN：血尿素氮；Cr：肌酐；CTA：CT 血管成像；EVD：脑室外引流；GCS：格拉斯哥昏迷量表；IVH：脑室内出血；MRA：磁共振血管成像；rtPA：重组组织型纤溶酶原激活物

神经系统评估后急性脑出血的治疗如下：

- 立即降压至收缩压< 140 mmHg [除非血肌酐 / 尿素氮（Cr/BUN）] 升高，提示肾脏低灌注）。
- 纠正凝血功能障碍。
- 保持非慢性阻塞性肺疾病（COPD）患者的血氧饱和度 ≥ 98%。
- 静脉输注生理盐水。
- 床头抬高 30°~45°（如考虑创伤，则采用反向 Trendelenburg 位）。
- 如果患者< 65 岁，或出血区域疑为动脉瘤或动静脉畸形出血，则行 CT 血管成像 / 磁共振血管成像（CTA/MRA）以评估血管异常。
- 如果 GCS 评分≤ 8 分，放置脑室外引流进行颅内压监测。

手术清除脑出血的一般指南如下：

- GCS 评分为 5~13 分或 GCS 评分下降超过 2 分。
- 出血量> 30 mL。
- 无脑干受累，无活动性心肌梗死。

7.3 脑内血肿床旁引流方案

在进行床旁血肿引流术之前，应满足图 7.3 标准，并准备以下用品：

- 开颅手术包。
- 创伤型脑室引流管。
- 10F 或 12F Frazier 吸引头及吸引管。
- 无菌手术衣 / 手套 / 铺巾。
- 局麻药物。

7.3.1 操作过程

脑出血 6 h 之后便可根据骨性结构定位穿刺点。穿刺点应距血肿最近，避开外侧裂、中线及静脉窦 3 cm，同时避开明确的功能区如中央前回运动区。剃去头发并消毒术区。在进行局部麻醉和适当的清醒镇静后，行 3 cm 切口至颅骨。颅骨钻在同一切口内钻两孔，两孔间隔约 2 cm，其中一个孔指向脑出血中心。打开两个孔所在位置的硬脑膜。将带芯脑穿刺针插入血肿，应根据 CT 确定插入血肿的方向和深度。进入血肿后以圆周运动旋转针头并逐渐扩大幅度来缓慢扩张通道。将 Frazier 带芯吸引器插入通道，继之拔除吸引器内芯，连接壁式抽吸系统。最多吸出 50% 血肿或在血肿＜ 15 mL 时停止吸引，拔除吸引器。自另一骨孔放置创伤型 EVD 于血肿中心，皮下潜行＞ 5 cm 另行穿出，固定引流管、缝合伤口。引流管末端连接三通，三通一端连接负压球，不要开放负压通路。术后立刻行 CT 检查以确保 EVD 于血肿中心。如无活动性出血且收缩压＜ 130 mmHg，通过创伤型 EVD 给予 2 mg rtPA，关闭三通 1 h，开放硬膜下负压吸引球一侧，其间控制收缩压＜ 140 mmHg。12 h 后再次行 CT 检查，如果血肿大小没有增加，则每 12 h 通过 EVD 给予 2 mg rtPA，每次给药后夹闭 1 h。在夹闭之前、期间和之后 1 h，严格保持收缩压＜ 130 mmHg。继续使用 rtPA，直至无引出或 CT 提示血肿体积＜ 15 mL。至少在第 1 次和第 8 次给药后行头部 CT 扫描。

7.4 脑室内出血的鞘内 rtPA 给药操作流程

采用标准流程放置 EVD。在进行鞘内 rtPA 给药之前，应通过 CTA 排除动脉瘤或动静脉畸形。确保在夹闭引流管之前、期间和之后严格保持收缩压＜ 130 mmHg。如果血压不稳定，在夹闭期间和之后可使用尼卡地平或类似药物控制收缩压＜ 140 mmHg。首先从 EVD 中抽出 3 mL 脑脊液，并将 2 mg rtPA 混合在 3 mL 无菌盐水或注射用水中自 EVD 给药。将 EVD 夹闭 1 h 或只要患者可耐受且无颅内压增高表现即保持夹闭状态。打开 EVD 并控制其位于高出外耳道上方 6 mmHg 处。在给予第 1 剂 rtPA 后 12 h 内复查 CT。如果无新发出血，则使用与初始给药相同的方案，每 12 h 给药一次。持续给药至 CT 提示脑室内出血停止，尤其是第四脑室内的血肿消失，同时脑脊液引流略带血性但基本清亮。至少在第 1 次和第 8 次给药后行头部 CT 扫描。

病例举例

48 岁女性被发现于自己车内发生癫痫，呈全面性强直阵挛发作状态。患者过去 1 个月正在进行国内自驾游。其既往病史和家族病史均为阴性，但因宗教原因斋戒 6 周。给予患者气管插管和镇静，使用苯二氮䓬类药物后癫痫得到控制。初始 GCS 评分为 7 T，伴有轻度（4/5）左侧偏瘫。脑部 CT 扫描显示右顶叶有一 1.3 cm 的脑实质内血肿，左顶叶凸面呈现梗死相关的水肿（图7.4）。

CT观察到上矢状窦和右侧横窦的血栓，之后在MRI中进一步证实。患者被诊断为继发于严重脱水的静脉窦血栓形成，伴脑出血和梗死。开始积极补液和肝素抗凝治疗。在开始肝素抗凝4 h后进行再次检查，患者有所改善，GCS评分为11T，左侧仍有残留的偏瘫，但四肢均可以移动。拔除气管插管，患者也越来越清醒。肝素化36 h后患者GCS评分为15分，但左侧肢体软瘫。急行头颅CT扫描提示，右顶叶凸面原有脑实质内出血出现再出血（测量为3 cm），双侧水肿加重（图7.5）。停用肝素，继续积极补液。患者的左侧偏瘫在住院期间逐渐减轻，后转至康复中心。

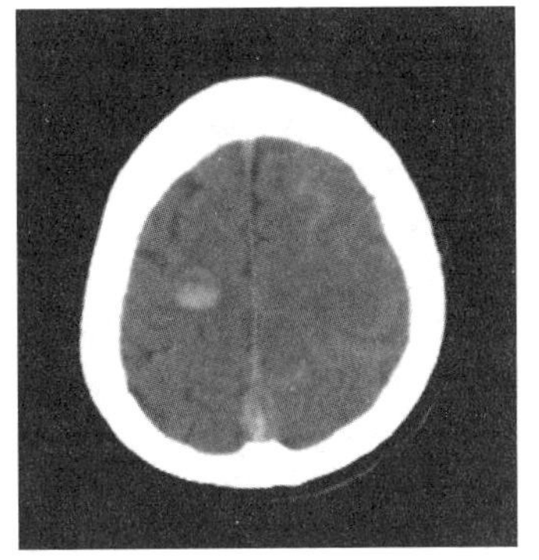

图7.4 右顶叶1.3 cm血肿伴水肿，与左顶叶梗死相关改变

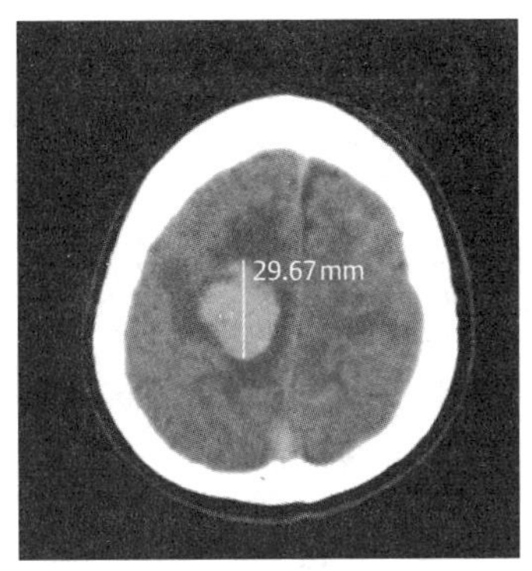

图7.5 右侧再出血，目前已扩大至约3 cm，同时水肿加重

7.5 迟发性创伤性脑出血

既往通过血管造影发现的迟发性脑出血相对罕见，CT的出现给诊断和复查带来了很大便利，由此，迟发性脑出血的发生率也有所增加，其病因包括创伤性和非创伤性。下面通过3个病例回顾这些病变的发病机制、诊断、处理和结局。大多数情况下，可以按照与脑出血相同的策略来预防迟发性脑出血。

- 立即降压，使收缩压< 140 mmHg（除非降压后Cr/ BUN升高，提示肾脏灌注不足）。
- 纠正凝血功能障碍。
- 对于非COPD患者，使血氧饱和度≥ 98%。

- 开始静脉输注生理盐水。
- 床头抬高 30°~45°（如考虑创伤则采用反向 Trendelenburg 位）。
- 对于年龄＜65 岁或怀疑动脉瘤或动静脉畸形相关的出血，行 CTA/MRA 来评估。
- 如果 GCS 评分≤8 分，行 EVD 并监测颅内压。

1891 年，Bollinger 根据以下 3 个标准将迟发性创伤性颅内出血（DTICH）描述为 traumatische Spät-Apoplexie（“创伤性脑卒中事件”）[12]：

1. 脑卒中前有创伤史。
2. 有一段相对无症状的时期，随后出现神经功能障碍。
3. 无既有的血管病变。

Duret 及其他学者通过描述 DTICH 的不同分级扩展了 Bollinger 的工作[13-14]。20 世纪初，不断有研究阐明 DTICH 的发病机制，后文我们也会继续讨论。如今，随着影像学技术的提升，更多的 DTICH 得以被检出和诊断，而以前很多病例只能通过手术和尸检才能被发现，同时这也增强了我们对这种疾病的了解。DTICH 可分为硬脑膜外、硬脑膜下和脑内血肿。

7.6 迟发性创伤性硬脑膜外血肿

如果复查 CT 时发现了初次 CT 扫描中不明显的硬脑膜外出血，此时应考虑存在迟发性创伤性硬脑膜外血肿（DTEH），无论有无颅骨骨折均可发生这种情况。它通常被描述为“talk and deteriorate”（患者开始还能说话，但快速恶化）。症状因血肿的大小和位置而异，从轻度头痛到局灶性神经功能缺损或深度昏迷状态均有可能。迟发性症状恶化可能发生在最初的创伤事件后的几分钟到几周，最常见的是在创伤后 6~48 h[14-15]。

在 CT 问世之前，创伤后硬脑膜外血肿的发生率不足颅脑创伤的 10%[16-17]。随着 CT 的广泛使用，其发生率已高达 30%[18-20]。据估计，2%~10% 的颅脑创伤发生了 DTEH，男性更多见。与老年人相比，年轻人（平均年龄 27 岁）更常见[21]，一种可能的解释是生活方式的差异，另一个原因则是高龄时硬脑膜会更紧贴颅骨以防积血[14]。

DTEH 最常见于颞区（可能与该区域颅骨较薄和脑膜中动脉易损相关），额叶、顶叶和枕叶区域的发生率相同[22–23]。

7.6.1 发病机制

由动脉出血或进行性水肿引起的颅内压迟发性升高可能是这些患者病情快速恶化的原因。最初处于痉挛状态的受损血管，一旦血管痉挛消退，血流量便会增加，进而导致血肿形成[16,24–27]。与骨槽中的动脉伴行的浅静脉损伤或静脉窦损伤也可导致出血。静脉出血较慢，因此发现得较晚。初始处于休克状态的患者经复苏后，低血容量状态的改善可增加受损血管的出血风险。为缓解颅内高压所采用的内科治疗及手术等方法，在实现颅脑减压的同时也减少了大脑对出血的填塞效果，为出血创造了空间[16–17,26]。Piepmeier 和 Wagner[28] 报道，约 10% 的创伤性轴外血肿患者在初次手术 24 h 内会在其他部位出现新发血肿。颅骨骨折伴发急性硬脑膜外血肿时，骨折可充当减压“装置”——血液可经骨折渗入帽状腱膜下腔，从而在一定程度上延缓颅内症状的恶化，这也会导致医生将这种情况误诊为迟发性硬脑膜外血肿。

7.6.2 治　疗

预防 DTEH 首先应立即使收缩压降至< 140 mmHg（除非降压后 Cr / BUN 升高，提示肾脏灌注不足），对于进行脑室外引流（EVD）的患者应保证脑灌注压> 50 mmHg 。立即纠正凝血功能障碍，将非 COPD 患者的血氧饱和度维持在≥ 98%，开始静脉输注生理盐水，将床头抬高 30°~45°（如考虑有创伤，则采用反向 Trendelenburg 位），如 GCS 评分≤ 8 分，行 EVD 并监测颅内压。治疗的金标准是开颅清除血肿。Ashkenazi 等[27] 报道患者在行开颅血肿清除后完全康复，出院状态极佳，且影像学随访未见血肿复发。少量的血肿也可以观察。

7.6.3 预　后

患者的预后取决于初始的表现、血肿大小和位置以及医生是否积极救治。高达 60% 的 DTEH 患者初次 CT 扫描结果为阴性、颅内压升高治疗失败，提示此类患者需要进行影像学复查[17]。患者的总体死亡率约为 12%，91% 的初始未昏迷患者及 35% 的初始昏迷患者手术后预后良好[21]。

7.7 迟发性创伤性硬脑膜下血肿

由于迟发性硬脑膜下血肿起病的亚急性和慢性特点，因此较难诊断。迟发性创伤性硬脑膜下血肿（DTSH）是一种急性的硬脑膜下出血，但在创伤后的初始 CT 检查中不明显，而在伤后 30 d 内被发现。其常表现为精神状态恶化，严重的神经功能缺损少见，但可出现在晚期 DTSH 患者中。大多数病例是在影像学复查或因新发头痛和精神状态变化而行影像学检查时偶然发现的。

7.7.1 发生率

急性硬脑膜下血肿彻底清除后约有 0.5% 会出现迟发性复发 [14]。DTSH 常与其他脑出血、占位性病变和脑水肿相关。与急性硬脑膜下血肿一样，DTSH 常因桥静脉撕裂引起。

7.7.2 发病机制

因治疗初始医生通常关注于纠正由创伤导致的低血压或休克，故硬脑膜下出血的诊断常会延迟。

颅内压增高形成的填塞效应会减缓出血。广泛性脑创伤性水肿和其他颅内病变（例如，出血或占位效应）会导致这种类型的填塞。当使用药物、行脑室引流等操作或手术清除血肿或解除压迫后，可能使硬脑膜下出血增加进而表现为 DTSH [29]。

7.7.3 治　疗

DTSH 的治疗取决于出血的量、位置、占位效应和患者的神经精神状态。预防 DTSH 首先应立即使收缩压降至＜ 140 mmHg（除非降压后 Cr / BUN 升高，提示肾脏灌注不足），对于进行 EVD 的患者应保证脑灌注压＞ 50 mmHg 。立即纠正凝血功能障碍，将非 COPD 患者的血氧饱和度维持在≥ 98%，开始静脉输注生理盐水，将床头抬高 30°~45°（如考虑有创伤，则采用反向 Trendelenburg 位），如 GCS 评分≤ 8 分，应行 EVD 并监测颅内压。DTSH 的进一步治疗指南与急性硬脑膜下血肿相似。对有症状、厚度＞ 1 cm、中线移位＞ 0.5 cm 的血肿应手术清除。根据血肿形成时间和 CT 扫描中是否存在分隔膜，可选择手术室或床旁钻孔引流，也可行开颅手术。

7.7.4 预　后

因大多数研究纳入了具有不同病因、血肿亚型、症状和表现的患者，因此显示 DTSH 患者的预后差异很大[30]。

7.8 迟发性创伤性脑内血肿

如前所述，由于“迟发性”诊断的模糊性和众多分类系统，以及不同病例的不同病程和脑内病变的较大跨度，因此要想明确定义迟发性创伤性脑内血肿（DTIH）存在困难。目前有研究正在探索采用增强 CT 和（或）MRI 预判未来 DTIH 部位的可行性。

Lipper 等建议 DTIH 的定义应满足初始 CT 扫描病变＜ 1 cm（含完全阴性的 CT 扫描），后续影像学检查中发现高密度脑实质内病变[31]。

Fukamachi 等[32]将创伤型脑内血肿分为以下 4 型：

- 1 型：首次 CT 提示有出血，后续 CT 扫描未见改变。
- 2 型：出血逐渐增加。
- 3 型：原出血部位以外出现的迟发性血肿。
- 4 型：原挫伤但无脑内出血部位形成的血肿。

DTIH 患者也可分为以下 4 类：

- Ⅰ类：患者的 GCS 评分为 8~15 分，轻度至中度头部损伤，在常规 CT 复查中发现的 DTIH。
- Ⅱ类：患者在创伤后数小时至数周内无症状，随后出现神经功能障碍；在 CT 或尸检时诊断为 DTIH。
- Ⅲ类：初始 GCS 评分＜ 8 分，且没有进一步神经功能缺损的证据；初始 CT 扫描未显示脑内出血，但之后复查提示 DTIH。
- Ⅳ类：患者的 GCS 评分＜ 8 分，神经功能进行性下降和（或）无法内科控制的颅内压升高。

7.8.1 发生率

随着医学影像技术的发展，DTIH 检出率显著增加。不同研究中患者的纳入标准不同，影像学检查时机、可及性及成像质量不同，因此得到的发病率也不同。迟发性创伤后脑出血是引起脑出血的第四大常见原因，仅次于高血压、血管畸形和酗酒[24]。高达 50% 的创伤后脑实质增强病变会发展为血肿[14]。大多数这类患者的增强性改变可能是由于血－脑屏障的破坏导致。自 CT 问世以来，在所有闭合性颅脑损伤患者中发现有 1.7%~7.4% 发生了迟发性脑出血。目前学界普遍认为，10%~20% 的 GCS 评分＜ 8 分的患者将发展为 DTIH（Ⅲ类和Ⅳ类）[33-34]。关于Ⅰ类和Ⅱ类患者 DTIH 发生率的可靠数据很少。

7.8.2 发病机制

创伤的严重程度及受累范围多样，受伤瞬间的头部运动情况对 DTIH 的发生意义重大 [22,35]。Bollinger 最初假设受伤血管周围的坏死脑软化可导致 DTIH [12]。受损血管可能会产生微小的创伤性动脉瘤，进而发展为 DTIH。创伤后因局灶性缺氧和低血压引起的脑血流失调可导致血管舒张，随后，由复苏带来的血管内压升高可导致颅内压升高和出血 [36-38]。任何情况下的血－脑屏障破坏都会使压力发生变化，无论是血压、静水压还是其他导致颅内压升高的原因，进一步导致血液经血管和小毛细血管损伤处破出。70%~80% 的凝血障碍患者会因止血和凝血功能不良发展为 DTIH [38-39]。受损大脑的局部区域会释放血栓形成物质，导致血管内凝血，进而造成小面积的梗死，引起新的大脑损伤并形成恶性循环。这类小梗死也可为血肿扩大或未来的出血性转化创造额外空间。

7.8.3 治　疗

DTIH 的治疗与其他创伤性颅内出血的治疗没有显著差异。为降低头部创伤后最初 12~24 h 的 DTIH 风险，应避免收缩压超过 140 mmHg 以及高热，避免非 COPD 患者的血氧饱和度＜ 98% 以及使用低张液体。必须立即纠正凝血。控制血压时应考虑脑灌注压，避免后者＜ 50 mmHg 或＞ 80 mmHg（走向另一个极端）。在最初损伤后 12~24 h 内稳定后，其间如颅内压大幅升高＞ 25 mmHg，可能需要增加平均动脉压以作为治疗难治性颅内压的一种可能策略。然而并不应将其作为一种初始治疗手段。对于所有 DTIH 患者均应进行颅内压监护，因为早期发现并处置颅内压增高可能避免使患者病情急剧恶化。任何凝血功能障碍或其他内科问题都应同时处理。应根据临床表现采取相应治疗，具体如下 [14]。

- Ⅰ类：除非患者病情进展，否则均密切观察，保守治疗。
- Ⅱ类：患者因其神经功能减退而被归为此类，除非因出血位置或有其他合并症等因素存在手术禁忌，否则应手术治疗。

- Ⅲ类：未进展到第Ⅳ类标准的患者需要密切观察，并采取积极的内科手段控制颅内压。
- Ⅳ类：需立即进行手术干预，并积极管理颅内压。

7.8.4 预 后

长期低脑灌注压与不良结局直接相关。Ⅲ类和Ⅳ类患者的死亡率高达75%。生活质量差和植物状态并不少见。由脑损伤产生的级联反应导致的二次损伤可增加血肿本身及相关的占位效应造成的损害。需尽快纠正凝血功能障碍以降低并发症发生率和死亡率[38-40]。在适当的环境下及时干预是目前唯一对抗 DTIH 自然进程的工具。

7.9 抗凝和脑出血

抗凝本身不会导致脑出血，但如果发生了脑出血，抗凝会增加并发症发生风险[41-42]。与抗凝治疗相关的脑出血相较未接受抗凝治疗的脑出血具有更高的并发症发生率和死亡率（67% *vs.* 55%）。还有文献表明：接受抗凝治疗的患者血肿体积更大，尽管血肿体积本身与抗凝程度无关[42-43]。脑出血后紧急逆转抗凝对于防止进一步出血至关重要。Fredriksson 等指出[44]，凝血酶原复合物比新鲜冰冻血浆能更快地逆转抗凝，因此可用于疑似 ICH 患者。

7.10 蛛网膜下腔出血后再出血

蛛网膜下腔出血的发生率因基础疾病不同而有显著差异。当考虑为动脉瘤破裂时，最初 24 h 内再出血的发生率高达 4%，接下来的 2 周内每天再出血风险约为 1.5%。前 6 个月内，有 50% 的患者会再出血。Hunt-Hess 评分越高[45]，再出血的风险越高[46]。非动脉瘤导致的蛛网膜下腔出血发生再出血的比例较低，年化发生率约为 1%[45]。理论上而言，这些患者的再出血率低是得益于首次出血后根除了病因。目前尚无明确的预防性手段可用于防止再出血的发生。

7.11 继发性迟发性脑出血

7.11.1 脑梗死

关于脑血管意外出血性转化的概率仍存争论，围绕这一问题开展了多项研究。随着后续神经影像学检查频率的增加，其发病率也在增加。一项纳入 200 名患者的研究表明：68.6% 的患者发生了出血性转化，但大多数患者未出现进一步的临床恶化 [47]。颈动脉分布区缺血性脑卒中的出血性转化发生率为 43%[48]。无论是否存在动脉再通，较高的血压都可能导致再次出血。

7.11.2 高血压

高血压性脑出血占所有脑卒中的 10%~30%。对没有其他明确病因和高血压病史的复发性脑出血的研究显示，其发生率相对较低（2.7%）[49-52]。因血管壁发生脂透明样变性及透壁坏死而导致的出血，理论上讲复发率很低。出血最终会破坏血管并在出血的同时导致血栓形成（以防止再发）。超过 90% 的复发性高血压出血与原始出血的部位不同，但位置分布相似，多复发于基底节区域。

7.11.3 肿　瘤

尸检表明，肿瘤性出血占脑出血病例的 1%~2%；然而，临床影像学研究显示这一比例可能高达 10%。瘤床出血多发生于恶性肿瘤或转移性肿瘤中，罕见于脑膜瘤或少突胶质细胞瘤 [53]。由于原发性肿瘤本身多已得到治疗，或患者病情恶化及未能随访检查，因此再出血本身并不常见。然而，在一项对术后出血的广泛性研究中，有 56% 的患者最初诊断为颅内肿瘤，术后术区出血。脑膜瘤是最常见的切除后出血的肿瘤（占 40%）[54-55]。

7.11.4 偏头痛

尽管偏头痛很少引起再出血，但也有研究进行了报道。大多数病例来自有症状的ⅡA 级偏头痛或ⅡB 级类偏头痛。报道的病例最常与已存在的动静脉畸形有关，在偏头痛发作期间出现血管床出血。此外，脑叶出血也可能发生于偏头痛发作伴一过性高血压后 [56]。

7.11.5 脑淀粉样血管病

β 淀粉样蛋白沉积物可以在小的脑血管壁中层堆积，可伴有（或不伴）全身血管壁堆积。70 岁以上患者中有 50% 存在脑淀粉样血管病（CAA），约占首次脑出血患者的 10%，是该年龄组血管造影阴性患者复发性出血的主要原因[57]。载脂蛋白E4等位基因（并非唯一）常与CAA相关。其与高血压性脑出血一样，出血部位也有特异性，且常有短暂性脑缺血发作病史[58]。不同于高血压性脑出血易发生于基底节区，CAA更易发生于脑叶，且常反复发作。目前仅可通过组织活检确诊，尚无确切的治疗方法。

病例举例

一名39岁女性因右上肢新发局灶性癫痫就诊，无其他神经功能缺损。头部CT提示左顶叶有一3 cm × 2 cm占位。MRI确认了病变，信号轻微增强，几乎没有水肿，可见一6 mm的坏死中心。立体定向活检提示为Ⅲ级星形细胞瘤。术后患者血压升高，切口引流增加。复查CT提示活检部位有一3 cm×3 cm的脑内血肿。返手术室清除脑内血肿。康复后患者仍无神经功能缺损，继续内科治疗肿瘤。

7.12 手术后颅内出血

导致患者迟发性术后出血的因素包括多次经大脑操作、凝血状态异常以及手术的类型。手术过程中对大脑表面静脉或小血管的损伤是造成出血的最常见原因。常规术后影像学复查是最佳的检测出血方式。由于并不会对所有患者进行常规反复影像学复查，以及少量出血往往不会引起任何额外的症状或功能缺陷，因此这种情况也经常被漏诊。立体定向活检后，0.8%~59.2%的患者会出现术后出血，差异如此之大与术后影像学复查模式有关[43,59–60]。只有10%的出血患者会出现可疑症状或功能缺陷。文献回顾提示脑室腹腔分流术后出血的发生率为0.4%~4.0%[61]。大手术后也有再出血的可能性。一项对230名患者的研究提示，动脉瘤夹闭后再出血的发生率高达2.6%[62]。

病例处理

患者并未因脑疝（瞳孔散大）导致血压下降或需要额外维持灌注压。CT扫描后5 min内立即被送往手术室行血肿清除，并立即行气管插管。完善凝血检查。若出现延迟进入手术室的情况，可通过立刻气管插管、反向Trendelenburg位抬高头部、静脉注射20 mL 23.4%盐水等措施在一定程度上延缓其进展。患者开颅术后脑肿胀依旧，大脑突出颅骨外板 1 cm 以上，术中不还纳骨瓣。术中留置了 EVD。术后患者 GCS 评分为 8 分，瞳孔恢复正常。术后 2 周患者恢复出院，佩戴头部保护装置转至急性康复机构康复治疗。术后 4 个月，当脑轮廓回归颅骨内板后进行了骨瓣修补。

参考文献

[1] Gioia LC, Kate M, Dowlatshahi D, et al. Blood pressure management in acute intracerebral hemorrhage: current evidence and ongoing controversies. Curr Opin Crit Care, 2015, 21 (2): 99–106.

[2] Qureshi AI, Ezzeddine MA, Nasar A, et al. Prevalence of elevated blood pressure in 563,704 adult patients with stroke presenting to the ED in the United States. Am J Emerg Med, 2007, 25(1):32–38.

[3] Hemphill JC Ⅲ, Bonovich DC, Besmertis L, et al. The ICH score: a simple, reliable grading scale for intracerebral hemorrhage. Stroke, 2001, 32(4):891–897.

[4] Morgenstern LB, Hemphill JC Ⅲ, Anderson C, et al. American Heart Association Stroke Council and Council on Cardiovascular Nursing. Guidelines for the management of spontaneous intracerebral hemorrhage: a guideline for healthcare professionals from the American Heart Association/American Stroke Association. Stroke, 2010, 41(9):2108–2129.

[5] Mendelow AD, Gregson BA, Fernandes HM, et al. STICH investigators. Early surgery versus initial conservative treatment in patients with spontaneous supratentorial intracerebral haematomas in the International Surgical Trial in Intracerebral Haemorrhage (STICH): a randomised trial. Lancet, 2005, 365(9457):387–397.

[6] Mendelow AD, Gregson BA, Rowan EN, et al, STICH Ⅱ Investigators. Early surgery versus initial conservative treatment in patients with spontaneous supratentorial lobar intracerebral haematomas (STICH Ⅱ): a randomised trial. Lancet, 2013, 382(9890):397–408.

[7] Mould WA, Carhuapoma JR, Muschelli J, et al. MISTIE Investigators. Minimally invasive surgery plus recombinant tissue-type plasminogen activator for intracerebral hemorrhage evacuation decreases perihematomal edema. Stroke, 2013, 44(3):627–634.

[8] Morgan T, Zuccarello M, Narayan R, et al. Preliminary findings of the minimally-invasive surgery plus rtPA for intracerebral hemorrhage evacuation （MISTIE） clinical trial. Acta Neurochir Suppl (Wien), 2008, 105:147–151.

[9] Adams RE, Diringer MN. Response to external ventricular drainage in spontaneous intracerebral hemorrhage with hydrocephalus. Neurology, 1998, 50(2):519–523.

[10] Lee KR, Kawai N, Kim S, et al. Mechanisms of edema formation after intracerebral hemorrhage: effects of thrombin on cerebral blood flow, blood-brain barrier permeability, and cell survival in a rat model. J Neurosurg, 1997, 86(2):272–278.

[11] Naff N, Williams MA, Keyl PM, et al. Low-dose recombinant tissue-type plasminogen activator enhances clot resolution in brain hemorrhage: the intraventricular hemorrhage thrombolysis trial. Stroke, 2011, 42(11):3009–3016.

[12] von Bollinger O. Ueber traumatische spät-Apoplexie: ein Beitrag zur Lehre von der Hirnerschutterung// Internationale Beiträge zur wissenschaftlichen Medizin: Festschrift, Rudolf Virchow gewidmet zur vollendung seines 70. Vol 2. Berlin, Germany: Hirchwald, 1891, 459–470.

[13] Duret H. Traumatismes craniocérébraux: accidents primitifs, leurs grandes syndromes. Paris: Felix Alcan, 1922, 833–851.
[14] Cohen TI, Gudeman SK. Delayed traumatic intracranial hematoma// Narayan RK, Wilberger JE, Povlishock JT, eds. Neurotrauma. New York, NY: McGraw-Hill Health, 1996, 689–702.
[15] Rockswold GL, Leonard PR, Nagib MG. Analysis of management in thirty-three closed head injury patients who "talked and deteriorated". Neurosurgery, 1987, 21(1):51–55.
[16] Bucci MN, Phillips TW, McGillicuddy JE. Delayed epidural hemorrhage in hypotensive multiple trauma patients. Neurosurgery, 1986, 19(1):65–68.
[17] Borovich B, Braun J, Guilburd JN, et al. Delayed onset of traumatic extradural hematoma. J Neurosurg, 1985, 63(1):30–34.
[18] Teasdale G, Galbraith S. Acute traumatic intracranial hematomas// Krayenbuhl H, Maspes PE, Sweet WH, eds. Progress in Neurosurgery. Vol 10. Basel, Switzerland: Karger, 1980, 14–42.
[19] Poon WS, Rehman SU, Poon CY, et al. Traumatic extradural hematoma of delayed onset is not a rarity. Neurosurgery, 1992, 30(5):681–686.
[20] Youmans JR, ed. Diagnosis and treatment of moderate to severe head injury in adults// Neurological Surgery. Philadelphia, PA: WB Saunders, 1996, 1618–1718.
[21] Rivas JJ, Lobato RD, Sarabia R, et al. Extradural hematoma: analysis of factors influencing the courses of 161 patients. Neurosurgery, 1988, 23(1):44–51.
[22] Diaz FG, Yock DH Jr, Larson D, et al. Early diagnosis of delayed posttraumatic intracerebral hematomas. J Neurosurg, 1979, 50(2):217–223.
[23] Young HA, Gleave JR, Schmidek HH, et al. Delayed traumatic intracerebral hematoma: report of 15 cases operatively treated. Neurosurgery, 1984, 14(1):22–25.
[24] Alvarez-Sabín J, Turon A, Lozano-Sánchez M, et al. Delayed posttraumatic hemorrhage. "Spät-apoplexie". Stroke, 1995, 26(9):1531–1535.
[25] Elsner H, Rigamonti D, Corradino G, et al. Delayed traumatic intracerebral hematomas: "Spät-Apoplexie". Report of two cases. J Neurosurg, 1990, 72(5):813–815.
[26] Mendelow AD, Teasdale GM, Russell T, et al. Effect of mannitol on cerebral blood flow and cerebral perfusion pressure in human head injury. J Neurosurg, 1985, 63(1):43–48.
[27] Ashkenazi E, Constantini S, Pomeranz S, et al. Delayed epidural hematoma without neurologic deficit. J Trauma, 1990, 30(5):613–615.
[28] Piepmeier JM, Wagner FC Jr. Delayed post-traumatic extracerebral hematomas. J Trauma, 1982, 22(6):455–460.
[29] Aoki N, Sakai T, Kaneko M. Traumatic aneurysm of the middle meningeal artery presenting as delayed onset of acute subdural hematoma. Surg Neurol, 1992, 37(1):59–62.
[30] Dowling JL, Brown AP, Dacey RG. Cerebrovascular complications in the head-injured patient// Narayan RK, Wilberger JE, Povlishock JT, eds. Neurotrauma. New York, NY: McGraw-Hill Health, 1996, 655–672.
[31] Lipper MH, Kishore PR, Girevendulis AK, et al. Delayed intracranial hematoma in patients with severe head injury. Radiology, 1979, 133(3 Pt 1):645–649.
[32] Fukamachi A, Nagaseki Y, Kohno K, et al. The incidence and developmental process of delayed traumatic intracerebral haematomas. Acta Neurochir (Wien), 1985, 74(1-2):35–39.
[33] Young HA, Gleave JR, Schmidek HH, et al. Delayed traumatic intracerebral hematoma: report of 15 cases operatively treated. Neurosurgery, 1984, 14(1):22–25.
[34] Huneidi AH, Afshar F. Delayed intracerebral haematomas in moderate to severe head injuries in young adults. Ann R Coll Surg Engl, 1992, 74(5):345-349, discussion 349–350.

[35] Jaimovich R, Monges JA. Delayed posttraumatic intracranial lesions in children. Pediatr Neurosurg, 1991-1992, 17(1):25–29.
[36] Gudeman SK, Kishore PR, Miller JD, et al. The genesis and significance of delayed traumatic intracerebral hematoma. Neurosurgery, 1979, 5(3):309–313.
[37] Riesgo P, Piquer J, Botella C, et al. Delayed extradural hematoma after mild head injury: report of three cases. Surg Neurol, 1997, 48(3):226–231.
[38] Pretorius ME, Kaufman HH. Rapid onset of delayed traumatic intracerebral haematoma with diffuse intravascular coagulation and fibrinolysis. Acta Neurochir（Wien）, 1982, 65(1/2):103–109.
[39] Kaufman HH, Moake JL, Olson JD, et al. Delayed and recurrent intracranial hematomas related to disseminated intravascular clotting and fibrinolysis in head injury. Neurosurgery, 1980, 7(5):445–449.
[40] Juvela S, Heiskanen O, Poranen A, et al. The treatment of spontaneous intracerebral hemorrhage. A prospective randomized trial of surgical and conservative treatment. J Neurosurg, 1989, 70(5):755–758.
[41] Rådberg JA, Olsson JE, Rådberg CT. Prognostic parameters in spontaneous intracerebral hematomas with special reference to anticoagulant treatment. Stroke, 1991, 22(5):571–576.
[42] Snyder M, Renaudin J. Intracranial hemorrhage associated with anticoagulation therapy. SurgNeurol, 1977, 7(1):31–34.
[43] Franke CL, de Jonge J, van Swieten JC, et al. Intracerebral hematomas during anticoagulant treatment. Stroke, 1990, 21(5):726–730.
[44] Fredriksson K, Norrving B, Strömblad LG. Emergency reversal of anticoagulation after intracerebral hemorrhage. Stroke, 1992, 23(7):972–977.
[45] Winn HR, Richardson AE, Jane JA. The long-term prognosis in untreated cerebral aneurysms: Ⅰ. The incidence of late hemorrhage in cerebral aneurysm: a 10-year evaluation of 364 patients. Ann Neurol, 1977, 1(4):358–370.
[46] Hunt WE, Hess RM. Surgical risk as related to time of intervention in the repair of intracranial aneurysms. J Neurosurg, 1968, 28(1):14–20.
[47] Hornig CR, Bauer T, Simon C, et al. Hemorrhagic transformation in cardioembolic cerebral infarction. Stroke, 1993, 24(3):465–468.
[48] Garcia JH. Pathology// Barnett HJ, Mohr JP, eds. Stroke. New York, NY: Churchill Livingstone, 1992, 125–135.
[49] Lee KS, Bae HG, Yun IG. Recurrent intracerebral hemorrhage due to hypertension. Neurosurgery, 1990, 26(4):586–590.
[50] Field M, Witham TF, Flickinger JC, et al. Comprehensive assessment of hemorrhage risks and outcomes after stereotactic brain biopsy. J Neurosurg, 2001, 94(4):545–551.
[51] Park YC. Clinical diagnosis of cerebrovascular accidents. J Korean Med Assoc, 1973, 28:303–308.
[52] Herbstein DJ, Schaumberg HH. Hypertensive intracerebral hematoma. An investigation of the initial hemorrhage and rebleeding using chromium Cr 51-labeled erythrocytes. Arch Neurol, 1974, 30(5):412–414.
[53] Kase CS. Intracerebral hemorrhage// Barnett HJ, Mohr JP, eds. Stroke. New York, NY: Churchill Livingstone, 1992, 561–616.
[54] Little JR, Dial B, Bélanger G, et al. Brain hemorrhage from intracranial tumor. Stroke, 1979, 10(3):283–288.
[55] Kalfas IH, Little JR. Postoperative hemorrhage: a survey of 4992 intracranial procedures. Neurosurgery, 1988, 23(3):343–347.
[56] Cole AJ, Aubé M. Migraine with vasospasm and delayed intracerebral hemorrhage. Arch

Neurol, 1990, 47(1):53–56.
[57] Gilbert JJ, Vinters HV. Cerebral amyloid angiopathy: incidence and complications in the aging brain. Ⅰ. Cerebral hemorrhage. Stroke, 1983, 14(6):915–923.
[58] Greenberg SM, Rebeck GW, Vonsattel JP, et al. Apolipoprotein E epsilon 4 and cerebral hemorrhage associated with amyloid angiopathy. Ann Neurol, 1995, 38(2):254–259.
[59] Jane JA, Kassell NF. The natural history of aneurysms and arteriovenous malformations. J Neurosurg, 1985, 62:321–323.
[60] Kulkarni AV, Guha A, Lozano A, et al. Incidence of silent hemorrhage and delayed deterioration after stereotactic brain biopsy. J Neurosurg, 1998, 89(1):31–35.
[61] Savitz MH, Bobroff LM. Low incidence of delayed intracerebral hemorrhage secondary to ventriculoperitoneal shunt insertion. J Neurosurg, 1999, 91(1):32–34.
[62] Proust F, Hannequin D. Causes of morbidity and mortality after ruptured aneurysm surgery in a series of 230 patients. The importance of control angiography. Stroke, 1995, 26(9):1553–1557.

第 8 章　NICU 患者的镇痛和镇静管理

GoharMajeed　DanE.Miulli

摘　要　疼痛是第五大生命体征，如果不及时干预，会导致其他生命体征紊乱甚至引起组织损伤。疼痛可能由组织缺血、血管扩张或组织受压引起。尽管组织缺血可能单纯由强大外力造成，但为了使患者得到更好的诊治，医生应了解疼痛的作用与反应的化学机制。疼痛的治疗应与其他疾病的治疗一样精细，医生应该充分了解神经系统。如果治疗方式和治疗时机不当，或未及时干预，会影响患者的神经系统疾病的预后。

关键词　A delta 纤维　C 纤维　冰　麻醉剂　N- 甲基 -D- 天冬氨酸　伤害感受器　非甾体抗炎药　疼痛评分

病例介绍

一名 47 岁女性发生翻车事故，导致严重闭合性头部损伤，出现轻度脑水肿、右侧气胸、肺挫伤和多处肋骨骨折。患者双侧瞳孔直径 2 mm，对光反应灵敏；不能睁眼，气管插管状态，四肢无法移动，格拉斯哥昏迷量表（GCS）评分 3T。留置胸腔引流管。当患者 GCS 评分≤ 8 分并且仍有肺损伤风险时，继续使用呼吸机。每当患者试图移动时，心电监护提示心率加快，血压升高；因此，给予镇静和镇痛治疗。

病例处理见本章末。

8.1 引言：疼痛是什么？

“无论患者怎么说，只要他 / 她感觉是疼痛，那便是[1]。”疼痛是与实际或潜在的组织损伤相关的不愉快的感官和情感体验，有时以此类损伤描述这种感受[2]。在生物学术语中，来自任何刺激的能量都被转化为神经冲动，并从转导部位转移到中枢神经系统和大脑，在此期间，信号在多个水平上被调制，然后在最高中心——大脑被感知。

伤害感受器是对组织创伤或可能引起组织创伤的刺激做出反应的特异性受体[3]，位于皮肤、结缔组织、肌肉、肌腱、肌梭、关节囊、骨骼和内脏，以及神经和血管周围。但它们并不存在于大脑。组织因损伤释放的前列腺素、P 物质、缓激肽、细胞因子、组胺和 5- 羟色胺而发生变化。这是疼痛调制第一区域。伤害感受器对这些物质作出反应或对简单机械变形作出反应，其神经冲动沿着传导速度较慢的无髓鞘 C 纤维或传导速度更快的小的有髓鞘 A delta 纤维传导。尽管 C 纤维和较大的 A delta 纤维都对疼痛有反应，但反应的比率决定了通过脊髓背角的信号是否为疼痛。C 纤维的反应必须强于 A delta 纤维对疼痛的响应。冲动主要来自躯干和四肢，因此到达脊髓背角，通常激活 N- 甲基 -D- 天冬氨酸（NMDA）受体，这是疼痛调制第二区域。NMDA 受体刺激导致神经元内 Ca^{2+} 升高，从而刺激一氧化氮合酶和一氧化氮的产生[4]。能阻断 NMDA 受体的物质包括 d- 美沙酮、右美沙芬、氯胺酮、纳洛酮和金刚烷胺。作用于 NMDA 受体上脊髓的固有伤害感受器调节剂包括 γ- 氨基丁酸、5- 羟色胺、谷氨酸、P 物质、去甲肾上腺素和内源性阿片样物质，其由脊髓背角Ⅰ、Ⅱ、Ⅳ和Ⅴ中的脊髓中间神经元释放，并受大脑皮层、导水管周围灰质或并行的脊髓控制。调制后的信号穿过脊髓并在多个神经束中上行（例如，脊髓网状束、脊髓丘脑束、脊髓中脑束和脊髓下丘脑束），分别到达网状结构、丘脑、中脑和下丘脑，这是疼痛调制第三区域。到达丘脑的感觉信号经过复杂的调制，被传递至大脑。疼痛感觉信号从这些中间结构传递到额叶皮层、岛叶皮层、边缘结构和感觉皮层，被标记为“好”或“坏”，这是疼痛调制第四区域。

感知疼痛依赖于大脑的正常功能。大脑每个区域释放的神经化学物质，例如，γ- 氨基丁酸、去甲肾上腺素、P 物质、5- 羟色胺和阿片类物质，都会影响疼痛。这些区域同样也会对记忆、社会、环境、经历、抑郁状态和文化习俗的影响作出反应。任何区域的重复刺激都可能改变疼痛的特征和阈值（表 8.1）。

表 8.1 疼痛治疗不足和过度治疗的结果

疼痛治疗不足	疼痛过度治疗
痛苦，焦虑，恐惧，愤怒，抑郁	无法完成神经系统查体
恢复慢	气管插管时间延长
日常活动受限	ICU 滞留时间延长
患者家庭焦虑	肺炎
体重减轻，发热，心率或呼吸频率加快，血压升高，胸痛，心肌梗死，肺不张，便秘，感染	深静脉血栓

ICU：重症监护病房

急性损伤主要以伤害性痛为表现形式。这类疼痛的治疗与慢性重复刺激相关的由外周或中枢神经系统异常信号处理引起的神经性疼痛不同。反复刺激后，神经性疼痛的病理生理异常与原刺激事件无关。这种类型的疼痛在重症监护病房中很少发生，但可见于多发性中风、多发性骨折或癌症疼痛的患者。

8.2 疼痛管理的总体原则

疼痛必须得到治疗，忽视疼痛治疗会使患者痛苦，导致患者及亲属焦虑、恐惧、愤怒、抑郁及恢复缓慢，参与日常生活活动的能力下降、体重减轻、发热、心率和呼吸频率增加、血压升高、胸痛、心肌梗死、肺不张、便秘和感染[6–8]。

8.3 疼痛的评估

疼痛的管理的第一步是对疼痛进行评估，通常记录在疼痛量表中。配合度高的清醒患者疼痛评估时需要同时获得详细的病史，以便医生能够充分评估和解决这些问题。然而神经外科患者在疼痛评估中有一些特殊困难，患者要么接受插管或镇静，要么由于各种原因而无法准确描述疼痛，例如精神状态异常或疼痛引起恐惧、焦虑等。

对疼痛特征的把握在治疗中也有其作用，包括但不限于疼痛的特征、部位、强度、持续时间、周期性、加重和缓解因素、现在和过去的疼痛管理方案，以及相关的体征和症状。

疼痛是一种与实际或潜在组织损伤有关的不愉快的感觉和情绪体

验。因此，疼痛评估需要检查疼痛的牵涉区并且完成其他有助于诊疗的检查。

在疼痛史中通常只考虑疼痛强度；然而，疼痛本身可能会导致不必要的治疗。当出现交流困难时，例如患者非常年轻、非常年老、轻度意识障碍或语言、文化背景不同，疼痛评估量表可能是唯一可用的信息。使用最广泛的疼痛数字评分量表采取 10 分法。因为需要随着时间和治疗情况跟踪疼痛趋势，并在不同的医务人员和医疗机构之间评估，所以在其他量表更流行之前，推荐使用疼痛数字评分量表[9-10]。

数字评分量表要求患者或医护人员以“0”到“10”的等级对疼痛进行评分，“0”表示完全没有疼痛，“10”表示患者或医护人员可以想象的最严重的疼痛。通常患者会说他们的疼痛阈值很高，比其他人高得多。但是，必须向患者强调，他们能想象到的最严重的疼痛是 10 分，而当前的疼痛与该级别有关，并非基于他人的感知。有时可以要求通过阴道分娩的妇女（根据病史确定）将当前疼痛与分娩时经历的疼痛进行比较，后者可定义为 10 分（图 8.1）。

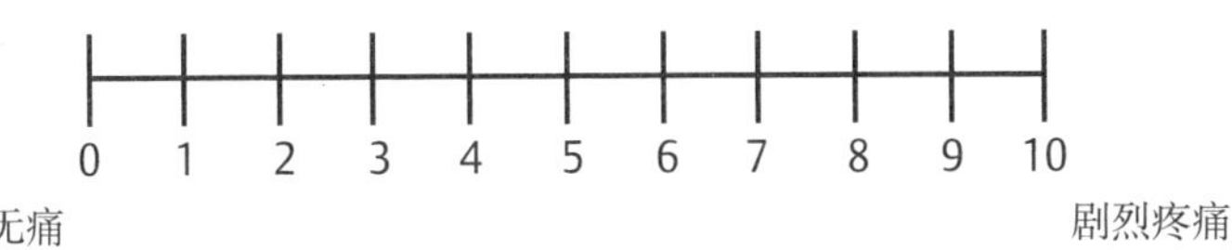

图 8.1 疼痛数字评分量表。“0”代表完全没有疼痛，“10”代表最严重的疼痛。患者通过指出刻度尺上的数字表达疼痛的程度

改良的视觉模拟量表（VAS）是一条标记“0”到“10”的 10 cm 长的线段，0 表示完全没有疼痛，10 表示患者可以想象的最严重的疼痛。可与常用量表（例如美国癌症协会疼痛量表、面部疼痛量表或 Wong-Baker 面部表情量表）结合使用，这些量表都由具有不同疼痛表情的面部图像组成，改良的（VAS）已成为清醒患者疼痛评估的常用量表（图 8.2）。

极度虚弱和严重颅脑损伤的患者客观上无法使用这些量表来评估疼痛程度。此种情况下，医务人员有责任以患者利益最大化为出发点，在不引起不良反应的情况下减轻患者痛苦。当患者无法交流时，行为疼痛量表很有用。使用最广泛的疼痛量表之一是 FLACC 疼痛评估量

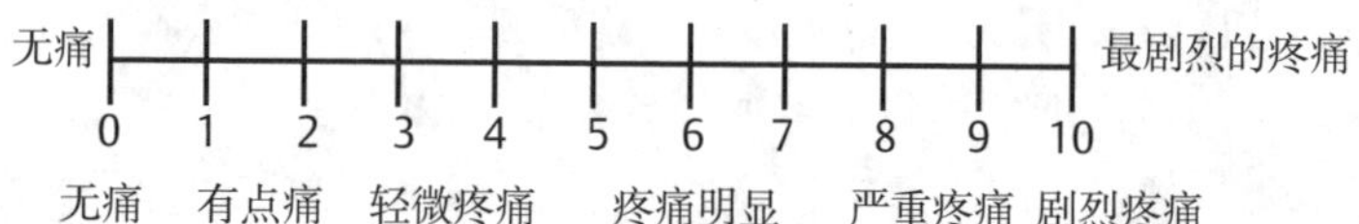

图 8.2 视觉模拟量表和 Wong-Baker 面部表情量表，可充分评估疼痛。“0”表示完全没有疼痛，“10”表示有史以来最剧烈的疼痛。这些表情能帮助患者确定其目前的感受

表（10 分）。FLACC 量表分别从面部表情、腿部运动、一般活动、哭泣和被安慰的能力 5 个方面进行评估，并给予 0~2 分评分（表 8.2）。FLACC 量表也可用于 6 个月至 3 岁的儿童。

表 8.2 FLACC 疼痛评估量表 [6–7]

	评分		
	0	1	2
面部表情	微笑或无表情	偶尔面部扭曲或皱眉	持续颤抖下巴，紧缩下颚，紧皱眉头
腿部活动	正常体位或放松状态	不自在，不安，紧张	踢腿或乱蹬
体位	安静平躺，正常体位，可顺利移动	急促不安，来回移动，紧张	身体蜷曲或痉挛，僵硬或抽搐
哭泣	不哭不闹	呻吟或啜泣，偶尔哭泣，叹息	不断哭泣，尖叫或抽泣，呻吟
可被安抚	平静的，满足的，放松，不要求安慰	可通过少量身体接触消除疑虑，分散注意力	安慰有困难

8.4 NICU 患者疼痛的治疗

神经外科患者的疼痛需要得到充分控制。除 ICU 压力性因素外，神经外科患者还可能由生理性原因引起疼痛，例如术后疼痛、蛛网膜下腔出血或脑膜炎引起的脑膜刺激、脑神经功能障碍、侵入性手术以及各种情况引起的神经病变。在开始镇静之前，必须充分处理疼痛，

因为疼痛会引起明显的焦虑、激动，严重影响神经系统。

过度用药可导致无法进行神经系统查体，而这是神经系统疾病或脑损伤患者的最重要的连续评估手段。过度治疗疼痛和镇静会导致插管时间延长、ICU 住院时间延长、肺炎和深静脉血栓形成（表 8.1）[5]。

在严重的头部外伤或昏迷的插管患者中，有时细微的变化可能预示着严重的颅内情况变化，例如脑挫伤进展或其他导致中线移位和脑疝的问题。如患者用药过量，可能导致错过病变的治疗机会。通常，在有严重颅脑损伤或严重神经功能缺损的患者中，可插入颅内压传感器；颅内压可随运动、吸痰和疼痛而升高，但随着大脑达到代偿极限，颅内压会呈现指数级变化。神经系统检查出现的变化先于颅内压的巨大变化。因此，必须在神经重症患者疼痛和镇静以及用药不足和过度用药之间保持平衡。在 NICU 中使用镇痛剂和镇静剂的一个关键原则是剂量：在证明镇痛剂或镇静剂对特定患者确实有效后，应逐渐调整所选镇痛剂或镇静剂的剂量，以避免产生副作用或过量。

下文列举了 NICU 中最常用的一些药物。

8.4.1 非甾体抗炎药

一旦可以使用疼痛量表评估疼痛，患者就可以快速接受药物和其他治疗。评分为 4 分或以下的疼痛可以采用冰敷、对乙酰氨基酚或非甾体抗炎药进行管理，后两种抑制环氧合酶（COX1~3）的异构体阻断前列腺素合成[11]。对乙酰氨基酚，即 N– 乙酰基 – 对氨基苯酚（APAP）的常用剂量为 10~75 mg/（kg · d），分 4~6 次给药，成人每日最大剂量为 4000 mg。现在认为，给予 50 mg/kg 的初始剂量，可产生与某些麻醉剂相当的疼痛缓解效果，同时有较高的安全性。对乙酰氨基酚的副作用出现在多次剂量升高的情况下，也可在单次剂量时发生。副作用包括急性重型肝炎或肝、肾毒性，长期使用可导致血小板减少症。肝功能受损或经常饮酒者每日服用量应不超过 2 g。建议每天饮酒超过 3 杯的人避免服用对乙酰氨基酚。

镇痛药包括阿司匹林（乙酰水杨酸）和 APAP，可抑制环氧合酶，阻止前列腺素的产生。COX 受体遍布全身，不同受体受到刺激可产生不同结果。COX–1 受体存在于中枢神经系统、肾脏、血小板、消化系统、皮肤和其他区域。COX-2受体存在于大脑和肾脏中。COX-3受体存在于中枢神经系统中。大多数非甾体抗炎药是非选择性COX-1~COX-3受体抑制剂。APAP受体位于中枢神经系统，这是APAP仅能降低体温，缓解疼痛，具有显著抗炎作用，但无抑制血小板功能的原因。

轻度出血后4~10 d内应停用非甾体抗炎药，严重出血后至少4~10 d内不给予非甾体抗炎药。非甾体抗炎药仅在治疗剂量下抑制血小板功能。应给予胃保护剂和足够的水合作用，以防止副作用。布洛芬的常用剂量为50 mg/kg，每天4~6剂。

酮咯酸是另一种可以静脉内或口服给药的抗炎药。酮咯酸的常用剂量为每次30~60 mg，可每6~8 h给药一次。在腰椎间盘切除术和腰椎融合术等神经外科手术控制出血后，应立即给予酮咯酸。可以先给予酮咯酸30 mg，静脉注射，然后以10 mL/h的速度连续滴注含120 mg酮咯酸的500 mL盐水至输注完毕。联合利多卡因贴剂或输液，可大大减少或消除对麻醉剂的需求。

非甾体抗炎药包括多种药物类别，每种类别对患者的影响各不相同。因此，如果一类非甾体抗炎药或同一类药物中的某一种不起作用，可考虑其他类别药物（表8.3）。

表8.3 常用镇痛药*[6–12]

通用名	常用剂量	常用频次	每日最大剂量	分类
冰	局部应用	直至融化		
对乙酰氨基酚	10~75 mg/（kg·d）	4~6 h	4000 mg	对氨基苯酚，COX-3抑制剂
阿司匹林	5~100 mg/（kg·d）	4~6 h	8000 mg	水杨酸
二氟尼柳	250~500 mg	8~12 h	1500 mg	水杨酸
三水杨酸胆碱镁	30~60 mg/（kg·d）	8~12 h	4500 mg	水杨酸
布洛芬	5~50 mg/（kg·d）	4~6 h	3200 mg	丙酸
萘普生	250~500 mg	6~8 h	1500 mg	丙酸
酮洛芬	12.5~75.0 mg	6~8 h	300 mg	丙酸

表 8.3（续）

通用名	常用剂量	常用频次	每日最大剂量	分 类
氟比洛芬	50~100 mg	6~8 h	300 mg	丙酸
奥沙普秦	600~1200 mg	8~12 h	1800 mg	丙酸
吲哚美辛	25~75 mg	8 h	200 mg	吲哚乙酸
吡罗昔康	10~20 mg	24 h	20 mg	苯并噻嗪
美洛昔康	7.5~15.0 mg	24 h	15 mg	苯并噻嗪
双氯芬酸钠	25~75 mg	6~8 h	200 mg	吡咯乙酸
酮咯酸	30~60 mg	静脉给药，口服 6~8 h	150 mg	吡咯乙酸
塞来昔布	200~400 mg	12~24 h	800 mg	COX-2 抑制剂

* 适用于采用 0~10 分疼痛量表评估疼痛，评分为 4 分及以下的患者。COX：环氧合酶

如果患者对非甾体抗炎药敏感，则禁用此类药物。病毒感染的儿童禁用水杨酸类药物。一般来说，非选择性 COX 抑制剂有以下副作用：消化道不适，如溃疡、胃肠道穿孔和出血（治疗期间抗血小板治疗持续 2~3 d）；肝肾功能障碍；过敏反应，如荨麻疹 - 血管性水肿；呼吸、注意力和记忆障碍；头痛和耳鸣。罗非昔布是一种 COX-2 抑制剂，具有心脏副作用，如心肌梗死和中风，已退出市场。另一种 COX-2 抑制剂塞来昔布仍在使用，其副作用比其他非甾体抗炎药小。

非选择性 COX 抑制剂联用质子泵抑制剂与选择性 COX-2 抑制剂的胃肠道效应之间没有显著差异。阿司匹林不可逆地抑制血小板功能，而非甾体抗炎药仅在治疗剂量下抑制血小板功能。

8.4.2 其他疗法

疼痛的治疗方法很多。对于有神经疾病的患者，除非有禁忌证，否则应尝试这些方法。最初，局部疼痛可用冰块冰敷。其作用是刺激大 A delta 纤维，增加 C 纤维以上的输出，并抑制疼痛的传递。持续时间较长的疼痛，例如由肌肉痉挛引起的疼痛，可以用冰敷、热敷或二者结合治疗，具体取决于机体的反应。如果在近端皮节或尾部硬膜外有严重的肢体或轴向疼痛，可以使用麻醉剂和镇痛剂。较大肌肉区

域的组织损伤引起的疼痛可以通过局部连续输注长效或短效利多卡因衍生物来治疗。当疼痛不太严重时，可联合使用其他镇痛药，也可局部用药。5% 利多卡因贴剂等常用于慢性和神经性疼痛，但也可用于急性疼痛，可显著减轻疼痛并改善生活质量。目前认为利多卡因可以阻断受损神经末梢中的钠通道，可以应用于新创伤或手术损伤组织。5% 利多卡因贴剂不应直接应用于开放组织或新缝合的组织，应贴于伤口两侧，应每天连续使用 12 h（表 8.4）。

表 8.4 初始镇痛药及其应用 [6–12]

治 疗	剂 量	给药方式	可能的损伤
冰	应用 30 min，停 30 min	外用	局部软组织损伤
5% 利多卡因贴剂	连续应用 12 h	外用	局部软组织损伤
EMLA 乳膏（2.5% 利多卡因，2.5% 丙胺卡因）	每 2 h 一次	外用	局部软组织损伤
辣椒碱乳膏	每天 2~3 次	外用	神经毒性
非甾体抗炎药（如双氯芬酸、吲哚美辛）	每天 3~4 次	外用	非急性肌腱或韧带损伤
利多卡因肌内注射	2 mg/min	组织内给药	局部软组织损伤
布比卡因硬膜外输注	0.03%~0.06%	硬膜外给药	软组织，骨
布比卡因联合阿片类药物硬膜外输注	0.03%~0.125% 联合 0.5~1.0 mg 吗啡或 1 μg 芬太尼	硬膜外给药	软组织，骨

EMLA：局部麻醉剂的共晶混合物；NSAID：非甾体抗炎药

8.4.3 非阿片类镇痛药

对于评分为 0~10 分的疼痛量表中大于 4 分的疼痛，可以使用对乙酰氨基酚和非甾体抗炎药，以及其他非常规的非麻醉性药物（表 8.5）。每种药物都可以与麻醉剂一起使用，较小的麻醉剂量即可达到治疗效果，从而减少镇静作用和其他副作用。如果从病史中可以获取影响当前疼痛的环境、生理或心理因素的线索，使用非常规药物可能是有益的。非常规药物包括抗癫痫药、三环类抗抑郁药、γ－氨基丁酸、去甲肾上腺素、α 和 β 受体阻滞剂、辣椒素、5－羟色胺、苯二氮䓬类药物、咖啡因和巴比妥酸盐。这些非常规药物对神经性和慢性疼痛特别有益。

表 8.5 非阿片类镇痛药的用法 *[6–12]

通用名	常用剂量	常用频次	适应证	每日最大剂量
咖啡因	65~325 mg	8 h	兴奋	
美西麦角	2~8 mg	8~12 h	头痛	6~8 mg
加巴喷丁	100~1200 mg	8 h	神经痛	3600 mg
卡马西平	5~35 mg/（kg · d）	6~12 h	神经痛	1600 mg
双丙戊酸钠	15~60 mg/（kg · d）	24 h	偏头痛	4000 mg
苯妥英	4~8 mg/（kg · d）	6~8 h	三叉神经痛	600 mg
阿米替林	0.5~2.0 mg/（kg · d）	6~12 h	抑郁	300 mg
去甲替林	20~150 mg	6~12 h	抑郁	150 mg
地塞米松	0.0233~0.333 mg/（kg · d）	4~8 h	炎症	16 mg
曲马多（阿片类和 SSRI）	50~100 mg	4~6 h	疼痛	400 mg
佐米曲坦	1.25~5 mg	2 h	头痛	10 mg
普萘洛尔	0.5~16 mg/（kg · d）		偏头痛	640 mg
巴氯芬	10~20 mg	6~8 h	痉挛	80 mg
氯胺酮	5 μg/（kg · min）		疼痛	
苯二氮䓬类（如阿普唑仑）	0.25~1.00 mg	8 h	焦虑	10 mg
钙通道阻滞剂	情况复杂			

* 适用于采用 0~10 分疼痛量表评估疼痛，评分为 4 及以上的患者。SSRI：5- 羟色胺选择性重摄取抑制剂

非常规镇痛药可在多个领域通过多种机制发挥作用（表 8.6）。

- 三环类抗抑郁药可抑制神经元放电，降低肾上腺素能受体的敏感性，阻断去甲肾上腺素和 5- 羟色胺的再摄取，并与组胺能受体、胆碱能受体和肾上腺素能受体结合。
- 5- 羟色胺选择性重摄取抑制剂可增强 5- 羟色胺和去甲肾上腺素通路，抑制细胞色素 P-450，并辅助抑郁症和焦虑症患者的治疗。副作用包括震颤、发热、腹泻、谵妄和肌张力增加。
- 抗癫痫药通过抑制钠通道抑制神经元非正常放电，也可通过增

强 γ-氨基丁酸的抑制作用实现。

- 苯二氮草类药物能够增强 γ-氨基丁酸的抑制性作用，同时也有抗焦虑以及抗癫痫的作用。
- α 肾上腺素受体阻滞剂通过激活蓝斑的自抑制性突触前受体来减少过度兴奋的症状。

常见的辅助非麻醉性镇痛药见表 8.5。应根据药物作用谨慎选择镇痛药物。例如，如果抑郁症加剧了疼痛，考虑加用阿米替林。

表 8.6 疼痛传导通路相关的神经化学物质及可能的调节物[5-8]

痛觉传导通路部分	神经化学物质	可能的调节物
痛觉感受器	前列腺素，P 物质，缓激肽，细胞因子，组胺和 5-羟色胺	局麻药，ASA，非甾体抗炎药，阿片类药物，对乙酰氨基酚，AED 和 TCA
痛觉纤维 C 或 Adelta	钙、钠通道	离子通道阻滞剂
中间神经元	NMDA、GABA 和内源性阿片类药物	镁，PCP，GABA 和阿片类
网状系统，丘脑，中脑，下丘脑	GABA，去甲肾上腺素，P 物质，5-羟色胺，阿片类	GABA，去甲肾上腺素，β 受体阻滞剂，辣椒素、5-羟色胺和阿片类
额叶皮层，岛叶皮层，边缘系统，感觉皮层	GABA，去甲肾上腺素，P 物质，5-羟色胺，阿片类	GABA，去甲肾上腺素，β 受体阻滞剂，辣椒素，5-羟色胺，阿片类药物，AED，TCA 类，苯二氮草类和巴比妥类药物

AED：抗癫痫药；ASA：乙酰水杨酸（阿司匹林）；GABA：γ-氨基丁酸；NMDA：N-甲基-D-天冬氨酸；PCP：苯环己哌啶；TCA：三环类抗抑郁药

8.4.4 阿片类药物

阿片类药物是 ICU 中最常用的药物。主要用于镇痛，低剂量时也用于镇静和促眠。所有阿片类药物均通过与中枢和外周神经系统中的阿片受体结合而发挥作用，作为激动剂、部分激动剂或激动剂-拮抗剂而产生药理作用，如镇痛、使意识水平下降、抑制呼吸、缩小瞳孔、抑制胃肠道动力、扩张血管。芬太尼、瑞芬太尼和吗啡是 ICU 中最常用的 μ 受体激动剂。阿片类药物在神经外科患者中通常具有良好的耐受性，并且副作用小。然而，某些接受阿片类药物治疗的颅脑损伤患者可发生呼吸动力下降、脑血管扩张，从而导致颅内压升高。阿片类药物相关的瞳孔缩小可掩盖颅脑损伤患者或高颅压患者的神经功能恶化问题[13]。

高剂量的吗啡和芬太尼与全身麻醉患者的癫痫样活动有关。因为阿片类药物可能导致肌肉僵硬或肌阵挛。接受大剂量静脉注射或鞘内注射吗啡的患者也有非癫痫性肌阵挛的报道。阿片类药物其他不良反应包括嗜睡、呼吸抑制、胸壁和肌肉强直（芬太尼和瑞芬太尼）、烦躁或幻觉（主要是吗啡）、恶心和呕吐、组胺释放引起的荨麻疹、潮红和低血压。最常见的是吗啡和哌替啶。芬太尼和瑞芬太尼对血压的影响很小。仔细监测生命体征，特别是呼吸频率和脉搏血氧饱和度，对接受阿片类药物治疗的患者极为重要。阿片类镇痛剂的优点是能够用阿片类拮抗剂纳洛酮逆转其作用[13–14]。

根据阿片受体的类型可将阿片类药物分为四种：mu、kappa、delta 和最近发现的 nociceptin/orphaninFQ（N/OFQ）。

临床上，阿片类药物的作用是提高疼痛阈值，增加感觉疼痛所需的最小强度。在解剖学层面，阿片类药物通过抑制向脊髓的伤害性传递、激活下行抑制通路和作用于痛觉高级中枢来发挥作用。阿片类药物可能对阿片类药物受体（激动剂）具有纯粹的刺激作用，或在低剂量时刺激并在较高浓度时阻断（激动剂 / 拮抗剂）。在细胞生理水平上，所有阿片类药物都会降低环磷酸腺苷水平；增加 K^+ 外流，尤其是 mu 和 delta；避免钙进入神经元，尤其是 kappa；引起细胞超极化；减少神经递质的释放，提供神经保护机制。

- Kappa 阿片类受体激动剂

阿片类受体分为四种类型：mu、delta、kappa 和 N/OFQ。在这些类型中，κ 受体系统目前吸引力最强。Ikeda 和 Matsumoto 认为[15]，以 kappa 受体为目标，可以开发出超越疼痛和缓解疼痛的新型治疗剂。目前基于阿片受体拮抗剂或激动剂的治疗效果，认为内源性阿片系统是引起继发性或延迟性脑损伤的因素。Ikeda 和 Matsumoto[15] 证明，新型 kappa 阿片受体激动剂 RU51599 对创伤性和缺血性脑水肿具有神经保护作用，同时还具有镇痛作用。Hudson 等[16] 通过 NMDA 诱导的新生大鼠脑损伤神经毒性模型证明 kappa 阿片类药物相关抗惊厥药 U–50488H 和 U–54494A 具有神经保护作用。Tortella 和 DeCoster[17] 发现

kappa 受体相关的阿片类药物，特别是芳基乙酰胺系列 kappa 阿片类镇痛剂，是治疗癫痫、中风或与创伤相关的脑或脊髓损伤的良药[18-19]。kappa 阿片类药物与所有阿片类药物具有共同的特性，均有神经保护作用，但与 mu 受体不同，它直接作用于大脑，通过抑制抗利尿激素的分泌和促进人体水分排泄来降低颅内压[20]。抗利尿激素可调节脑含水量，在缺血和颅脑损伤患者的脑脊液中可升高。Ikeda 等[21]证明了 RU51599 具有保护作用，是一种选择性 kappa 阿片受体激动剂和抗利尿激素释放抑制剂，可改善脑水肿。Kappa 受体激动剂具有利尿作用，可减少水肿，降低颅内压，增加脑灌注压。Kappa 受体激动剂可引起呼吸抑制，但不及 mu 受体的作用强，副作用是可引起烦躁。

纳布啡是一种有效的 kappa 激动剂和 mu 拮抗剂镇痛剂，副作用小，滥用可能性低，可能是因为它可抑制中脑多巴胺的释放。纳布啡是一种 mu 拮抗剂，对于 mu 受体激动剂（如吗啡）成瘾的患者应谨慎使用，否则会导致戒断问题。

- mu 阿片类受体激动剂

典型的 mu 受体激动剂，如吗啡，对患者有很大益处。在神经系统疾病中，mu 受体激动剂具有神经保护作用，另外，还可用于与急性左心室衰竭和肺水肿相关的术前镇静和呼吸困难。樟脑酊是另一种 mu 受体激动剂，可治疗严重腹泻和肠绞痛。可待因可用于严重持续性咳嗽，有时可用于轻微的过度通气，例如头部受伤后，吗啡可减弱由 PCO_2 降低引起的反射性血管收缩，并降低外周血管阻力[12]。

氯胺酮在神经外科麻醉中的副作用已得到充分证实。这种 mu 受体激动剂的副作用包括升高颅内压，增加脑血流量。DeNadal 等[22-23]在人类脑外伤受试者中证明，当二氧化碳反应性保持不变时，56.7% 的患者表现出高血压的自动调节功能受损或消失。在用吗啡或芬太尼刺激 mu 受体后，患者颅内压显著升高，平均动脉血压和脑灌注压降低，但根据动静脉氧差预测的脑血流量不变。在二氧化碳反应性完好的患者中，阿片类药物诱导的颅内压升高的幅度更大。这证明芬太尼具有血管舒张作用。在其他研究中，deNadal 和其他研究者得出结论，强效阿片类药物会进一步升高颅内压，这是由于激活血管扩张剂级联反应之外的机制。Sperry 等人的研究[24]表明，μ 受体激动剂可造成颅内压显著升高，其中芬太尼可使颅内压升高 8.2 mmHg，舒芬太尼可使颅内压升高 6.1 mmHg。这两种药物均导致平均动脉血压显著降低，芬太尼可降低 11.6 mmHg；舒芬太尼可降低 10.5 mmHg，而患者心率无明显变化。合适剂量的强效阿片类药物可以显著升高严重头部外伤患者的颅内压[24]。其他研究人员也证明了这一点，即舒芬太尼、芬太尼和阿芬太尼可导致颅内压显著但短暂地升高，同时平均动脉压显著降低[25]。氢吗啡酮，一种 mu 受体激动剂，也显著增加了前扣带回皮质、杏仁核和丘脑区域的脑血流量，这些结构都属于边缘系统[26]。

并非所有 mu 受体激动剂都会引起脑血管扩张。

● 阿片类药物及其副作用

正如不同类型的非甾体抗炎药疗效差异很大，阿片类药物治疗疼痛的疗效也各不相同，即使对于同一名患者也是如此。如果一种阿片类药物不起作用，请考虑使用另一种阿片类药物进行治疗。使用最广泛的阿片类药物是刺激 mu 受体的一类药物，包括吗啡、哌替啶（Demerol）、二氢吗啡酮（Dilaudid）和芬太尼。该类药物与大多数阿片类受体激动剂有共同点，但也有一定风险。Mu 受体激动剂可通过导致血管舒张和非血管舒张方式直接或间接升高颅内压[3,9–10,12,27]，可引起呼吸抑制、支气管收缩、胸壁僵硬、低血压，可增加抗利尿激素的释放使水肿加重，可刺激多巴胺分泌，可致便秘、体温降低，具有镇静作用，可引起伴或不伴呕吐的恶心、瘙痒、嗜睡、定向能力丧失，使患者出现幻觉，高剂量可致癫痫发作。mu 作用药物还刺激多巴胺的分泌，导致成瘾。

因此，在开具大剂量静脉注射阿片类药物或阿片类药物输注处方时，必须密切监测患者的生命体征。应进行连续脉搏血氧饱和度测定，如出现血氧饱和度降低，应及时通知医生。应每 15 min 记录一次血压和呼吸，持续 2 h，之后 4 h 内每小时记录 1 次，随后每 4 h 记录一次。随着每次剂量的增加，应该重新开始记录生命体征。如果呼吸频率低于 10 /min 或收缩压＜ 90 mmHg，应停止用药并通知医生。应备好阿片类药物解毒剂，常备 1 mg 纳洛酮。如果呼吸频率低于 8/min，给予纳洛酮 0.2 mg 静脉推注并联系上级医师；可在 5 min 内重复该剂量。每 6 h 口服一次 25 mg 苯海拉明可控制瘙痒。对于新发的恶心和呕吐，可以使用止吐剂，例如每 4 h 给予格拉司琼 10 μg/kg，5 min 静脉注射完毕，也可使用类似药物，患者通常会在第 2 次给药后缓解。此外，当患者自控镇痛（PCA）超过 3 d 后停药时，应逐步停药（表 8.7）。

表 8.7 阿片类受体激动剂及其副作用 [6-12,15-16,20-21]

受体	药物	副作用	禁忌证及注意事项
mu	吗啡、芬太尼、氢吗啡酮、丁丙诺啡	升高颅内压，抑制呼吸，使支气管收缩，胸壁僵硬，引起低血压，增加 ADH 的释放从而引起水肿，刺激多巴胺的分泌，收缩瞳孔，降低体温，抑制咳嗽反射，可致便秘和伴或不伴恶心的呕吐、瘙痒、嗜睡、意识模糊和定向障碍，具有镇静作用	头部损伤、哮喘、呼吸系统疾病、麻痹性肠梗阻患者禁用
kappa	纳布啡	呼吸抑制，兴奋，镇静，恶心，呕吐，出汗，头痛眩晕，意识模糊、口干	
delta	研究用药 BW373U86，SB235863		

ADH：抗利尿激素

只有充分了解药物的风险和益处后，才能开具阿片类药物。给药前应检查处方剂量和方式。以下是一些常用的阿片类药物，并有一些一般性的考虑。对于每一种药物，具体给药剂量应根据患者和临床情况进行调整。

- 10% 健康人群缺乏激活可待因所需的酶。治疗时，可待因可能会引起恶心和便秘。
- 曲马多可降低癫痫发作阈值。
- 芬太尼透皮贴剂需要 12~16 h 达到治疗效果，约 48 h 达到稳定状态。
- 应认真考虑在 NICU 患者中使用哌替啶，因为存在焦虑、震颤、肌阵挛和癫痫发作等神经毒性风险。
- 给予负荷剂量的麻醉剂，之后每小时给予负荷剂量的 1/6。
- 大多数阿片类药物通过肾脏和肝脏途径代谢（表 8.8）。

表 8.8 阿片类镇痛药的应用 *[6–12,15–16,20–21]

药 物	受体激动剂或拮抗剂	给药途径	剂 量	用药频率（h）	半衰期（h）
吗啡	mu	IV	0.1 mg/kg	3~4	2.1~2.6
		IM	0.2 mg/kg	3~4	
		口服	0.3 mg/kg	3~4	
氯胺酮	mu	IV	5 μg/（kg · min）	3~4	
二氢吗啡酮	mu	IV，IM	0.015 mg/kg	3~6	2.6~3.2
			0.5~1.0 mg/h		
		口服	0.06 mg/kg	3~6	
芬太尼	mu	IV	25~50 μg/h		3.7
		TC	25~100 μg/h 600~7200 μg	72 h 贴片	3.7
羟考酮	mu	口服	0.2 mg/kg	3~4	
氢可酮	mu	口服	0.2 mg/kg	3~4	
哌替啶	mu	IV	0.75 mg/kg	2~3	3
		IM	75 mg		3
		口服	不可经口使用	不可经口使用	3
左啡诺	mu	IM	0.02 mg/kg	6~8	11
		口服	0.04 mg/kg	6~8	11
丁丙诺啡	mu	IV	0.4 mg/kg	6~8	5
		SL	2~24 mg	6~8	5
可待因	mu	IV	1 mg/kg	6~8	3
		IM	1 mg/kg	6~8	3
		口服	1 mg/kg	3~4	
曲马多	mu	口服	50~100 mg	6	
纳布啡	kappa 激动剂，mu 拮抗剂	IV	0.15~2.5 mg/kg	3~6	5

表 8.8（续）

药 物	受体激动剂或拮抗剂	给药途径	剂 量	用药频率（h）	半衰期（h）
布托啡诺	kappa 激动剂，mu 激动剂与拮抗剂	IV，IM	2 mg IV 或 0.5~4.0 mg IM，最大剂量 0.25~ 32 mg/d	3~4	3
		IN	1 mg 每喷，1~4 mg/d	3~6	
甲状腺激素类药物		IV			
纳洛酮	与 mu 结核但不激动，同时结合 kappa 和 delta	IV	每 2~3 min 0.4 mg		1
喷他佐辛	kappa，mu 激动剂与拮抗剂	口服	50 mg	4~6	4
盐酸丙氧芬	mu	口服	65 mg	4~6	9

* 适用于采用 0~10 分疼痛量表评估疼痛，评分为 5~6 分或更高的患者。IM：肌内注射；IN：鼻腔给药；IV：静脉给药；SL：舌下给药；TC：经皮

8.5 疼痛治疗的一般注意事项

当有疼痛时应治疗疼痛，不能等到疼痛失控。当疼痛变得更严重时，需要更大剂量的药物。在受伤初期应全天持续给药，而不是仅在患者要求或仅在患者出现症状时给予药物。有时患者会发生突破性疼痛。此种疼痛常为中度至重度，发生迅速，持续时间相对较短，通常在 3 min 内，每天发生 1~4 次。因此，初始治疗和复发性疼痛应使用不同药物。使用患者自控镇痛药或持续静脉输注镇痛药是有益的（表 8.9）。

表 8.9 疼痛的治疗

评 分	治 疗
0~4	冰敷 +APAP，可使用小剂量 NSAID，可局部给药
5~9	冰敷 +APAP+ 酮咯酸，可使用大剂量 NSAID，小剂量阿片类药物
10	冰敷 +APAP+ 酮咯酸，可使用大剂量 NSAID，大剂量阿片类药物

APAP：对乙酰氨基酚；NSAID：非甾体抗炎药

镇痛药减量或停药应谨慎，此外，NICU 医护人员还应记录药物疗效。如果疼痛连续 3 h 且疼痛评分在 4 分以上，则必须通知主治医师。如果出现突破性疼痛，可以每 4~6 h 给予 650 mg 或更大剂量的对乙酰氨基酚。如果镇痛泵或药物不可用，应考虑其他治疗方法（表 8.10）。

表 8.10 患者自控镇痛或持续静脉镇痛流程 [6–12,15–16,20–21]

过敏原：
体重（kg）：
进行持续指脉氧监测，如低于____%，通知医生
每 15 min 记录一次血压和呼吸，持续 2 h，然后每小时记录一次，持续 4 h，此后每 4 h 记录一次。如增加剂量，重新开始记录生命体征。如果呼吸频率＜10 /min 或收缩压＜90 mmHg 停止输注并通知医生，根据 VAS 或 FLACC 评估疼痛，疼痛评分应＜4 分。清醒时每小时评估和记录疼痛
可选择以下一种药物：
____吗啡 1 mg/mL
____氢吗啡酮（Dilaudid）0.5 mg/mL
____芬太尼 10 ug/mL
____布托酚（Stadol）0.1 mg/mL（用于颅内压升高）
____纳布啡（Nubain）1 mg/mL（用于颅内压升高）
上述药物的初始剂量：
____mg 硫酸吗啡（范围：1~5 mg）
____mg 氢吗啡酮（Dilaudid）（范围：0.1~1 mg）
____mg 芬太尼（范围：10~20 ug）
____mg 布托酚（Stadol）（范围：0.5~2.0 mg）
____mg 纳布啡（Nubain）（范围：10~20 mg）
以上所选药物的 PCA 泵设置（连续基础速率）
____mg/h 硫酸吗啡（范围：1~4 mg）
____mg/h 氢吗啡酮（Dilaudid）（范围：0.5~1.0 mg）
____μg/h 芬太尼（范围：10~20 μg）
____mg/h 布托酚（Stadol）（范围：0.1~1.0 mg）
____mg/h 纳布啡（Nubain）（范围：5~10 mg）

表 8.10（续）

上述药物的 PCA 剂量：
____mg 硫酸吗啡（范围：0.5~2.0 mg）
____mg 氢吗啡酮（Dilaudid）（范围：0.1~0.2 mg）
____μg 芬太尼（范围：10~20 μg）
____mg 布托酚（Stadol）（范围：0.1~0.5 mg）
____mg 纳布啡（Nubain）（范围：5~10 mg）
锁定间隔，____5~30 min 给予上述药物的最大剂量（间隔 4 h 一次）
____mg 吗啡（范围：10~40 mg）
____mg 氢吗啡酮（Dilaudid）（范围：2~6 mg）
____μg 芬太尼（范围：100~300 μg）
____mg 布托酚（Stadol）（范围：2~4 mg）
____mg 纳布啡（Nubain）（范围：40 mg）
如果疼痛评分 >4 分，且疼痛超过 1h，请通知医生
备好纳洛酮（Narcan）1 mg。如果呼吸频率 < 8 /min 时，给予 0.2 mg 静脉推注，并联系医生；可在 5 min 内重复给药。如果连续进行 PCA > 3 d，应逐渐减量：
____吗啡每小时减量 1 mg，直至剂量 < 2 mg/h，之后以 0.5 mg/h 的速度减量
____氢吗啡酮（Dilaudid）以 0.5 mg/h 的速度减量，直至剂量 < 1 mg/h，之后以 0.2 mg/h 的速度减量
____芬太尼以 10 μg/h 的速度减量，直至剂量 < 20 μg/h，之后以 5 μg/h 的速度减量
____布托酚（Stadol）以 0.5 mg/h 的速度减量，直至剂量 < 1 mg/h，之后以 0.2 mg/h 的速度减量
____纳布啡（Nubain）以 5 mg/h 的速度减量，直至剂量 < 10mg/h，之后以 1 mg/h 的速度减量
静脉输液通路至少以____速度给药，以连接 PCA
如瘙痒，每 6 h 给予苯海拉明 25 mg，IV/PO。根据需要提供止吐药，如格拉司琼（Kytril）10 μg/kg，静脉注射 5 min，每 4 h 一次，用于治疗恶心和呕吐
对于突破性疼痛，可以每 6 h 给予对乙酰氨基酚（泰诺）650 mg。如果 PCA 泵中断 1h 以上，并非因血压或呼吸因素导致，可以每 4 h 口服氢可酮 5 mg

IV：静脉注射；PO：口服；PCA：患者自控镇痛；VAS：视觉模拟量表

8.6 NICU 中的镇静

ICU 患者镇静适用于稳定心肺功能、实施和维持气管插管以及减少中枢性低氧血症，也适用于神经重症患者的监护。其中，神经重症患者的监护还包括降低颅内压、维持足够的脑灌注压、减少脑耗氧量、防止中枢性过度通气、控制难治性癫痫持续状态以及颅脑损伤或药物/酒精戒断患者的躁动[28]。神经外科患者是最难管理的 ICU 患者，因为他们需要足够的镇静和镇痛，并且需要频繁快速逆转以获得准确的神经系统检查[13-14]。

没有证据表明镇静剂和肌松药可使严重颅脑损伤患者获益。然而，有研究表明镇静剂和肌松药可能引起肺炎、呼吸机依赖，导致谵妄持续时间和 ICU 住院时间延长[5]。尽管如此，有时仍需要镇静剂。在此期间，必须评估初始躁动程度，并且还必须记录所需的镇静水平。任何镇静剂都会影响评估神经损伤最敏感和最重要的方法：神经系统检查。最受青睐的评估量表是 Ramsey 量表或基于清醒度的改良 Ramsey 量表（表 8.11）。

表 8.11　改良 Ramsey 评分[1,6,9-10,12]

得 分	描 述
1	焦虑或躁动
2	合作，有定向力且安静
3	对指令有反应
4	对摇晃有反应
5	仅对伤害性刺激有反应
6	刺激无反应

如同疼痛的管理一样，医生应充分评估之后方可进行恰当镇静，选择合适的镇静药物。选择的药物应使临床医生有机会定期对患者进行仔细检查，还应该起效快速、半衰期短，并且能提供足够的镇静作用而没有明显副作用。

神经重症监护中使用的大多数镇静剂会导致剂量依赖性呼吸抑制。因此，在开始实施任何镇静方案之前，患者有一个受保护的气道是至关重要的。在整个过程中还应仔细监测患者的血流动力学和呼吸状态[13]。

8.7 NICU 患者常用镇静药物

8.7.1 苯二氮䓬类药物

重症监护中最常用的镇静剂包括地西泮、咪达唑仑和劳拉西泮。这类药物通过增强 γ－氨基丁酸对 A 受体的作用来发挥临床作用，进而影响氯离子的运动，具有剂量依赖性的遗忘、镇静、肌肉松弛、抗焦虑和抗惊厥特性。苯二氮䓬类药物几乎没有镇痛作用。因此应与镇痛剂联合使用。由于其抗焦虑和遗忘特性，苯二氮䓬类药物在神经重症监护中具有重要作用，尤其是在手术疼痛期间。苯二氮䓬类药物对血压、心率和呼吸状态几乎没有影响。因此，低剂量滴定输注通常具有良好的耐受性。然而，输注大剂量苯二氮䓬类药物会导致严重的呼吸抑制并显著降低血压。当同时使用具有类似作用机制的其他药物时，这种效果会增强。因此，强烈建议对所有接受苯二氮䓬类药物持续输注的患者进行仔细的血流动力学监测和气道保护。目前尚未发现苯二氮䓬类药物对颅内压造成显著影响[13]。然而，继发于呼吸抑制的高碳酸血症可引起脑血管扩张，导致脑血流量和颅内压升高。平均动脉压降低可使脑灌注压下降，并导致患者出现不良结局。这对自动调节机制因颅脑损伤或其他病理过程而受损的患者可能有严重影响[14]。

苯二氮䓬类药物在性质上具有极强的亲脂性，长期使用会使作用时间延长，可导致谵妄状态。与其他苯二氮䓬类药物相比，劳拉西泮是所有苯二氮䓬类药物中亲脂性最低的，再分布作用对其影响最小，因此作用持续时间更长。然而，由于其溶于丙二醇稀释剂，连续输注可能有毒性反应，可引起阴离子间隙代谢性酸中毒、肾衰竭和中枢神经系统毒性。应仔细关住肾功能和并进行连续的动脉血气分析以及时发现可能的肾功能异常或代谢紊乱[13]。

咪达唑仑具有高度亲脂性，起效时间短，作用持续时间短。它主要由肝脏代谢并由肾脏排泄。因此，在合并肝病的患者中，即使在停止治疗后，活性代谢物的积聚也会导致长时间的镇静和谵妄状态。劳拉西泮和咪达唑仑也被用于治疗癫痫持续状态。然而由于患者会出现逐渐耐受，随着时间的推移，这类药物的作用会减弱。其他常见副作用包括头痛、恶心或呕吐、眩晕、精神错乱、嗜睡、肌张力减退和肌肉无力[13-14]。

可以用氟马西尼（Romazicon）逆转苯二氮䓬类药物的作用，0.2 mg 静脉注射。氟马西尼的作用时间为 30~60 min。因此，使用长效苯二氮䓬类药物的患者，氟马西尼一旦代谢完毕便会再次出现镇静效果。

8.7.2 丙泊酚

丙泊酚（得普利麻）是一种超短效烷基酚。确切的作用机制仍不清楚。然而，它可与中枢神经系统的主要抑制性受体 γ－氨基丁酸 A 受体结合，引起突触后膜的超极化，从而抑制突触后神经元。

丙泊酚的镇静和催眠特性使其成为麻醉诱导、通气患者镇静和手术镇静的常用药物。丙泊酚被许多人誉为神经外科患者首选的镇静剂，其起效迅速且持续时间短，成为神经重症监护中使用最广泛的药物之一。由于丙泊酚的镇静作用以及剂量依赖性脑代谢水平降低，可导致颅内压迅速下降。在高剂量时，丙泊酚还表现出抗癫痫特性，并以与巴比妥类药物相似的方式抑制脑电图活动。然而，由于其对血压的负面影响，丙泊酚可导致脑灌注压降低和神经功能障碍恶化，尤其是在颅脑损伤患者中。使用丙泊酚需要密切监测患者的血流动力学和呼吸状态。由于丙泊酚具有负离子和血管舒张作用，可显著降低血压[29]。这种作用在血容量不足、心输出量减少，或使用其他心脏抑制药物的患者和老年人中表现更为明显[30]。

丙泊酚会导致剂量依赖性呼吸抑制，应密切关注脉搏血氧饱和度和呼吸频率。连续输注或推注丙泊酚时，应保护患者气道。

丙泊酚没有镇痛作用，最常与镇痛剂（如芬太尼或其他阿片类镇痛剂）联合使用。这些药物与丙泊酚联合给药时必须额外小心，因为它们会进一步加剧丙泊酚引起的血流动力学不稳定和呼吸抑制。

与长期使用大剂量丙泊酚相关的最严重的副作用之一是“丙泊酚相关输注综合征”（PRIS）。其被定义为急性发作的顽固性心动过缓，存在以下一种或多种情况可导致心搏骤停：代谢性酸中毒，碱缺乏＞ 10 mmol；横纹肌溶解；高钾血症和高脂血症。PRIS 常见于输注剂量＞ 4 mg/（kg · h），使用超过 48 h，尤其常见于儿童、患有中枢神经系统或呼吸系统危重疾病的患者、应用外源性儿茶酚胺或糖皮质激素，以及碳水化合物摄入不足和亚临床线粒体病患者。目前其确切机制不明。然而有人推测 PRIS 是由于丙泊酚介导的直接线粒体呼吸链抑制或线粒体脂肪酸代谢受损所致。PRIS 的早期体征包括心功能不稳定，伴有急性发作的右束支传导阻滞，心电图显示右胸前导联（V1~V3）ST 段抬高（拱形波）。应密切关注电解质异常、乳酸酸中毒以及肌酐激酶和甘油三酯升高情况，如果遇到任何上述异常，应立即停止治疗[30]。

丙泊酚不溶于水，通常悬浮在大豆、甘油和鸡蛋磷脂的乳化溶液中。必须确保患者不会对其中任何一种成分过敏。异丙酚的脂质悬浮液还提供 1.1 kcal/mL 的热量。因此，应相应调整营养支持方案。常见注射部位疼痛，可通过大口径静脉通路或中心静脉途径输注丙泊酚[13-14]。丙泊酚也可以被氟马西尼逆转。如果收缩压＜ 90 mmHg 或心率＜ 50 次 / 分，应立刻通知主治医师。

8.7.3 右美托咪定

右美托咪定（Precedex）是一种高度选择性 α_2 肾上腺素受体激动剂。其对于 α_2 受体的选择性较其竞品，如可乐定高出许多；故有更强的镇静、抗焦虑、抗交感以及镇痛效果。当人们试图避免使用多种药物时，右美托咪定的多功能特性使其成为一种合适的药物。常见副作用包括低血压和心动过缓，这是由于中枢神经系统中突触后 α_2 受体的交感神经传出减少所致[13]。

右美托咪定具有降低警觉性和增加镇静作用，呈剂量依赖性。与其他一些镇静剂相比，即使用量较大也无法产生顺行性遗忘，并且可唤醒，浅镇静唤醒时，定向力丧失和混乱，并有较好的警觉性。其产生“合作镇静”的能力使其成为欲行准确神经系统检查时镇静的理想选择[31]。

与其他镇静剂相比，右美托咪定可减少 ICU 谵妄的发生。其主要作用于延髓脑桥蓝斑，其中包含许多去甲肾上腺素能神经元，参与调节觉醒、警觉和睡眠 - 觉醒周期。通过减少去甲肾上腺素能输出的传递，可产生抗焦虑和镇静作用。NICU 医生可借助右美托咪定减少反射性去甲肾上腺素释放的能力，处理棘手的阿片类药物戒断问题。右美托咪定可对抗停止使用大剂量阿片类镇痛剂和急性停药引起的躁动[31]，同时右美托咪定不会引起呼吸抑制。即使使用大剂量右美托咪定，呼吸模式也与自然入睡时相似。右美托咪定还可减轻拔管相关刺激，以及对阿片类药物和苯二氮䓬类药物的依赖，以帮助摆脱机械通气。

右美托咪定静脉推注后 15 min 内起效，1h 内达到峰值浓度。初始输注可引起一过性低血压和心动过缓，在低血容量和既往有心脏病史的患者中尤甚。此时可暂停用药或者使用阿托品、麻黄碱、阿替美唑或静脉补液。其半衰期约为 6 min，末端消除半衰期约为 2 h。半衰期短，便于滴定。右美托咪定不会导致颅内压变化；然而，由于平均动脉压降低，可导致脑灌注压降低。这对于颅脑损伤的患者可能是有害的，因为脑血流量降低会导致继发性脑损伤；尤其是在大脑最容易发生缺血性损伤的复苏后阶段。

目前，美国食品药品监督管理局（FDA）批准右美托咪定连续使用不能超过 24 h，这是由于停药后可能出现反跳性高血压和心动过速。然而，目前相关临床研究数据有限[31]。

8.8 不同镇静药物的比较

许多临床研究已评估了不同镇静剂的有效性和安全性，其中，评价指标包括 ICU 住院时间、机械通气时间、拔管时间、谵妄发生率、对心血管的影响和神经认知障碍。

靶向镇静功效最大化和神经功能障碍最小化研究（Maximizing Efficacy of Targeted Sedationand Reducing Neurological Dysfunction, MENDS）比较了劳拉西泮及 Precedex 对谵妄和昏迷的影响。结果表明，使用 Precedex，谵妄和昏迷持续时间更短并且镇静水平更可靠。大型多中心试验 MIDEX 和 PRODEX，分别比较了 Precedex 与咪达唑仑和丙泊酚。结果显示，Precedex 在长时间维持机械通气患者所需的镇静水平方面并不逊于咪达唑仑和丙泊酚。与咪达唑仑相比，还发现 Precedex 可减少机械通气时间。与咪达唑仑或丙泊酚相比，患者在接受 Precedex 治疗时也能够更好地表达疼痛[32]。

8.9 巴比妥类药物（暴发抑制）

巴比妥类药物是一种中枢神经系统抑制剂，主要作用于 γ - 氨基丁酸 A 受体，发挥抑制作用，并在较高浓度下直接激活这些受体[13]。它们具有剂量依赖性镇静、催眠、抗焦虑、镇痛、抗惊厥和保护神经的作用。神经重症监护中最常用的巴比妥类药物是戊巴比妥、苯巴比妥和硫喷妥钠。

巴比妥类药物在神经重症中主要用于治疗癫痫持续状态和控制难治性高颅压，还可降低脑血流量和脑氧代谢率（$CMRO_2$）并可在细胞水平上起到神经保护作用，从而对颅内压产生影响。根据最新的颅脑损伤指南，有Ⅱ级证据表明大剂量巴比妥类药物可有效控制高颅压，这在很大程度上影响了内科和外科管理高颅压的策略。戊巴比妥是神经重症监护医生控制难治性高颅压使用最广泛的药物[13-14]。

戊巴比妥的治疗目标是使其药物浓度达到 3%~5%。然而，有研究表明药物的血清浓度与疗效之间的相关性较差。当脑电图提示暴发抑制时，表明脑血流量和脑代谢需求已最大限度地减小，以防止进一步过度用药。这时考虑患者处于戊巴比妥昏迷状态。下文列出了戊巴比妥或巴比妥昏迷疗法使用之前和使用期间的注意事项[33-34]。

- 已经尝试了内科和外科所有降低颅内压的手段。
- 不存在手术损伤。
- 启动治疗前，血钠＜ 160 mmol//L，血浆渗透压＜ 330 mOsm/Kg。
- 进行连续脑电图和颅内压 / 脑灌注压监测。
- 气道保护和机械通气。
- 避免低血压，始终保持收缩压＞ 90 mmHg。考虑使用肺动脉导管或动脉导管进行有创血流动力学监测。如果需要，使用强心药和血管加压剂。
- 监测喂养不耐受。如果怀疑有麻痹性肠梗阻，则考虑早期全胃肠外营养。
- 每日检测血常规并进行全面代谢检查（CMP）。
- 定期检测肝功能。
- 每日进行胸部 X 线检查。
- 如果怀疑早期感染，积极进行脓毒症检查和治疗。

戊巴比妥暴发抑制方案如下：

1. 每 15 min 给予戊巴比妥 2.5 mg/kg，共 4 次，密切关注血压。
2. 之后 3h 内，以 10 mg/（kg · h）的速度连续输注戊巴比妥。
3. 然后以 1.5 mg/（kg · h）的速度维持戊巴比妥的输注。
4. 保持暴发抑制每页 1~2 个爆发。
5. 每日监测药物浓度，使戊巴比妥药物浓度保持在 50 μg/mL。
   a）请记住，这不是戊巴比妥药物浓度。
   b）有些患者在更高药物浓度时仍未能达到暴发抑制。
   c）如果颅内压得到控制，且＞ 48 h，则开始逐渐减药。
   d）如果颅内压在 24 h 内未得到有效控制，则提示该方法无效。

戊巴比妥主要通过肝脏的首过机制代谢，其起效时间约为 15 min，半衰期为 15~48 h。停止治疗后神经功能恢复大约需要 2 d[35]。

总之，我们建议仅对难治性高颅压患者使用大剂量巴比妥类药物治疗，无手术损伤且脑功能可期。没有证据表明预防性使用巴比妥类药物治疗可改善预后，应避免预防性使用[36]。在整个治疗过程中应对患者密切监测（表 8.12）。

表 8.12 静脉镇静和镇痛给药流程[6–12,15–16,20–21]

患者初期接受适当的镇痛和镇静。进一步药物治疗可以基于以下方案，并根据患者情况进行调整
必须填写患者镇静时间表
选择并应用以下一种镇痛药物
____硫酸吗啡 1 mg/mL
____氢吗啡酮（Dilaudid）0.5 mg/mL
____芬太尼 10 μg/mL
____布托酚（Stadol）0.1 mg/mL（用于颅内压升高）
____纳布啡（Nubain）1 mg/mL（用于颅内压升高）
如应用丙泊酚（得普利麻）剂量为 5 ~ 19 μg/（kg·min），或咪达唑仑（Versed）剂量为 0.02~0.06 mg/（kg · h），或劳拉西泮（Ativan）剂量为 0.02~0.04 mg/h，给予：
硫酸吗啡 1mg/h 持续泵入或
氢吗啡酮（Dilaudid）0.2 mg/h 持续泵入或

表 8.12（续）

芬太尼 10 μg/h 持续泵入或
布托酚（Stadol）0.2 mg/h 持续泵入或
纳布啡（Nubain）5 mg/h 持续泵入或
如应用丙泊酚（得普利麻）剂量为 20~39 μg/（kg·min），或咪达唑仑（Versed）剂量为 5~7 mg/h，或劳拉西泮（Ativan）剂量为 3 mg/h，给予：
硫酸吗啡 3 mg/h 持续泵入或
氢吗啡酮（Dilaudid）1 mg/h 持续泵入或
芬太尼 40 μg/h 持续泵入或
布托酚（Stadol）1 mg/h 持续泵入或
纳布啡（Nubain）10 mg/h 持续泵入或
如应用丙泊酚（得普利麻）剂量为大于 40g/（kg·min），或咪达唑仑（Versed）剂量大于 7 mg/h，或劳拉西泮（Ativan）剂量大于 3 mg/h，给予：
硫酸吗啡 5 mg/h 持续泵入最多至____或
氢吗啡酮（Dilaudid）1.5 mg/h 持续泵入最多至____或
芬太尼 50 μg/h 持续泵入最多至____或
布托酚（Stadol）2 mg/h 持续泵入最多至____或
纳布啡（Nubain）15 mg/h 持续泵入最多至____或
必须备有纳洛酮 1 mg。给予 0.2 mg，IVP，如果 SBP ＜ 90 mmHg，请联系医生，可在 5 min 内重复给药
如果连续输注＞ 3 d，应逐步停用镇痛药物：
____吗啡以 1 mg/h 的速度减量，直至剂量＜ 2 mg/h，之后以 0.5 mg/h 的速度减量
____氢吗啡酮（Dilaudid）以 0.5 mg/h 的速度减量，直至剂量＜ 1mg/h，之后以 0.2 mg/h 的速度减量
____芬太尼以 10 μg/h 的速度减量，直至剂量＜ 20 μg/h，之后以 5 μg/h 的速度减量
____布托酚（Stadol）以 0.5 mg/h 的速度减量，直至剂量＜ 1 mg/h，之后以 0.2 mg/h 的速度减量
____纳布啡（Nubain）以 5 mg/h 的速度减量，直至剂量＜ 10 mg/h，之后以 1 mg/h 的速度减量
静脉输液通路至少以____速度给药以连接 PCA

表 8.12（续）

如瘙痒，每 6 h 给予苯海拉明 25 mg，静脉注射或口服
备格拉司琼（Kytril）10 μg/kg，静脉注射 5 min 以上，每 4 h 一次，用于治疗恶心和呕吐
如果并非因血压或呼吸情况导致泵中断 1 h 以上，可以每 4 h 口服氢可酮 5 mg

ICP：颅内压；PCA：患者自控镇痛；SBP：收缩压；IVP：静脉注射

在给予镇痛治疗的同时，通常难以充分使患者镇静。然而，如前所述（表 8.11，表 8.13），使用 FLACC 和 Ramsey/Modified Ramsey 评分可以根据评估指标同时选择镇痛和镇静剂。

表 8.13 根据 Ramsey 评分选择镇静药物[1,6,9,10,12]

药 物	暴发抑制目标	目标控制 Ramsey 评分（4~6 分）	目标控制 Ramsey 评分（2~3 分）
丙泊酚（得普利麻）	15 μ/（kg · min）	10 μg/（kg · min）	5 μg/（kg · min）
咪达唑仑（Versed）	0.06 mg/（kg · h）	0.04 mg/（kg · h）	0.02 mg/（kg · h）
劳拉西泮（Ativan）	0.06 mg/（kg · h）	0.04 mg/（kg · h）	0.02 mg/（kg · h）

8.9.1 免责声明

本章列出的所有药物和剂量均摘自 2014 版 AHFS Drug Information[9] 及 Drug Facts and Comparisons[10]，希望可以作为补充信息而非替代临床治疗方案。它不能替代医生、药剂师或其他医疗保健专业人员在患者管理方面的专业知识、技能和判断力。没有任何药物警示信息不代表该药物对任何患者都是安全、适当或有效的。

病例处理

治疗初期应使用 FLACC 量表对患者进行评估，并静脉注射初始剂量的吗啡，然后根据需要逐渐增加剂量，直至 FLACC 评分＜ 4 分。根据评估时的 FLACC 分数，每 3~6 h 给药一次。除非存在禁忌证，否则还应使用对乙酰氨基酚 10~75 mg/（kg · d），分 4~6 次给药以控制疼痛。这种方法的替代方案已在表 8.10 中进行讨论。

参考文献

[1] McCaffery M. Nursing practice theories related to cognition, bodily pain and man-environmental interactions. Los Angeles: UCLA Student Store, 1968.

[2] Merskey H, Bugduk N. Classification of chronic pain syndromes and definitions of pain terms. 2nd ed. Seattle, WA: IASP Press, 1994.

[3] Brody TM, Larner J, Minneman KP. Human pharmacology: molecular to clinical. 3rd ed. St. Louis, MO: Mosby, 1998.

[4] Riedel W, Neeck G. Nociception, pain, and antinociception: current concepts. Z Rheumatol, 2001, 60(6):404–415.

[5] Guidelines for the Management of Severe Head Injury. New York: The Brain Trauma Foundation, 2000.

[6] Joint Commission on Accreditation of Healthcare Organizations National Pharmaceutical Council, Inc. (JCAHO). Pain: Current Understanding of Assessment, Management, and Treatment. Oak-brook Terrace, IL: JCAHO, 2001.

[7] Jacox AK, Carr DB, Chapman CR. Acute pain management: operative or medical procedures and trauma. Clinical Practice Guidelines No 1, AHCPR 92-0032. Rockville, MD: U.S. Department of Health and Human Services, Agency for Health Care Policy and Research, 1992.

[8] Pasero C, Paice JA, McCaffery M. Basic mechanisms underlying the causes and effects of pain//McCaffery M, Pasero C, eds. Pain Clinical Manual. 2nd ed. St. Louis, MO: Mosby, 1999:15–34.

[9] McEvoy GK, ed. AHFS drug information. Bethesda, MD: American Society of Health-System Pharmacists, 2004.

[10] Drug Facts and Comparisons 2014. 68th ed. St. Louis: Facts and Comparisons, 2014.

[11] Chandrasekharan NV, Dai H, Roos KL, et al. COX-3, a cyclooxygenase-1 variant inhibited by acetaminophen and other analgesic/antipyretic drugs: cloning, structure, and expression. Proc NatlAcad Sci USA. 2002, 99(21):13926–13931.

[12] Hardmann JG, Limbird LE. Goodman and Gillman's the pharmacological basis of therapeutics.10th ed. New York: McGraw–Hill, 2001.

[13] Paul BS, Paul G. Sedation in neurological intensive care unit. Ann Indian Acad Neurol, 2013, 16(2):194–202.

[14] Lewin J, Goodwin H, Mirski M. Sedation and analgesia in critically Ill Neurologic Patient. 2013 Neurocritical Care Society Practice Update.

[15] Ikeda Y, Matsumoto K. Analgesic effect of kappa-opioid receptor agonist [in Japanese]. Nihon Rinsho, 2001, 59(9):1681–1687.

[16] Hudson CJ, Von Voigtlander PF, Althaus JS, et al. The kappa opioid-related anticonvulsants U-50488H and U-54494A attenuate N-methyl-D-aspartate induced brain injury in the neonatal rat. Brain Res. 1991, 564(2):261–267.

[17] Tortella FC, DeCoster MA. Kappa opioids: therapeutic considerations in epilepsy and CNS injury. Clin Neuropharmacol. 1994, 17(5):403–416.

[18] McIntosh TK, Faden AI. Opiate antagonist in traumatic shock. Ann Emerg Med. 1986, 15(12):1462–1465.

[19] McIntosh TK, Fernyak S, Hayes RL, et al. Beneficial effect of the nonselective opiate antagonist naloxone hydrochloride and the thyrotropin-releasing hormone （TRH） analog YM-14673 on long-term neurobehavioral outcome following experimental brain injury in the rat. J Neuro- trauma. 1993, 10(4):373–384.

[20] Bemana I, Nagao S. Effects of niravoline (RU 51599), a selective kappa-opioid receptor agonist on intracranial pressure in gradually expanding extradural mass lesion. J Neurotrauma, 1998, 15 (2):117–124.

[21] Ikeda Y, Teramoto A, Nakagawa Y, et al. Attenuation of cryogenic induced brain oedema by arginine vasopressin release inhibitor RU51599. Acta Neurochir （Wien）, 1997, 139 (12):1173-1179, discussion 1179–1180.

[22] de Nadal M, Munar F, Poca MA, et al. Cerebral hemodynamic effects of morphine and fentanyl in patients with severe head injury: absence of correlation to cerebral autoregulation. Anesthesiology, 2000, 92(1):11–19.

[23] de Nadal M, Ausina A, Sahuquillo J, et al. Effects on intracranial pres- sure of fentanyl in severe head injured patients. Acta Neurochir Suppl (Wien), 1998, 71:10–12.

[24] Sperry RJ, Bailey PL, Reichman MV, et al. Fentanyl and sufentanil increase intracranial pressure in head trauma patients. Anesthesiology, 1992, 77(3):416–420.

[25] Albanèse J, Viviand X, Potie F, et al. Sufentanil, fentanyl, and alfentanil in head trauma patients: a study on cerebral hemodynamics. Crit Care Med, 1999, 27(2):407–411.

[26] Vink R, Portoghese PS, Faden AI. kappa-Opioid antagonist improves cellular bioenergetics and recovery after traumatic brain injury. Am J Physiol, 1991, 261(6 Pt 2):R1527–R1532.

[27] Cottrell JE, Turndorf H. Anesthesia and Neurosurgery. 2nd ed. St. Louis, MO: Mosby, 1986.

[28] Schwartz ML, Tator CH, Rowed DW, et al. The University of Toronto head injury treatment study: a prospective, randomized comparison of pentobarbital and mannitol. Can J Neurol Sci, 1984, 11(4):434–440.

[29] Jones GM, Doepker BA, Erdman MJ, et al. Predictors of severe hypotension in neurocritical care patients sedated with propofol. Neurocrit Care, 2014, 20(2):270–276.

[30] Erdman MJ, Doepker BA, Gerlach AT, et al. A comparison of severe hemodynamic disturbances between dexmedetomidine and propofol for sedation in neurocritical care patients. Crit Care Med, 2014, 42(7):1696–1702.

[31] Pandharipande PP, Pun BT, Herr DL, et al. Effect of sedation with dexmedetomidine vs lorazepam on acute brain dysfunction in mechanically ventilated patients: the MENDS randomized controlled trial. JAMA, 2007, 298(22):2644–2653.

[32] Jakob SM, Ruokonen E, Grounds RM, et al. Dexmedetomidine for Long-Term Sedation Investigators. Dexmedetomidine vs midazolam or propofol for sedation during prolonged mechanical ventilation: two randomized controlled trials. JAMA, 2012, 307(11):1151–1160.

[33] Majdan M, Mauritz W, Wilbacher I, et al. Barbiturates use and its effects in patients with severe traumatic brain injury in five European countries. J Neurotrauma, 2013, 30(1):23–29.

[34] Flower O, Hellings S. Sedation in traumatic brain injury. Emerg Med Int. 2012, 2012: 637171.

[35] Chen HI, Malhotra NR, Oddo M, et al. Barbiturate infusion for intractable intracranial hypertension and its effect on brain oxygenation. Neurosurgery, 2008, 63（5）:880-886, discussion 886–887.

[36] Löscher W, Rogawski MA. How theories evolved concerning the mechanism of action of barbiturates. Epilepsia, 2012, 53 Suppl 8:12–25.

第 9 章　NICU 患者的内环境稳态机制

Jerry Noel　Dan E. Miulli　Gayatri Sonti　Javed Siddiqi

摘　要　脑组织处于一个封闭空间，无法扩展，完全依赖于身体其他系统提供能量以实现其生存和最佳功能。大脑可以调节血液的流动和压力、脑脊液的量、水肿以及由此产生的底物输送。不断变化的大脑环境需要不断地调节和响应。如果大脑的调节机制无法克服微观层面、组织层面或器官层面的变化，神经重症监护医生应该识别这种情况并帮助大脑避免进一步受损，尽快恢复脑功能。

关键词　血压　电解质平衡　能量平衡　正常血容量　体液平衡　颅内压　Monro-Kellie 法则　血清葡萄糖

病例介绍

一名 28 岁右利手男性患者（白色人种）接受了垂体大腺瘤切除术。术后，患者的格拉斯哥昏迷量表（GCS）评分从 15 分降至 6 分。患者发生抽搐，体温为 37.3℃（99.2 ℉），心率 80 /min，呼吸 16 /min，血压 160/90 mmHg。对患者实施气管插管后转至 NICU。放置脑室外引流管，颅内压始终高于 30 mmHg，脑灌注压为 70~80 mmHg。动脉血气分析显示 pH 值为 7.53，pCO_2 为 20 mmHg，PaO_2 为 98%。电解质检查显示血钠 129 mmol/L，血钾 3.2 mmol/L，血氯 105 mmol/L，碳酸氢盐 30 mmol/L，血尿素氮 5 mg/dL，肌酐 0.3 mg/dL，血浆渗透压 282 mOsm/kg。

病例处理见本章末。

9.1 脑稳态

Monro-Kellie 法则[1] 指出颅骨像一个“刚性空间”，其中所有成分——大脑、脑脊液及血液的体积之和不变，其中某一部分体积的变化必须由另一部分的体积变化所代偿。大脑通过葡萄糖的氧化来获得能量。此外，脑血管系统可自动调节以维持对脑组织的充分灌注[2-3]。上述机制平衡方可维持脑稳态。

在神经损伤患者中，内环境稳态发生了改变，如果不及时干预，就会发生缺血，可导致梗死甚至死亡。NICU 患者的治疗包括脑代谢、颅内压、脑灌注压、体液和电解质管理，纠正异常指标以实现并维持脑损伤患者的稳态（表 9.1）。

表 9.1 NICU 患者的治疗目标[1,2,4]

脑灌注压	＞ 70~95 mmHg，如担心产生治疗相关的继发性损伤，也可控制在＞ 60~95 mmHg
颅内压	5~15 mmHg
血红蛋白	10 g/dL
红细胞压积	30%~35%
体温	35~37.2℃，95~99 ℉
动脉血氧饱和度	＞ 97%
血氧分压	前 72 h ＞ 115 mmHg，之后＞ 100 mmHg
渗透压	＜ 320 mOsm/L
二氧化碳分压	35~40 mmHg
钠	140~145 mmol/L
血糖	80~110 mg/dL
肺毛细血管楔压	10~14 mmHg
肺动脉舒张压	12~16 mmHg
中心静脉压	6~8 mmHg

9.2 脑血流及脑灌注

脑血流量（每分钟 50~75 mL/100g）受局部脑代谢、脑灌注压以及氧气和二氧化碳张力的影响[5]。颅脑损伤患者全脑脑血流量可降至正常脑血流量的 1/2，并且在损伤周围进一步减少，表现为点状出血。硬膜下血肿、弥漫性轴索损伤和低血压时脑血流量最低。PCO_2 每变化 1 mmHg，脑血流量可变化 3%~4%，在受伤后 2~3 d 脑血流量会增加。如果早期脑血流降低，患者在 3 个月和 6 个月随访时预后更差。神经重症医生的主要治疗目标之一是预防脑缺血。大脑血流停止时，葡萄糖及糖原在 4 min 内便耗竭。缺血半暗带也被认为是脑梗死的“死亡阴影”。脑组织新陈代谢增加，试图获得更多的代谢底物，导致脑温度升高 [6]。如果脑组织氧含量降至 20 mmHg 以下，则出现无氧呼吸，随后出现葡萄糖储存依赖性乳酸积累、线粒体损伤、pH 值降低、血管扩张、钠钾泵功能衰竭以及钠离子、氯离子和水流入细胞内，导致细胞毒性水肿 [2–3]。血 – 脑屏障失效会导致血管源性水肿。氢离子积累，pH 值从 6.4 降至 6.0，使线粒体呼吸受到抑制，无法螯合钙，从而导致细胞在没有底物的情况下进一步活化，引起细胞死亡。脑血流自动调节机制通过此过程或脑代谢的其他途径来维持血流量。

脑灌注压是跨脑血管系统的血压梯度，通常等于平均动脉压减去颅内压。脑血流自动调节的能力可受到过度换气、水肿和缺氧等因素的影响。相应地，脑脊液、血液和脑容量体积的变化会引起颅内压的变化。压力容积指数是大脑代偿颅内容积增加的能力。颅内压起初缓慢上升到一定程度时，颅内容积的轻微增加可引起颅内压的较大变化。当颅内压持续升高到 20 mmHg 以上时，可能引起缺血和脑疝，最终导致脑死亡。处理高颅压的策略包括减少脑脊液、血液和脑容量，通过脑脊液引流、预防血管扩张和去骨瓣减压术为大脑提供更多膨胀空间。

表 9.2 概述了管理升高的颅内压和脑灌注压的基本方法。

表 9.2　高颅压及脑灌注压管理 [5]

手术解除占位
床头抬高 30°
轻度过度通气，将动脉血二氧化碳分压维持在 32~35 mmHg
如有脑疝表现，使用利尿剂（如甘露醇 0.25~1 g/kg）
如格拉斯哥昏迷评分≤ 8 分，行脑室外引流
血管活性药，如去甲肾上腺素 [0.2~0.4 μg/（kg·min）]，小剂量多巴胺 [（1.5~2.5 μg/（kg·min）]，去氧肾上腺素 [最大剂量 4 μg/（kg·min）]
使用短效镇静及肌松药
疼痛管理

如果上述措施失败，颅内压持续＞ 25 mmHg，则开始低温和巴比妥昏迷疗法

9.3 控制血压

脑灌注压应尽可能保持在 70~80 mmHg。如果担心治疗会造成继发性损伤，可考虑将脑灌注压维持在 50 mmHg 以上。使用镇静剂、肌松剂或利尿剂降低颅内压时可导致血压显著降低。如出现此类低血压情况，可先进行静脉补液，之后可考虑使用血管升压药以提高血压。在颅脑损伤中，脑血流的自动调节发生了改变；如果脑灌注压增加至 95~125 mmHg 以上，则脑血容量和颅内压可能会升高。一线抗高血压药物包括 β 受体阻滞剂或血管紧张素转换酶抑制剂。其他药物起效迅速，如含氮化合物，但由于这类药物会直接引起血管扩张作用，因此会升高颅内压[2]。

适当控制血压对于预防严重低血压至关重要，严重低血压可能导致血流量和灌注量减少，引起缺血。不受控制的高血压可能导致血肿扩大、脑水肿（引起脑缺血），引发后遗症。因此，应尽量防止继发性脑损伤。

9.4 控制血糖

严格控制血糖对颅脑损伤患者至关重要[7-11]。许多学者担心，即使血糖水平轻微升高也会导致或加剧继发性脑损伤。研究人员开展了相关临床试验，对通过严格控制血糖或连续胰岛素输注将血糖水平维持在低于 110~120 mg/dL 的效果进行了评价。

在一项纳入 240 例严重颅脑损伤的成年患者的前瞻性研究中，患者被随机分配到严格血糖控制组（强化胰岛素治疗）或常规血糖控制组。严格血糖控制组在整个 ICU 住院期间，血糖水平维持在 80 mg/dL（约 4.44 mmol/L）。常规血糖控制组除非血糖水平超过 200 mg/dL（约 11.11 mmol/L），否则不给予胰岛素[11]。两组患者根据病情严重程度和年龄分组匹配。两组患者 6 个月死亡率相似，但强化胰岛素治疗组的患者预后更好，格拉斯哥预后评分（GOS）为 4 分或 5 分。此外，强化胰岛素治疗与显著降低感染率和缩短 ICU 住院时间有关。

另外，还应关注低血糖发作的相关风险，低血糖可能导致神经元进一步损伤[7,9-10]。研究发现低血糖发作与细胞外谷氨酸、甘油和乳酸与丙酮酸比值的增加有关，这些都是细胞应激的指标[8]。

血糖低于 50 mg/dL（约 2.77 mmol/L）可导致脑血流量和脑代谢发生改变，从而引起神经元损伤。此外，非糖尿病患者血糖水平＞110~150 mg/dL（6.11~8.33 mmol/L），糖尿病患者血糖水平＞200~250 mg/dL（11.11~13.89 mmol/L）也会产生有害影响。定期静脉注射胰岛素并按时复查血糖，对于维持血糖的正常水平（80~110 mg/dL，即 4.44~6.11 mmol/L）至关重要[11]。

总之，目前大多数临床和临床前证据不支持在重症颅脑损伤急性期严格控制血糖[将血糖水平维持在 110~120 mg/dL(6.11~6.67 mmol/L)以下]。因此，建议将血糖水平维持在 150 mg/dL(约 8.33 mmol/L)即可。

9.5 水电解质平衡

体内水分的稳态分布遵循以下原则：总液体的 2/3 位于细胞内，总液体的 1/3 位于细胞外空间。细胞外空间由 1/3 的血浆和 2/3 的间质液组成。溶质产生的渗透力决定了水跨膜运动。可通过以下公式估算血浆渗透压。

$$2\times 血钠浓度 + 血尿素氮值/2.8 + 血糖值/18$$

钠离子不易跨膜，是渗透压的主要决定因素。因此，钠离子浓度和容量状态的不平衡会导致内环境紊乱[5]。导致血钠异常的常见原因包括尿崩症、抗利尿激素分泌失调综合征（SIADH）和脑耗盐综合征（CSW）（表 9.3）[2,3,5]。

表 9.3　导致血钠异常的常见原因[1,4]

常见原因	血容量	血 钠	尿 钠	尿渗透压
DI	降低	升高	无变化	降低
SIADH	升高	降低	升高	升高
CSW	降低	降低	升高	

DI：尿崩症；CSW：脑耗盐综合征；SIADH：抗利尿激素分泌失调综合征

9.5.1 高钠血症

高钠血症通常是由于自由水丢失引起低血容量。它通常与抗利尿激素分泌不足或渗透性利尿有关。当血钠水平＞160 mmol/L 时，可出现意识水平下降和意识模糊。纠正高钠血症应首先使用晶体液，如

0.45% 或 0.9% NaCl 溶液治疗；如有需要，可使用 5% 白蛋白等胶体液。应仔细监测尿崩症患者的体液平衡情况、体重、血清和尿钠水平以及尿比重。如果连续 2 h 尿量超过入量 250 mL/h，可谨慎使用 1- 脱氨基 -8-D- 精氨酸血管升压素（DDAVP，即去氨加压素）0.5~2 μg 静脉注射进行替代激素[2,3,5,12]。

此外，可有意诱导高钠血症以对抗由于代谢、感染、肿瘤、血管性和外伤性原因引起的脑水肿。可以使用不同浓度的高渗盐水进行高渗治疗。

9.5.2 低钠血症

低钠血症是临床上最常见的电解质紊乱之一[12]。当血钠水平低于 131 mmol/L 时，应进一步检查并纠正低钠血症。低钠血症的评估应包括体格检查、基础实验室检查和有创监测（如果有条件）[13]。

在 NICU 患者中，低钠血症主要由 SIADH 和 CSW 引起。SIADH 患者细胞外液体积增加，而 CSW 患者减少。如果血钠水平低于 135 mmol/L，可能是由于水潴留或钠排泄过多，应立即测量血浆渗透压。血糖浓度每增加 100 mg/dL（约 5.56 mmol/L），血钠浓度便下降 1.6 mmol/L，血浆渗透压可升高 2 mOsm/kg。患者通常在血钠浓度低于 120 mOsm/L 后出现症状，尽管急性损伤患者的血钠水平低于 130 mmol/L 时便可出现精神状态的改变。常见症状是头痛、恶心和呕吐。患者也可能变得昏昏欲睡或出现低水平的强直阵挛发作。应缓慢纠正低钠血症以防止脑桥中央脱髓鞘溶解——24 h 内血钠升高水平不超过 12 mmol/L 或每小时不超过 1.3 mmol/L[2,5]。

此外，可使用高渗盐水治疗。

医生必须能够区分 SIADH 和 CSW，因为 SIADH 的主要治疗方法是限制液体。也可以使用尿素、利尿剂、地美环素和锂剂。而 CSW 主要以补液和补盐治疗。有血管痉挛风险的蛛网膜下腔出血患者可考虑使用氟氢可的松，氢化可的松可用于预防尿钠排泄[13]。

9.6 低温治疗与脑损伤

低温治疗是一种很好的神经保护策略，有研究显示其对各种脑损伤有益。最近有研究表明，它可以改善心搏骤停和缺氧缺血昏迷的新生儿神经系统功能。此研究结果得到多研究中心的支持。然而，由于存在一些特有的困难，低温疗法在临床中的应用还不完善，也没有被广泛接受。例如，与心搏骤停后患者的低温治疗不同，大多数卒中患者是清醒的，并且没有进行气管插管。因此，需要采取措施来防止因故意降温而引起的寒战和其他不适。心搏骤停后循环的恢复通常也与脑灌注的恢复有关。卒中患者在没有再灌注治疗的情况下，受影响的血管通常会阻塞数天或永久阻塞[6]。

脑温度通常比核心体温高 1℃。几项研究表明，在颅脑损伤患者中，脑温度会出现中度至重度升高。脑温度过高会出现神经毒性，低体温可减弱这些影响。32~35℃定义为轻度亚低温，30~33℃定义为中度亚低温[4,14]。尽管自发性低温和高热可能由下丘脑损伤引起，但一些研究证明医源性低温具有神经保护作用[6]。可以通过退热药，或使用冰毯进行表面降温，用冷水或冷盐水洗胃。然而，最有效的方法是通过股静脉于下腔静脉中放置血管内冷却装置实现低温治疗[15]。降温的持续时间、速度和复温速度可能是决定低温是否有效的因素。表 9.4 和表 9.5 概述了颅脑损伤患者低温治疗的利弊[4–6,14–16]。

表 9.4　脑损伤患者低温治疗的益处

抑制兴奋性氨基酸（如谷氨酸）和其他化学物质（如丙酮酸和甘油）的释放
· 减轻再灌注损伤
· 降低颅内压
· 提高脑灌注压
· 高体温会加快脑代谢，降低体温可减缓脑代谢

表 9.5　脑损伤患者低温治疗的弊端

体温低于 35℃可能影响脑组织氧合
· 低钾血症及高血糖
· 感染

病例处理

患者癫痫发作并且过度通气，之后发作完毕。应控制癫痫发作并紧急进行头部CT检查以排除占位性病变，例如新出现的急性血肿。血钠、血钾、血尿素氮和肌酐水平低表明该患者血容量过高。血糖水平可能很高，因为血浆渗透压与血钠水平不相符。预计血钠降低后血糖水平升高，但垂体手术后使用类固醇也会出现血糖水平升高。患者在血钠水平约为 120 mmol/L 时才会变得昏昏欲睡或出现强直阵挛性癫痫发作，然而当血钠水平并不是很低，但快速下降时，例如 $>$ 0.5 mmol/h，也可能会发生这种情况。纠正低钠血症时，不应使血钠水平在 24 h 内超过 12 mmol/L 或每小时超过 1.3 mmol/L。静脉注射呋塞米以减少液体超负荷可能会使患者获益，同时应该将补液量限制在每天 1 L 以内。

参考文献

[1] Mokri B. The Monro-Kellie hypothesis: applications in CSF volume depletion. Neurology, 2001,56(12):1746–1748.

[2] Broderick JP, Hacke W. Treatment of acute ischemic stroke: Part II: neuroprotection and medical management. Circulation, 2002, 106(13):1736–1740.

[3] Layon AJ, Gabrielli A, Friedman WA. Textbook of Neurointensive Care. 2nd ed. Philadelphia, PA: Saunders, 2014.

[4] Yasui N, Kawamura S, Suzuki A, et al. Role of hypothermia in the management of severe cases of subarachnoid hemorrhage. Acta Neurochir Suppl (Wien), 2002, 82:93–98.

[5] Bernard SA, Buist M. Induced hypothermia in critical care medicine: a review. Crit Care Med, 2003, 31(7):2041–2051.

[6] Yenari MA, Hemmen TM. Therapeutic hypothermia for brain ischemia: where have we come and where do we go? Stroke, 2010, 41(10) Suppl:S72–S74.

[7] Bruno A, Kent TA, Coull BM, et al. Treatment of hyperglycemia in ischemic stroke (THIS): a randomized pilot trial. Stroke, 2008, 39(2):384–389.

[8] Schlenk F, Nagel A, Graetz D, et al. Hyperglycemia and cerebral glucose in aneurysmal subarachnoid hemorrhage. Intensive Care Med, 2008, 34(7):1200–1207.

[9] Vespa PM. Intensive glycemic control in traumatic brain injury: what is the ideal glucose range? Crit Care, 2008, 12(5):175.

[10] Prakash A, Matta BF. Hyperglycaemia and neurological injury. Curr Opin Anaesthesiol, 2008, 21 (5):565–569.

[11] Yang M, Guo Q, Zhang X, et al. Intensive insulin therapy on infection rate, days in NICU, in-hospital mortality and neurological outcome in severe traumatic brain injury patients: a randomized controlled trial. Int J Nurs Stud, 2009, 46(6):753–758.

[12] Boscoe A, Paramore C, Verbalis JG. Cost of illness of hyponatremia in the United States. Cost Eff Resour Alloc, 2006, 4:10.

[13] Rahman M, Friedman WA. Hyponatremia in neurosurgical patients: clinical guidelines development. Neurosurgery, 2009, 65(5):925–935, discussion 935–936.

[14] Steinberg GK, Ogilvy CS, Shuer LM, et al. Comparison of endovascular and surface cooling during unruptured cerebral aneurysm repair. Neurosurgery, 2004, 55(2):307–314, discussion 314–315.
[15] Soukup J, Zauner A, Doppenberg EM, et al. The importance of brain temperature in patients after severe head injury: relationship to intracranial pressure, cerebral perfusion pressure, cerebral blood flow, and outcome. J Neurotrauma, 2002, 19(5):559–571.
[16] Schaller B, Graf R. Hypothermia and stroke: the pathophysiological background. Pathophysiology, 2003, 10(1):7–35.

第 10 章 NICU 患者的神经生理学检查：适应证及其原因

Tyler Carson　Dennis Cramer　Dan E. Miulli

摘　要　NICU 医生应不惜一切代价预防神经组织缺血和梗死。当大脑或脊髓损伤严重时，神经系统血流量必然会减少。当损伤面积较大，神经系统大量功能丧失时，难以评估可能导致严重损伤的细微变化。幸运的是，NICU 医生通常可借助新的医疗技术手段来评估患者病情。
关键词　脑氧合　脑干听觉诱发反应　暴发抑制　脑电图　肌电图　Lindegaard 指数　戊巴比妥昏迷　躯体感觉诱发电位　经颅多普勒超声

病例介绍

患者为管弦乐队成员，男，70 岁，接受右侧桥小脑角占位切除术。术中监测脑干听觉诱发反应和躯体感觉诱发电位（SSEP），左上肢和左下肢的 SSEP 潜伏期增加了 50%，脑干听觉诱发反应在右侧检测到Ⅲ～Ⅴ波峰间潜伏期延长。

病例处理见本章末。

10.1 脑电图

脑电图记录了距皮层表面 1 cm 的大脑皮质锥体层内约 10 000 个神经元的神经元活动总和[1]，但无法监测中脑或脑干的功能。电极系统使用不同通道以不同组合排列（每个通道两个电极），称为蒙太奇。每个通道反映了两个电极之间的细胞膜产生的兴奋和抑制电位的总和。NICU 脑电图监测可能是短程的，也可能是长程的，使用完整蒙太奇来定位特定活动或使用 4 个电极来确定活动类型。脑电图监测可能因患者移动、头部包扎、患者转运、CT 扫描或 MRI 的需要而变得复杂。必须在其他测试之前或之后考虑其作用。此外，长期使用时，应检查头皮是否有皮肤破损。脑电图监测可有效用于以下领域[2]。

- 癫痫监测和分型。
- 鉴别临床静默表现的癫痫持续状态和代谢异常导致的精神状态改变。
- 颅内压监护。
- 脑积水。
- 术后麻醉深度监测。
- 脑灌注改变。
- 血管痉挛。
- 缺血性疾病治疗效果监测。

脑电波包括4种基本波形：β 波、α 波、θ 波和 δ 波。β 波与精神集中的行为有关，α 波可以在闭目、放松的患者中观察到，全身麻醉和快速眼动睡眠及头部受伤的患者常出现 θ 波，而最常见的是病理性或代表深度睡眠的 δ 波（图 10.1）。

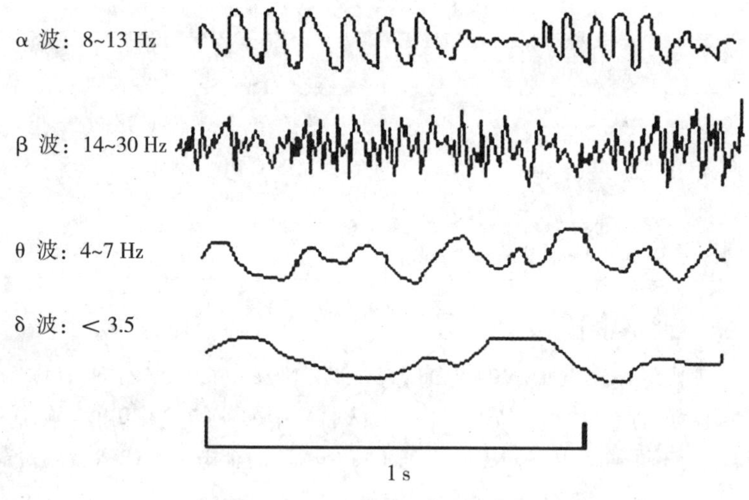

图 10.1 脑电波 4 种基本波形

脑电图电极依据标准化方式连接，称为国际 10–20 系统（图 10.2~ 图 10.4）。偶数电极位于患者右侧，奇数电极位于患者左侧，而带有 z 的电极位于中线。P 代表顶叶，T 代表颞叶，O 代表枕叶，F 代表额叶，A 代表耳廓。

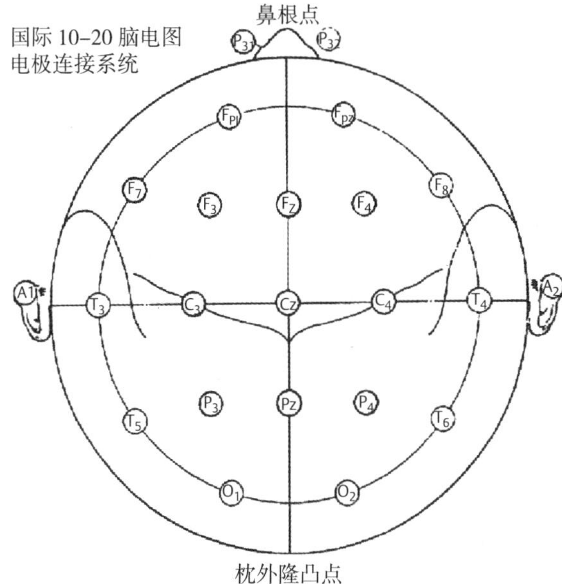

图 10.2 国际 10−20 脑电图电极连接系统。脑电图机通过将电压与时间关系图转换为频率、功率与时间关系图。脑电图可以滤除多余的电输入（如 60 Hz 的干扰），但不能滤除生理噪声（如心脏活动）。在分析过程中应该考虑到这一点。在分析脑电图时，考虑的关键因素是记录其间患者的警觉程度和波形的增加或减少，特别是如果定位于特定通道，则可将其与特定的大脑位置相关联。正常成人脑电图如图 10.3 所示，常见病理波形如图 10.4 a~d 所示

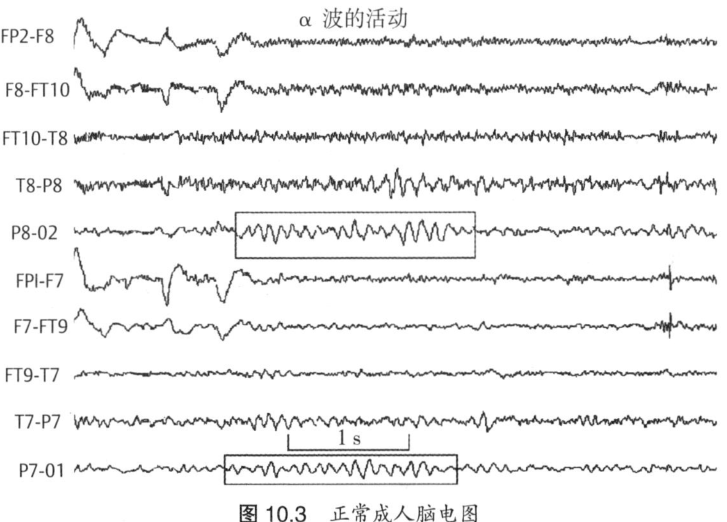

图 10.3 正常成人脑电图

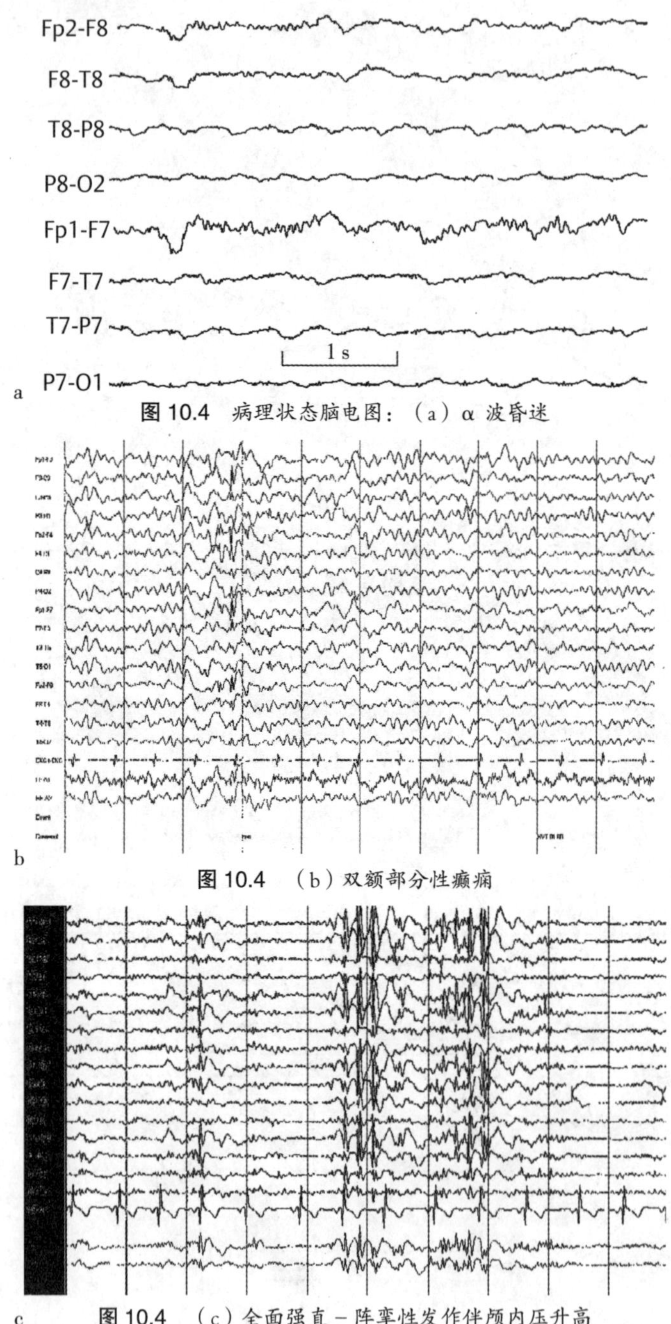

图 10.4　病理状态脑电图：（a）α 波昏迷

图 10.4　（b）双额部分性癫痫

图 10.4　（c）全面强直 – 阵挛性发作伴颅内压升高

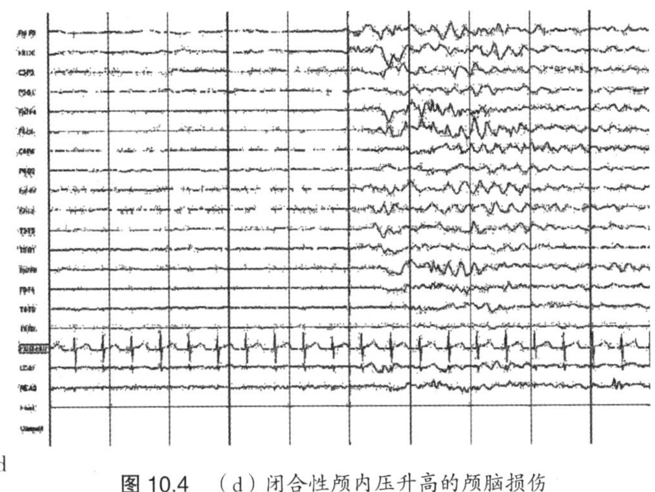

d

图 10.4 （d）闭合性颅内压升高的颅脑损伤

10.1.1 暴发抑制

暴发抑制是一种异常脑电现象，其特征是在电抑制状态下出现高电压尖波（8~12 Hz）或慢波（1~4 Hz）活动的暴发。暴发抑制首先是一连串的活动，接着是一段电静默期，可见于大剂量应用麻醉剂期间。监测暴发抑制的主要作用是滴定神经保护药物。滴定的目标是在脑电图上诱导每页 1~2 个电脉冲的暴发抑制模式（图 10.5）。暴发抑制发生较少的患者并未表现出更佳的神经保护作用。给予更高剂量的药物以减少暴发抑制的出现可降低血压，从而减少脑灌注。下文列举了常见药物的暴发抑制剂量[3]。

- 苯巴比妥：10 mg/kg 负荷剂量，之后 1~3 mg/（kg・h）。
- 咪达唑仑：200 μg/kg 缓慢静脉团注，之后 0.75~10 μg/（kg・min）。
- 依托咪酯：0.4~0.5 mg/kg。
- 丙泊酚：1 mg/kg 负荷剂量，之后迅速减少剂量至 20 mg/（kg・h）。

10.1.2 躯体感觉诱发电位

SSEP 可监测脊髓和周围神经、皮层和皮质下结构。当对周围神经进行重复刺激时，便产生诱发电位，之后在中枢记录其反应。常用的神经包括正中神经、尺神经、腓总神经及胫后神经。SSEP 与脑电图检查相比，受麻醉影响更小，同时对缺血更敏感。SSEP 波形与局

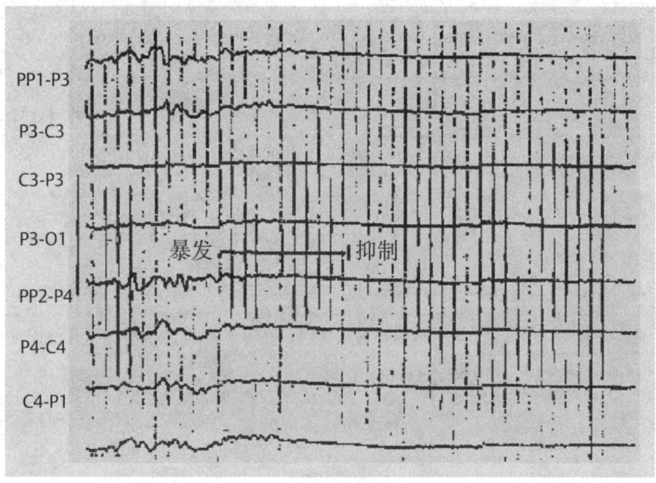

图 10.5 暴发抑制脑电图

部血流变化同步改变，并可反映血流量下降到接近临界水平时的变化。值得注意的是，SSEP 可能会受到产生强电场的医疗设备的影响（如 NICU 隔壁的 CT 机）。对于 SSEP 幅度降低 50% 以上或延迟增加 1 ms 的患者，应进一步探明其原因[4–5]。

在 NICU 中，SSEP 的作用如下[4]。

- 区分节前及节后损伤。
- 评估外周神经损伤和术后变化。
- 评估术后运动前和运动皮层功能。
- 评估后路椎体融合术后截瘫。
- 评估昏迷患者。

10.1.3 躯体感觉诱发电位的不足

SSEP在评估与体感通路无关的大脑区域的功能方面可能表现较差。

10.1.4 躯体感觉诱发电位的预测价值

在许多研究中，SSEP 已被用于评估脊髓损伤患者的预后。研究者常使用胫神经或腓总神经，并将潜伏时间与正常受试者进行比较（图 10.6a）。区分缺血性和外伤性脊髓损伤患者有助于得出更具体的预后分析，SSEP 也可预测康复情况（图 10.6b）[6]。

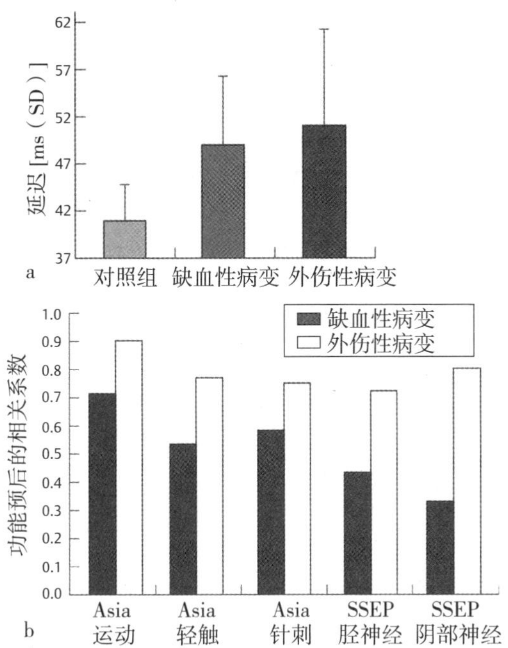

图 10.6 从胫骨或腓总神经潜伏期躯体感觉诱发电位（SSEP）判断其预测价值。（a）正常受试者（对照组）与缺血性或外伤性脊髓损伤患者的 SSEP 比较。（b）SSEP 可以帮助预测缺血性与外伤性脊髓损伤患者的预后

图 10.7 展示了一个正常的正中神经 SSEP。使用的标签代表 Erb 点（EP）、负相颈椎背侧电位（N13）、从对侧头皮记录的负电位（N20）和头皮正电位（P22）。当保留先前的图像，在其上绘出新的诱发电位以进行比较时，可发生图像重叠。每条神经对 SSEP 都有其生理限制。检查结果异常表现为中枢传导时间延长 [1]，神经间（右 – 左）中枢传导时间差异常 [2]，以及无 EP、N13、N18 或 N20 波 [3]。EP–N20 的正常值上限约为 11 ms。

10.2 肌电图

肌电图可捕捉肌膜去极化产生的电活动。大多数肌电图使用的数据来自切除听神经瘤过程中对面神经进行的大量研究。过早进行脊髓神经肌电图检查可能会出现假阳性结果，可在 10~14 d 后进行，这是因为神经尚未完全退化，并且肌电图可能会记录远端反应。肌电图可

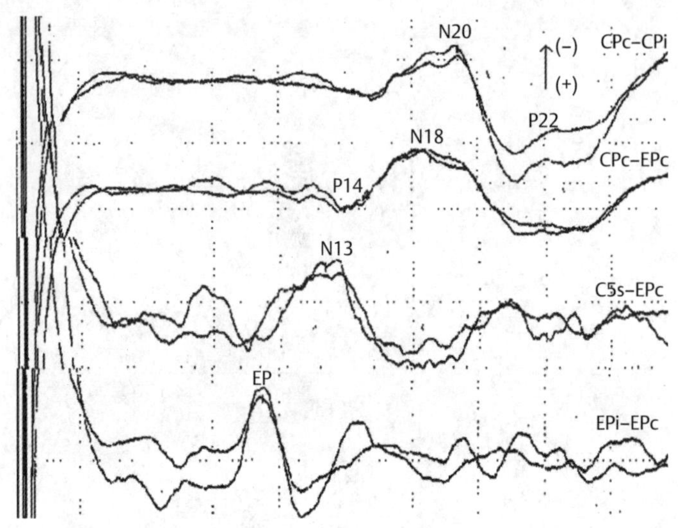

图 10.7 正常正中神经的躯体感觉诱发电位图。EP：Erb 点；N13：负相颈椎背侧电位；N20：从对侧头皮记录的负电位；P22：头皮正电位

用于以下监测[7]。

- 颅神经功能。
- 脊神经根。

10.2.1 肌电图结果解读

当使用肌电图仪器对神经进行电刺激时，可以直接观测到肌电信号，并可将肌电信号输出至扬声器，方便医生在手术过程中实现听觉反馈。图 10.8 显示在被动神经监测期间遇到的肌电图放电类型的频谱。

完好的神经通常无肌肉电活动。在进行肌电图检查时，听到沉闷的爆米花声音，可能是由神经的机械刺激引起。持续肌肉活动提示严重的神经刺激。神经强直性放电提示严重的神经损伤。肌电图的电位幅度可显示被激活的神经纤维数量；因此，电位幅度降低表明传导阻滞。麻醉可诱导自发神经放电，类似神经强直性放电[8]。

10.3 经颅多普勒超声

经颅多普勒超声可在患者缺血性损伤发生之前检测到血流异常，能够早期发现神经损伤迹象。这种无创监测通常用于术后早期评估大

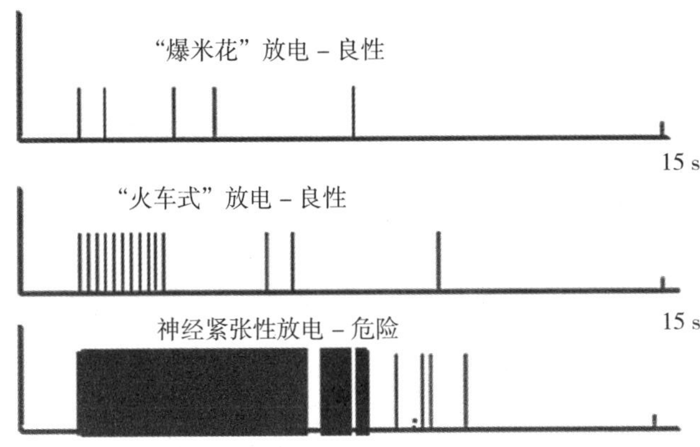

图 10.8 被动神经监测过程中肌电图放电频谱类型

脑中动脉血流的速度增加和搏动变化[9]。在未出现头痛或高血压症状的患者中，这些早期变化提示脑出血。通过比较大脑中动脉和颈内动脉的平均血流速度比值（Lindegaard 指数）来评估脑血管痉挛，可将充血与真正的血管痉挛区分开来。

表 10.1 概述了对 Lindegaard 指数的解读[4,10]。表 10.2 列出了临床上经颅多普勒超声的应用[11]。对蛛网膜下腔出血（SAH）患者的建议如下：如果 I 级 SAH 患者在第 7~8 天未检测到血管痉挛，通常停止经颅多普勒超声检查。对于 SAH 分级较高且无痉挛的患者，在第 8~10 天后每隔一天进行一次经颅多普勒超声检查。

表 10.1 Lindegaard 指数解读[9–11]

0~3	正常
3~6	轻度血管痉挛
>6	严重血管痉挛

表 10.2 经颅多普勒超声的临床应用[9–11]

应 用	评 价	证据级别	推荐强度
镰状细胞贫血	有效	Ⅰ级	A
缺血性脑血管疾病	确切	Ⅱ级	B
蛛网膜下腔出血	确切	Ⅱ级	B

表 10.2（续）

应 用	评 价	证据级别	推荐强度
动静脉畸形	确切	Ⅲ级	C
脑循环停止	确切	Ⅲ级	C
围手术期监测	可能有效	Ⅲ级	C
脑膜炎	可能有效	Ⅲ级	C
围操作期监测	研究中	Ⅲ级	C
偏头痛	有争议	Ⅱ级	D
静脉窦血栓形成	有争议	Ⅲ级	D

10.4 脑干听觉诱发反应

听觉系统的脑干通路包括耳蜗、螺旋神经节、第Ⅷ对脑神经（CN Ⅷ）、耳蜗核（下脑桥）、上橄榄核（下 3/5 的脑桥）、外侧丘系（上脑桥）、下丘（中脑）和内侧膝状体（丘脑）。来自 CN Ⅷ的输入在同侧和对侧均上升，并且在每个层面都有纤维交叉。

通过放置在外耳道中的小耳塞施加刺激，可听到咔哒声或爆音。使用沿着顶点和耳垂放置在头皮上的每个电极记录这些爆音。脑干听觉诱发反应（又称听觉脑干反应、诱发听觉电位、脑干听觉诱发电位或诱发反应测听）由 5 个波（Ⅰ、Ⅱ、Ⅲ、Ⅳ和Ⅴ波）组成。波Ⅰ、Ⅲ和Ⅴ是最稳定的波形，可测量和评估波的绝对潜伏期和峰间潜伏期、波幅和整体形态。脑干听觉值有一个正常范围，因患者和使用的仪器而异。由于听觉结构的面积相对较小，可能难以区分波Ⅱ ~ Ⅴ的起源。定位误差不超过 1 cm[12]。

10.4.1 在 NICU 使用脑干听觉诱发反应的指征

以下是在 NICU 中使用脑干听觉诱发反应的适用场景：

- 确定病变侧别。
- 听觉丧失（包括梅尼埃病）。
- 脑干肿瘤（包括桥小脑角区）。
- 多发性硬化。
- 桥脑中央脱髓鞘。

- 脑白质发育不良和其他中枢神经系统退行性疾病。
- 梗死及缺血。
- 脑桥出血。
- 听觉毒性药物筛查。
- 昏迷及脑死亡。

脑干听觉诱发反应异常通常包括单个波的绝对潜伏期延迟，或波Ⅰ ~ Ⅴ，或波Ⅰ ~ Ⅲ，或波Ⅲ ~ Ⅴ的潜伏期增加。波形态不佳也被认为是异常的（表 10.3~ 表 10.6；图 10.9~ 图 10.10）。

表 10.3 脑干听觉诱发反应相关解剖 [12]

波	定 位
Ⅰ	听神经
Ⅱ	耳蜗神经核
Ⅲ	上橄榄体
Ⅳ	外侧丘系
Ⅴ	下丘

表 10.4 脑干听觉诱发反应电极记录配置 [12]

通 路	波形记录位置
1 通路	Ai–CZ
2 通路	Ac–CZ
3 通路	Ai–Ac
4 通路	枕骨隆突 –CZ

Ai、Ac 分别为耳垂同侧和耳垂对侧，为受刺激耳；CZ 指两耳垂之间的中点、中线、中面

表 10.5 脑干听觉诱发反应参考值 [12]

波	平均潜伏期（ms）	范 围（ms）
Ⅱ	1.62	1.26~1.98
Ⅱ	2.80	2.23~3.37
Ⅲ	3.75	3.24~4.26
Ⅳ	4.84	4.15~5.53

表 10.5（续）

波	平均潜伏期（ms）	范 围（ms）
Ⅳ / Ⅴ	5.27	4.61~5.93
Ⅴ	5.62	4.93~6.31
	女性	男性
Ⅰ ~ Ⅴ（年龄＜ 60 岁）	＜ 4.6	＜ 4.65
Ⅰ ~ Ⅴ（年龄＞ 60 岁）	＜ 4.7	＜ 4.75
Ⅰ ~ Ⅲ	2.63	
Ⅰ ~ Ⅳ / Ⅴ	4.32	
Ⅲ ~ Ⅴ	2.31	

表 10.6　脑干听觉诱发反应结果解读[12]

波形结果	解 读
Ⅰ ~ Ⅲ IPL 异常	提示脑干听觉系统中靠近耳蜗的第Ⅷ对脑神经和下脑桥之间存在传导障碍
Ⅲ ~ Ⅴ IPL 异常	提示脑干听觉系统在脑桥下部和中脑之间存在传导障碍
Ⅰ缺失，同时Ⅲ ~ Ⅴ正常	未记录到波Ⅰ（第Ⅷ对脑神经激活电位）。这通常是由于周围性听力障碍。因此，第Ⅷ对脑神经与下脑桥之间的脑干听觉通路的传导状态无法确定。下脑桥至中脑的传导正常
Ⅳ或Ⅴ缺失或异常波幅降低	提示脑干听觉系统喙侧至下脑桥存在传导障碍
Ⅰ正常，而Ⅱ、Ⅲ、Ⅳ、Ⅴ缺失	提示脑干听束明显功能障碍

正常成人脑干听觉诱发反应波形。Ⅰ ~ Ⅴ波绝对潜伏期和峰间潜伏期（Ⅰ ~ Ⅲ、Ⅲ ~ Ⅴ、Ⅰ ~ Ⅴ）在双边正常范围内。Ⅰ ~ Ⅴ波峰间间隔（0.16 ms）和Ⅴ波绝对潜伏期（0.08 ms）的耳间差异在正常范围内。IPL：峰间潜伏期

10.5 脑氧合监测

有一种直接监测脑细胞氧合的方法。尽管 0.5 mm 传感器是固定的，但它可以确定探头周围区域的氧分压。以与侧脑室穿刺外引流相类似的方式将探头置入脑组织中，避开血肿。在传感器校准和插入之后，应预留时间以使探头达到平衡。在此之前的监测值不可靠。达到平衡

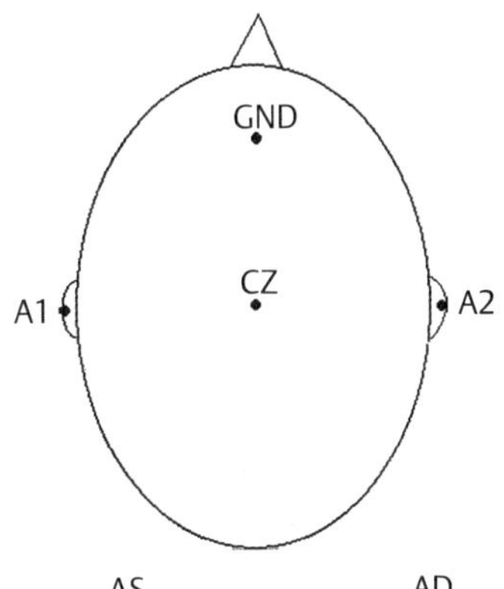

图 10.9 脑干听觉诱发反应示意图

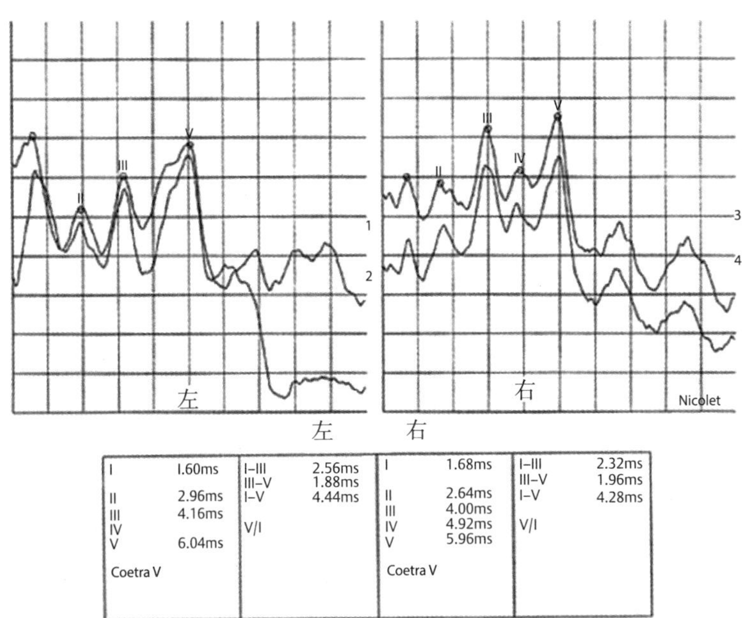

图 10.10 正常的成人听觉脑干反应波形。正常成人脑干听觉诱发反应波形。Ⅰ～Ⅴ波绝对潜伏期和峰间潜伏期（Ⅰ～Ⅲ、Ⅲ～Ⅴ、Ⅰ～Ⅴ）在双边正常范围内。Ⅰ～Ⅴ峰间间隔（0.16 ms）和Ⅴ波绝对潜伏期（0.08 ms）的耳间差异在正常范围内

稳定的时间取决于大脑温度和血流量（可能是数分钟至数小时），如果脑组织氧分压低于 6 mmHg 或低于 10 mmHg，且持续 30 min 以上，则提示大脑功能不可恢复。脑组织氧分压应保持在 20 mmHg 以上，以保护神经功能；脑组织氧分压维持在 28 mmHg 以上可获得良好的神经功能。控制颅内压和脑灌注压并不能防止脑组织缺氧。

如果脑组织氧分压下降，会先于脑电图、经颅多普勒超声和其他监测手段发生变化，因此，必须采取措施将血液和营养输送至大脑，措施如下。

- 提高吸入气氧浓度（FiO_2）：呼吸机。
- 提高平均动脉压：补液。
- 提高灌注：血压。
- 提高血细胞可变形性、优化黏滞性及携氧能力：血红蛋白及红细胞压积（H&H）。
- 提高容量：补液。
- 减少过度通气。
- 减轻水肿：占位、血压、液体。
- 降低颅内压：脑室外引流。
- 降低温度。
- 降低代谢。
- 减轻血管痉挛。

病例处理

该患者脑干听觉诱发反应的变化提示中脑和下脑桥之间存在异常。SSEP 将变化定位在锥体交叉上方的区域，可能是由于缺血。此变化可能是由于血管损伤、静脉损伤压迫引起水肿加重、牵开器损伤、医源性压迫增加、使用冷水冲洗或血流量减少。首先麻醉医生应处理血压和脑氧合功能，然后必须检查灌洗液温度。条件允许的情况下，外科医生可能需要停止手术，直到查明此变化的原因。

参考文献

[1] Youman JR. Neurological Surgery: A Comprehensive Reference Guide to the Diagnosis and Ma- nagement of Neurosurgical Problems. 4th ed. Philadelphia, PA: WB Sanders,

1996:402–430.
[2] Vespa PM, Nenov V, Nuwer MR. Continuous EEG monitoring in the intensive care unit: early find- ings and clinical efficacy. J Clin Neurophysiol, 1999, 16(1):1–13.
[3] Jordan KG. Continuous EEG monitoring in the neuroscience intensive care unit and emergency department. J Clin Neurophysiol, 1999, 16(1):14–39.
[4] Greenberg MS. Handbook of Neurosurgery. 5th ed. New York, NY: Thieme, 2001:549–552.
[5] Czosnyka M, Kirkpatrick PJ, Pickard JD. Multimodal monitoring and assessment of cerebral haemodynamic reserve after severe head injury. Cerebrovasc Brain Metab Rev, 1996, 8(4):273–295.
[6] Iseli E, Cavigelli A, Dietz V, et al. Prognosis and recovery in ischaemic and traumatic spinal cord injury: clinical and electrophysiological evaluation. J Neurol Neurosurg Psychiatry, 1999, 67 (5):567–571.
[7] Houlden DA, Schwartz ML, Klettke KA. Neurophysiologic diagnosis in uncooperative trauma patients: confounding factors. J Trauma, 1992, 33(2):244–251.
[8] Murthy JM. Somatosensory evoked potentials by paraspinal stimulation in acute transverse myelitis. Neurol India, 1999, 47(2):108–111.
[9] Wilterdink JL, Feldmann E, Furie KL, et al. Transcranial Doppler ultrasound battery reliably identifies severe internal carotid artery stenosis. Stroke, 1997, 28(1):133–136.
[10] Assessment: transcranial Doppler. Report of the American Academy of Neurology, Therapeutics and Technology Assessment Subcommittee. Neurology, 1990, 40:680–681.
[11] Aaslid R, Huber P, Nornes H. Evaluation of cerebrovascular spasm with transcranial Doppler ultra-sound. J Neurosurg, 1984, 60(1):37–41.
[12] Chiappa KH. Evoked Potentials in Clinical Medicine. 3rd ed. Philadelphia, PA: Lippincott–Raven, 1997:199–268.

第 11 章 脑灌注

Deependra Mahato　Kevin Ray　Dan E.Miulli　Javed Siddiqi

摘　要　缺乏血液流动及向大脑输送底物会引起脑缺血，如果未代偿，则会导致梗死。大脑应保证基本的脑血流量，这取决于血流阻力和供血。当出现脑水肿时，脑组织会对抗血流，或者由于血液黏滞度差或血管收缩而导致血流减少。大脑的血流供应取决于脑灌注压。脑灌注压取决于心脏系统的功能。血压过低可导致缺血，在严重颅脑损伤时，即使一次低血压发作也会使发病率和死亡率翻倍。同样，过高的血压会突破受损的血-脑屏障，导致进一步的水肿和损伤。

关键词　血-脑屏障　毛细血管膜　脑血流量　脑灌注压　细胞毒性水肿　间质性水肿　平均动脉压　血管源性水肿

病例介绍

一名 20 岁男子从二楼窗户坠落后出现胸部、腹部和头部明显挫伤。在事故现场，患者双目紧闭，不能言语，表现为去大脑僵直。双侧瞳孔等大，反应迟钝，无明显腹部膨隆或腹肌强直，血压为 90/50 mmHg。

病例处理见本章末。

11.1 引　言

无论是外伤、缺血性或出血性脑卒中、代谢紊乱还是肿瘤导致的脑损伤，在血流动力学管理上都必须保证充足的脑灌注。幸运的是，尽管到目前为止还不是一个完美的系统，但大脑具有对脑灌注不足作出反应的先天能力。为了充分了解这些机制并深入了解有助于我们维持脑灌注的干预措施，首先有必要了解血-脑屏障、脑室周围器的基本解剖结构，以及脑血流量和自动调节机制。

11.2 血–脑屏障

脑组织毛细血管与全身毛细血管相比有几点不同，基于这些不同形成了血–脑屏障。脑组织毛细血管内皮细胞是血–脑屏障的主要成分。脑组织毛细血管内皮细胞没有窗孔结构，缺乏细胞内裂隙，由细胞间紧密连接封闭，细胞间的紧密连接有助于将物质排除在脑间质空间之外。而身体其他地方的毛细血管内皮细胞并不相互接触，它们不构成环形屏障，而是具有多个窗孔结构，允许液体自由通过（图 11.1）[1]。

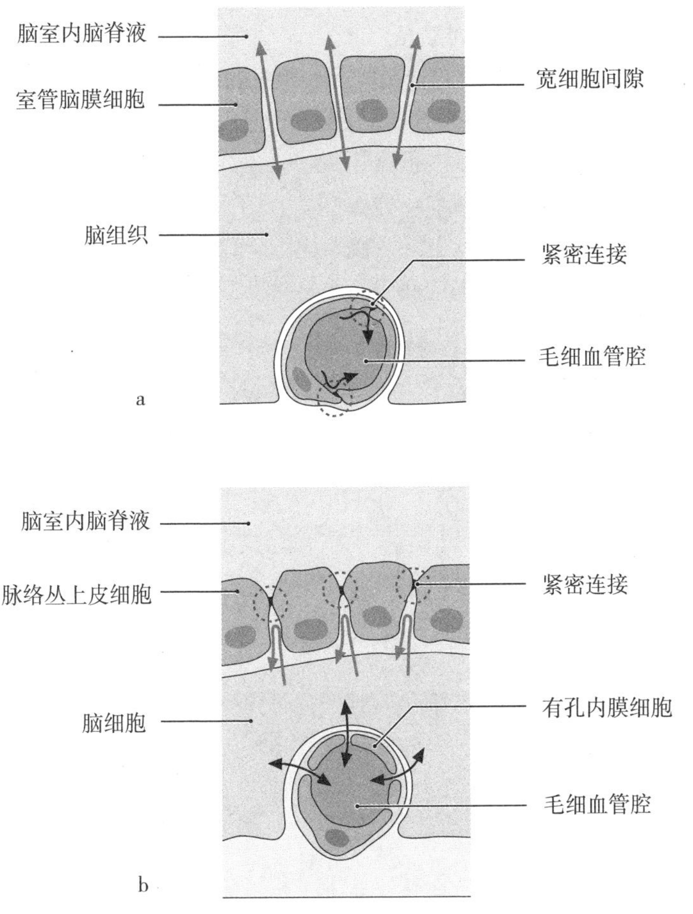

图 11.1 血–脑屏障和血–脑脊液屏障。（a）具有完整血–脑屏障的正常脑组织。（b）脉络丛中的血–脑脊液屏障。经许可转载[1]

脑组织毛细血管内皮细胞的环形屏障可调节哪些物质可到达大脑的间质空间，支持星形胶质细胞和神经元？在完整的血 – 脑屏障中，所有物质都通过毛细血管内皮细胞和其他调节细胞，如脉络丛上皮细胞。血 – 脑屏障根据物质的生化、免疫和电特性调节其通透性。紧密缝隙连接，即牢固的细胞间连接，具有高电阻抗，可阻止离子通过。毛细血管内皮细胞将血浆蛋白排除在脑间质空间之外，因为内皮细胞几乎没有用于运输蛋白质的胞饮泡，并且含有独特的脑酶、细胞通道和运输系统（表 11.1）。脑组织毛细血管内皮细胞需要大量的能量来维持大脑和血液循环之间的复杂调节。脑组织毛细血管内皮细胞能量依赖性转运组织的线粒体数量是全身其他毛细血管细胞的 3 ~ 5 倍。脑毛细血管膜不同的表面结构与周细胞和星形胶质细胞足突一起维持血 – 脑屏障的独特功能及其低通透性。

周细胞或血管周围细胞不是大脑独有的，它们部分包裹着全身毛细血管和静脉的内皮细胞。脑室周围器如神经垂体、穹窿下器、正中隆起、最后区和松果体对于进入脑间质的物质并没有选择性[1–3]（表 11.2）。

表 11.1 血 – 脑屏障特征：脑组织毛细血管内皮细胞[2–4]

紧密缝隙连接	不同膜结构
基底膜	神经元酶
最小胞饮活性	转运机制
线粒体含量高	周细胞 (也见于体循环)
高电阻抗	星形胶质细胞足突

11.2.1 脑室周围器

脑室周围器是指大脑中血 – 脑屏障可允许中枢神经系统和外周血流之间进行交流的部分。这些结构血管丰富，可分为感觉器官和分泌器官[1–3]（图 11.2，表 11.2）。

11.2.2 脑间质循环

在正常状态下，物质要从血液进入脑间质必须通过毛细血管内皮细胞。脑组织毛细血管内皮细胞允许某些化合物通过跨细胞扩散或经过普遍存在的转运机制相对容易地进入脑间质空间，这些物质是脂溶

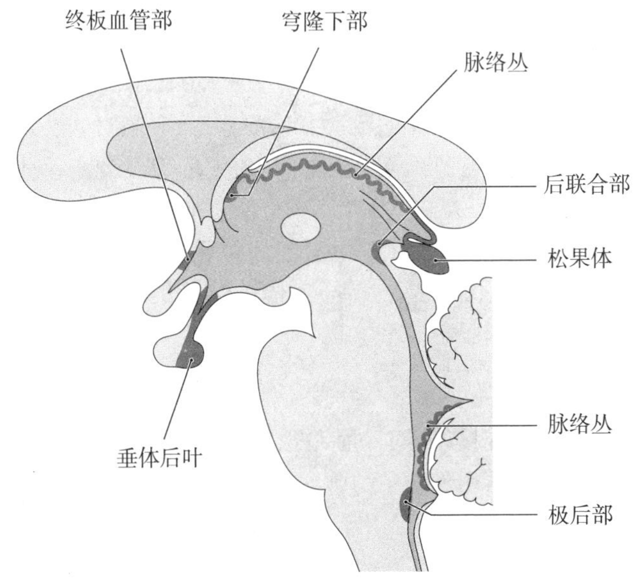

图 11.2 脑室周围器的位置（矢状面中部，左侧侧视图）。经许可转载[1]

表 11.2 脑室周围器[1]

脑室周围器	功 能
感觉部	
最后区	与呕吐反射相关
终板血管器	对血管紧张素Ⅱ敏感，分泌生长抑素、促黄体素释放素、胃动素
穹隆下器	对血管紧张素Ⅱ敏感，分泌生长抑素、促黄体素释放素；在液体平衡调节中发挥积极作用
分泌部	
连合下器	连合下器分泌到第三脑室中，形成 Reissner 纤维，以维持中脑水管的通畅
垂体后叶	储存和分泌催产素和抗利尿激素
松果体	分泌褪黑激素，在昼夜节律中起作用

性的、分子量约为 500 Da 或更小、非极化、不与蛋白质结合，包括葡萄糖、低密度脂蛋白、转铁蛋白、溴化物、吗啡和胆盐。这些物质在不主动运输时仍必须沿浓度梯度从血液扩散到毛细血管内皮细胞再到

脑间质。血 – 脑屏障不能透过离子和氨基酸，水的确切转运类型也存在争议。水不能通过脂质膜进入，必须通过由水通道蛋白调节的选择性水通道转运。血 – 脑屏障阻挡了分子量大于 180 Da 的水溶性分子，活体染料、肾上腺素、箭毒、胆色素和荧光素都不能通过。进入脑组织间液的物质可能会改变神经系统功能。这些物质从脑组织毛细血管进入间质，在那里它们可能被神经元、神经胶质细胞或其他细胞吸收，有时保留在这些细胞周围，还有的通过室管膜下神经胶质细胞和室管膜缝隙连接进入脑室、脑池和 Virchow-Robin 间隙的脑脊液，最终通过蛛网膜绒毛循环回到血液[2–4]。

11.2.3 血 – 脑屏障

脉络丛上皮圆周连接处可主动将物质分泌到脑脊液中。血 – 脑脊液屏障类似于毛细血管内皮细胞的血 – 脑屏障。溶解在脉络膜毛细血管中的物质更容易通过脉络膜内皮，选择性地通过脉络丛的结缔组织，然后受脉络膜上皮调节透过。脉络膜上皮细胞含有环向连接，将脑脊液分泌到脑室。脑间质液汇集形成脑脊液，根据浓度梯度变化将物质自间质空间运出。

11.2.4 血 – 脑屏障的破坏

神经系统疾病可导致血 – 脑屏障的严重破坏。高血压、高碳酸血症、低碳酸血症、创伤、体温过高、化学物质（如动脉内乳酸钠林格注射液、甘露醇、白三烯 C4、一氧化氮合酶、阿拉伯糖和乳酰胺）均可破坏该屏障，肿瘤中心区血 – 脑屏障也会被破坏，但肿瘤外周未必。血 – 脑屏障破坏可导致脑水肿、液体和电解质的积聚、脑容量增加、颅内压升高、细胞肿胀和细胞死亡。关于脑水肿的病理研究很多。如果能够将颅脑损伤的病理机制研究透彻，就能够理解大多数关于血 – 脑屏障和脑水肿问题。

11.2.5 血管源性水肿

患者头部撞击地面时，血 – 脑屏障紧密连接的缝隙被拉伸，30~60 min 内脑组织毛细血管基本变成了一个“筛子”，导致血管源性水肿，血清、白蛋白和蛋白质出现累积。缺氧会导致血 – 脑屏障开放时间延长，血压迅速升高会导致血 – 脑屏障开放时间延长 6 h。机械原因会损伤微血管、细胞和细胞器，释放钙、鸟氨酸脱羧酶和自由基。氧化毒素的自由基持续增加将会破坏细胞膜，缺氧可维持细胞内和细胞外的高钙储备状态。

由于信使核糖核酸（mRNA）的上调，鸟氨酸脱羧酶的活性增加了 2000%[5]，它的作用是催化鸟氨酸脱羧形成腐胺，然后将其转化为亚精胺，最终转化为精胺。由于再生、发育、细胞生长和神经元存活的必要性，这三种物质会在细胞损伤后立即被释放。腐胺的累积会导致创伤后脑微血管收缩，血 – 脑屏障打开并加重血管源性水肿。异氟醚可以增加腐胺，氯胺酮可以减少腐胺。

发生机械损伤时，释放的缓激肽与其他途径产物共同导致钙增加，从而引起钙调蛋白和钙依赖性蛋白激酶 C 的增加，并打开血 – 脑屏障。

地塞米松、铜、锌、超氧化物歧化酶、5– 羟色胺抗体和黄体酮可以稳定被破坏的血 – 脑屏障。

11.2.6 细胞毒性水肿

细胞毒性水肿是头部损伤后最常见的水肿类型，在细胞损伤后 30~60 min 内，乳酸、氢离子酸中毒、钾、氧自由基和谷氨酸等毒性产物在细胞内堆积可产生细胞毒性水肿。钠钾泵因细胞能量耗尽而失效，导致钠在细胞内积聚并吸收水分。增加水含量来缓冲细胞的最常见原因是氢的累积。细胞渗透膨胀与为三羧酸循环提供更多底物而增加的糖原颗粒有关。机体还需要额外能量为以下细胞主动转运机制供能。

- 钠钾泵。
- 钠钾氯协同转运蛋白。
- 钙激活钾通道。
- 钠氢逆向转运体。
- 氯碳酸氢盐交换体。
- 载体介导的营养物质运输。
- 受体介导的肽转运。

随着细胞膜开始失效，谷氨酸释放，细胞代谢增加，在目前的厌氧条件下，乳酸生成进一步增加，若不能利用则会累积，然后导致能量代谢失败和细胞死亡[4]。

11.2.7 间质性水肿

间质液顺梯度汇入脑脊液。脑脊液内开始堆积大量毒素和蛋白质。通过上调氯碳酸氢盐交换体使脑脊液增加，从而缓冲脑间质液酸中毒。减少间质性水肿和细胞毒性水肿（颅脑损伤的主要原因）的一种方法是减少脑脊液量，可以通过引流脑室脑脊液实现，而降低颅内内容物的压力则不能实现。

治疗脑损伤没有灵丹妙药。幸运的是，大脑通常可以适应并从多次损伤中恢复过来。而脑损伤的发生是由于大脑系统无法修复某些不可逆的损伤。目前，有实验表明，一些化学物质可用于改善不同类型的脑水肿[6]（表 11.3）。

表 11.3　减轻脑水肿的方法[2–4,7]

脑水肿类型	减轻脑水肿的方法
细胞毒性（颅脑损伤中最常见的类型）	α－二氟甲基鸟氨酸、α－三羟肌醇、阿米洛利、三羟甲基氨基甲烷
血管源性	铜锌超氧化物歧化酶、5- 羟色胺 1B 受体、黄体酮、吲哚美辛、纳洛酮、地塞米松、脑脊液引流
间质性	脑脊液引流，乙酰唑胺

早期积极治疗的目的是预防缺血。葡萄糖和糖原在 4 min 内耗尽，缺血半暗带新陈代谢增加，脑温度升高，代谢增加，脑组织 PO_2 降至 20 mmHg 以下，更倾向无氧呼吸。无氧呼吸导致乳酸酸中毒并将氢离子带入细胞。乳酸堆积近似于缺血时的葡萄糖储存。细胞随着氢含量的增加而膨胀。多种神经调节剂刺激依赖于环磷酸腺苷的离子转运，将更多的氢带入细胞。缺血导致细胞 pH 值降至 6.0~6.4，抑制线粒体呼吸和螯合钙的能力。当细胞被剥夺能量和氧气时，钙储备释放，促进蛋白激酶 C 的磷酸化，进一步增加细胞内氢含量导致恶性循环，最后导致细胞膜降解。因此，水肿时增加脑血流量是保证氧供的必要条件。

11.3 脑血流

平均脑血流量为 45~65 mL/（100 g · min）[大多数参考文献中的

数据为 55 mL/（100 g · min）]，灰质较高 [75~80 mL/（100 g · min）]，白质较少 [20~30 mL/（100 g · min）]（图 11.3）。与区域性脑血流量的变化相比，当全脑血流量改变时影响更大。蛋白质合成在 40~50 mL/（100 g · min）时下降，在 35 mL/（100 g · min）开始出现无氧代谢。脑电图在 25 mL/（100 g · min）时便会出现明显的活动减少表现。然而，脑干听觉诱发反应在 12 mL/（100 g · min）时发生改变，在 10~20 mL/（100 g · min）时开始出现跨细胞功能的丧失，在 8~15 mL/（100 g · min）时开始缺氧去极化。在出现此种状况之前，脑组织可耐受略低的局部脑血流量变化。当然，灌注减少的持续时间不同，则会带来缺血和梗死的区别[7]。

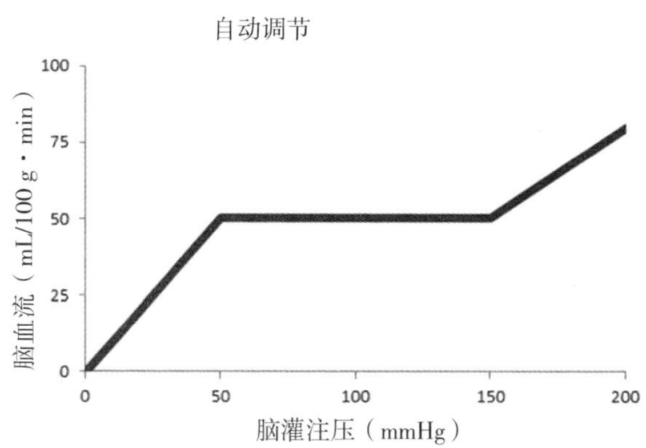

图 11.3 自动调节。平均脑血流量为 55 mL/（100 g · min），在脑灌注压为 50~150 mmHg 时保持相对恒定。当脑灌注压下降到 50 mmHg 以下时，脑血流量降低，当脑灌注压上升到 150 mmHg 以上时脑血流量增加

11.3.1 自动调节

与身体的其他器官相比，脑组织由于其高代谢需求而对血管灌注的变化更敏感。自动调节是即使脑灌注压发生变化，但大脑仍能将脑血流量和灌注维持在恒定水平的能力。在正常人中，颅内压相对恒定，因此，脑灌注压主要受平均动脉压变化的影响，也就是说，主要受收缩压的影响。成人脑灌注压的正常阈值为 50~150 mmHg（图 11.3），但一般为 70~90 mmHg。为了维持恒定的脑血流量，脑动脉会在脑灌注压升高时收缩，并随着脑灌注压降低而扩张。关于导致这种情况发

生的机制有两种假说，一种是肌源性假说，认为与血管内皮释放的血管活性物质引起血管平滑肌张力的自主控制变化有关；另一种是神经源性假说，认为与外膜周围神经检测到的跨壁血压变化有关。正常情况下，在检测到脑灌注压或跨壁压变化的 15~30 s 内会发生自动调节变化。有一些证据支持代谢反馈影响自动调节，然而，由于调节速度极快，与代谢反馈的机理存在矛盾[8]。

11.3.2 脑血管阻力

脑血管阻力的生理学不同于体循环。平均动脉压在大脑动脉和小动脉的远端会减少一半。脑血管阻力很复杂，并且与脑灌注压不总是成比例或呈线性关系。因此，通过脑灌注压并不能直接计算出脑血流量。脑血管阻力可因水肿、$PaCO_2$ 和许多其他情况而发生改变。在正常条件下，脑血管阻力随脑灌注压变化发生自动调节，从而保持恒定的脑血流量。然而，在病理状态或自动调节的极端情况中，脑血管阻力可能无法提供足够大的调节幅度。在脑灌注压为 50~125 mmHg 时，可通过血管扩张和收缩来维持恒定的脑血流量。在脑灌注压为 50~60 mmHg 时，血管扩张至最大限度，脑灌注压进一步降低则会导致脑血流量减少。同理，脑灌注压达到 125 mmHg 时，血管收缩至最大限度，脑灌注压进一步升高，类似流量增加的血流通过刚性管道。紧密连接被撑开，导致血管源性水肿。自动调节量和脑血管阻力每天、每小时甚至每分钟都在变化。颅脑损伤患者，除非发生继发性损伤或低血压、缺血、过度通气等情况，仍能够保持自动调节功能，但曲线会向左移[9]。迄今为止，还没有直接的方法来连续测量脑血管阻力。人们正在尝试利用经颅多普勒超声根据搏动指数和阻力指数来量化脑血管阻力和脑血流量，公式如下：

脑血流量 = 脑灌注压 / 脑血管阻力 = 平均动脉压—颅内压 / 脑血管阻力

11.3.3 低血压

在挫伤周围发生严重颅脑损伤后，点状出血灶周围脑血流量减少，在最初的 8~24 h 内，脑血流量降至 20 mL/（100 g · min）以下，并持续低于 30 mL/（100 g · min）。低血压在硬膜下血肿和弥漫性轴索损伤患者中更为常见。然而，颅脑损伤区域周围血压降低，甚至可降至正常水平的一半。一次低血压发作会使严重颅脑损伤的发病率和死亡率翻倍[9]。低血压导致血管舒张超过基线水平 165%，脑血容量和颅内压升高。初期不能通过降低血压治疗严重的颅脑损伤。虽然高血压对于将脑灌注压维持在正常范围是有益的[10]，但是如果脑灌注压超过自动调节的上限，无论是否人为改变，都会增加脑血容量和颅内压。脑创伤基金会的《严重创伤性脑损伤管理指南（第 3 版）》[9] 中提出以下建议。

- Ⅱ级推荐。
  - 应监测血压，并避免收缩压＜ 90 mmHg[9]。
- Ⅲ级推荐。
  - 应监测氧合状态，并避免低氧（无监测条件时，应避免呼吸暂停发绀，住院患者应避免 PaO_2 ＜ 60mmHg 或氧饱和度＜ 90%）[9]。
- 可选。
  - 通过在整个患者病程中输注液体将平均动脉压维持在 90 mmHg 以上，以试图将脑灌注压维持在 70 mmHg 以上。

收缩压和平均动脉压可以在现场进行纠正。但如果头部严重受伤，则必须将患者送往有神经外科医生的创伤中心。神经外科医生将进行侧脑室穿刺外引流及颅内压监测。

11.3.4 脑灌注压

早期，有研究将脑灌注压与成人（主要是男性）的死亡率进行了比较，发现如果脑灌注压＞ 80 mmHg，死亡率仅为 35%~40%。如果脑灌注压＜ 80 mmHg，脑灌注压每降低 10 mmHg，死亡率就会增加，如脑灌注压低于 60 mmHg，死亡率会增加到 95%。其他研究人员还发现，有效治疗方法是将脑灌注压保持在 60 mmHg 以上[11]。《严重创伤性脑损伤管理指南（第 3 版）》提供了Ⅲ级建议，即应避免脑灌注压＜ 50 mmHg，目标脑灌注压为 50~70 mmHg，而压力自动调节功能完整的患者可以耐受更高的脑灌注压[9]。

应注意，这是针对普通成年男性的建议，不适用于儿童，也不适用于某些收缩压正常的成年女性，以及平均动脉压低于 90 mmHg 的患者。不应以导致其他损伤为代价，如肺水肿和急性呼吸窘迫综合征（ARDS）来维持脑灌注压＞ 70 mmHg。Hlatky 等 [12] 的研究表明，对于存在难以控制的颅内压升高的患者进行维持最大脑灌注压治疗时，需要使用更多的液体和血管加压素，同时 ARDS 的发病率增加了 5 倍。如果继发性损伤明显，并且继发性损伤可能会降低严重颅脑损伤的治疗效果，则脑灌注压应至少保持在 60 mmHg 以上。

当管理严重颅脑损伤患者时，必须明确要求脑灌注压维持在一定水平以上。Clifton 等 [13] 的研究表明脑灌注压的目标阈值应设置为比患者临界阈值高 10 mmHg，以防止脑灌注压低于临界点。例如，如果临界阈值被确定为 50 mmHg，则应明确要求维持脑灌注压＞ 60 mmHg，并将脑灌注压维持在上限（通常为 90~120 mmHg）以下。

11.3.5 脑梗死患者的血压管理

脑缺血或脑出血患者的血压维持目标目前存在相当大的争议。在脑缺血期间过度降低血压会导致脑梗死。血压通常在缺血后的最初几个小时内升高，以尝试纠正潜在的生理问题，但一旦损伤达到平衡，血压会在 24 h 内下降，在 4~7 d 内恢复到患者的正常水平。在自动调节功能完好的大脑区域，血压升高不会改变脑血流量。然而，在缺血局部区域需要升高血压来保护缺血半暗带，而在自动调节功能紊乱的区域更重要。美国心脏协会（AHA）和美国卒中协会的现行指南提供了 Ⅰ 类 [证据水平（LOE）B] 建议，指出血压显著升高的缺血性脑卒中患者，即使符合应用重组组织型纤溶酶原激活物（rtPA）的其他条件，在开始纤溶治疗之前，应将收缩压降低并稳定在 185 mmHg 以下，舒张压稳定在 110 mmHg 以下。此外，静脉注射 rtPA 后，血压必须维持在 180/105 mmHg 以下至少 24 h[14]。AHA 为血压显著升高但未接受 rtPA 的患者提供了另一项 Ⅰ 级推荐（LOE C），虽然没有定义具体参数，但 AHA 建议除非收缩压超过 220 mmHg 或舒张压超过 120 mmHg，否则应停止使用抗高血压药物。对于符合此标准的患者，治疗目标是在卒中发作后的前 24 h 内将血压降低 15%[14]。

患有卒中和高血压的患者再次发生卒中的风险很高。这些患者在血压升高至 140/90 mmHg 或更高时便应接受降压治疗，但应在血压恢复至预期基线水平后 4~7 d 后进行。应逐渐将血压降至 120/80 mmHg，这是降低心血管风险的最佳水平[15]。

11.3.6 脑出血患者的血压管理

过去，关于对脑出血患者进行适当的血压管理存在重大争议。一些人主张降低血压以减少出血、水肿形成和全身性高血压并发症的风险[16–19]。虽然脑出血患者血压升高的比例很高，但尚不清楚血压升高是初始出血的原因还是出血造成的结果。此外，疼痛、压力、颅内压升高和既往高血压史也可能导致急性脑出血后血压持续升高[20]。急性脑出血时高收缩压引起的并发症包括血肿扩大、再出血、神经功能缺损恶化和死亡[20–23]。AHA 2015 年急性出血性脑卒中血压管理指南如下。

- Ⅰ类（LOE A）推荐。
  - 对于收缩压在 150~220 mmHg 之间且无快速降压治疗禁忌证的脑出血患者，将收缩压快速降至 140 mmHg 是安全的，可有效改善临床结局[20]。
- Ⅱ类（LOE B）推荐。
  - 对于收缩压＞ 220 mmHg 的脑出血患者，考虑通过持续静脉输注和频繁监测血压来积极降低血压可能是合理的[20]。

关于脑出血后的脑缺血，Butcher 等[24]的一项使用 CT 灌注的随机临床试验表明，没有证据指出在中小型脑出血发病后数小时内将收缩压降至 140 mmHg 会导致脑血流量减少。急性脑出血抗高血压治疗（ATACH）试验以及急性脑出血强化降压治疗的 1 期和 2 期（INTERACT1，INTERACT2）[20,25–26]试验表明，将收缩压快速降至＜ 140 mmHg 不仅是安全的，而且早期强化降压治疗并未增加死亡率或发病率[20,25–26]。此外，INTERACT2 试验显示强化降压组临床结局更好，死亡率更低，重度残疾的发生率下降[26]。

在治疗脑出血患者时，关于手术是否能改善灌注从而改善预后仍存在一些争论。脑出血外科试验将来自 83 个中心的 1033 名患者随机分组，研究结果表明与初期保守治疗相比，神经外科收治的自发性幕上脑出血患者接受早期外科手术治疗并未显示出整体获益[27]。

有新的证据表明，重组活化凝血因子Ⅶ（RF Ⅶ）可以最大限度地减少脑出血的进展，从而降低脑出血后的发病率和死亡率[28]。在症状出现后的前 3~4 h 内，或在有出血风险的患者（如凝血障碍患者）中静脉给予 40 μg/kg、80 μg/kg 或 160 μg/kg 剂量的 RF Ⅶ 1~3 次，实验组的 3 个月死亡率更低，为 18%[29]。而安慰剂组为 29%。

然而，仍有部分患者可能受益于脑出血的手术清除。再出血的风险在前 3~6 h 内最高，在 12 h 后最低。等到患者出现脑疝再进行手术干预并不比单独的内科管理好。

以下患者可能从脑出血手术中获益：

- 小脑出血＞ 3 cm 或＞ 30 mL 并且患者有相关症状。
- 幕上脑出血＞ 20~30 mL 且格拉斯哥昏迷评分（GCS）为 13~5 分或 GCS 降低 2 分的患者（如果出血位于左侧深部灰质，请仔细权衡是否手术）。
- 脑叶出血患者。

手术的目标是将体积减少到 20 mL 以下。应该指出的是，淀粉样变性脑出血患者一般不需要手术。

最后，必须解决动脉瘤性蛛网膜下腔出血（SAH）患者血压升高的问题。如果血压高和（或）脉压大，患者可能会再出血。然而，GCS 评分较低的患者可能需要较高的灌注压来预防梗死。

以下是对于急性 SAH 高血压管理的推荐。

- 如患者 GCS 评分为 3~6 分（世界神经外科医生联合会量表[30]5 级）或既往有高血压病史，收缩压控制在 140 mmHg 以下。
- 如患者 GCS 评分＞ 6 分且没有高血压病史，收缩压控制在 120 mmHg 以下。

有时尽管进行了充分的液体复苏，但患者的血压或脑灌注压仍然过低。关于使用哪种升压药尚无共识。对液体复苏和儿茶酚胺类血管加压药难以治疗的急性脑损伤和血流动力学不稳定的患者，小剂量静脉注射血管升压素可能有益[31]。Biestro 等[32]建议 0.5~5.0 mg/h 剂量的去甲肾上腺素是有效和安全的，可被认为是首选药物，而多巴胺在 10.0~42.5 μg/（kg · min）的高剂量下效果不佳，甲氧明单次推注可控制平均动脉压的突然下降。使用血管收缩药物来增加脑灌注压可能会影响缺血半暗带和身体其他组织（如肠黏膜和肾脏）的氧合。几项人类和动物研究表明，去甲肾上腺素在高剂量下比多巴胺更能改善脑血流量（表 11.4）[33]。

表 11.4 用于蛛网膜下腔出血维持高血压的升压药 [33]

药 物	激动受体	用 量	效 果
多巴胺	B2	1~3 μg/（kg · min），5 μg/（kg · min）	扩血管，增加 CO 与 SV
	B1	+10 μg/（kg · min）；滴定至最多 20 μg/（kg · min）	缩血管
多巴酚丁胺	A、B1	5~20 μg/（kg · min）	增加 CO，加快 HR 和 SV，扩血管
去氧肾上腺素	B2、A	2~180 μg/min	缩血管，增加 SVR
肾上腺素	A 为主，B 为辅	1~8 μg/min	加快 HR，增加 CO 和 SVR
去甲肾上腺素	A 绝大部分，B 极少	8~12 μg/min	增加 CO，加快 HR，增加 SVR
异丙肾上腺素	B	1~4 μg/min	扩血管，加快 HR，增加 CO

CO：心输出量；HR：心率；SVR：全身血管阻力；SV：每搏输出量

11.4 脑氧合

脑细胞需要氧气和三磷酸腺苷（ATP）。在受伤状态下，大脑对过高的血压或容量反应不佳。血压过高会引起脑水肿、出血、颅内压升高。因此，对治疗的精确把握存在困难，这一难题已通过引入能够监测脑代谢和脑氧合的技术得到解决。有大量文献表明，高于正常的 PaO_2 支持可改善数百名患者的脑组织氧合和预后 [11,34–38,40–47]。当 4 个结合位点都饱和时，100 mL 血液中血红蛋白分子能够携带 17~21 mL O_2。PaO_2 仅反映溶解在血浆中的游离氧分子，而不反映与血红蛋白结合的氧分子。PaO_2 和 SaO_2 都不能反映血液中总的氧气水平。在血氧饱和度为 100% 时，PO_2 可低至 80 mmHg；在血氧饱和度为 75% 时，PO_2 可低至 40 mmHg；在血氧饱和度为 50% 时，PO_2 可低至 27 mmHg。必须记住，血细胞和血浆携带的氧气比红血蛋白分子所能携带的要多。

红细胞仅达到 85% 的脑细胞，其余部分由血浆提供。治疗患者时必须考虑到体温升高、PCO_2、2，3- 二磷酸甘油酸和 pH 值降低导致的血红蛋白对氧的亲和力降低。根据定义，氧解离曲线右移会导致血红蛋白对氧的亲和力降低，这使得血红蛋白更难与氧结合（需要更高的氧分压才能达到相同的氧饱和度），但它使血红蛋白更容易释放结合氧。生理上讲，增加 FIO_2 超过血红蛋白的最大饱和度只会使血浆中溶解的 O_2 增加 2%~3%。此外，当成人使用高于 60% 的 FIO_2 水平超过 24 h 时可能是有害的。

将 PO_2 增加到高于使血红蛋白饱和所需的水平会驱使 O_2 进入缺氧的脑组织。在 PO_2 超常的情况下，重度颅脑损伤后早期，脑组织中的乳酸水平降低，可改善预后。脑损伤患者在最初的 8~24 h 内可能受益于 100% 的 O_2，在水肿高峰期的 2~4 d，PaO_2 > 150mmHg，之后血氧饱和度> 100%，所有这些都是为了将脑组织氧合维持在 40 mmHg 左右且不低于 20 mmHg。脑组织监测系统监测到脑代谢的 4 个区域以及细胞水平出现继发性损伤进展的信息，提示缺血性损伤的发生。研究表明脑损伤较轻的患者平均脑氧分压为 39 ± 4 mmHg，恢复良好，中度至重度残疾患者平均脑氧分压为 31 ± 5 mmHg，死亡或植物人平均脑氧分压为 19 ± 8 mmHg[35–36,39–47]。

必须严格保障脑灌注。维持血压以确保脑血流量及脑灌注压，且同时注意不要诱发水肿、颅内压升高或出血。应超常供氧以防止缺血性半暗带梗死。

病例处理

一名 20 岁男子从二楼窗户坠落后出现胸部、腹部和头部明显挫伤。现场患者未睁眼或说话，表现出去大脑僵直。双侧瞳孔等大，反应迟钝，没有明显的腹部膨隆或腹肌强直。患者的血压为 90/50 mmHg。

患者 GCS 评分为 4 分，且伴低血压。首先进行液体复苏并重新评估患者的 GCS，如果 GCS ≤ 8 分或更低，应放置颅内压监测和脑代谢监测仪。调整 FIO_2 和血压以维持 40 mmHg 的脑组织氧合。脑灌注压应保持在 70~90 mmHg。如果中心静脉压在 6~8 mmHg 的理想范围内或肺毛细血管楔压为 10~14 mmHg 或肺动脉舒张压为 12~16 mmHg，应使用血管升压药（如去甲肾上腺素或低剂量多巴胺）升高血压，并将患者置于 100% O_2 环境中 8~24 h。

参考文献

[1] Schuenke M, et al. Atlas of Anatomy—Head and Neuroanatomy -(corr.). New York, NY: Thieme,2010, 196–197.

[2] Kandel E, Schwartz J, Jessel TH. Principles of Neural Science. 3rd ed. New York, NY: Elsevier, 1991.

[3] Joynt R, Griggs R. Clinical Neurology. Baltimore, MD: Lippincott-Raven, 1996.

[4] Youmans JR. Neurological Surgery. 5th ed. Philadelphia, PA: WB Saunders, 2004.

[5] Henley CM, Muszynski C, Cherian L, et al. Activation of ornithine decarboxylase and accumulation of putrescine after traumatic brain injury. J Neurotrauma, 1996, 13(9):487–496.

[6] Edvinsson L, Krause DN. Cerebral Blood Flow and Metabolism. 2nd ed. Philadelphia, PA: Lippincott Williams & Wilkins, 2002.

[7] Narayan RK, Wilberger JE, Povlishock JT. Neurotrauma. New York, NY: McGraw–Hill, 1994.

[8] Friedman JA, Khurana VG, Anderson RE, et al. Cerebral blood flow: physiology and measurement techniques//Moore AJ, Newell DW. Neurosurgery Principles and Practice. New York,NY: Springer, 2005:301–314.

[9] Guidelines for the Management of Severe Traumatic Brain Injury. 3rd ed. New York, NY: The Brain Trauma Foundation, 2007.

[10] Bouma GJ, Muizelaar JP. Relationship between cardiac output and cerebral blood flow in patients with intact and with impaired autoregulation. J Neurosurg, 1990, 73(3):368–374.

[11] Kiening KL, Härtl R, Unterberg AW, et al. Brain tissue pO_2-monitoring in comatose patients: implications for therapy. Neurol Res, 1997, 19(3):233–240.

[12] Hlatky R, Valadka AB, Robertson CS. Intracranial hypertension and cerebral ischemia after severe traumatic brain injury. Neurosurg Focus, 2003, 14(4):e2.

[13] Clifton GL, Miller ER, Choi SC, et al. Fluid thresholds and outcome from severe brain injury. Crit Care Med,2002,30(4):739–745.

[14] AHA/ASA Guidelines for the Early Management of Patients with Acute Ischemic Stroke. https://www.aan.com/guidelines/home/getguidelinecontent/581. American Heart Association,2013.

[15] Cohen S. Management of Ischemic Stroke. New York, NY: McGraw–Hill,2000.

[16] Kanji S, Corman C, Douen AG. Blood pressure management in acute stroke: comparison of current guidelines with prescribing patterns. Can J Neurol Sci,2002, 29(2):125–131.

[17] Broderick JP, Adams HP, Jr, Barsan W, et al. Guidelines for the management of spontaneous intra- cerebral hemorrhage: A statement for healthcare professionals from a special writing group of the Stroke Council, American Heart Association. Stroke, 1999,30(4):905–915.

[18] Qureshi AI, Tuhrim S, Broderick JP, et al. Spontaneous intracerebral hemorrhage. N Engl J Med,2001,344(19):1450–1460.

[19] Ohwaki K, Yano E, Nagashima H, et al. Blood pressure management in acute intracerebral hemorrhage: relationship between elevated blood pressure and hematoma enlargement. Stroke,2004,35(6):1364–1367.

[20] Hemphill JC, III, Greenberg SM, Anderson CS, et al. Guidelines for the

Management of Spontaneous Intracerebral Hemorrhage: A Guideline for Healthcare Professionals From the American Heart Association/American Stroke Association. Stroke,2015,46(7):2032–2060.

[21] Zhang Y, Reilly KH, Tong W, et al. Blood pressure and clinical outcome among patients with acute stroke in Inner Mongolia, China. J Hypertens,2008,26(7):1446–1452.

[22] Rodriguez-Luna D, Piñeiro S, Rubiera M, et al. Impact of blood pressure changes and course on hematoma growth in acute intracerebral hemorrhage. Eur J Neurol,2013, 20(9):1277–1283.

[23] Sakamoto Y, Koga M, Yamagami H, et al. SAMURAI Study Investigators. Systolic blood pressure after intravenous antihypertensive treatment and clinical outcomes in hyperacute intracerebral hemorrhage: the stroke acute management with urgent risk-factor assessment and improvement-intracerebral hemorrhage study. Stroke,2013, 44(7):1846–1851.

[24] Butcher KS, Jeerakathil T, Hill M, et al. ICH ADAPT Investigators. The Intracerebral Hemorrhage Acutely Decreasing Arterial Pressure Trial. Stroke,2013,44(3):620–626.

[25] Anderson CS, Huang Y, Wang JG, et al. INTERACT Investigators. Intensive blood pressure reduction in acute cerebral haemorrhage trial (INTERACT): a randomised pilot trial. Lancet Neurol,2008,7 (5):391–399.

[26] Anderson CS, Heeley E, Huang Y, et al. INTERACT2 Investigators. Rapid blood-pressure lowering in patients with acute intracerebral hemorrhage. N Engl J Med,2013,368(25):2355–2365.

[27] Mendelow AD, Gregson BA, Fernandes HM, et al. STICH investigators. Early surgery versus initial conservative treatment in patients with spontaneous supratentorial intracerebral haematomas in the International Surgical Trial in Intracerebral Haemorrhage (STICH: a randomised trial. Lancet, 2005, 365(9457):387–397.

[28] Grotta JC. Management of primary hypertensive hemorrhage of the brain. Curr Treat Options Neurol,2004,6(6):435–442.

[29] Mayer SA, Brun NC, Begtrup K, et al. Recombinant Activated Factor VII Intracerebral Hemorrhage Trial Investigators. Recombinant activated factor VII for acute intracerebral hemorrhage. N Engl J Med,2005,352(8):777–785.

[30] Drake CG. Report of World Federation of Neurological Surgeons Committee on a universal subar- achnoid hemorrhage grading scale. J Neurosurg,1988,68(6):985–986.

[31] Yeh CC, Wu CT, Lu CH, et al. Early use of small-dose vasopressin for unstable hemo-dynamics in an acute brain injury patient refractory to catecholamine treatment: a case report. Anesth Analg,2003,97(2):577–579.

[32] Biestro A, Barrios E, Baraibar J, et al. Use of vasopressors to raise cerebral perfusion pressure in head injured patients. Acta Neurochir Suppl (Wien),1998,71:5–9.

[33] Kroppenstedt SN, Sakowitz OW, Thomale UW, et al. Influence of norepinephr- ine and dopamine on cortical perfusion, EEG activity, extracellular glutamate, and brain edema in rats after controlled cortical impact injury. J Neurotrauma,2002,19(11):1421–1432.

[34] Sheinberg M, Kanter MJ, Robertson CS, Contant CF, Narayan RK, Grossman RG. Continuous moni- toring of jugular venous oxygen saturation in head-injured patients. J Neurosurg,1992,76 (2):212–217.

[35] van Santbrink H, Maas AI, Avezaat CJ. Continuous monitoring of partial pressure of brain tissue oxygen in patients with severe head injury. Neurosurgery,1996,38(1):21–31.

[36] Zauner A, Doppenberg EM, Woodward JJ, et al. Continuous monitoring of cerebral substrate delivery and clearance: initial experience in 24 patients with severe acute brain injuries. Neurosurgery,1997,41(5):1082–1091, discussion 1091–1093.

[37] Kiening KL, Schneider GH, Bardt TF, et al. Bifrontal measurements of brain tissue-PO_2

in comatose patients. Acta Neurochir Suppl (Wien),1998,71:172–173.

[38] Zauner A, Doppenberg E, Soukup J, et al. Extended neuromonitoring: new therapeutic opportunities? Neurol Res,1998,20 Suppl 1:S85–S90.

[39] Menzel M, Doppenberg EM, Zauner A, et al. Increased inspired oxygen concentration as a factor in improved brain tissue oxygenation and tissue lactate levels after severe human head injury. J Neurosurg,1999, 91(1):1–10.

[40] Menzel M, Doppenberg EM, Zauner A, et al. Cerebral oxygenation in patients after severe head injury: monitoring and effects of arterial hyperoxia on cerebral blood flow, metabolism and intra- cranial pressure. J Neurosurg Anesthesiol,1999, 11(4):240–251.

[41] Manley GT, Pitts LH, Morabito D, et al. Brain tissue oxygenation during hemorrhagic shock, resus- citation, and alterations in ventilation. J Trauma,1999, 46(2):261–267.

[42] van den Brink WA, van Santbrink H, Steyerberg EW, et al. Brain oxygen tension in severe head injury. Neurosurgery,2000,46(4):868–876, discussion 876–878.

[43] Rockswold SB, Rockswold GL, Vargo JM, et al. Effects of hyperbaric oxygenation therapy on cere- bral metabolism and intracranial pressure in severely brain injured patients. J Neurosurg,2001, 94(3):403–411.

[44] Longhi L, Valeriani V, Rossi S, et al. Effects of hyperoxia on brain tissue oxygen tension in cerebral focal lesions. Acta Neurochir Suppl (Wien),2002,81:315–317.

[45] Reinert M, Alessandri B, Seiler R, et al. Influence of inspired oxygen on glucose-lactate dynamics after subdural hematoma in the rat. Neurol Res,2002,24(6):601–606.

[46] Reinert M, Barth A, Rothen HU, et al. Effects of cerebral perfusion pressure and increased fraction of inspired oxygen on brain tissue oxygen, lactate and glucose in patients with severe head injury. Acta Neurochir (Wien),2003,145(5):341–349, discussion 349–350.

[47] Tolias CM, Reinert M, Seiler R, et al. Normobaric hyperoxia–induced improvement in cerebral metabolism and reduction in intracranial pressure in patients with severe head injury: a prospective historical cohort-matched study. J Neurosurg,2004,101 (3):435–444.

第 12 章　脑脊液动力学及病理学

Deependra Mahato　Kevin Ray　John D. Cantando　Dan E. Miulli　Javed Siddiqi

摘　要　脑脊液是一种重要的液体，可为脑组织提供营养，并从大脑中清除代谢物和疾病产物。脑脊液在整个脑组织中的流动与血液在血管中的流动同样重要。脑脊液产生和再吸收的速度受到精细调控。成人每天大约产生 0.5 L 脑脊液，并以大致相同的速度排出。当脑脊液的成分、流动或压力发生显著变化时，就可能导致疾病，应及时发现并治疗。

关键词　蛛网膜颗粒　β_2- 转铁蛋白　脉络丛　脑脊液　脑脊液葡萄糖　脑积水　正常压力　环征

病例介绍

一名 21 岁女性患者被坠落物体击中头部后失去知觉。格拉斯哥昏迷量表（GCS）评分为 7 分，CT 提示少量硬膜外型颅内积气。面部有多处骨折，包括眼眶骨折和颧骨骨折。入院时放置脑室内引流管并行颅内压监护。住院 5 d 后，脑室外引流液压高至 15 mmHg。患者持续气管插管状态，鼻孔出现液体渗漏。

病例处理见本章末。

12.1 引　言

脑脊液存在于大脑的 4 个脑室、蛛网膜下腔和脊髓中央管内[1]。脑脊液循环能够为维持正常大脑功能和新陈代谢提供所必需的化学物质和营养物质；另外，还可以作为减震器，为大脑提供缓冲，使其免受日常活动和创伤事件的影响。

12.2 脑脊液检查

脑脊液是一种无色、无味的浆液。无论何时，中枢神经系统都保持 70~160 mL 的脑脊液（约 50% 在颅内，50% 在脊髓），但某些病理情况会改变脑脊液的化学性质和大体外观。多数情况下，可通过晕轮试验（halo test）来确定未知液体是否为脑脊液。如果从来源上怀疑为脑脊液，则脑脊液的可能性更大。然而，有时，特别是当未知液体被其他液体污染时，有必要分析液体的成分以确定未知液体是脑脊液，或含有脑脊液，或是另一种体液[2–8]。表 12.1 比较了脑脊液与血浆的成分。以下检测可以确定未知液体是否为脑脊液。

表 12.1 脑脊液及血浆化学成分[2–8]

化学成分	单 位	脑脊液	血 浆
产生	mL/min	0.35	—
渗透压	mOsm/L	295	295
水占比	%	99%	93%
钠	mmol/L	138~150	135~145
钾	mmol/L	2.2~3.3	4.1~4.5
氯	mmol/L	119~130	102~112
钙	mmol/L	1.05	2.4
碳酸氢盐	mmol/L	22.0~23.3	24.0~26.8
镁	mmol/L	1.15~1.35	0.85~0.95
磷	mg/dL	1.6	4.0
氨	μg/dL	22~42	37~70
二氧化碳分压	mmHg	43~47	38~41
pH 值		7.33~7.35	7.41
氧分压	mmHg	43	104
葡萄糖	mg/dL	45~80	90~110
乳酸	mmol/L	0.8~2.8	0.5~1.7
	mg/dL	10~20	6~13
丙酮酸	mmol/L	0.08	0.11
乳酸：丙酮酸		26	17.6
谷氨酰胺	mg/dL	＜ 20	＞ 23
	μ mol/L	552	641

表 2.12（续）

化学成分	单 位	脑脊液	血 浆
谷氨酸	μmol/L	26.1	61.3
γ－氨基丁酸	μmol/L	3.5	29.8
总蛋白	mg/dL	5~45，5~15 脑室	7000
		10~25 脑池	
		15~45 腰大池	
白蛋白	mg/L	155	36 600
前白蛋白	mg/L	17.3	238
氨基酸	% 血	30	3.6~7.2
	mmol/L	0.72~2.62	
免疫球蛋白 G	mg/L	5~12	9870
红细胞	$\times 10^{12}$/L	0	3.6~5.4
白细胞	—	＜ 6×10^6/L，儿童可达 20×10^6/L	$5\sim10\times10^9$/L
寡克隆带		＜ 2	0
谷草转氨酶	U	7~49	5~40
乳酸脱氢酶	U	15~71	200~680
肌酸激酶	U	0~3	0~12
血尿素氮	mg/dL	5~25	6~28
胆红素	mg/dL	0	0.2~0.9
铁	μg/dL	1.5	15

• 葡萄糖分析：收集液体后应立即进行分析，以防止葡萄糖酵解。鼻泪液或黏膜分泌物的葡萄糖含量＜ 5 mg/dL。阴性检测结果更可靠，因为如果患者患有脑膜炎，葡萄糖水平通常为 5~20 mg/dL 并伴有其他变化。出现假阳性的概率为 45%~75%[2–3,6–7,9–10]。

• B_2– 转铁蛋白：该检测至少需要 0.5 mL 样品进行电泳。β_2– 转铁蛋白仅存在于脑脊液和玻璃体液中（注意：该检查在肝病患者及新生儿中不可靠）。

• 晕轮征：也称为晕影，适用于带血样的样本。将 1 滴疑似液体滴在敷料上，当液体渗向周围区域时，血液和黏液停留在中央，脑脊液（黏度较低）将继续扩散，在中央有色区域周围形成一个清晰的环。

12.3 脑脊液的化学调节因子

脑脊液的成分受脑脊液分泌和吸收速率、激素和化学物质的影响。激素和化学物质对脑脊液的分泌速率的影响从脉络丛的血管侧到脑室侧也不相同[3–15]，具体见表 12.2。

表 12.2 脑脊液中的激素和化学分泌物[13–15]

脉络丛血管侧
非肾上腺素能交感神经支配（靠近脉络丛上皮细胞和血管），使脑脊液流量减少 30%
胆碱能主要在第三脑室附近表达，可刺激脑脊液的生成提高 100%
在侧脑室和第三脑室的脉络丛中发现内皮素结合位点。内皮素可降低血流量，随后减少脑脊液的产生
抗利尿激素调节脑室内去甲肾上腺素、多巴胺和内啡肽的释放。抗利尿激素已被证明可间接降低血浆 Na^+
脉络丛脑室侧
脉络丛的 5- 羟色胺受体数量是大脑其他区域的 10 倍。室管膜上神经纤维释放到脑脊液并与脉络丛的 5- 羟色胺受体相互作用。5- 羟色胺可降低脑脊液分泌速率
褪黑素结合位点位于第四脑室，刺激脑脊液分泌
脉络丛内高浓度的碳酸酐酶通过促进 Na^+ 运输使脑脊液的产生增加
左旋多巴是脑脊液中含量最多的单胺。脉络丛有 D1 受体，但缺乏直接的多巴胺能神经支配。多巴胺通过脑脊液对脉络丛发生作用，类似于 5- 羟色胺
去甲肾上腺素由与脑室接触的去甲肾上腺素能脑室周围神经元分泌，可减少脑脊液的产生，遵循与体循环类似的昼夜变化规律
精氨酸血管升压素（AVP）由血管升压素能神经元释放到脑脊液中，刺激脑脊液的产生。脑脊液中的 AVP 随昼夜变化而变化，而血浆中的 AVP 则不随昼夜变化。脉络丛有 AVP 的 V1 受体。AVP 已被证明可间接降低血浆 Na^+ 浓度
心房钠尿肽（ANP）可减少脑脊液的产生，脑积水患者 ANP 水平可升高。有证据支持 ANP 可参与调节水和电解质平衡，使其通过血脑屏障。正常颅压和高颅压脑积水患者脑脊液内循环的 ANP 水平升高证实 ANP 可对脑脊液直接产生副作用。ANP 可抑制肾脏 Na^+ 和水的吸收，导致低钠血症。在大脑中，ANP 通过抑制 $Na^+/K^+/Cl^-$ 协同转运系统来减少循环中 Na^+ 的净流量，该系统会减少脑脊液的产生[8–9]

12.4 脑脊液的流动模式

脑脊液来自血浆，80% 的脑脊液由脉络丛或软脑膜内陷主动转运至脑室，其余 10%~20% 由脑室室管膜细胞、脑实质和间接细胞液体转移产生。人每天约分泌 450 mL 脑脊液，约 0.3 mL/min（0.35~0.37 mL/min）。脑脊液持续产生并循环吸收。脑脊液由侧脑室脉络丛产生，通过室间孔（Monro 孔）进入第三脑室，后通过大脑导水管进入第四脑室。在第四脑室中，脑脊液通过第四脑室外侧孔（Luschka 孔）和第四脑室正中孔（Magendie 孔）进入脑池和蛛网膜下腔，其中一部分进入脊髓中央管，而大部分脊髓液随后通过蛛网膜下腔循环并通过蛛网膜绒毛在静脉系统中被重吸收。为了使整个脑室系统和蛛网膜下腔的总脊髓液循环基本保持在 150 mL，静脉系统的吸收量应稳定在 450 mL/d，与每日生成量相匹配。脑脊液应至少保持 3~5 mmHg 方可吸收。病理状态可以改变脑脊液的产生、分泌和（或）循环流动。

12.4.1 Monro-Kellie 法则

大脑与其他身体器官相比是独一无二的，因为它完全包裹在颅骨内，颅骨为大脑、脑脊液和血液提供了坚硬的保护。Monro-Kellie 法则指的是因为这些组成部分中的任何一个都是不可压缩的，所以它们在颅骨内的总体积保持不变。任何一个组分体积增加（例如脑积水、占位性病变体积增大或血肿扩大）都会导致其他组分受压并最终导致颅内压升高。由于静脉窦具有可压缩性，且脑脊液可向椎管尾端流动，尚存在一些缓冲空间。然而，一旦这种缓冲能力被耗尽，颅内压将开始升高并导致脑灌注压降低（脑灌注压 = 平均动脉压 – 颅内压），并可能因受压源不同导致一系列不同的脑疝综合征，特别是当颅内压超过 30 mmHg 时[16]。

12.5 脑脊液的病理学

表 12.3 列举了不同疾病导致的脑脊液大体外观和化学成分的变化。

表 12.3 病理条件下的脑脊液检查结果

疾病类型	颜 色	清亮程度	压 力	葡萄糖（mg/dL）	乳 酸（mg/dL）	蛋白质（mg/dL）	细胞计数（/mm^3）	寡克隆带
蛛网膜下腔出血	在 6~12h 内黄变	血性，无凝块	↑	正常	正常	↑	5 d 内红细胞↑，中性粒细胞↑，之后淋巴细胞↑	
多发性硬化	无色	正常	正常	正常	正常	蛋白质含量升高，蛋白质含量至少为 25~50	淋巴细胞为主	⩾ 2
脊髓梗阻	无色	正常	正常	正常	正常	＞ 500	正常	
脊髓肿瘤	黄变	浑浊	↓	正常	正常	↑，弗鲁安综合征（Froin 综合征）	淋巴细胞	
细菌感染	白色，黄色	浑浊	↑	↑，血糖的 1/2 或更低	＞ 35	↑ 80~500	中性粒细胞 >500	
病毒感染	无色	清亮	轻度↑	正常	正常	正常，↑ 130~100	淋巴细胞 <500	
结核性脑膜炎	无色	浑浊	↑	↓	＞ 35	↑ 50~300	淋巴细胞 200~500	
真菌性脑膜炎	无色	浑浊，可变	↑	↓，可变	—	↑ 50~300	中性粒细胞 / 淋巴细胞 50~150	
无菌性脑膜炎	无色	清亮	正常	正常	正常	升高	淋巴细胞	
脓肿	无色	清亮	↑	正常	正常，可变	↑ 20~120	中性粒细胞	
梗死	无色	清亮	↑	正常	正常，可变	↑	中性粒细胞＜ 50	
腰椎穿刺损伤	无黄变	会有血凝块	正常	正常	正常	每 5000 个红细胞升高 4 mg/dL	与外周血一致	

经许可改编自 Adapted from Greenberg M. Handbook of Neurosurgery. 5th ed. New York, NY: Thieme, 2001, with permission

12.5.1 脑容积和颅内压异常

正常压力脑积水可导致典型的三联征：痴呆、步态障碍和尿失禁。脑积水的原因通常是特发性的，但也可能继发于其他颅内病变，例如：阿尔茨海默病、肿瘤、感染性脑膜炎和蛛网膜下腔出血[17]。诊断通常基于临床，通过腰椎穿刺测压，同时对痴呆的其他原因进行全面检查。一些临床医生通过 3 d 以上的腰椎穿刺或持续生理引流来突出临床症状。通常在腰椎穿刺或连续引流之前进行认知评估，例如神经心理测试。腰椎穿刺测量初压，排出 20~40 mL 的液体，然后测量末压。当体积变化值除以压力变化值约为 0.62 时，大脑顺应性正常，此时每排出 1 mL 脑脊液，末压可能会降低 0.45 cmH_2O。因此，引流 30 mL 的液体会使脑脊液压力约降低 13 cmH_2O（10 mmHg），这是成人正常压力－体积指数（25~30 mL 的体积变化导致以毫米汞柱为单位的压力产生 10 倍的变化）。脑脊液压力没有变化提示脑顺应性差、压力－体积指数低和颅内压升高；脑脊液压力明显降低提示颅内压低、脑疝或脑脊液通路被完全阻塞。腰椎穿刺或连续 3 d 引流后，应重复进行认知评估，如神经心理测试，以确定腰椎穿刺能否改善临床表现。某些临床医生不认可神经心理测试，而大多数医生不会在腰椎穿刺后患者认知水平没有明显改善的情况下进行分流术。正常压力脑积水的治疗方法为分流术，包括脑室－腹腔分流术，以及极少数情况下实施的腰大池－腹腔分流术。

交通性和非交通性脑积水症状包括恶心、呕吐、步态障碍、前额头痛（通常在早晨更严重）、向上凝视麻痹、钠失调和视乳头水肿。临时缓解措施包括脑室引流和（或）利尿剂（乙酰唑胺或呋塞米）。根治性治疗应针对原发病，通常需要行脑脊液外转流手术，例如分流术或第三脑室造瘘术[17-21]。内镜下第三脑室造瘘术通常用于治疗阻塞性脑积水。虽然有第三脑室造瘘术治疗交通性脑积水的病例报道，但笔者认为该术式不适用于交通性脑积水。

梗阻性（非交通性）脑积水是由于脑脊液正常流动受阻，阻塞附近的脑室扩张。

3 个脑室脑积水常因导水管狭窄或受压引起侧脑室和第三脑室扩张。常见病因包括水肿、占位效应、占位病变和先天性异常。

交通性（非阻塞性）脑积水是由于脑脊液分泌和吸收平衡被破坏，导致脑脊液体积增加。最常见的原因是蛛网膜颗粒对脑脊液吸收不良。常见病因包括感染、出血、外伤和非感染性脑膜炎。

良性颅内高压症（假脑瘤症）症状包括恶心、呕吐、头痛、眼眶后疼痛、与颅内压升高相关的视觉变化（包括失明，可能是永久性的），可能出现视神经萎缩，如果病情进展可出现视乳头水肿（表 12.4）。CT 扫描未提示脑室扩大，可见正常脑室或小脑室。

表 12.4　良性颅内高压症的四项诊断标准

脑脊液压力＞ 20 cmH_2O
脑脊液成分正常
颅内高压，无局灶性缺损
影像学表现正常（偶见脑室变小）

病情进展后的治疗包括低盐饮食、减肥和利尿剂（乙酰唑胺或呋塞米）治疗；如果是难治性假脑瘤症，有必要进行手术治疗，包括视神经管减压术、连续腰椎穿刺或分流[22]。不应针对头痛进行外科手术，而应针对视神经和视觉变化进行手术。

12.5.2 蛛网膜囊肿

蛛网膜囊肿（软脑膜囊肿）是两层蛛网膜之间的先天性液体聚集，不包括创伤后颅骨骨折不断增加导致的蛛网膜囊肿。组织学分型包括：①简单型，囊肿的内层由能够分泌脑脊液的细胞组成（这是最常见的颅中窝蛛网膜囊肿类型）；②复杂型，囊肿的内层由多种细胞构成，通常含有神经胶质细胞和室管膜。

儿童早期典型的突然发作与出血性转化或囊肿破裂有关。症状和表现因部位和占位效应而异，无症状的病变通常是偶然发现的（表 12.5）。

通过 CT 扫描或 MRI 可诊断。大多数囊肿不会进展，但仍需定期进行影像学检查以便早期发现囊肿增大。当囊肿的占位效应导致癫痫发作或神经功能缺损，并已排除其他病因时才需要治疗。不建议因头痛而进行手术治疗，因为手术治疗对头痛无效。最常见的治疗方法是使用低压阀进行分流，其复发率低，也可进行开颅手术，或两者皆行（表 12.6）[4–5]。

表 12.5　蛛网膜囊肿的症状和体征 [2,4–5]

病灶位置	症状和体征
成人约 50%，儿童约 30% 见于颅中窝	无症状或单侧头痛，恶心、呕吐，癫痫发作，轻度偏瘫，多见于低龄，男女比例 3：1，多见于左半球，出血
鞍上 9%	颅内压升高，脑积水，颅骨肿大，发育迟缓，性早熟，摇头，视力丧失

表 12.6　先天性颅中窝蛛网膜囊肿的治疗 [2,4–5]

囊肿类型	表 现	治 疗
Ⅰ型	与蛛网膜下腔相通	不需要治疗，影像学检查随访 18 个月，每 6 个月一次
Ⅱ型	大，四边形，有占位效应；使用脑池造影延迟摄影	如果症状严重，则进行手术；如囊肿腹腔分流术或开窗术
Ⅲ型	大，圆形，占位效应；与蛛网膜下腔不通；颅中窝扩张	如果症状严重，则进行手术；如囊肿腹腔分流术或开窗术

12.5.3 感染或非感染性刺激导致脑膜炎

创伤后脑膜炎通常仅限于伴有颅骨骨折的头部外伤。最常见的致病菌是革兰氏阳性球菌和革兰氏阴性杆菌。应针对病原进行针对性治疗（表 12.7）[2–3,6–7,9–10]。

表 12.7　脑膜炎的治疗 [2–3,6–7,9–10]

患 者	致病菌	推荐抗生素
新生儿（<1 个月）	B/D 族链球菌、肠杆菌科、李斯特菌	氨苄西林、庆大霉素（或第三代头孢菌素）
婴儿（1~3 个月）	肺炎球菌、脑膜炎球菌、流感嗜血杆菌	氨苄西林、第三代头孢菌素 ± 地塞米松
儿童（3 个月 ~7 岁）	肺炎球菌、脑膜炎球菌、流感嗜血杆菌	第三代头孢菌素（氨苄西林）
大龄儿童（>7 岁）及成人	肺炎链球菌、脑膜炎奈瑟菌	第三代头孢菌素、氨苄西林（考虑耐药则联合使用，利福平 ± 万古霉素）
酗酒者、免疫缺陷者、老年人	肺炎球菌、肠杆菌科、假单胞菌、李斯特菌	万古霉素、第三代头孢菌素
术后患者	金黄色葡萄球菌、肠杆菌科、假单胞菌、肺炎球菌	万古霉素、头孢他啶 ± 庆大霉素

12.5.4 外伤相关的脑脊液异常

- 感 染

第 20 章表 20.2 总结了细菌性脑膜炎的脑脊液检查结果。

- 脑脊液漏

脑脊液漏与颅底骨折和颅前窝骨折有关，可导致耳漏和（或）鼻漏，可通过临床检查做出诊断。MRI、增强 CT 扫描和放射性核素脑池显像可以帮助确定泄漏源。需要分析液体成分以确认是否为脑脊液（表 12.1）。治疗包括降低颅内压的一般措施、抬高床头、给予乙酰唑胺以减少脑脊液的产生，行腰椎外引流和（或）手术修复。难治性和复发性脑脊液漏必须手术修复。

颅内积气可能存在于脑实质内、脑室内、硬膜下或硬膜外。颅骨或鼓室盖损伤（与先天性、外伤性或压力变化有关，如深海潜水）均可致颅内积气。颅骨缺损可分为先天性、医源性或外伤性。应定期复查 CT 以确保气颅被吸收。是否应给予预防性抗感染治疗仍存在争议。张力性气颅可由封闭气体膨胀引起，可能与产气细菌感染、封闭通道后体温升高导致空气膨胀以及硬脑膜闭合后继续使用一氧化二氮麻醉气体有关。

- 腰椎穿刺损伤

在获取脑脊液的过程中可能会发生腰椎穿刺损伤，局部创伤或附近血管结构的破坏会产生创伤性脑脊液漏。此种情况下获得的脑脊液在分析大多数疾病时仍然是准确的，但会使蛛网膜下腔出血的诊断复杂化。当 CT 检查提示蛛网膜下腔出血阴性，但病史和体格检查高度可疑时，可使用腰椎穿刺进行鉴别诊断。表 12.8 列举了创伤性脑脊液的特性。

表 12.8 腰椎穿刺损伤性脑脊液 [2,4–5]

脑脊液留取标本中红细胞计数逐渐降低
红细胞与白细胞比例相符
发生凝血
如果在 2~12 h 内首次尝试，则无黄变，除非蛋白质＞150 mg/dL 或红细胞＞ 1.5×10^{12}/L 或脂质水平高
少数情况下脑脊液在 2 h 内黄变，70% 的患者 6 h 内变黄，90% 的患者 12h 内变黄
脑脊液蛋白水平与血浆一致，红细胞每增加 1000 个，蛋白含量升高 1 mg

病例处理

初期我们怀疑患者鼻中液体为脑脊液，然而，综合考虑后认为可能性不大，因为在 CT 扫描中没有发现硬膜内积气，颅内积气为纯硬膜外型。此外，由于插管，患者会出现气窦充血。从鼻中漏出的液体检测为葡萄糖，但有 45%~75% 的概率出现假阳性结果。任何渗漏液滴到床单上都可观察到晕轮征，即中央位置的血液和黏液被一圈扩散的脑脊液包围。判断鼻中液体是否为脑脊液的最佳方法是 β_2- 转铁蛋白检测。由于未发生眼球损伤，鼻中液体不太可能是玻璃体液。

在进行脑室外引流时，应判断脑脊液是否有感染的可能性。判断指征包括脑脊液的颜色、透明度、葡萄糖水平、蛋白质水平和细胞计数。早期可以通过小幅度降低引流袋来处理可能的脑脊液漏。不应过度降低引流袋，因为这可能会使空气进入颅内或硬膜下间隙。

参考文献

[1] Dorland's Illustrated Medical Dictionary. Philadelphia, PA: WB Saunders,1994.
[2] Greenberg MS. Handbook of Neurosurgery. 5th ed. New York, NY: Thieme,2001.
[3] Gilroy J. Basic Neurology. 3rd ed. New York, NY: McGraw-Hill,2000.
[4] Winn HR. Youman's Neurological Surgery. 5th ed. Philadelphia, PA: WB Saunders,2004.
[5] Wilkins RH, Regengachary SS. Neurosurgery. 2nd ed. New York, NY: McGraw-Hill,1996.
[6] Sacher RA, McPherson RA. Widmann's Clinical Interpretation of Laboratory Tests. 11th ed. Philadelphia, PA: FA Davis,2000.
[7] Ropper AH, Brown RH. Adams and Victor's Principles of Neurology. 8th ed. New York, NY:McGraw-Hill,2005.
[8] Kandel ER, Schwartz JH, Jessel TM. Principles of Neural Science. 4th ed. New York, NY: McGraw-Hill,2000.
[9] Layon AJ, Gabrielli A, Friedman WA. Textbook of Neurointensive Care. Philadelphia, PA: WB Saunders,2004.
[10] Rowland LP. Merritt's Neurology. 10th ed. Philadelphia, PA: Lippincott Williams & Wilkins,2000.
[11] Ryall RG, Peacock MK, Simpson DA. Usefulness of beta 2-transferrin assay in the detection of cerebrospinal fluid leaks following head injury. J Neurosurg,1992,77(5):737–739.
[12] Fransen P, Sindic CJ, Thauvoy C, et al. Highly sensitive detection of beta-2 transferrin in rhinorrhea and otorrhea as a marker for cerebrospinal fluid (C.S.F.) leakage. ActaNeurochir (Wien),1991,109(3/4):98–101.
[13] Pérez-Fígares JM, Jimenez AJ, Rodríguez EM. Subcommissural organ, cerebrospinal fluid circulation, and hydrocephalus. Microsc Res Tech,2001,52(5):591–607.
[14] Illowsky BP, Kirch DG. Polydipsia and hyponatremia in psychiatric patients. Am J Psychiatry,1988,145(6):675–683.
[15] Migliore A, Paoletti P, Villani R. The rate of exchange of Na and other ions between

plasma and cerebrospinal fluid in normal subjects and in hydrocephalic infants. Dev Med Child Neurol,1965,7:310–316.
[16] Whitton TL, Lam AM. Neurosurgical Intensive Care. In: Moore AJ and Newell DW, eds. Neurosurgery principles and practice.Spinger,2004,85–86.
[17] Mayberg MR. Neurosurgery Clinics of North America. Philadelphia, PA: WB Saunders,2001.
[18] Mori K, Tsutsumi K, Kurihara M, et al. Alteration of atrial natriuretic peptide receptors in the choroid plexus of rats with induced or congenital hydrocephalus. Childs NervSyst,1990,6(4):190–193.
[19] Tsutsumi K, Niwa M, Himeno A, et al. Alpha-atrial natriuretic peptide binding sites in the rat choroid plexus are increased in the presence of hydrocephalus. Neurosci Lett,1988,87(1–2):93–98.
[20] Diringer MN, Kirsch JR, Ladenson PW, et al. Cerebrospinal fluid atrial natriureticfactor in intracranial disease. Stroke,1990,21(11):1550–1554.
[21] Milhorat TH. The third circulation revisited. J Neurosurg,1975,42(6):628–645.
[22] McGirt MJ, Woodworth G, Thomas G, et al. Cerebrospinal fluid shunt placement for pseudotumor cerebri-associated intractable headache: predictors of treatment response and an analysis of long-term outcomes. J Neurosurg,2004, 101(4):627–632.

第 13 章　颅内压基础知识

Tyler Carson　Dan E.Miulli　Javed Siddiqi

摘　要　Monro-Kellie 法则指出，颅骨是一个刚性空间，所有组成部分（大脑、脑脊液和血液）的体积总和应保持不变，其中一个组成部分的压力变化应由另一个组成部分的体积变化补偿。医生通过监护设备提供的大脑相关信息及神经系统临床评估能够明确患者大脑功能出现异常的时间，以到达预防或控制大脑缺血和神经系统损伤。

关键词　动脉动静脉血氧含量差　脑血流量　脑脊液动力学　血流动力学监测　高颅压　泊肃叶定律　每搏量指数　每搏量变异度

病例介绍

一名 42 岁男子驾驶汽车时未系安全带，在高速公路发生追尾事故后被送往急诊室。酒精和甲基苯丙胺检测呈阳性。患者最初的格拉斯哥昏迷量表（GCS）评分为 12 分，但其求生意志强，随后行气管插管。患者有明显的面部外伤和几处头皮撕裂伤。麻痹剂和镇静剂作用消退后，可疼痛定位，但左侧肢体反应较差，言语或疼痛刺激无法使患者睁眼。左侧瞳孔直径 2 mm，对光反射存在，右侧瞳孔直径 4 mm，对光反射迟钝。非增强脑 CT 扫描提示右侧 8 mm 硬膜下血肿，透明隔中线移位 11 mm，脚间池不显影。双侧额叶后部靠近颅顶区域可见创伤性蛛网膜下腔出血。

病例处理见本章末。

13.1 什么是颅内压？

高颅压仍然是 NICU 医生经常遇到的难题。很少有其他疾病像高颅压一样挑战临床医生的洞察力和警惕性。高颅压可导致继发性脑损伤和神经系统预后不良[1]。此外，高颅压可见于 40%~60% 的严重颅脑损伤患者，并且是 50% 死亡患者的主要致死因素[2]。

从希波克拉底、盖伦和古埃及人的时代起，人们就知道在脑肿胀的情况下去除部分颅骨对患者有益[2]。然而，直到 19 世纪初，人们才完全理解颅内压的动力学控制。Alexander Monro 和 George Kellie 提出"颅骨以内如欲增新，必须去旧"的观点[2]，后被称为 Monro-Kellie 法则或假说，即大脑、脑脊液、颅内血液体积之和是固定的[3]。

因此，颅内压是颅骨内容物的评判指标。无弹性的颅骨内不可压缩的液体和固体——血液、大脑、脑脊液和其他元素（肿瘤、血肿、脓肿、水肿）的体积总和共同构成颅内压。

脑脊液体积 + 血液体积 + 脑组织体积 + 其他组织体积 = 颅内体积 = 固定值

任何颅内组成部分体积的增加都会导致其他成分体积的减少。该原则不适用于骨缝未闭合的儿童或粉碎性颅骨骨折患者，两者的颅骨内空间不是固定的。

13.2 脑血流量、脑脊液动力学与颅内压

长期以来，人们一直在研究脑血流量的自动调节，但仍未完全了解。早在 1939 年，Fog 研究发现软脑膜动脉表现出对血压变化的代偿性舒张和收缩[4-5]。Lassen[6] 和 Kontos 等[7] 后来的研究表明，尽管全身收缩压变化幅度（60~140 mmHg）很大，但脑灌注压仍可保持相对恒定。Koller 和 Toth 最近的一篇综述提出，脑血管中的血管舒缩反应似乎不仅在大血管处受到压力敏感肌源机制的调节，而且还在局部受到流量信号代谢物（如 20- 羟基二十碳四烯酸、一氧化氮、钾）和瞬时受体电位通道的调节[8]。代谢变量，如动脉血二氧化碳分压、导致一氧化氮产生的脑充血、K^+ 和 H^+ 浓度以及导致腺苷水平升高的脑代谢活动，都已被证明会影响脑血流量[9]，并可用于 NICU 中的监护及治疗。

基于心肺系统的知识，特别是心输出量，通过调整血管加压药、强心药、心率调节药和其他药物可优化脑灌注。虽然通常需要有创监测，但也可通过简单计算来估算心输出量：

心输出量 = 每搏输出量 × 心率 = 耗氧量 /（动脉动静脉血氧含量差 ×10）

血流动力学监测系统的最新进展，例如 FloTrac 传感器（Edwards），

可实现对心输出量、心脏指数、每搏输出量、每搏量指数和每搏量变异度的连续监测。这是通过连接到 FloTrac 传感器的标准动脉管线监测来完成的，该传感器使用算法来计算这些血流动力学变量。医生可以根据患者的病情，依据前负荷、后负荷和心脏收缩力来指导治疗，以优化这些指标。例如，与中心静脉压和肺毛细血管楔压相比，每搏量变异度可以更好地预测液体反应性[10]。可根据图 13.1 中所示的治疗流程，改善每搏输出量，进而改善心输出量。

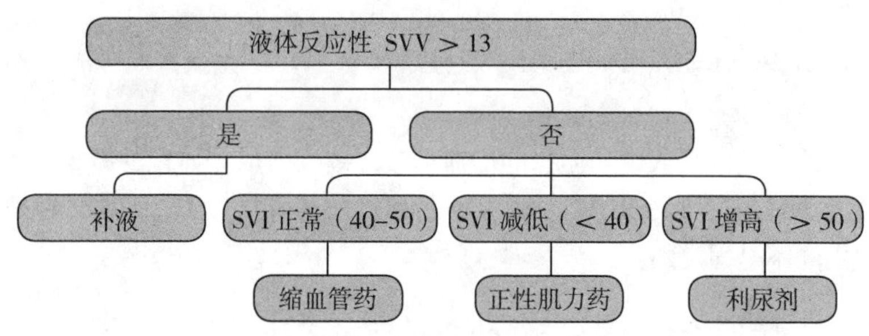

图 13.1 治疗流程。SVV：每搏量变异度；SVI：每搏量指数

心输出量对脑血流量的影响是有争议的。Deegan 等[11]表明，脑血流量的动态自动调节不受由大腿袖带引起的心输出量变化的影响。Bouma 和 Muizelaar[12]发现头部受伤患者的心输出量和脑血流量之间没有关系。相反，Ogawa 等[13]表明，通过输注盐水增加心输出量可增加脑血流量，而平均动脉压没有变化。Ogawa 等[13]研究发现通过大腿袖带可引起心输出量变化，输注白蛋白可引起脑血流量出现线性增加或减少，而平均动脉压没有变化。综上所述，心输出量可能对脑血流量产生影响，尤其是在自动调节功能受损的情况下。

脑血流量可通过神经影像学检查测量，包括氙气 CT、正电子发射断层成像（PET）、经颅多普勒超声和功能性磁共振成像（fMRI）。大多数临床医生通常无法连续使用这些技术。脑血流量取决于脑灌注压。正常成人脑灌注压> 50 mmHg。

根据泊肃叶定律，脑血流量与脑灌注压相关，脑血流量与脑灌注压和血管半径成正比，与血液黏度和血管长度成反比。从数学上看，泊肃叶定律如下。

$$CBF=[8(CPP)r^4]/[\pi(n)(l)]$$

其中 r 表示血管半径，n 表示黏滞系数，l 表示血管长度，CBF 表示脑血流量，CPP 表示脑灌注压。

脑灌注压 = 平均动脉压 − 颅内压

平均动脉压 = 舒张压 +（收缩压 − 舒张压）/3

目前研究表明将脑灌注压优化为 60~70 mmHg，可改善神经系统疾病的预后[14]。而正常的颅内压是有年龄相关性的（表 13.1）。

颅内压病理阈值尚未统一，临床上通常将 20~25 mmHg 作为真正的病理阈值[3]。

表 13.1　正常颅内压[1-3,15-16]

cm CSF × 1.36=mmHg	
取决于大气压（随海拔变化）、静水压和充盈压	
脑脊液压力应比静脉压高 3~5 mmHg 以使其重吸收	
成人及大龄儿童	5~15 mmHg
	6.5~19.5 cm CSF
幼儿	<3~7.4 mmHg
足月儿	<1.5~5.9 mmHg
每引流 1 mL 脑脊液，脑脊液压力降低 0.5~1.0 cm CSF。血压轻微下降提示脑积水，而血压大幅度下降可能提示肿瘤	

CSF：脑脊液

13.3　高颅压的病因及表现

导致高颅压的原因有：

- 脑水肿。
- 血量过多（自动调节功能丧失）。
- 血肿：硬脑膜外血肿、硬脑膜下血肿、颅内出血、异物或合并凹陷性颅骨骨折。
- 脑积水。
  - 外伤后交通性脑积水，继发于颅内动脉瘤破裂后的蛛网膜下腔出血或动静脉畸形，脑膜炎。
  - 肿瘤压迫或导水管狭窄导致阻塞。

- 高碳酸血症（每分通气量太低或肺泡换气功能障碍）。
  - 每分通气量低。
  - 换气功能障碍：血胸、气胸和肺挫伤。
  - 肺炎。
  - 急性呼吸窘迫综合征。
- 静脉阻塞 / 血栓形成。
- 激动（胸膜腔内压或腹内压升高）。
- 癫痫持续状态（可伴或不伴强直阵挛发作）。
- 血管痉挛。
- 低钠血症。

以下临床表现与高颅压有关：

- 嗜睡→昏睡→昏迷。
- 恶心或呕吐。
- 视物模糊或复视。
- Cushing 三联征。
  - 高血压。
  - 心动过缓。
  - 呼吸不规则。
- 运动及感觉受损。
- 脑神经麻痹：钩回疝导致第Ⅲ对脑神经麻痹，急性脑积水致第Ⅵ对脑神经麻痹，小脑出血增加导致第Ⅵ对及第Ⅶ对脑神经麻痹[3]。

13.4 颅内压监测

哪些患者能从监测颅内压中受益曾经存在较大争议[17-19]。Bullock 等 1995 年完善了颅内压监测的适应证[20]，包括 GCS 评分≤ 8 分（复苏后）伴或不伴 CT 检查异常，同时还应至少满足以下条件中的两项：年龄＞ 40 岁，收缩压＜ 90 mmHg，运动检查时去大脑或去皮层强直表现[14]。

颅内压监测的相对禁忌证包括：凝血功能障碍（国际标准化比值＞ 1.3）、缺氧性损伤（“复苏后”）和代谢性原因所致昏迷，包括中毒[14]（表 13.2）。

表 13.2　脑室内颅内压监测

适应证	禁忌证
GCS 评分≤ 8 分	凝血功能障碍
GCS 评分不明确，患者因其他原因进行手术	GCS 评分＜ 8 分的患者神经系统检查迅速改善（6 h 内）
多系统损伤，使液体管理和神经系统检查变得困难	确诊为癫痫发作后（且无明显脑内损伤）的患者
预期其他损伤（看起来比颅脑损伤更严重）导致长时间镇静或瘫痪	颅内压螺栓对患者有害（如患者脑室塌陷移位）
	考虑“脑死亡”
	中毒（无头部受伤证据）

13.4.1 不同的颅内压监测设备

评估颅内压有多种方法。目前，最常见的仍是脑室内导管测定法。其有双重作用，与其他方式相比，其漂移更少，并可通过引流脑脊液来降低颅内压。其他方法包括脑实质内、蛛网膜下腔、硬膜下和硬膜外螺栓，以及在婴儿中的囟门测定法。

脑室内导管通常放置在额叶的 Kocher 点。可以使用其他常用于脑室 – 腹腔分流术的部位，包括 Keen 点、Dandy 点和 Frazier 点。脑室引流管的放置常选择在非优势侧，冠状缝前 1~2 cm。

13.4.2 操　作

Kocher 点在矢状面上位于鼻根后 12.5 cm，中线外侧 2.5 cm。备皮，消毒。利多卡因和肾上腺素浸润皮下组织和骨膜后，做 1~2 cm 的直切口。以对侧内眦及耳屏前约 1 cm 处为方向钻孔。打通颅骨内外板之后，移除钻头，并以十字形方式切开硬脑膜。以钻孔相同方向置入引流管，进深 4~6 cm 可感到有突破室管膜表面的落空感，并见脑脊液引出。之后根据所使用引流系统不同，固定到位并连接以监测和引流脑脊液。最后用无菌敷料覆盖伤口。

脑实质压力检测器也可以通过上述流程放置，并将脑实质探头放置到脑实质中 2~3 cm。

在许多中心，使用三腔脑室导管，其中有微透析导管、温度、pH

值和氧合探头，能够获得多种信息同时优化多个变量。

13.4.3 波　形

由于行颅内压监测者多为颅脑损伤患者，因此很少看到正常波形。然而，颅内压波的最高峰值对应于心房收缩波，较低的峰值对应于中心静脉压波形上的 A 波。

病理波是由于脑灌注压的改变引起的，无论是由于颅内压增加或平均动脉压降低，或两者兼而有之。颅内压升高导致的波形比较尖锐，相反，静脉压升高导致的波形更加圆滑（表 13.3）。

1960 年，Lundberg 描述了几种病理和相关的波形特征变化[16]。Lundberg A 波（高原波）通常在颅内压＞ 50 mm Hg 时出现，此时平均动脉压可能会相应增加。Lundberg B 波（压力脉冲）波幅通常为 10~20 mmHg，与各种类型的呼吸有关。Lundberg C 波的频率为 4~8 /min，在正常颅内压和疾病发生进展早期与 Lundberg A 波均可见（表 13.4）。

表 13.3　正常和异常的颅内压波形[15]

峰	波	起 源
第 1 个高峰	W1 冲击波（搏动性）	收缩压，大的脑内动脉以及脉络膜脑血流量
第 2 个小峰	W2 潮汐波（搏动性）	源于右心房中心静脉压波，由于大脑弹性阻力增高，顺应性降低
反向	反向	监护未校准
第 3 个小峰	W3 二重脉搏波	动脉脉搏
呼气	波整体抬高	中心静脉压升高
吸气	波整体降低	中心静脉压降低
峰	**颅内压升高，波形改变**	
第 1 个高峰	轻度升高	
第 2 个小峰	与第一个波形相比不成比例地升高	
第 3 个小峰	与第一个波形相比不成比例地升高	

表 13.4 异常颅内压波形分析[15–16]

Lundberg A 波（高原波）
平均波幅＞ 50 mmHg
整个波形持续 5~20 min，之后恢复至轻度升高的水平
脑血容量增加从脑灌注压降低开始，继而血管舒张，颅内压升高，脑灌注压降低，导致缺血引起脑干反射
当颅内压升高超过大脑顺应性极限时发生，提示脑缺血
Lundberg B 波（压力波）
平均波幅＞ 20~50 mmHg
整个波形持续＞ 30 s~3 min
可能不是由于颅内压升高；可能是由于呼吸变化和脑血流量变化
睡眠中可见
可能转化为 Lundberg A 波（高原波）
Lundberg C 波（前终末波）
平均波幅＜ 20 mmHg
整个波每 10 s 升高一次
收缩压循环变化传递至颅内压

病例处理

患者在镇静剂和麻痹剂失效后复查 GCS 评分为 7 分。患者右侧颅内血肿伴占位效应，右侧瞳孔直径较大，对光反射迟钝。这是一种神经外科急症，应立即将患者送往手术室行血肿清除术。在前往手术室的途中，床头应抬高 30°，过度通气维持 PCO_2 为 30 mmHg，并给予静脉注射高渗盐水或甘露醇。血肿清除后应行脑室外引流或置入颅内压监测仪，用于术后 NICU 的颅内压诊断和治疗。

参考文献

[1] Marmarou A, Anderson RI, Ward JD, et al. Impact of ICP instability and hypotension on outcome in patients with severe head trauma. J Neurosurg, 1991, 75:159–166.
[2] Winn R. Youman's Neurological Surgery. 6th ed. Philadelphia, PA: Saunders/Elsevier; 2011
[3] Greenberg MS. Handbook of Neurosurgery. 7th ed. New York, NY: Thieme, 2010.

[4] Fog M. Cerebral circulation. II. Reaction of pial arteries to increase in blood pressure. Arch NeurolPsychiatry, 1939, 41:260–268.
[5] Fog M. Cerebral circulation. The reaction of pial arteries to a fall in blood pressure. Arch NeurolPsychiatry, 1937, 37:351–364.
[6] Lassen NA. Cerebral blood flow and oxygen consumption in man. Physiol Rev, 1959, 39(2):183–238.
[7] Kontos HA, Wei EP, Navari RM, Levasseur JE, Rosenblum WI, Patterson JL, Jr. Responses of cerebral arteries and arterioles to acute hypotension and hypertension. Am J Physiol, 1978, 234(4):H371–H383.
[8] Koller A, Toth P. Contribution of flow-dependent vasomotor mechanisms to the autoregulation of cerebral blood flow. J Vasc Res, 2012, 49(5):375–389.
[9] Peterson EC, Wang Z, Britz G. Regulation of cerebral blood flow. Int J Vasc Med, 2011, 2011:823525.
[10] Cannesson M, Musard H, Desebbe O, et al. The ability of stroke volume variations obtained with Vigileo/FloTrac system to monitor fluid responsiveness in mechanically ventilated patients. Anesth Analg,2009,108(2):513–517.
[11] Deegan BM, Devine ER, Geraghty MC, Jones E, Ólaighin G, Serrador JM. The relationship between cardiac output and dynamic cerebral autoregulation in humans. J Appl Physiol (1985), 2010, 109 (5):1424–1431.
[12] Bouma GJ, Muizelaar JP. Relationship between cardiac output and cerebral blood flow in patients with intact and with impaired autoregulation. J Neurosurg,1990,73(3):368–374.
[13] Ogawa Y, Iwasaki K, Aoki K, Shibata S, Kato J, Ogawa S. Central hypervolemia with hemodilution impairs dynamic cerebral autoregulation. Anesth Analg, 2007, 105(5):1389–1396.
[14] Bratton SL, Chestnut RM, Ghajar J, et al. Brain Trauma Foundation, American Association of Neuro-logical Surgeons, Congress of Neurological Surgeons, Joint Section on Neurotrauma and Critical Care, AANS/CNS. Guidelines for the management of severe traumatic brain injury. VIII. Intracranial pressure thresholds. J Neurotrauma, 2007, 24 Suppl 1:S55–S58.
[15] Narayan RK, Kishore PRS, Becker DP, et al. Intracranial pressure: to monitor or not to monitor? A review of our experience with severe head injury. J Neurosurg, 1982, 56(5):650–659.
[16] Lundberg N. Continuous recording and control of ventricular fluid pressure in neurosurgical practice. Acta Psychiatr Scand Suppl, 1960, 36(149):1–193.
[17] Yuan Q, Wu X, Sun Y, et al. Impact of intracranial pressure monitoring on mortality in patients with traumatic brain injury: a systematic review and meta-analysis. J Neurosurg, 2015, 122 (3):574–587.
[18] Mendelson AA, Gillis C, Henderson WR, Ronco JJ, Dhingra V, Griesdale DEG. Intracranial pressure monitors in traumatic brain injury: a systematic review. Can J Neurol Sci, 2012, 39(5):571–576.
[19] Heros RC. Surgical treatment of cerebellar infarction. Stroke,1992,23(7):937–938.
[20] Bullock R, Chestnut RM, Clifton G, et al. Guidelines for the Management of Severe Head Injury. New York, NY: The Brain Trauma Foundation, American Association of Neurological Surgeons, and Joint Section of Neurotrauma and Critical Care, 1995.

第 14 章　脑保护措施

Tyler Carson　Dennis Cramer　Dan E.Miulli　Javed Siddiqi

摘　要　一旦大脑发生缺血，及时发现、早期干预十分重要。有时，人体无法通过自身调节来恢复重要营养物质的输送或消除阻碍输送的因素。神经重症监护医生可以通过给氧、控制血压和手术来帮助神经系统恢复其结构和功能。然而，当这些初始干预措施不充分时，当颅内压难以控制时，应采取果断措施以图患者生存。同时应谨慎实施权衡利弊。

关键词　自动调节　高渗盐水　低血压　低体温　缺氧　缺血　戊巴比妥　难治性高颅压

病例介绍

一名 32 岁男子驾车时未系安全带，在高速行驶时与其他车辆迎面碰撞。医生在现场对患者进行气管插管。到达急诊室时，患者的格拉斯哥昏迷量表（GCS）评分为 6 分。头部 CT 提示弥漫性点状出血和左侧额叶挫伤，未见中线移位或可手术血肿。将患者转移到重症监护病房后，迅速放置颅内压监测器和脑脊液引流装置。初始颅内压为 20 mmHg，4 h 后，颅内压缓慢上升至 35 mmHg。

病例处理见本章末。

14.1 引　言

患者严重脑损伤的预后主要取决于事故发生时的受伤程度以及伤后数天内的二次伤害程度。本章重点讨论预防继发性脑损伤的方法，从神经重症监护角度来看，这是患者病程中唯一可以优化的部分。

创伤引起的原发性脑损伤包括脑挫伤、硬脑膜外或硬脑膜下血肿、脑出血和弥漫性轴索损伤。继发性脑损伤包括水肿、缺血和低氧血症，可导致梗死和（或）脑疝。最初，在进行神经重症监护管理之前，应始终考虑对占位性病变进行手术干预。如果不治疗，占位性病变本身会通过疝和脑缺血导致继发性损伤。

继发性脑损伤会引发许多病理和化学变化，严重影响患者的神经系统预后。治疗继发性脑损伤的主要方法是确保足够的脑氧合。受损脑组织的代谢需求增加，必须有足够的氧合来防止细胞凋亡和继发性损伤。大脑的氧气输送与以下因素有关：①受到颅内压和脑灌注压影响的脑血流量；②血液的携氧能力；③动脉血氧分压。许多研究表明，严重颅脑损伤患者的总体预后直接受到缺氧和颅内压升高的影响[1-2]。

由于脑血流量难以测量，医生可以很容易地根据平均动脉压和颅内压来估计脑灌注压。脑血流量与平均动脉压和颅内压有关，如下公式所示：

脑血流量 = 脑灌注压 / 脑血管阻力 =（均动脉压 − 颅内压）/ 脑血管阻力

此公式显示了脑灌注和血压之间的复杂关系。有助于解释颅内压重要性的 Monro-Kellie 法则指出，颅内血液、脑组织和脑脊液体积的总和是恒定的，任何一种成分的增加都将由另一种成分的减少来抵消。脑组织体积占 90%，血液和脑脊液各占 5%。所有这些都包含在坚硬的颅骨内。额外体积的增加，例如出血或水肿，必须通过血液或脑脊液体积的变化来抵消。如不能代偿将导致颅内压升高，并可能发生脑组织移位（脑疝）。颅内压升高可以通过将脑脊液从脑室和蛛网膜下腔转移到椎管或通过静脉塌陷和收缩脑动脉减少颅内血容量来代偿。血管直径的变化可导致脑血管内容量最多减少 70 mL，从而轻松缓冲新发的体积增加，例如出血[3]。

在颅内压升高的代偿机制耗尽后，患者开始出现继发性脑损伤。80%~90% 的颅脑损伤死亡患者有脑缺血的组织病理学证据[4]。研究表明，大约 1/3 的颅脑损伤患者在受伤后 6 h 内经历了脑血流量显著减少的“超早期”时期[5]。脑血流量局部减少到低于 18 mL/（100 g · min）的阈值后开始出现缺血性改变，导致缺血性神经元细胞死亡[6]。缺氧条件使高代谢率持续存在，导致有氧代谢转变为无氧代谢，乳酸浓度增加[7]。离子稳态随后被破坏，导致钙离子内流、细胞损伤和死亡的复杂过程[8]。

因此，严格的颅内压和脑灌注压管理对于预防继发性损伤至关重要。颅内压管理从基本的患者体位开始——抬高床头并伸直颈部以改善静脉流出。重点关注 CO_2 水平，$PaCO_2$ 目标值为 35~40 mmHg。短期过度通气可能对急性脑疝有益；然而，长期来看，由此产生的脑血流量减少会使病情恶化[2]。反过来，也必须避免高碳酸血症，因为它会导致血管扩张和颅内压增加。

高渗剂，例如甘露醇和 23.4% 的高渗盐水，可用于将血管外水分调动到血管内空间，从而减少脑水肿。最近的研究表明，与甘露醇相比，高渗盐水的副作用更少[9-10]，因为甘露醇往往会导致血压下降，进而降低脑血流量。此外，随着给药时间的延长，甘露醇会聚集在血 - 脑屏障被破坏的脑组织中，往往会导致颅内压反跳性升高。使用推注高渗疗法或连续输注 3% 的高渗盐水时，应每 6 h 监测一次血钠和渗透压。血浆渗透压＞ 320 mOsmol/L 和血钠＞ 160 mmol/L 会导致肾毒性风险增加，应避免。推荐将血钠维持在 145~155 mmol/L[11]。

已有研究证明脑损伤时贫血会导致神经系统预后不良。动物模型和健康人类受试者的实验室研究表明，血红蛋白浓度低于 7 g/dL 会导致脑功能受损，低于 10 g/dL 可能不利于颅脑损伤患者的恢复。动物研究表明血红蛋白浓度＜ 10 mg/dL 时氧输送受损。然而，对于脑损伤患者输注浓缩红细胞的最低阈值仍然存在争议[12-13]。一些研究指出接受输血但未能考虑疾病严重程度的颅脑损伤患者的预后较差。我们机构的标准做法是为血红蛋白浓度＜ 10 g/dL 的脑损伤患者输血。

新技术，如监测脑组织氧合的 Licox 脑氧监测系统（Integra），为神经重症监护医生提供了另一种指导治疗的工具。专门针对脑组织氧合的治疗已显示出良好的效果。2012 年，一项针对颅脑损伤患者的回顾分析显示，61% 的颅脑损伤患者接受脑组织氧疗后获得了良好的结果，而在接受颅内压 / 脑灌注压目标导向治疗的患者中获得良好结果的只有 42%[14]。与脑组织氧分压保持＞ 15 mmHg 的患者相比，脑组织氧分压＜ 15 mmHg 的患者具有显著更差的结局和死亡[2]。目前没有针对脑组织氧监测的具体指南，但它是管理脑损伤患者的一个有前途且有用的辅助参数。

14.2 降低脑代谢的药物

约 15% 的脑外伤患者存在难治性高颅压[15]。当其他内科治疗和手术都未能充分控制升高的颅内压时，医生可以尝试使用药物来降低脑代谢率，从而降低尚可挽救的患者的颅内压。许多药物已用于降低颅内压，例如：戊巴比妥、硫喷妥钠、依托咪酯、丙泊酚、异氟醚和地氟醚，但没有足够的数据支持某种药物优于其他药物。大多数已发表的研究都涉及巴比妥类药物的使用，尤其是戊巴比妥。

1974 年，Shapiro 等率先报道了使用戊巴比妥合并低温治疗降低脑代谢率和颅内压[16]。这种疗法仍然存在争议，主要是因为存在心肌低灌注、体温过低、免疫抑制、低钾血症以及肝肾功能障碍的潜在副作用[17]。因此，美国脑创伤基金会与美国神经外科医师协会指南建议，对于血流动力学稳定的脑外伤患者，在最大剂量的药物治疗和手术治疗均未能有效控制高颅压时，推荐使用大剂量巴比妥类药物治疗[2]。

由于约 50% 接受巴比妥类药物治疗的患者可能出现明显的低血压，许多患者需要强心剂和（或）血管升压药来维持平均动脉压，以维持脑灌注压≥ 70 mmHg[18]，除非血管升压药导致的继发风险比脑灌注压降低更大。多巴胺（一种血管收缩剂）初始剂量为 3 μg/（kg · min），可滴定至最大剂量 20 μg/（kg · min），以维持脑灌注压≥ 70 mmHg。去氧肾上腺素起始剂量为 100~180 μg/min，维持剂量为 40~60 μg/min，或去甲肾上腺素 8~12 μg/min，用于脑灌注压逐渐降低和（或）低血压。还应通过 FloTrac 传感器（Edwards）或类似监测进行血流动力学监测，以调整血管活性药物，使患者确保足够的容量状态、全身血管阻力和心输出量。

巴比妥类药物治疗方案较多。Eisenberg 方案为 60 min 内静脉注射 10 mg/kg 的戊巴比妥负荷剂量，之后每小时 5 mg/kg，持续 3 h，维持剂量为 1~3 mg/（kg · min）[19]。在 Cormio 等对 67 名接受难治性高颅压治疗的严重颅脑损伤患者进行的一项研究中，戊巴比妥负荷剂量使颅内压和平均动脉压分别平均降低了 12 mmHg 和 9 mmHg[20]。Marshall 等最近使用 Eisenberg 方案进行的一项研究发现，难治性高颅压对戊巴比妥治疗的反应率为 38%，定义为治疗开始后 24 h 内将颅内压控制在＜ 25 mmHg 的水平[21]。通常戊巴比妥诱导昏迷 1~4 h 内没有降低颅内压，不进行其他治疗是无法成功的。

使用硫喷妥钠的研究报道显示结果良好，然而，在美国，硫喷妥钠的可用性已经成为一个限制因素。它通过抑制脑代谢和收缩脑血管起作用。硫喷妥钠负荷剂量为 5 mg/kg，静脉注射持续 10 min，以 5 mg/（kg·h）（范围 3~5 mg），持续输注 24 h。24 h 后，由于脂肪储存已趋于饱和，输注量可降至 2.5 mg/（kg·h）。

丙泊酚是一种成熟的镇静催眠剂，已被用作控制颅内压升高的替代药物，但关于该药物的药效学仍存在疑问。Oertel 等的一项研究表明，代谢抑制效应的一个关键机制是 CO_2 生成减少，从而导致全脑“药物性低碳酸血症”[22]。颅脑损伤指南[2]推荐使用丙泊酚控制颅内压，但其在死亡率或 6 个月临床结局方面并未显示出任何改善，并且高剂量会产生显著的并发症，例如丙泊酚输注综合征[23]。丙泊酚起始剂量为 5~10 μg/（kg·min），每 5~10 min 增加 5~10 μg/（kg·min），直至颅内压得到控制。与巴比妥类药物一样，丙泊酚具有降压作用，可能需要使用血管活性药物甚至停药。除了心脏毒性作用外，丙泊酚还可能引起心电图变化和尿液变色。

建议使用连续脑电图监测记录脑电活动。如果在不使用较大剂量的脑代谢抑制剂的情况下，实现将颅内压控制在≤ 20~25 mmHg 水平，则可能不需要 1~3 次 / 页的暴发抑制。

药物诱发的暴发抑制一般维持 3~7 d，如果 CT 检查未显示任何新发现，并且颅内压已得到控制，则可以在监测颅内压的同时通过降低输液速度缓慢停止治疗。由于大剂量巴比妥类药物治疗时间长，且这些药物的半衰期长，很难将残留的药理作用与临床情况区分开来。如果高度怀疑脑死亡，则需要进行核素脑代谢检查。如果检查结果为阴性，则应在宣布脑死亡之前进行脑血管造影。

预防性使用巴比妥类药物治疗颅内压对颅内占位性病变患者没有任何益处，甚至对弥漫性损伤患者有害（死亡率为 77%，而甘露醇组为 41%）[24]。2000 年，Cochrane 数据库评价巴比妥类药物治疗急性颅脑损伤的结论是，没有证据表明巴比妥类药物治疗可改善急性严重脑损伤患者的预后。另外，巴比妥类药物治疗会导致 1/4 的患者血压下降，这种降压作用将抵消任何颅内压降低对脑灌注的帮助[25]。

戊巴比妥的替代药物尚未得到很好的研究，但由于更容易获得，它们已被使用。一项比较依托咪酯、异氟醚和硫喷妥钠在大脑中动脉闭塞 3 h 的动物中的研究发现，依托咪酯和异氟醚组动物的损伤脑容量最大，而硫喷妥钠组的损伤脑容量最小[26]。

应在使用代谢抑制剂或低温治疗之前或同时考虑去骨瓣减压术治疗难治性高颅压。Aarabi 等[27]比较去骨瓣减压术治疗难治性颅内压的研究结果显示，去骨瓣减压术后的死亡率为 28%，而 Eisenberg 等和 Marshall 等[19,21]单独使用戊巴比妥治疗难治性高颅压的死亡率分别为 62% 和 64%。

14.3 低温疗法

对于头部受伤的患者，温度控制极为重要。轻度诱导低温（MIH）作为一种预防性神经保护措施和难治性颅内压管理的“晚期”策略已被广泛研究。MIH 的优点是通过降低脑氧代谢率、减少脑组织葡萄糖需求、抑制兴奋性毒性、减少热聚集、抑制早期基因表达和防止细胞凋亡来预防继发性损伤[28]。Urbano 和 Oddo 最近的一项回顾性研究[28]评估了 17 项对照试验，在这些试验中，严重颅脑损伤伴难治性高颅压的患者接受 MIH 治疗。与常温治疗组相比，所有 17 项研究均显示颅内压显著降低，其中 12 项研究发现患者预后显著改善。Sadaka 和 Veremakis[29]最近的另一项系统评价发现，接受 MIH 治疗的患者颅内压（范围 10~25 mmHg）显著低于常温治疗组的患者（范围为 20~35 mmHg）。

MIH 的最佳温度目标是 35~36℃。Tokutomi 等报道，将体温降至 35~36℃可降低高颅压，同时维持脑灌注压，而不会出现明显的心功能不全或氧气输送异常[30]。低于 35℃的温度与更糟糕的结果有关。Gupta 等研究表明 MIH 低于 35℃会降低脑组织氧合[31]。

低温维持治疗持续时间旨在持续降低颅内压。典型的治疗周期为 3~5 d。McIntyre 等[32]最近的一项荟萃分析发现 MIH 治疗 > 48h 预后更好，江等[33]的一项研究将平均 2 d 与平均 5 d 的 MIH 治疗结果进行比较，发现 5 d 的治疗周期效果显著改善，且没有增加并发症。

应不惜一切代价避免快速复温。研究表明，快速复温不仅会逆转 MIH 的保护作用，而且由于充血引起的脑水肿会导致颅内压反跳[34]。建议在 MIH 后缓慢、控制性（0.1~0.2℃ /h）复温，以降低反跳性脑水肿和高颅压的风险[32]。

然而，到目前为止，MIH 作为预防性神经保护疗法的结果尚未显示出任何明显的益处。Clifton 等最近发表的急性脑损伤研究显示，低温 II[35]（NABIS：HII）在美国和加拿大的 6 个地点招募了 232 例颅脑损伤患者。治疗组患者在受伤后 2~5 h 内开始 MIH 治疗，最初温度降至 35℃，如果符合标准，则进一步降温至 33℃。患者在此温度下保持 48 h 并缓慢复温。接受 MIH 的患者和正常体温的患者之间格拉斯哥结局评分（GOS）没有显著差异，2009 年 6 月该试验因无效而终止。其他关于早期 MIH 治疗的研究也有类似结果。Sydenham 等[36]回顾了评估早期 MIH 治疗的 23 项临床研究，包括 1614 例患者。接受 MIH 治疗的患者在减少死亡和不良结局方面略有益处，然而，在对低质量试验进行校正后，没有发现显著差异。

显然，MIH 疗法能够使难治性高颅压患者获益。此外，有明确的科学证据表明低温疗法有助于预防继发性神经元损伤。然而，颅脑损伤患者早期预防性使用低温疗法的临床研究尚未显示出任何显著的可量化获益。因此，不推荐颅脑损伤患者早期预防性使用低温疗法。

14.4 血糖管理

颅脑损伤可导致许多神经化学事件，与儿茶酚胺应激反应有关，如高血糖[37]。许多研究表明，高血糖与脑损伤的严重程度有关，并可作为神经系统预后的预测因子[38-40]。Young 等的一项研究表明，入院 24 h 血糖水平最高的患者在受伤后 18 d 的神经系统预后最差[38]。研究人员还发现，24 h 血糖峰值＞ 200 mg/dL（11.11 mol/L）的患者的 GOS 下降了 2 分而血糖＜ 200 mg/dL 的患者在 18 d 研究结束后 GOS 评分提高了 4 分。Rovlias 和 Kotsou 也发现，前 24 h 内血糖水平＞ 200 mg/dL 对不良结局具有很高的预测价值[41]。

Kushner 等发现急性缺血性脑梗死患者的初始血糖水平中位数为 155 mg/dL（8.61 mol/L）[40]，初始血糖水平高于中位数的患者的临床恢复明显较差。研究人者认为，入院时血糖水平与正电子发射断层显像（PET）中显示的脑代谢异常程度相关。

在正常的有氧代谢过程中，大脑中的能量主要在葡萄糖被氧化成二氧化碳和水时形成。葡萄糖的细胞代谢始于糖酵解过程，从而产生丙酮酸、还原型烟酰胺腺嘌呤二核苷酸（NADH）和腺苷三磷酸（ATP）:

葡萄糖 $+2ADP+2Pi+2NAD^+ \rightarrow 2$ 丙酮酸 $+2ATP+2NADH+2H^+ +2H_2O$（ADP 为腺苷二磷酸）。

丙酮酸可以转化为乳酸或氨基酸丙氨酸，也可以进入柠檬酸或三羧酸循环（图 14.1）。源自柠檬酸或 Krebs 循环（三羧酸循环）的能量产物在进入电子传递链时用于葡萄糖代谢的最后一步（ETC；图 14.2）。葡萄糖分解的最终结果是 38 mol ATP，这比仅通过糖酵解产生的 6 mol ATP 更有效。缺氧或缺血性脑损伤的有害影响是由无氧代谢导致的，葡萄糖转化为乳酸和氢离子，而不是丙酮酸。随着可用于产生乳酸的葡萄糖水平增加，过多的乳酸积累会导致更大的组织酸中毒和随后的神经元损伤[42]。有大量证据表明，颅脑损伤患者的血糖水平与神经系统预后相关。然而，需要进一步的临床试验来研究急性脑损伤中严格控制血糖对神经系统预后的影响。

14.5 抗凋亡药与神经调节药物

通过药物阻止由导致细胞凋亡的炎症反应引起的继发性损伤是一种新辅助治疗方式。迄今为止，还没有任何药物被证明在颅脑损伤中是有效的。辛伐他汀已被证明可以改善动脉瘤性蛛网膜下腔出血患者的预后并具有神经保护作用[43]，目前研究者正在评估其在颅脑损伤中的应用。他汀类药物可抑制 3- 羟基 -3- 甲戊二单酰辅酶 A 还原酶并阻止甲羟戊酸的形成，甲羟戊酸是胆固醇和非甾醇产物的重要前体[44–45]。这种机制通过改善内皮血管舒缩功能、增加内皮细胞纤溶活性、降低血栓形成潜力、阻断血小板活化和抑制脑缺血期间的细胞因子反应来发挥他汀类药物的神经保护特性[44,46]。动物模型研究表明，这些经临床证明的在动脉瘤性蛛网膜下腔出血中的神经保护作用也可能适用于颅脑损伤。Wu 等[47]研究表明，在大鼠模型中，辛伐他汀在颅脑损伤后通过血管内皮生长因子受体 -2/Akt/ 内皮 NO 合酶信号通路

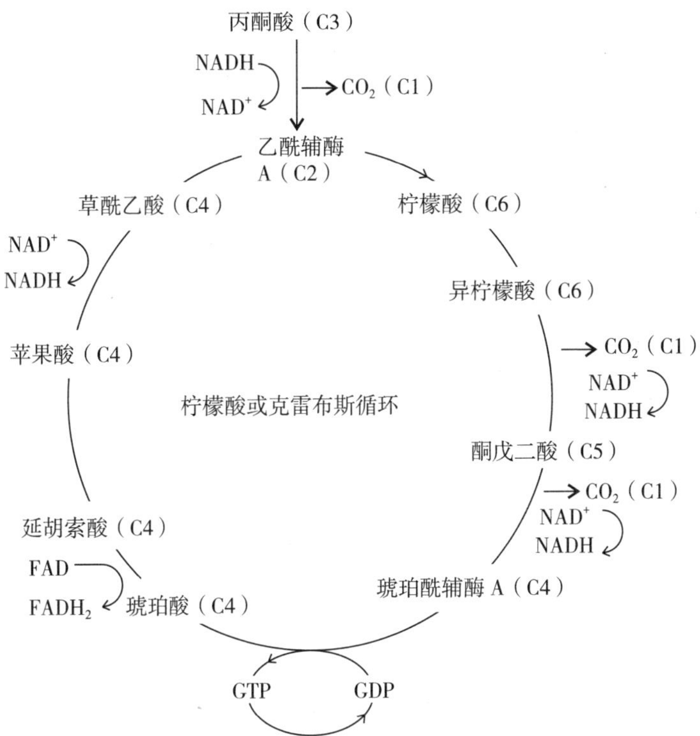

图 14.1 柠檬酸循环。CoA：辅酶 A；GDP：鸟苷二磷酸；GTP：鸟苷三磷酸；CoQ：辅酶 Q：泛醌；NAD+：氧化型烟酰胺腺嘌呤二核苷酸；NADH：还原型烟酰胺腺嘌呤二核苷酸

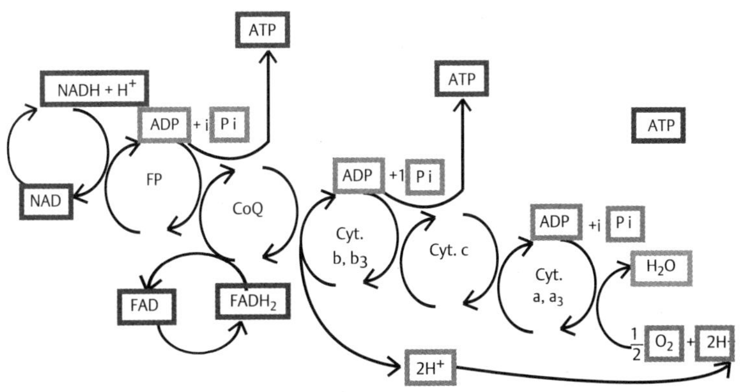

图 14.2 电子传输链。ADP：腺苷二磷酸；ATP：腺苷三磷酸；CoQ：泛醌；FP：黄素蛋白

增加病变边界区的血管生成，显著改善了功能恢复。Xie 等[48]最近的一项研究显示由颅脑损伤后的大鼠培养的干细胞在用辛伐他汀治疗后其增殖能力和神经发生增强。

其他化合物，如 NNZ–2566，为 Glypromate（Neuren）类似物，也已显示可改善颅脑损伤后大鼠模型的功能并减轻细胞凋亡和炎症[49]。NNZ–2566 已在颅脑损伤患者中完成了Ⅱ期临床研究，正在等待最终分析。

随着新药的开发和临床研究的进展，未来，神经保护药物在颅脑损伤中的治疗作用将会更加突出。

病例处理

对于该患者，应重复进行 CT 扫描以识别所有可手术血肿。应尽量降低颅内压并提高脑灌注压。最初，医生应确保患者得到充分镇静及镇痛。如果颅内压升高问题持续存在，医生可考虑使用甘露醇和（或）高渗盐水，并可能开始使用血管加压药和（或）正性肌力药物以将脑灌注压维持在预期目标。如上述药物对颅内压的升高未起到理想作用，可以考虑采取药物诱导昏迷治疗。

参考文献

[1] Marmarou A, Anderson RI, Ward JD, et al. Impact of ICP instability and hypotension on outcome in patients with severe head trauma. J Neurosurg, 1991,75 Suppl 1:S:59–S–66.

[2] Bratton SL,Chestnut RM, Ghajar J, et al. Brain Trauma Foundation, American Association of Neuro- logical,Surgeons, Congress of Neurological Surgeons, Joint Section on Neurotrauma and Critical Care, AANS/CNS. Guidelines for the management of severe traumatic brain injury. VIII. Intracranial pressure thresholds. J Neurotrauma, 2007, 24 Suppl 1:S55–S58.

[3] Wijdicks E. The Clinical Practice of Critical Care Neurology. New York, NY: Lippincott-Raven, 1997.

[4] Graham DI. The pathology of brain ischaemia and possibilities for therapeutic intervention. Br J Anaesth, 1985, 57(1):3–17.

[5] Bouma GJ, Muizelaar JP, Stringer WA, et al. Ultra-early evaluation of regional cerebral blood flow in severely head-injured patients using xenon-enhanced computerized tomography. J Neurosurg, 1992, 77(3):360–368.

[6] Schröder ML, Muizelaar JP, Bullock MR, et al. Focal ischemia due to traumatic contusions documented by stable xenon-CT and ultrastructural studies. J Neurosurg, 1995, 82 (6):966–971.

[7] Kraig RP, Petito CK, Plum F, et al. Hydrogen ions kill brain at concentrations reached in ischemia. J Cereb Blood Flow Metab, 1987, 7(4):379–386.

[8] Bullock R, Zauner A, Woodward JJ, et al. Factors affecting excitatory amino acid release following severe human head injury. J Neurosurg, 1998, 89(4):507–518.
[9] Kamel H, Navi BB, Nakagawa K, et al. Hypertonic saline versus mannitol for the treatment of elevated intracranial pressure: a meta-analysis of randomized clinical trials. Crit Care Med, 2011, 39(3):554–559.
[10] Marko NF. Hypertonic saline, not mannitol, should be considered gold-standard medical therapy for intracranial hypertension. Crit Care, 2012, 16(1):113.
[11] Ogden AT, Mayer SA, Connolly ES Jr. Hyperosmolar agents in neurosurgical practice: the evolving role of hypertonic saline. Neurosurgery, 2005, 57(2):207–215, discussion 207–215.
[12] Kramer AH, Zygun DA. Anemia and red blood cell transfusion in neurocritical care. Crit Care, 2009, 13(3):R89.
[13] Utter GH, Shahlaie K, Zwienenberg-Lee M, et al. Anemia in the setting of traumatic brain injury: the arguments for and against liberal transfusion. J Neurotrauma, 2011, 28(1):155–165.
[14] Nangunoori R, Maloney-Wilensky E, Stiefel M, et al. Brain tissue oxygen-based therapy and out- come after severe traumatic brain injury: a systematic literature review. Neurocrit Care, 2012, 17 (1):131–138.
[15] Gudeman SK, Miller JD, Becker DP. Failure of high-dose steroid therapy to influence intracranial pressure in patients with severe head injury. J Neurosurg, 1979, 51(3):301–306.
[16] Shapiro HM, Wyte SR, Loeser J. Barbiturate-augmented hypothermia for reduction of persistent intracranial hypertension. J Neurosurg, 1974, 40(1):90–100.
[17] Schalén W, Messeter K, Nordström CH. Complications and side effects during thiopentone therapy in patients with severe head injuries. Acta Anaesthesiol Scand, 1992, 36(4):369–377.
[18] Rea GL, Rockswold GL. Barbiturate therapy in uncontrolled intracranial hypertension. Neurosurgery, 1983, 12(4):401–404.
[19] Eisenberg HM, Frankowski RF, Contant CF, et al. High-dose barbiturate control of elevated intracranial pressure in patients with severe head injury. J Neurosurg, 1988, 69 (1):15–23.
[20] Cormio M, Gopinath SP, Valadka A, et al. Cerebral hemodynamic effects of pentobarbital coma in head-injured patients. J Neurotrauma, 1999, 16(10):927–936.
[21] Marshall G, James R, Landman M, et al. Pentobarbital coma for refractory intra-cranial hypertension after severe traumatic brain injury: mortality predictions and one- year outcomes in 55 patients. J Trauma, 2010, 69(2):275:2–83.
[22] Oertel M, Kelly DF, Lee JH, et al. Metabolic suppressive therapy as a treatment for intracranial hypertension–why it works and when it fails. Acta Neurochir Suppl(Wien), 2002, 81:69–70.
[23] Kelly DF, Goodale DB, Williams J, et al. Propofol in the treatment of moderate and severe head injury: a randomized, prospective double-blinded pilot trial. J Neurosurg, 1999, 90(6):1042–1052.
[24] Schwartz ML, Tator CH, Rowed DW, et al. The University of Toronto head injury treatment study: a prospective, randomized comparison of pentobarbital and mannitol. Can J Neurol Sci, 1984, 11(4):434–440.
[25] Roberts I. Barbiturates for acute traumatic brain injury. Cochrane Database Syst Rev, 2000(2), CD000033.
[26] Drummond JC, Cole DJ, Patel PM, et al. Focal cerebral ischemia during anesthesia with etomidate, isoflurane, or thiopental: a comparison of the extent of cerebral injury.

Neurosurgery, 1995, 37(4):742–748, discussion 748–749.
[27] Aarabi B, Hesdorffer DC, Ahn ES, et al. Outcome following decom- pressive craniectomy for malignant swelling due to severe head injury. J Neurosurg, 2006, 104 (4):469–479.
[28] Urbano LA, Oddo M. Therapeutic hypothermia for traumatic brain injury. Curr Neurol Neurosci Rep, 2012, 12(5):580–591.
[29] Sadaka F, Veremakis C. Therapeutic hypothermia for the management of intracranial hyperten- sion in severe traumatic brain injury: a systematic review. Brain Inj, 2012, 26(7–8):899–908.
[30] Tokutomi T, Morimoto K, Miyagi T, et al. Optimal temperature for the management of severe traumatic brain injury: effect of hypothermia on intracranial pressure, systemic and intracranial hemodynamics, and metabolism. Neurosurgery, 2003, 52(1):102– 111, discussion 111–112.
[31] Gupta AK, Al-Rawi PG, Hutchinson PJ, et al. Effect of hypothermia on brain tissue oxygenation in patients with severe head injury. Br J Anaesth, 2002, 88(2):188–192.
[32] McIntyre LA, Fergusson DA, Hébert PC, et al. Prolonged therapeutic hypothermia after traumatic brain injury in adults: a systematic review. JAMA, 2003, 289(22):2992–2999.
[33] Jiang JY, Xu W, Li WP, et al. Effect of long-term mild hypothermia or short-term mild hypothermia on outcome of patients with severe traumatic brain injury. J Cereb Blood Flow Metab, 2006, 26 (6):771–776.
[34] Iida K, Kurisu K, Arita K, et al. Hyperemia prior to acute brain swelling during rewarming of patients who have been treated with moderate hypothermia for severe head injuries. J Neurosurg, 2003, 98(4):793–799.
[35] Clifton GL, Valadka A, Zygun D, et al. Very early hypothermia induction in patients with severe brain injury (the National Acute Brain Injury Study: Hypothermia II): a randomised trial. Lancet Neurol, 2011, 10(2):131–139.
[36] Sydenham E, Roberts I, Alderson P. Hypothermia for traumatic head injury. Cochrane Database Syst Rev, 2009(2):CD001048.
[37] Rosner MJ, Newsome HH, Becker DP. Mechanical brain injury: the sympathoadrenal response. J Neurosurg, 1984, 61(1):76–86.
[38] Young B, Ott L, Dempsey R, et al. Relationship between admission hyperglycemia and neurologic outcome of severely brain-injured patients. Ann Surg, 1989, 210(4):466–472, discussion 472–473.
[39] Feibel JH, Hardy PM, Campbell RG, et al. Prognostic value of the stress response following stroke. JAMA, 1977, 238(13):1374–1376.
[40] Kushner M, Nencini P, Reivich M, et al. Relation of hyperglycemia early in ischemic brain infarction to cerebral anatomy, metabolism, and clinical outcome. Ann Neurol, 1990, 28(2):129–135
[41] Rovlias A, Kotsou S. The influence of hyperglycemia on neurological outcome in patients with severe head injury. Neurosurgery, 2000, 46(2):335–342, discussion 342–343.
[42] Marsh WR, Anderson RE, Sundt TM Jr. Effect of hyperglycemia on brain pH levels in areas of focal incomplete cerebral ischemia in monkeys. J Neurosurg, 1986, 65(5):693–696.
[43] Chen J, Zhang ZG, Li Y, et al. Statins induce angiogenesis, neurogenesis, and synaptogenesis after stroke. Ann Neurol, 2003, 53(6):743–751.
[44] Goldstein JL, Brown MS. Regulation of the mevalonate pathway. Nature, 1990, 343(6257):425– 430.
[45] Delanty N, Vaughan CJ. Vascular effects of statins in stroke. Stroke, 1997, 28(11):2315–2320.
[46] Vaughan CJ, Delanty N. Neuroprotective properties of statins in cerebral ischemia and

stroke. Stroke, 1999, 30(9):1969–1973.

[47] Wu H, Jiang H, Lu D, et al. Induction of angiogenesis and modulation of vascular endothelial growth factor receptor-2 by simvastatin after traumatic brain injury. Neurosurgery, 2011, 68 (5):1363–1371, discussion 1371.

[48] Xie C, Cong D, Wang X, et al. The effect of simvastatin treatment on proliferation and differentiation of neural stem cells after traumatic brain injury. Brain Res, 2015, 1602:1–8.

[49] Lu XC, Chen RW, Yao C, et al. NNZ-2566, a glypromate analog, improves functional recovery and attenuates apoptosis and inflammation in a rat model of penetrating ballistic-type brain injury. J Neurotrauma, 2009, 26(1):141–154.

第 15 章　神经药理学

John Ogunlade　Nicholas Qandah　Dan E.Miulli

摘　要　神经重症医生在内科用药方面的专业知识与神经外科方面的专业知识应相当，不仅能治疗局部脏器疾病，而且还能处理全身系统性疾病，以确保大脑和脊髓得到充分营养。局部治疗并不妨碍医生了解该治疗如何影响大脑。一些药物虽然对心脏有益，但可能会损害大脑并导致整体临床结局不太理想。临床医生应熟悉神经药理学，便于针对神经系统精细化用药，同时预防其他原发性和继发性损伤。

关键词　血管紧张素转换酶　α 受体激动剂　β 受体阻滞剂钙通道阻滞剂　血流动力学药物　镁　氮　血管升压药

病例介绍

一名 45 岁的男性摩托车司机发生交通事故，被送往创伤中心。格拉斯哥昏迷量表（GCS）评分为 8 分，双侧瞳孔对光反射迟钝。对患者进行气管插管。患者全身多处骨折，颅内压升高 30 mmHg，脑灌注压升高 55 mmHg。

病例处理见本章末。

15.1 引　言

治疗神经外科患者需要深思熟虑并密切关注细节，因此每种治疗形式，无论是手术还是药物治疗，都必须经过精心计算，即使是最简单的决定也会对患者预后产生极大影响。对于原发性脑损伤患者，一旦原发损伤得到解决，治疗的作用就转变为预防由低血压、缺氧、充血、高血压、电解质紊乱或感染引起的继发性损伤。本章探讨用于预防和治疗原发性及继发性脑损伤的药物。

15.2 血流动力学药物

15.2.1 降压药

高血压是一种慢性疾病，可导致严重的急性神经损伤或加剧中枢神经系统的继发性损伤。由于病因不同，治疗原发性高血压和（或）一过性高血压的策略亦有不同。在颅脑损伤患者中，应严格控制血压，维持脑灌注压在可治疗范围内，使颅内压正常化并防止坏死脑组织的出血转化或再出血。在缺血性卒中患者中，允许收缩压控制在 160~180 mmHg 以最大限度保护缺血性半暗带。许多药物可用于治疗高血压，了解每种药物的作用机制可最大化地利用其效用并防止这些药物出现副作用。医生开具药物时应关注血压和心率[1–2]。此外，当需严格精确控制血压时，不要以“BID”、“TID”等形式开具降压药物，而是要明确具体用药时间。错开降压药的使用，并防止同时给予多种抗高血压药时可能发生的血压大幅波动。

15.2.2 含氮药物

含氮药物与氧合血红蛋白反应产生氧化亚氮，导致血管舒张，降低全身阻力，进而降低收缩压。对于怀疑颅内压升高的患者（例如，出血性脑卒中、颅脑损伤或恶性脑水肿），不应使用这类抗高血压药，因其会导致颅内血管舒张[3]。根据 Monro-Kellie 法则，血管内血容量的增加会导致颅内压升高，从而降低脑灌注压并导致继发性损伤。这类药物还具有冠状动脉盗血综合征、头痛、低血压、反跳性高血压和高铁血红蛋白血症等副作用，这些副作用可能导致患者预后不良。然而，在心输出量增加期间可能出现血管舒张。

- 硝普钠（Nipride）

作用：与氧合血红蛋白反应生成氰化物和一氧化氮。一氧化氮刺激环磷酸鸟苷生成，导致强烈的血管舒张（动脉＞静脉），经肝和肾代谢[1,4]。

禁忌证：颅内压升高、颅内肿块病变（导致颅内压升高）、妊娠[1,3]。

用法：静脉滴注 0.25~8 μg/（kg・min）。制备：将本品 50 mg 溶于 500 mL 5% 的葡萄糖溶液，浓度为 100 μg/mL，可双倍浓缩以减少液体或葡萄糖负荷[1,5]。

副作用：在脑血管舒张前，由于外周血管优先舒张而导致“大脑和冠状动脉盗血”现象。硫氰酸盐 / 氰化物毒性会导致神经功能恶化和低血压（避光使用：光敏感）。恶心、利尿、血小板抑制，可能导致颅内压升高 [1,3–4]。

- 硝酸甘油（Tridil）

作用：释放一氧化氮，导致鸟苷酸环化酶刺激环磷酸鸟苷合成。这种药物主要作用于静脉容量血管，在较高浓度下会影响动脉血管平滑肌。主要是无反射性心动过速的静脉扩张 [1,4]。

禁忌证：颅内压升高或脑灌注减少 [1–3]。

用法：静脉滴注 10~20 μg/min（每 5~10 min 增加 5~10 μg/min）[1,4–5]。

副作用：不会引起“冠状动脉盗血”；可导致颅内压短暂升高、头痛、低血压、反跳性高血压和高铁血红蛋白血症 [1–5]。

- 肼屈嗪（Apresoline）

作用：直接小动脉平滑肌血管扩张药，可能通过一氧化氮或钙起作用 [1,4]。

禁忌证：肝脏代谢；慢乙酰化者剂量不应＞ 200 mg/d，可能诱发狼疮样综合征 [1,4]。

用法：每 15~20 min 给予 10~20 mg，最大剂量 40 mg；根据需要重复给药 [1,4–5]。

副作用：恶心、呕吐、头痛、颅内血流量增加、反射性心动过速 [1,4]。

15.2.3 β 受体阻滞剂

β 受体阻滞剂是颅脑损伤和出血性卒中的一线治疗药物，这类药物能够显著降低死亡率。

β 受体阻滞剂不应用于有可卡因或甲基苯丙胺滥用史的患者，因为可能会引起药源性冠状动脉血管收缩 [6–8]。β 受体阻滞剂和兴奋剂（如可卡因和甲基苯丙胺）联用可导致全身性血管收缩和反常性高血压。这是由于过量释放去甲肾上腺素（来自兴奋剂使用）加上阻断 β 肾上腺素受体（β_2 受体引起血管舒张）导致无拮抗的 α_1 肾上腺素受体刺激。最终引起血管收缩，加剧出血性卒中并导致颅内压升高、脑缺血、心肌梗死和死亡。

● 拉贝洛尔（Normodyne）

作用：选择性 α_1 受体、非选择性 β 受体阻滞剂，通过肝脏结合为葡糖苷酸结合物，可能会降低颅内压[1,4,8]。

禁忌证：哮喘，妊娠[1]。

用法：每 10 min 缓慢静脉推注（超过 2min）给药，直至达到目标血压。

● 剂量顺序：20 mg、40 mg、80 mg、80 mg，然后是 80 mg（总计 300 mg）。一旦控制，每 8 h 使用相同的总剂量静脉推注。

● 替代方案：静脉滴注，将本品 40 mL（200 mg）添加到 160 mL 静脉输液中（浓度为 1 mg/mL）。以 2 mL/min（2 mg/min）的速度滴注，直至目标血压或 300 mg 剂量（常用有效剂量为 50~200 mg），然后滴定速率。心动过缓应限制剂量；剂量应缓慢增加，10~20 min 才可起效。

● 口服剂量：如果从静脉给药转换为口服，则初始剂量为 200 mg、2 次 / 天；否则，初始口服剂量为 100 mg、2 次 / 天，每 2 天每剂增加 100 mg，最大剂量 2400 mg/d[1−2,4−5]。

副作用：乏力、头晕、直立性低血压[1,4]。

● 艾司洛尔（Brevibloc）

作用：短效选择性 β_1 受体阻滞剂；由红细胞酯酶代谢，经尿液排泄；可能会降低颅内压[1,4,8]。

禁忌证：避免充血性心力衰竭[1]。

用法：将 5 g 艾司洛尔加入 500 mL 生理盐水，在 1 min 内静脉给药 500 μg/kg 负荷剂量，然后以 50 μg/（kg · min）开始输注 4 min。重复负荷剂量，每 5 min 将输注速率增加 50 μg/（kg · min）。剂量通常不超过 100 μg/（kg · min）。剂量＞200 μg/（kg · min）不能使患者受益[1−2,5]。

副作用：可导致剂量相关性低血压，停药后 30 min 内消失。与其他 β 受体阻滞剂相比，不易发生支气管痉挛。

15.2.4 钙通道阻滞剂

尼莫地平已被确定为预防和治疗因动脉瘤破裂引起的蛛网膜下腔出血患者血管痉挛的标准用药。虽然预防血管痉挛的作用机制尚不清楚，但一项双盲、随机临床试验指出，尼莫地平可显著减少脑动脉痉挛的发生。

- 尼莫地平（Nimotop）

作用：抑制血管平滑肌和神经元中的钙离子内流，从而增加侧支循环和预防神经元钙超载[1]。

禁忌证：对该类药过敏，肠胃外使用，如果有肝病，慎用[1,4]。

用法：60 mg 口服 / 鼻饲，每 4 h 给药 1 次，共 21 d。如果患者的血压较低且不能耐受 60 mg 剂量，则可按 30 mg 口服 / 鼻饲，每 2 h 给药 1 次，共 21 d[1]。

副作用：低血压、皮疹、头痛、潮红、胃肠出血、血栓栓塞、充血性心力衰竭、血小板减少性贫血、肠梗阻[1,4]。

- 地尔硫卓（Cardizem）

作用：慢钙通道拮抗剂；舒张血管平滑肌，无反射性心动过速[1]。

禁忌证：病态窦房结综合征、广泛复杂性心动过速、预激综合征、二度及以上房室传导阻滞以及同时使用 β 受体阻滞剂的患者[1,4]。

用法：2 min 内给药 20 mg，静脉推注；0.25 mg/kg。如果对治疗效果不满意，可在 15 min 内重复给药 1 次。不建议神经外科患者输注使用[1]。

副作用：肝炎、水肿、视物模糊、潮红、注射部位反应[1,4]。

- 硝苯地平（Procardia）

作用：短效钙通道阻滞剂。降低全身血管阻力；提高心脏指数、增加脑血流量（10%~20%），提高肾小球滤过率和 Na^+ 潴留[1,4]。

禁忌证：超敏反应、急性心肌梗死[1,4]。

用法：口服 10~20 mg，舌下给药 / 含服（穿刺胶囊）或咀嚼时起效更快。如果 20~30 min 后没有反应，则再给予 10 mg[1,4–5]。

副作用：潮红、头痛、心悸、水肿、反射性心动过速[1,4]。

- 尼卡地平（Cardene）

作用：唯一的第二代静脉应用的二氢吡啶类钙通道阻滞剂。

禁忌证：常可导致脑卒中、脑出血和蛛网膜下腔出血患者的神经系统功能恶化。尼卡地平静脉滴注时需要的液体量相对较大（高达 150 mL/h）。在有限的动物和人体研究中，这种钙通道阻滞剂已被证明会升高颅内压。

用法：将尼卡地平 25 mg 加入 250 mL 生理盐水，浓度为 0.1 mg/mL，以 0.2 μg/（kg·min）或 5 mg/h（50 mL/h）的速率起始泵入，必要时可每 5~15 min 增加 2.5 mg/h，根据需要快速或逐渐控制血压，最高可达 15mg/h（150 mL/h）。一旦血压达到所需水平，将速率降低至 3 mg/h（30 mL/h）。尼卡地平溶液不可与碳酸氢钠注射液或乳酸盐林格液配伍。

副作用：头晕、昏厥、异常虚弱、头重脚轻、头痛、潮红、恶心、呕吐、疲乏、脚踝 / 足肿胀、尿频、气短、心律不齐、关节或肌肉疼痛、手足刺痛、情绪变化、耳鸣。

15.2.5 血管紧张素 II 受体阻滞剂

血管紧张素Ⅱ受体阻滞剂是通过阻止血管紧张素Ⅱ与血管平滑肌上的受体结合来阻断血管紧张素Ⅱ作用，可导致血管扩张，血压降低。血管紧张素Ⅱ受体阻滞剂包括坎地沙坦酯、依普沙坦、厄贝沙坦、氯沙坦、甲磺酸依普罗沙坦、奥美沙坦、替米沙坦、缬沙坦等。

作用：使血管壁松弛和扩张，降低血压并促进水钠排出。

禁忌证：超敏反应、妊娠。

用法：口服剂量取决于使用的具体药物。

副作用：头痛和头晕。其他副作用包括腹泻、胃病、肌肉痉挛、背部和腿部疼痛、失眠、鼻塞、咳嗽、鼻窦问题和上呼吸道感染。与血管紧张素转换酶抑制剂相比，这类药物引起咳嗽的可能性较小。

15.2.6 血管紧张素转换酶抑制剂

血管紧张素转换酶抑制剂是治疗高血压的一线药物，除降压外，还可降低原发性脑卒中的风险。对肾素—血管紧张素—醛固酮系统的影响是其降低脑卒中风险的主要作用机制。此外，脑卒中后立即早期使用血管紧张素转换酶抑制剂与改善脑灌注有关 [9-10]。这是由于它们通过减少血管平滑肌的增殖，增强内源性纤溶，抑制斑块破裂和血管闭塞，从而改善血管顺应性。血管紧张素转换酶抑制剂也用于治疗颅脑损伤，因为它们对颅内压不产生有害影响。

- 依那普利拉（Vasotec）

作用：血管紧张素转换酶抑制剂，可能会降低颅内压[1,4,9–10]。

禁忌证：妊娠[1]。

用法：滴定至生效，起始剂量为 1.25 mg，缓慢静脉注射 5 min，然后根据 15 min 内的反应，每 6 h 静脉注射 1.25~5 mg；如治疗效果不满意，可在 1 h 内重复静脉注射 0.625 mg，但 6 h 最大剂量不应超过 5 mg[1,4,5]。

副作用：高钾血症发生率大约为 1%，可引起肾功能不全、血管性水肿、粒细胞缺乏症[1,4]。

15.2.7 α 受体激动剂

在治疗高血压时，可乐定是应用最广泛的 α 肾上腺素受体激动剂。它是一种作用于中枢神经的突触前 α_2 肾上腺素受体激动剂，可导致外周血管阻力和交感神经张力降低，因此可乐定具有抗高血压和镇静作用。在 NICU 中，可乐定可有效治疗可卡因和甲基苯丙胺滥用患者，因为它能够通过降低突触前钙水平，抑制去甲肾上腺素的释放，从而对抗这些兴奋剂。这降低了由全身血管收缩引起的高血压和由过度刺激引起的激越。

- 可乐定（Catapres）

作用：通过作用于延髓中的心血管控制受体来抑制交感神经活动[1,4]。

禁忌证：超敏反应[1]。

用法：快速控制时，口服 0.2 mg，然后每小时口服 0.1 mg；总剂量达 0.8 mg 或出现直立性低血压时停药。维持剂量为 0.1 mg，口服，2~3 次 / 天；缓慢增加到最大剂量 2.4 mg/d（通常为 0.2~0.8 mg/d）。贴剂每周 0.1 mg、0.2 mg 或 0.3mg 滴定至预期效果，最大剂量为每周 0.6 mg[1,4–5]。

副作用：心动过速罕见，轻度意识模糊或镇静，体液潴留、口干、便秘、反跳性高血压[1]。

15.2.8 低血压

预防神经受损患者的低血压发作很重要，因为它与发病率和死亡率的增加有关。治疗低血压的第一步是确定病因，例如容量减少、心力衰竭、感染或休克。病因治疗可纠正低血压；对症治疗必须在容量复苏和血管升压药的支持下开始。

- 多巴胺（Intropin）

作用：为血管收缩药；给予的多巴胺有 25% 会迅速转化为去甲肾上腺素。在剂量＞ 10μg/（kg·min）时，表现为 α、β 和多巴胺能作用，本质上相当于给予去甲肾上腺素。剂量为 2~10 μg/（kg·min）时，主要表现为 $β_1$ 效应，正性肌力药。剂量为 0.5~2.0 μg/（kg·min）时，主要表现为多巴胺能效应，扩张肾血管、肠系膜血管、冠状动脉和脑血管，正性肌力作用[1,4]。

禁忌证：妊娠 C 级[1,4]。

用法：本品 800 mg 配 250 mL 生理盐水，经中心静脉给药。以 2~5 μg/（kg·min）剂量开始，滴定并评估反应；最大剂量为 20 μg/（kg·min）[1-2,4-5]。

副作用：心动过速、外周血管收缩、心律失常、高血糖[1,4]。

- 多巴酚丁胺（Dobutrex）

作用：外消旋混合物，左旋异构体为 α 受体激动剂，右旋异构体为非特异性；与多巴胺和硝普钠相当的 β 受体激动剂[1,4]。

禁忌证：肥厚型心肌病[1]。

用法：本品 500 mg 配 250 mL 生理盐水。通常剂量为 2.5~10.0 μg/（kg·min），很少使用高达 40 μg 的剂量。

制备：将 50 mg 本品以 250 mL 的 5% 葡萄糖溶液稀释，浓度为 200 μg/mL[1-2,4-5]。

副作用：心动过速，可能出现血小板功能抑制[1,4]。

- 去甲肾上腺素（Levophed）

作用：$β_1$ 和 $α_1$ 肾上腺素受体激动剂[1]。

禁忌证：肥厚型梗阻性心肌病、法洛四联症（右心室流出道梗阻）[1,4]。

用法：本品 4 mg 配 250 mL 生理盐水。初始速率为 0.5~1.0 μg/min。平均 4~16 μg/min，最大剂量 30~47 μg/min[1,4]。

副作用：血管收缩（内脏和肾脏）、心律失常[1]。

- 去氧肾上腺素（Neo-Synephrine）

作用：激活 α 受体的血管收缩药；引起副交感神经张力的反射

性增加，从而导致脉搏减慢。可用于低血压伴心动过速[1,4]。

禁忌证：脊髓损伤。

用法：本品 40 mg 配 500 mL 生理盐水，得到 80 μg/mL 的溶液；给药速率为 8 mL/h，即 10 μg/min。初始剂量为 100~180 μg/min；维持剂量为 40~60 μg/min[1,4]。

副作用：心输出量和肾血流量可能会减少。

- 氨力农（Inocor）

作用：强心剂－血管扩张药；抑制磷酸二酯酶Ⅲ；血流动力学影响类似于多巴酚丁胺，但快速性心律失常较少见[1,4]。

禁忌证：血小板减少症[1,4]。

用法：0.75 mg/kg 缓慢静脉推注 2~3 min，然后以 5~30 μg/（kg·min）静脉输注。可在开始治疗 30 min 后缓慢静脉推注 0.75 mg/kg[1,4-5]。

副作用：可发生血管舒张性低血压，血小板减少症的发生率为 2%，具有肝毒性[1]。

- 肾上腺素（Adrenaline）

作用：非特异性肾上腺素能激动剂，与去甲肾上腺素不同，具有 β_2 活性，是强效强心药效能的两倍[1,4]。

禁忌证：肥厚型梗阻性心肌病、法洛四联症（右心室流出道梗阻）[1,4]。

用法：以 0.5~1.0 mg 的 1∶10 000 溶液静脉推注，可每 5 min 重复一次（可经气管插管给药）。或以 1 μg/min 剂量静脉滴注，可滴定至 8 μg/min（制备：1 mg 配 100 mL 生理盐水）[1,4-5]。

副作用：肾脏血管收缩、心律失常[1]。

- 异丙肾上腺素（Isuprel）

作用：非选择性 β 肾上腺素受体激动剂、强效正性肌力药（β_1）和外周血管扩张药（β_2）；使用多巴胺后的二线治疗药物，用于治疗对阿托品无反应的心动过缓[1,4]。

禁忌证：洋地黄心动过缓、心绞痛[1]。

用法：本品 1 mg 配 500 mL 生理盐水，浓度为 2 μg/mL，以 2 μg/min 开始给药，可加量至 10 μg/min[1,5]。

副作用：心动过速、血管舒张、心肌需氧量增加[1,4]。

15.3 电解质与静脉液体

神经系统疾病患者的最佳液体状态是血容量正常。电解质在狭窄的治疗范围内发挥作用，以促进患者康复。在应激时需要增加电解质的量，但应避免造成进一步伤害。

15.3.1 钠及静脉液体

- 磷

过高：Phos-Lo（醋酸钙）2 片鼻饲或口服，3 次 / 天，随餐服用[1,4]。

作用：与膳食磷酸盐结合形成不溶性磷酸钙[1]。

禁忌证：对成分过敏、高钙血症、肾结石[1]

副作用：高钙血症[1]。

过低：磷酸钾 1~2 g，3 次 / 天，分鼻饲 / 静脉用药，3 次 / 天[1,5]。

作用：升高血磷和血钾水平[1]。

禁忌证：高磷血症、高钾血症、低钙血症、低镁血症、肾衰竭[1]。

副作用：腹泻、恶心、胃痛[1]。

- 钙

过高：用生理盐水积极纠正血容量不足。随后使用袢利尿剂（即呋塞米 20~40 mg 静脉注射或口服，每 2~4 h 一次）。如果对袢利尿剂无反应，可使用唑来膦酸 4 mg 静脉注射，超过 15 min，每天 4 次[1,5]。

过低：葡萄糖酸钙 1.13~7 mmol 缓慢静脉推注或 500~2000 mg 口服，2~3 次 / 天。氯化钙 500~1000 mg 缓慢静脉推注，每 1~3 d 给药 1 次[1,5]。

作用：血钙升高[1,4]。

禁忌证：超敏反应、高钙血症[1,4]。

副作用：外渗性坏死、低血压[1,4]。

- 镁

过低：20% 的硫酸镁溶液 1 g 肌内注射，每 6 h 给药 1 次，共 4 次或 2 g 静脉输注超过 1 h（注意监测高血压）；1 g 硫酸镁溶液提高血清镁 0.2 mmol/dL[1,5]。

作用：升高血清镁水平[1]。

禁忌证：心脏传导阻滞、严重肾功能损害、心肌损伤、肝炎、原发性慢性肾上腺皮质功能减退症[1]。

副作用：低血压、心脏停搏、中枢神经系统抑制、腹泻、神经肌肉传递下降[1]。

· 钾

过高：严重时给予 5% 葡萄糖溶液、静脉注射钙和胰岛素治疗。聚磺苯乙烯钠（Kayexalate）1 g/kg，根据需要每 6 h 口服 15~60 g[1,5]。

作用：在肠道中交换钠离子和钾离子[1]。

禁忌证：超敏反应、高钠血症[1]。

副作用：低钾血症、低钙血症、低镁血症、钠潴留[1]。

过低：氯化钾 20~40 mmol，口服，每天 2 次或 10~20 mmol 静脉推注 1 h 以上（注意监测心律失常）[1,5]。

作用：升高血钾和血氯水平[1]。

禁忌证：严重肾功能不全，未经治疗的原发性慢性肾上腺皮质功能减退症，高钾血症，严重的组织创伤[1]。

副作用：腹泻、恶心和呕吐、心动过缓、高钾血症、乏力、呼吸困难[1]。

15.4 血液制品

NICU 患者应每天检查全血细胞计数。应根据需要给予血液制品以将血红蛋白浓度保持在约 10.0 g/dL。根据病情酌情输注血小板和血浆。通常国际标准化比值应≤ 1.4，血小板计数应＞ 100×10^9 /L[2]。

15.4.1 浓缩红细胞

每单位浓缩红细胞将使血红蛋白浓度升高 0.8 mg/dL。

15.4.2 新鲜冰冻血浆

血浆输注适用于有凝血因子缺乏症和活动性出血的患者，或即将接受侵入性手术且疑似凝血因子缺乏症的患者。凝血因子缺乏症可能继发于先天性或后天性疾病，例如肝病、华法林抗凝、弥散性血管内凝血或大量用红细胞和晶体 / 胶体溶液替代者。

1 个血浆单位约为 250 mL，输注的血浆必须与 ABO 血型兼容，但可不兼容 Rh 血型。4 个单位通常可增加 10% 的因子水平来改善凝血状态。但具体用量会因患者的体型和凝血因子水平而异。

15.4.3 血小板

血小板适用于止血障碍患者。收集的血小板可同时来源于多个随机供体或单个供体，常见的规格为 4~6 个单位。如果由单个供体供给，标准包相当于 4 个单位，大包相当于 6 个单位。对于接受神经外科手术的患者，功能性血小板计数应保持在 100×10^9/L 以上。血小板功能异常可见于服用阿司匹林等药物，以及肾病、肝病、恶性肿瘤、脓毒症和组织创伤。如果存在血小板功能障碍，患者需要更多的血小板来止血。血小板的增加数量取决于体重，体重为 91 kg 的患者每单位输注可升高 5×10^9/L 血小板，体重为 23 kg 的患者每单位输注可升高 22×10^9/L 血小板。

15.4.4 冷沉淀

冷沉淀含有纤维蛋白原、血管性血友病因子、凝血因子Ⅷ、凝血因子ⅩⅢ和纤维连接蛋白。有 6 个单位的浓缩物。每个单位提供约 350 mg 的纤维蛋白原。通常给予 6 袋或 1 个混合袋，使纤维蛋白原增加 1560 mg 或 45 mg/dL。冷沉淀也用于制造纤维蛋白胶。

15.5 抗癫痫药

15.5.1 苯妥英钠（Dilantin）

作用：调节电压门控钠和钙神经元通道并增强钠钾 ATP 酶神经元和神经胶质细胞活性。由于钠中枢神经系统抑制剂的失活增强导致通道恢复速度减慢，从而引起神经元重复放电减少，减少了癫痫发作，诱发小脑前庭功能障碍；还有一定的抗心律失常作用，可抑制胰岛素释放 [1-2,4]。

禁忌证：对药物过敏；妊娠 C 级 [1,4]。

用法：负荷剂量为 15~20 mg/kg，静脉注射。静脉注射不应超过 50 mg/min。通常负荷剂量为 1 g，缓慢静脉注射，维持剂量为 100 mg，3 次 / 天。3 d 后检查药物浓度。磷苯妥英制剂可以更快地静脉注射，因为其不含丙二醇。输注前，应用 5% 的葡萄糖溶液或生理盐水稀释至浓度为 1.5~25.0 mg/mL（苯妥英当量，PE）。为避免低血压，每分钟不要超过 150 mg PE。对于癫痫的预防，负荷剂量为 16~18 mg/kg，静脉注射或肌内注射。每日维持剂量为 4~6 mg PE/（kg·d），静脉注射或肌内注射，可分为 2 次或更多次给药[1-2,4-5]。

副作用：低血压、高血糖、心律失常、周围神经病、牙龈增生、巨幼细胞贫血（罕见）、肝毒性（罕见）、重症多形性红斑[1]。

15.5.2 丙戊酸（Depakene）

作用：γ-氨基丁酸转氨酶和谷氨酸脱羧酶抑制剂[1,4]。

禁忌证：妊娠[1,4]。

用法：600~3000 mg/d；静脉给药或口服 10~15mg/（kg·d）。如果剂量＞250 mg/d，应分次给药[1,5]。

副作用：肠胃不适、胰腺炎、肝衰竭（如果＜2 岁）、致畸、嗜睡、高氨血症、脱发、体重增加、震颤[1]。

15.5.3 卡马西平（Tegretol）

作用：阻断神经元细胞膜中的电压门控钠通道，肝脏代谢。开始用药前，检查全血细胞计数、血小板计数和血清铁浓度。如果白细胞计数＜4×10^9/L，红细胞压积＜32%，血小板计数＜100×10^9/L，网织红细胞＜3×10^9/L，铁浓度＞150 μg/dL，请勿开始给药或立即停药[1,4]。

禁忌证：肝衰竭或肝功能不全[1]。

用法：200~400 mg 口服，每天 2~4 次[1,5]。

副作用：再生障碍性贫血、共济失调、嗜睡、短暂性复视、重症多形性红斑、抗利尿激素分泌失调综合征、肝炎[1]。

15.5.4 苯巴比妥（Luminal）

作用：打开突触后氯离子通道，减少钠离子和钙离子内流[1,4]。

禁忌证：多种药物相互作用[1,4]。

用法：静脉滴注、口服或肌内注射，负荷剂量为 20 mg/（kg·d）；持续缓慢静脉滴注 30~250 mg/d，每天分 2~3 次应用；治疗水平 15~30 μg/mL[1,4-5]。

副作用：认知障碍、反常性多动症[1,4]。

15.5.5 扑米酮（Mysoline）

作用：与苯巴比妥相同[1,4]。

禁忌证：多种药物相互作用[1]。

用法：初始剂量为 125 mg/d，持续 1 周；之后缓慢增加剂量至 250~1500 mg/d，以避免镇静，每天分 2 次口服[1]。

副作用：不良反应少，控制癫痫发作更显著，性欲减退[1]。

15.5.6 乙琥胺（Zarontin）

作用：抗癫痫[1]。

禁忌证：对丁二酰亚胺类过敏；孕期慎用。

用法：口服或鼻饲 500~1500 mg/d。儿童初始剂量为 250 mg/d，滴定至 500 mg/d，每天分 2 次服用[1]。

副作用：嗜睡、呃逆、头痛、重症多形性红斑、系统性红斑狼疮样综合征、精神病性行为[1]。

15.5.7 氯硝西泮（Klonopin）

作用：在急性情况下短期使用的苯二氮䓬类药物，不适合长期使用[1,4]。

禁忌证：长期使用[1]。

用法：初始剂量为 1.5 mg/d，静脉给药或鼻饲，每天分 3 次给药，每 3 d 增加 0.5 mg。常用剂量范围为 1~12 mg/d；最大剂量 20 mg/d[1,5]。

副作用：共济失调、嗜睡[1]。

15.5.8 加巴喷丁（Neurontin）

作用：未知[1,4]。

禁忌证：超敏反应[1]。

用法：睡前 300 mg 口服或鼻饲，并在 3 d 内缓慢增加至 600 mg，直至达到治疗效果；如发生稀便暂停给药[1]。

副作用：头晕、共济失调、乏力、眼球震颤、病毒感染[1,4]。

15.5.9 拉莫三嗪（Lamictal）

作用：抑制谷氨酸和电压门控钠通道的释放[1,4]。

禁忌证：妊娠 C 级，过敏[1]。

用法：开始口服 50 mg，4 次 / 天，共 2 周，之后 2 次 / 天，共 2 周[1-2,4-5]。

副作用：头痛、乏力、恶心、呕吐、胰腺炎、周围神经病[1]。

15.5.10 左乙拉西坦（Keppra）

作用：未知[1,4]。

禁忌证：超敏反应[1]。

用法：口服或鼻饲 500 mg，2 次 / 天，每天滴定至最大有效量 3000 mg[1]。

副作用：嗜睡、乏力[1]。

15.5.11 戊巴比妥（Nembutal）

作用：短效巴比妥类药物，抑制皮质活动[1,4]。

禁忌证：超敏反应、肝功能损害、呼吸困难、卟啉病、妊娠[1,4]。

用法：用于诱导昏迷的患者，在 30 min 内静脉注射 10 mg/kg 的负荷剂量，之后给予 5 mg/（kg·h），3 剂，然后维持剂量为 1 mg/（kg·h），滴定至脑电图每页 1~2 次暴发抑制。对于癫痫持续状态的患者，静脉滴注，初始剂量为 65~95 mg/min，滴定至 1400 mg[1-2,5]。

副作用：心动过缓、低血压、晕厥、皮疹、剥脱性皮炎、重症多形性红斑[1]。

15.6 皮质类固醇

许多动物模型已经证明，皮质类固醇可以稳定细胞膜结构，稳定血脊髓屏障，减少血管源性水肿，增强脊髓血流量，抑制内啡肽释放，防止自由基积聚，并减轻炎症反应。然而，皮质类固醇有许多副作用，必须谨慎使用。这些副作用包括脓毒症、肺炎、呼吸系统并发症导致的死亡和其他并发症（表 15.1）。

15.6.1 地塞米松（Decadron）

作用：通过抑制免疫反应、抑制中性粒细胞迁移来减少炎症[1,4]。

禁忌证：超敏反应、未经治疗的活动性感染[1,4]。

用法：脑肿瘤患者脑水肿用药方案为负荷剂量 10~20 mg，之后每 6 h 给予 4~10 mg，最少 10 d 后减量至停药[2]。

副作用：皮质醇增多症、超敏反应、免疫抑制、失眠、激越、眩晕、精神病、谵妄、良性颅内高压症、食欲增加[1,4]。

表 15.1 皮质类固醇[1-2,4-5]

药 名	等效剂量	相对抗炎效力	相对盐皮质激素效力	生物半衰期
倍他米松	0.6~0.75 mg	20~30	0	36~54 h
可的松	25 mg	0.8	2	8~12 h
地塞米松	0.75 mg	20~30	0	36~54 h
氟氢可的松	—	10	125	18~36 h
氢化可的松	20 mg	1	2	8~12 h
甲泼尼龙	4 mg	5	0	18~36 h
泼尼松龙	5 mg	4	1	18~36 h
强的松	5 mg	4	1	18~36 h
曲安西龙	4 mg	5	0	12~36 h

15.6.2 甲泼尼龙（Solu-Medrol）

作用：通过抑制免疫反应，抑制中性粒细胞迁移以减少炎症[1,4]。

禁忌证：超敏反应，未经治疗的活动性感染[1]。

用法：脊髓休克用药方案为 15 min 内 30 mg/kg，静脉注射，45 min 静脉后输注 5.4 mg/（kg · h），持续 23 h[1,2]。

副作用：皮质醇增多症、超敏反应、免疫抑制、失眠、激越、眩晕、精神病、谵妄、良性颅内高压症、食欲增加[1,4]。

15.7 非甾体抗炎药

非甾体抗炎药可抑制环氧合酶（COX1~3）的亚型，从而阻断前列腺素的合成。对于疼痛在 4 级及以下的患者，可单独给予非甾体抗炎药。轻度出血后应停用 4~10 d，严重出血时不应给药，应给予胃保护剂，充分水化以预防副作用。非甾体抗炎药包括多种类别，每种药物对个体患者的影响不同。因此，如果一种非甾体抗炎药不起作用，可考虑使用另一种进行治疗。当疼痛为 4~8 级时，可联用其他镇痛药物（表 15.2）。

表 15.2　非甾体抗炎药[1-2,4-5]

通用名	剂 量	使用频率	最大日剂量	类 型
对乙酰氨基酚	10~75 mg/（kg · d）	4~6 h	4000 mg	对氨基苯酚，环氧合酶 -3 抑制剂
阿司匹林	5~100 mg/（kg · d）	4~6 h	8000 mg	水杨酸盐
塞来昔布	200~400 mg	12~24 h	800 mg	环氧合酶 -2 抑制剂
三水杨酸胆碱镁	30~60 mg/（kg · d）	8~12 h	4500 mg	水杨酸盐
双氯芬酸	25~75 mg	6~8 h	200 mg	吡咯乙酸
二氟尼柳	250~500 mg	8~12 h	1500 mg	水杨酸盐
氟比洛芬	50~100 mg	6~8 h	300 mg	丙酸
布洛芬	5~50 mg/（kg · d）	4~6 h	3200 mg	丙酸
吲哚美辛	25~75 mg	8 h	200 mg	吲哚乙酸
酮洛芬	12.5~75.0 mg	6~8 h	300 mg	丙酸
酮咯酸	30~60 mg	静脉注射，口服 6~8 h	150 mg	吡咯乙酸
美洛昔康	7.5~15 mg	24 h	15 mg	苯并噻嗪
萘普生	250~500 mg	6~8 h	1500 mg	丙酸
奥沙普秦	600~1200 mg	8~12 h	1800 mg	丙酸
吡罗昔康	10~20 mg	24 h	20 mg	苯并噻嗪

15.8 镇静药

15.8.1 丙泊酚

作用：增强由 γ – 氨基丁酸介导的突触抑制[1,4]。

禁忌证：对鸡蛋或大豆过敏。老年低血容量或同时使用麻醉药品者减少用量[1,4]。

用法：

- 镇静：静脉推注 0.1~1.0 mg/kg，缓慢滴定至所需效果（口齿不清）；20~75 μg/（kg · min）输注，持续监测呼吸和心脏功能。

● 麻醉诱导：2~4 mg/kg，静脉滴注（缓慢给药 30 s 以上，分 2~3 次给药）。

● 麻醉维持：静脉推注 25~50 mg，然后以 100~200 μg/（kg · min）输注。

● 镇吐药：10 mg，静脉给药[1,2,4]。也可用于暴发抑制，但神经保护能力存在争议。使用该药物时，患者应进行呼吸机支持。

副作用：心肌抑制引起低血压，降低全身血管阻力。比巴比妥类或依托咪酯更能抑制喉反射。小静脉注射时疼痛，快速注射时组胺释放，出现过敏反应[1,4]。

15.8.2 咪达唑仑（Versed）

作用：与含有 γ 亚基的 γ-氨基丁酸受体结合，半衰期为 1.5~3 h[1,4]。

禁忌证：超敏反应、闭角型青光眼、妊娠[1]。

用法：

● 有意识的镇静：在 2 min 内缓慢静脉推注 1~2 mg（初始剂量不超过 2.5 mg），等待 2~3 min，重复至总计 0.1~0.15 mg/kg。

● 术前肌内注射：0.07~0.08 mg/kg（5 mg/70 kg），大约术前 1 h。

● 诱导全身麻醉：初始剂量缓慢静脉推注。

● 对于非预先用药的平均年龄< 55 岁的成年患者：0.25 mg/kg。对于> 55 岁，美国麻醉医师协会（ASA）分级 Ⅰ 或 Ⅱ 级的患者：0.2 mg/kg。对于 ASA Ⅲ或Ⅳ级的患者：0.15 mg/kg。维持时，重复 25% 的初始剂量[1,4]。也可用于暴发抑制，但提供神经保护的能力存在争议。

副作用：潮气量或呼吸频率降低、低血压、嗜睡、镇静过度、恶心和呕吐[1]。

15.8.3 劳拉西泮（Ativan）

作用：具有抗焦虑、镇静和抗惊厥作用的苯二氮䓬类药物，可与 γ-氨基丁酸-苯二氮䓬类受体复合物作用[1,4]。

禁忌证：对苯二氮䓬类药物或其载体（聚乙二醇、丙二醇和苯甲醇）过敏。不宜用于急性闭角型青光眼患者，或患有睡眠呼吸暂停综合征或严重呼吸功能不全的非插管患者。该药禁止动脉注射，因为与其他可注射的苯二氮䓬类药物一样，无意的动脉注射可能会引起动脉痉挛，导致坏疽，可能需要截肢。

用法：

- 轻度镇静：静脉给药，0.5~2 mg（0.044 mg/kg）。
- 有意识的镇静：最大剂量 4 mg（0.05 mg/kg）。也可肌内注射，3 h 内达峰值浓度。口服 0.5~1 mg，每天 2~3 次。也可用于暴发抑制，但提供神经保护的能力存在争议。

作为苯二氮䓬类药物，氟马西尼（Romazicon）可以逆转其作用，但可能会发生再镇静作用。氟马西尼在给药后 2 min 内起效，并在 6~10 min 内达到峰值。初始剂量为 0.2 mg，静脉注射，每隔 1 min 重复一次，最大剂量为 1 mg。

副作用：呼吸抑制、胎儿损伤。

15.8.4 戊巴比妥（Nembutal）

作用：为速效巴比妥类药物，作用时间为 3~4 h。

禁忌证：超敏反应、哮喘持续状态、严重心血管疾病、卟啉病。

用法：负荷静脉给药 10 mg/h。每 15 min 缓慢给予 2.5mg/（kg·h），共 4 次。如血压下降过多则停药。然后以 10 mg/（kg·h）的速度再持续给药 3 h。之后维持剂量为 1~3 mg/（kg·h）。滴定每页脑电图 1~2 个暴发抑制。如果给予负荷剂量后能够抑制暴发，则继续低剂量维持。注意监测血压防止脑灌注压不足。如果用于恢复脑功能，则颅内压应在暴发抑制发生后 1 h 内降低。应每天关注全血细胞计数，进行血培养，以预防感染和脓毒症。完成负荷剂量后 1 h 检查戊巴比妥水平，此后每天检查。也可用于暴发抑制，但提供神经保护的能力存在争议。

副作用：低血压，影响感染的及时诊断。

15.8.5 氟哌啶醇（aka Haldol）

作用：可阻断大脑中的突触后 D1 和 D2 受体，抑制网状激活系统，抑制下丘脑激素[1,4]。

禁忌证：超敏反应、帕金森病、严重的心脏或肝脏疾病、骨髓抑制、昏迷[1]。

用法：用于镇静时，应滴定至起效，防止过量。初始口服剂量为每 8~12 h 给药 0.5~2.0 mg；严重疾病最初每 8~12 h 服用 3.0~5.0 mg，但不能超过 20 mg/d。

肌内注射给药（乳酸氟哌啶醇制剂）起效迅速，每 4~8 h 给药 2~5 mg 即可，但有时需要每小时重复给药；总量不超过 20 mg/d[1]。

2007 年 9 月，美国食品药品监督管理局（FDA）针对氟哌啶醇静脉给药可能导致 QT 间期延长和尖端扭转型室性心动过速的不良事件报告发布警示信息。乳酸氟哌啶醇静脉给药理论上讲是说明书外给药，不应使用癸酸氟哌啶醇。静脉给药前应查阅最新资料。如果发生 ICU 谵妄，为了患者安全需要单次大剂量或累积大剂量静脉给予乳酸氟哌啶醇，则应在给药前行持续心电监测至给药后至少 4 h[11]。

副作用：低血压或高血压、焦虑、锥体外系和肌张力障碍反应、假性帕金森反应、迟发性运动障碍、神经恶性肿瘤综合征、静坐不能[1]和头部受伤后神经功能下降[12]。

15.8.6 硫喷妥钠（Pentothal）

作用：为短效巴比妥类药物[1,4]。

禁忌证：超敏反应、哮喘持续状态、严重心血管疾病、卟啉病[1,4]。

用法：成年患者初始药物浓度不应超过 2.5%。给予 50 mg 试验剂量中速静脉推注；如果耐受，在 20~30 s 内给予 100~200 mg 静脉推注（大体重患者可能需要 500 mg）[1,4–5]。也可用于诱导暴发抑制，但提供神经保护的能力存在争议。

副作用：与剂量相关的呼吸抑制、心肌抑制、低血容量患者的低血压、外渗时的刺激、动脉内注射——坏死、缓慢注射时的躁动[1]。

15.8.7 依托咪酯

作用：增强 γ－氨基丁酸并抑制网状激活系统[1,4]。

禁忌证：超敏反应。

用法：

- 静脉诱导：0.1~0.6 mg/kg。
- 输液：0.25~1.00 mg/min[5~20 mg/（kg · min）]。不推荐持续输注。
- 直肠给药：在 6 个月至 6 岁的儿童中，6.5 mg/kg 可在 4 min 内产生可靠的催眠，可快速恢复而没有任何不良影响[1]。也可用于暴发抑制，但提供神经保护的能力存在争议。

副作用：小静脉注射时疼痛、血栓性静脉炎的发病率高（24%，硫喷妥钠为 4%）、肌阵挛。降低癫痫发作阈值、恶心和呕吐、肾上腺皮质抑制[1]。

15.8.8 氯胺酮

作用：直接作用于皮层和边缘系统，产生感觉分离[1]。

禁忌证：颅内压升高、高血压、超敏反应、动脉瘤、甲状腺毒症、充血性心力衰竭、心绞痛[1,4]。

用法：1~2 min 静脉注射 1~2 mg/kg 或 4 mg/kg 肌内注射诱导 10~20 min 的分离状态[1]。也可用于诱导暴发抑制，但提供神经保护的能力有争议。

副作用：同时使用阿托品可最大限度地减少唾液分泌过多；产生幻觉和梦境，血流动力学不稳定[1]。

15.9 抗凝剂

大多数 NICU 患者因某种原因而无法活动。应尽快实施深静脉血栓预防措施。从气压泵和大腿高弹力袜开始。长期制动的患者应考虑使用抗凝药物。根据疾病情况，外伤性颅内出血 72 h 后无新发出血的患者可考虑开始使用抗凝药物[2]。

15.9.1 肝　素

作用：防止纤维蛋白原转化为纤维蛋白[1,4]。

禁忌证：超敏反应、严重的血小板减少症、不受控制的出血[1]。

用法： 5000 U 皮下注射，3 次 / 天[1,4–5]。

副作用：出血、血管痉挛、血小板减少症、瘀斑[1,4]。

15.9.2 依诺肝素

作用：防止纤维蛋白原转化为纤维蛋白[1,4]。

禁忌证：对猪肉制品过敏，难以控制的出血[1]。

用法：

- 预防：40 mg 皮下注射，1 次 / 天。
- 深静脉血栓形成或肺栓塞的治疗：1 mg/kg，2 次 / 天[1,4–5]。

副作用：出血、发热、瘀斑[1,4]。

15.10 镇痛药

治疗剧烈疼痛最常用的处方药是阿片类药物，可刺激 μ、κ、δ，伤害感受素受体（NOP），也称为伤害感受素 / 孤啡肽 FQ（N/OFQ）受体。早期广泛使用的阿片类药物是 μ 受体激动剂，包括吗啡、哌替啶、盐酸二氢吗啡酮和芬太尼。临床上，阿片类药物的作用是提高疼痛阈值，降低感知疼痛的刺激强度。在解剖学中，阿片类药物通过抑制向脊髓的伤害性传递、激活下行抑制通路和改变痛觉的高级中枢活动来发挥作用。正如不同种类的非甾体抗炎药疗效有很大差异，阿片类药物治疗疼痛的效果也不同，即使是应用于同一名患者也是如此。

15.10.1 利多卡因贴片（Lidoderm 5%）

作用：外用镇痛药[1]。

禁忌证：超敏反应、皮肤屏障破损，但仍可以放置在切口附近[1]。

用法：每天放置 1~3 个贴片 12 h（12 h 给药，12 h 停药）；用于新鲜手术切口时，两侧涂抹，但不要过度使用[1]。

副作用：局部水肿、红斑、荨麻疹、过敏反应[1,4]。

15.10.2 对乙酰氨基酚（Tylenol）

作用：高剂量时考虑是环氧合酶 –3 抑制剂[1,4]。

禁忌证：超敏反应、慢性酒精滥用、肝功能受损[1,4]。

用法：

- 成人：口服或直肠给药 650~1000 mg，每 4 ~ 6 h 一次，不超过 4000 mg/d。
- 儿童：每 4~6 h 给药 10~15 mg/kg，口服或直肠给药[1,4–5]。

副作用：肝毒性[1,4]。

镇痛药物的等效剂量参见表 15.3。

表 15.3　镇痛药物等效剂量[1-2,4-5]

药 物	受体激动剂或拮抗剂	给药途径	用 量	给药频率	半衰期（h）
吗啡	μ	IV	0.1 mg/kg	3~4 h	2.1~2.6
		IM	0.2 mg/kg	3~4 h	
		口服	0.3 mg/kg	3~4 h	
氯胺酮	μ	IV	5 μg/（kg・min）	3~4 h	
二氢吗啡酮	μ	IV，IM	0.015 mg/kg，IV；0.5~1.0 mg/h，IM	3~6 h	2.6~3.2 h
		口服	0.06 mg/kg	3~6 h	
芬太尼	μ	IV	25~50 μg/h		3.7 h
		TC	25~100 μg/h，600~7200 μg	72 h 一贴	3.7 h
羟考酮	μ	口服	0.2 mg/kg	3~4 h	
氢可酮	μ	口服	0.2 mg/kg	3~4 h	
哌替啶	μ	IV	0.75 mg/kg	2~3 h	3 h
		IM	75 mg		3 h
		口服	300~400 μg	4~6 h	3 h
左啡诺	μ	IM	0.02 mg/kg	6~8 h	11 h
		口服	0.04 mg/kg	6~8 h	11 h
丁丙诺啡	μ	IV SL	0.4 mg/kg 2~24 mg	6~8 h 6~8 h	5 h 5 h
可待因	μ	IV	1 mg/kg	6~8 h	3 h
		IM	1 mg/kg	6~8 h	3 h
		口服	1 mg/kg	3~4 h	
曲马多	μ	口服	50~100 mg	6 h	
纳布啡	κ 受体激动剂，μ 受体拮抗剂	IV	0.15~2.50 mg/kg	3~6 h	5 h
布托啡诺	κ 受体激动剂，μ 受体激动剂及拮抗剂	IV，IM	2 mg，IV；0.5~4.0 mg，IM；最大剂量为 32.0 mg/d	3~4 h	3 h
		IN	1 mg 每喷，1~4 mg/d	3~6 h	
促甲状腺激素释放激素		IV			

表 15.3（续）

药 物	受体激动剂或拮抗剂	给药途径	用 量	给药频率	半衰期（h）
纳洛酮	与 μ 受体结合而不激动；同时结合 κ 和 δ 受体	IV	每 2~3 min 给药 0.4 mg		1 h
喷他佐辛	κ、μ 受体激动剂及拮抗剂	口服	50 mg	4~6 h	4 h
盐酸丙氧芬	μ	口服	65 mg	4~6 h	9 h

IM：肌内注射；IN：鼻腔给药；IV：静脉给药；SL：舌下给药；TC：经皮给药

15.10.3 酮咯酸（Toradol）

作用：抑制前列腺素合成；在美国，只有静脉给药的非甾体抗炎药被批准用于镇痛[1,4]。

禁忌证：对非甾体抗炎药过敏、活动性消化性溃疡、近期消化道穿孔、肾功能不全、出血。不应在大型手术前预防性使用[1,4]。

用法：每 4~6 h 口服 10mg；每 6~8 h 肌内注射或静脉滴注 30~ 60 mg，不可连续输注超过 72 h。出血已被控制的术后急性疼痛，将 120 mg 酮咯酸溶于 500 mL 生理盐水中，以 10 mL/h 的速度输注，持续 50 h。初始负荷剂量应为 30~60 mg，静脉滴注。必须给予胃保护剂[1,4]。

副作用：即使以静脉滴注或肌内注射形式给药，也可能出现血小板功能抑制、胃黏膜刺激和糜烂，出血时间延长。老年人或长期使用的患者副作用更严重[1,4]。

15.10.4 纳布啡（Nubain）

作用：κ 受体激动剂，μ 受体拮抗剂[1,4]。

禁忌证：超敏反应、头部受伤、肺或肝功能受损、妊娠、老年患者[1]。

用法：静脉给药 0.15~2.5 mg/kg，每 3~6 h 给药一次。

副作用：呼吸抑制、严重心动过缓、严重低血压、镇静、头痛、烦躁[1,4]。

15.10.5 布托啡诺（Stadol）

作用：κ 受体激动剂、μ 受体激动剂和拮抗剂[1,4]。

禁忌证：超敏反应，药物滥用，肝、肾、肺功能受损。头部受伤和中枢神经系统抑制患者慎用[1,4]。

用法：静脉给药 2 mg，肌内注射 0.5~4.0 mg，每 3~4 h 一次，最大剂量为 0.25~32.0 mg/d；每 3~6 h 喷鼻 1 mg[1]。

副作用：呼吸抑制、药物滥用、严重低血压、严重心动过缓、镇静、恶心或呕吐[1,4]。

15.10.6 曲马多（Ultram）

作用：作用于 μ 阿片受体[1,4]。

禁忌证：超敏反应、乙醇中毒、药物滥用史。头部受伤、中枢神经系统感染或病变患者以及颅内压升高的患者慎用[1-2,4]。

用法：根据需要每 4~6 h 口服 50~100mg[1]。

副作用：通气不足、便秘、心动过缓。快速给予大剂量可能会导致胸壁强直、凝视障碍、头痛[1,4]。

15.10.7 可待因

作用：弱效阿片类药物[1]。

禁忌证：超敏反应、呼吸抑制、麻痹性肠梗阻。对颅内压升高、癫痫发作或头部受伤的患者慎用[1]。

用法：成人每 3 h 30~60 mg 肌内注射或口服，儿童每 4~6 h 给药 0.5~1 mg/kg[1]。

副作用：呼吸抑制、中枢神经系统抑制、低血压、心动过缓、晕厥、心搏骤停、颅内压升高、癫痫发作、麻痹性肠梗阻、依赖、休克、类过敏反应。更常见的副作用包括头晕、恶心和呕吐、镇静和便秘[1]。

15.10.8 氢可酮

作用：中效阿片类药物[1,4]。

禁忌证：超敏反应、呼吸抑制、麻痹性肠梗阻、中枢神经系统抑制、头部受伤、颅内压升高、癫痫[1,4]。

用法：有 5.0 mg、7.5 mg 和 10.0 mg 3 种剂量，与对乙酰氨基酚联合应用，每 4~6 h 口服 1 或 2 片；24 h 内使用不超过 60 mg 氢可酮，每 24 h 不超过 4000 mg 对乙酰氨基酚[1,4]。

副作用：中枢神经系统抑制、呼吸抑制、依赖性、麻痹性肠梗阻、颅内压升高、低血压、恶心和呕吐、镇静[1,4]。

15.10.9 芬太尼

作用：与中枢神经系统中的 μ 阿片受体结合，抑制疼痛通路。阿片类药物效力是吗啡的 100 倍。小剂量，持续 20~30 min。以 50 μg/mL 的浓度给药，可增加脑血流量[1,4]。

禁忌证：超敏反应、颅内压升高、呼吸抑制、妊娠[1,4]。

用法：25~100 μg（0.5~2.0 mL）静脉推注，可根据需要重复给药。也可用作透皮贴剂，每 72 h 更换一次，有 25 μg/h、50 μg/h、75 μg/h 或 100 μg/h 几种[1]。

副作用：通气不足、便秘、心动过缓。快速给予大剂量芬太尼可能会导致胸壁僵硬、凝视障碍[1]。

15.10.10 吗　啡

作用：与中枢神经系统中的 μ 阿片受体结合；抑制疼痛通路，增加脑血流量[1,4]。

禁忌证：超敏反应、颅内压升高、呼吸抑制[1,4]。

用法：本品 100 mg 以 100 mL 生理盐水稀释，静脉给药，初始剂量为 2 mg/h，最大剂量为 10 mg/h。静脉推注的初始剂量为每 1~2 h 给药 2 mg，可根据需要增加[1-2,4-5]。

副作用：呼吸抑制、瞳孔缩小、低血压、心动过缓、呼吸暂停、肺水肿、凝视障碍[1,4]。

15.11 镇吐药

由于化学感受器触发区的刺激，恶心和呕吐是 NICU 患者的常见问题。一般应避免使用吩噻嗪衍生物，例如盐酸异丙嗪，因为它会降低癫痫发作阈值[2]。

15.11.1 昂丹司琼（Zofran）

作用：为选择性 5- 羟色胺受体拮抗剂，可阻断迷走神经末梢和化学感受器触发区中的 5- 羟色胺[1,4]。

禁忌证：对昂丹司琼过敏[1]。

用法：每 6~8 h 静脉注射 4~8 mg，视恶心、呕吐情况而定[1-2]。

副作用：乏力、疲劳、头痛[1]。

15.11.2 格拉司琼（Kytril）

作用：选择性 5- 羟色胺受体拮抗剂。在化学感受器触发区周围和中央阻断 5- 羟色胺[1,4]。

禁忌证：对格拉司琼过敏[1]。

用法：每 12 h 口服 1 mg 或每 24 h 口服 2 mg[1]。

副作用：头痛、便秘、头晕、失眠、焦虑[1,4]。

15.11.3 曲美苄胺（Tigan）

作用：抑制化学感受器触发区[1,4]。

禁忌证：对曲美苄胺或苯佐卡因过敏。儿童禁止注射[1,4]。

用法：250~300 mg，每天 3~4 次，口服，肌内注射或直肠给药，200 mg，每天 3~4 次[1]。

副作用：低血压、抑郁、昏迷、定向障碍、黄疸、肌肉痉挛、视物模糊[1,4]。

15.12 逆转药物

15.12.1 氟马西尼

作用：在受体部位竞争性抑制苯二氮䓬类药物[1,4]。

禁忌证：妊娠、长期使用苯二氮䓬类药物治疗的患者，其拮抗作用可能会引发戒断综合征和（或）癫痫发作，也可能引起惊恐发作[1]。

用法：每分钟 0.2 mg，静脉注射 1~5 次；最大剂量 1 mg，3 mg/h[1]。

副作用：癫痫发作——长期使用苯二氮䓬类药物进行镇静的患者风险高，可发生通气不足，心律失常，再镇静[1,4]。

15.12.2 纳洛酮

作用：羟吗啡酮衍生物，与阿片类受体竞争性结合，半衰期为 4~60 min[1,4]。

禁忌证：超敏反应，可能导致对阿片类药物身体依赖的个体发生急性戒断反应。

用法：负荷：1~4 μg/kg，以 5~15 μg/（kg・h）的速率输注。静脉注射小剂量滴定 20~40 μg[1,5]。

副作用：严重疼痛可导致交感神经和心血管刺激，引起高血压、心律失常、肺水肿和心搏骤停[1,4]。

15.12.3 纳屈酮

作用：羟吗啡酮衍生物，与阿片受体竞争性结合，半衰期> 10 h[1]。

禁忌证：与纳洛酮相同。

用法：口服，100 mg 或以上[1,4]。

副作用：与纳洛酮相同。

病例处理

应用 0.9% 氯化钠溶液对患者进行充分复苏。最初应尝试通过输注液体升高患者的脑灌注压，如果不成功，则使用血管升压药物。应完善血液生化、血常规、凝血功能检查。复苏后，如果患者的 GCS 评分保持在 8 分或以下，并且无论是否使用血液制品，凝血功能均在正常范围内，则应置入颅内压监测器和脑室引流管。没有证据表明类固醇可用于治疗孤立性严重颅脑损伤。如有必要，可给予镇静剂以帮助控制呼吸频率。必须适当镇痛。如果患者癫痫发作的风险较高，考虑癫痫发作可能会加重颅脑损伤，则可开始使用抗癫痫药物。

参考文献

[1] Lacy CF, Armstrong LL, Goldman MP. Lance LL. Drug Information Handbook. 25th ed. Hudson, OH: Lexi-Comp, 2016.

[2] Greenberg MS. Handbook of Neurosurgery. 8th ed. New York, NY: Thieme, 2016.

[3] Turner JM, Powell D, Gibson RM, et al. Intracranial pressure changes in neurosurgical patients during hypotension induced with sodium nitroprusside or trimetaphan. Br J Anaesth, 1977, 49(5):419–425.

[4] Murray L. Physician's Desk Reference. 69th ed. Montvale, NJ: Thompson PDR, 2015.

[5] Green SM. Tarascon Pocket Pharmacopoeia. Lompoc, CA: Tarascon Publishing, 2005.

[6] Lange RA, Cigarroa RG, Flores ED, et al. Potentiation of cocaine-induced coronary vasoconstriction by beta-adrenergic blockade. Ann Intern Med, 1990, 112(12):897–903.

[7] Allen GS, Ahn HS, Preziosi TJ, et al. Cerebral arterial spasm–a controlled trial of nimodipine in patients with subarachnoid hemorrhage. N Engl J Med, 1983, 308(11):619–624.
[8] Cotton BA, Snodgrass KB, Fleming SB, et al. Beta-blocker exposure is associated with improved survival after severe traumatic brain injury. J Trauma, 2007, 62(1):26–33, discussion 33–35.
[9] Hilleman DE, Lucas BD Jr. Angiotensin-converting enzyme inhibitors and stroke risk: benefit beyond blood pressure reduction? Pharmacotherapy, 2004, 24(8):1064–1076.
[10] Padma MV. Angiotensin-converting enzyme inhibitors will help in improving stroke outcome if given immediately after stroke. Ann Indian Acad Neurol, 2010, 13(3):156–159.
[11] Haldol Dosing Indications. http://reference.medscape.com/drug/haldol-decanoate-haloperidol 342974. Accessed June 13, 2016.
[12] Parikh S, Koch M, Narayan RK. Traumatic brain injury. Int Anesthesiol Clin, 2007, 45(3):119–135.

第 16 章　营养管理

Jerry Noel　Silvio Hoshek　Rosalinda Menoni　Dan E. Miuli

摘　要　营养管理是治疗的一部分。营养与其他医疗手段同样重要，正确的营养治疗可以促进神经系统的恢复并防止进一步损伤。一旦发生脑损伤甚至昏迷，大脑的新陈代谢就会加快，应早期干预。停止营养供给是危险的，会导致胃肠黏膜完整性下降、免疫反应抑制等异常，进而引起发病率和死亡率增加。营养的量、营养的种类、营养的添加物、营养的输送方法，都需要根据中枢神经系统损伤患者的病情而定。

关键词　分解代谢级联　儿茶酚胺　肠内营养　胃肠道黏膜完整性　哈里斯－本尼迪克特公式　高代谢反应　复合维生素浓缩液　氮损失

病例介绍

一名 60 岁男性患者，体重 154 磅（约 70 kg），身高 5 英尺 5 英寸（约 166 cm），因机动车事故致创伤性蛛网膜下腔出血。格拉斯哥昏迷量表（GCS）评分为 7 分。入住 NICU 2 d，气管插管状态，心率为 90 /min。

病例处理见本章末。

16.1 营养需求

仅约一半神经损伤患者的损伤发生在受伤现场，其余均为继发性损伤。NICU 最重要的一项工作便是防止继发性损伤。严重颅脑损伤患者的生存很大程度上取决于重症管理水平，包括但不限于氧合、血压、颅内压 / 脑灌注压和最佳的营养支持 [1]。

充足的营养对于维持人体系统、满足因疾病而增加的代谢需求，以及帮助伤口的修复和愈合至关重要。对患者在 NICU 期间发生的所有继发性损伤而言，营养可能发挥着比想象中更大的作用，营养不是辅助治疗，而是一种必要的治疗 [2-4]。补充剂，如维生素 C、锌、硒和复合维生素浓缩液等，对于促进伤口愈合也是必要的。

神经外科患者的营养管理是 NICU 治疗中的重要部分。中枢神经系统损伤可能缘于创伤、代谢紊乱、脑卒中、缺血、肿瘤和神经肌肉功能障碍，这些因素在损伤的急性期都会显著增加代谢需求。充足的营养对于维持机体系统、满足因疾病而增加的代谢需求和促进愈合至关重要。然而，营养支持曾经并未被视为主要治疗方式，导致 ICU 患者营养不良的发生率高达 50%[5]。因此，在 NICU 的管理中，必须及时、充分地解决中枢神经系统损伤患者的营养问题。

与过去的观点不同，新观点认为神经损伤后会出现严重的全身性高代谢反应，导致全身能量储存迅速耗尽。如果不注意，分解代谢损伤级联反应会导致胃肠道黏膜完整性丧失、身体肌肉质量减少、全身蛋白质储存和合成减少，以及体液和细胞免疫功能损害[6]。营养管理可以帮助神经损伤患者抗感染，改善呼吸肌功能，促进伤口愈合。

16.2 营养不良

营养不良会导致以下结果：

- 胃肠道黏膜完整性丧失。
- 身体肌肉量减少。
- 蛋白质储存和合成减少。
- 体液和细胞免疫功能受损。
- 循环 T 细胞绝对数量减少。
- 皮肤变应性变差。
- 对新抗原产生抗体的能力受抑制。

营养不良是危险的，它已被证明可以减少循环 T 细胞的绝对数量，导致皮肤变应性变差，并抑制对新抗原产生反应的新抗体产生。营养不良引起的免疫应答抑制可显著增加手术患者感染并发症的概率和严重程度。

能量储存和脂肪储存使身体能够长时间维持机能活动而不会造成破坏性影响。最早的研究表明，术前体重减轻 30% 会导致胃手术患者的发病率和死亡率增加 10 倍。使用模糊逻辑进行推断，如果卧床不起的患者体重减轻 15% 没有什么影响，那么 30% 的体重减轻可能非常有害。营养问题通常待患者出现明显体重减轻后才引起医生的关注，这就是患者损伤前几天甚至长达 2 周的时间，营养问题没有被充分重视的原因。3 项 I 类随机临床研究评估了热量摄入与患者预后之间的关系[7–10]。Rapp 等[9]表明，受伤后 2 周严重营养不良的患者与 7d 内进行了完全热量替代的患者预后相比，死亡率增加。在 Young 等的研究[10]中，接受 3 d 肠外营养的患者与接受 9 d 肠内营养的患者相比没有显著差异。

应告知患者理想体重的判断标准，以确定是否有体重减轻。中等身材的人理想体重如下：

- 男性：152.4 cm，48 kg；身高每增加 2.54 cm，体重约增加 2.7 kg。
- 女性：152.4 cm，45 kg；身高每增加 2.54 cm，体重约增加 2.3 kg。
- 对于二者：体重轻者减去 4.5 kg，体重重者加上 4.5 kg。

当发生蛋白质 – 能量营养不良时，骨骼肌和内脏肌会以 30 ：1 的比例消耗。血清白蛋白的含量近似于内脏肌的储备。血清白蛋白每减少 1 g，死亡风险约增加 37%。白蛋白减少还会影响结肠对水和盐的吸收，患者可表现为水肿和腹水，并导致胃潴留、小肠滞留时间延长、伤口愈合延迟和伤口感染加重。当患者未进食或因神经损伤而处于高代谢状态时，应进行包括白蛋白、前白蛋白、转铁蛋白、总铁结合力和血肌酐在内的营养学检查。为了进一步进行营养评估，应严格监测总入量和出量以及每日体重（表 16.1）。营养不仅只是防止大量多余脂肪流失，而是一种治疗形式。同时，不能随意给予营养支持治疗，

表 16.1 营养评估[2–4]

营养评估	正常值	偏低的临床意义
血清白蛋白	3.5~5.5 g/dL	< 3.5 g/dL 提示蛋白状态受损，液体超负荷，应激
前白蛋白（甲状腺素转运蛋白）	14.0~42 mg/dL，60 岁以后降低 20%	< 14.0 mg/dL 提示蛋白消耗
转铁蛋白	215~415 mg/dL	< 200 mg/dL 提示营养不良
总铁结合力	270~400 mcg/dL	提示蛋白状态受损
血肌酐	0.6~1.6 mg/dL	< 0.6 mg/dL，由于热量缺乏导致肌肉萎缩
总出入量	正常血容量至轻度高血容量	脱水并导致低血压
每日体重		体液不足或营养不良

因为营养物质像药物一样都有副作用。营养配方必须是有益的，并且应该有助于治疗神经损伤患者。

16.3 中枢神经系统损伤后的高代谢反应

患者对神经损伤有过度代谢反应。Hadley 等 [7-8] 在一项对 45 例颅脑损伤患者的研究中证明，此类患者平均静息能量消耗比正常预测的基础代谢率高 46%。大多数其他测量静息昏迷患者代谢消耗的研究人员也证明其代谢率约为预测的正常基础代谢率的 120%~250%。在此期间，为了满足增加的能量产生的需要，糖异生、肝脏蛋白质合成以及蛋白质、碳水化合物和脂肪的使用显著增加。脂肪、碳水化合物和蛋白质的使用增加不仅使营养供应变得困难，而且使未进食的患者营养不良加快。在中枢神经系统损伤的患者中，所需营养素的比例发生了变化，对蛋白质和脂质卡路里的需求增加，而对碳水化合物的需求相对减少。在为中枢神经系统损伤患者设计营养配方时必须考虑这些需求。

神经损伤患者的基本营养要求包括以下几个方面。

- 新陈代谢增加。
- 增加蛋白质。
- 增加脂质。
- 减少碳水化合物。

对中枢神经系统损伤的适应性反应是儿茶酚胺、皮质醇和胰高血糖素的增加以及随后代谢增加和高血糖 [8]。糖异生和脂肪分解均在持续进行。即使出现高血糖，75%~90% 的能量仍由脂肪氧化提供。一般而言，脂肪氧化不是主要问题，但是当血液回流减少和脂肪氧化持续进行时，就会产生自由基和进一步的神经损伤。尽管修复受损大脑需要蛋白质，但儿茶酚胺、皮质醇和胰高血糖素的变化会导致蛋白水解代谢。儿茶酚胺被释放，进而刺激促肾上腺皮质激素、生长激素、胰高血糖素和胰岛素的释放。当没有进一步的营养供应时，分解代谢激素，如胰高血糖素、皮质醇和儿茶酚胺，会导致使用替代能源。随着损伤的继续，应激增加，蛋白水解持续存在，使得中枢神经系统损伤后早期无法实现正氮平衡。即使中枢神经系统损伤患者瘫痪或进入巴比妥类昏迷状态，仍需要 100%~120% 的静息能量消耗[11]。昏迷患者静息能量消耗增加的主要原因是由于肌张力[12]。

以下是对中枢神经系统损伤的正常反应。

- 儿茶酚胺增加。
- 皮质醇增加。
- 胰高血糖素增加。
- 蛋白水解。
- 糖异生。
- 脂肪分解。
- 促肾上腺皮质激素、生长激素和胰岛素增加。

除了全身蛋白质储存的损失外，损伤还会导致其他变化，例如电解质从胃肠道分泌物中流失。就像蛋白质储存必须及时补充一样，在营养治疗中电解质损失也必须及时补充（表 16.2）[2]。

表 16.2　中枢神经系统损伤后胃肠道电解质丢失[2-5]

胃肠道丢失	钠离子(mmol/L)	氯离子(mmol/L)	钾离子(mmol/L)
胃	60	100	10
胆汁	140	100	10
胰腺	140	75	10
小肠	100	100	20
腹泻	60	45	30

16.4 营养需求量

GCS 评分 >12 分者平均每天正常热量需求为 30 kcal/kg，GCS 评分为 8~12 分的患者为每天 35 kcal/kg，GCS 评分为 3~7 分的患者为每天 40~45 kcal/kg。然而，在最初几天，在便携式代谢测试设备的帮助下，每天进行间接热量测定是确定患者静息能量消耗和营养需求的最准确方法。但这种方法是不必要的，因为使用哈里斯 - 本尼迪克特公式（表 16.3）可计算出基础能量消耗，尽管此公式可能存在 5%~15% 高估的系统误差。

表 16.3 用于确定基础能量消耗的哈里斯 – 本尼迪克特公式[2–9]

第 1 步：男性 [66.47+13.75× 体重（kg）+5.0× 身高（cm）−6.76× 年龄]= 基础热量
第 2 步：将基础能量乘以调整后的活动系数，然后乘以受伤系数 = 每天所需总能量
第 1 步：女性 [655.10+9.65× 体重（kg）+1.85× 身高（cm）−4.68× 年龄]= 基础热量
第 2 步：将基础能量乘以调整后的活动系数，然后乘以受伤系数 = 每天所需总能量

活动系数：卧床为 1.2，下床为 1.3；损伤系数：小手术为 1.1，大手术为 1.2。轻度感染为 1.2，中度感染为 1.4，重度感染为 1.8；骨创伤为 1.35，颅脑损伤使用类固醇为 1.6，钝器伤为 1.35；烧伤超过 40% 为 1.5，烧伤 100% 为 1.95。经许可引自 Page CP, Hardin TC. Nutritional Assessment and Support: A Primer. Baltimore, MD: Williams & Wilkins, 1989

Clifton 等[13]简化且校正了哈里斯 – 本尼迪克特高估的因素。他们认为，根据哈里斯 – 本尼迪克特公式第一部分计算的静息能量消耗占总能量的百分比，可以使用 GCS 评分、心率和受伤后的天数准确估算。Clifton 公式如下：

152−（14×GCS 评分）+0.4×心率 +7×受伤后天数 = 所需能量的百分比

在患者受伤后的前 2 周，无论病程如何，能量消耗都会增加，但超出此范围的程度尚不清楚。在有其他主要器官损伤的患者中，高代谢反应也会延长。在严重的颅脑损伤患者中，这种高代谢反应可能会长达 1 年。但是，这不应被视为常态。

神经损伤患者的静息能量需求由肌肉分解或蛋白质、脂肪和碳水化合物的其他身体储存来提供（表 16.4）。

表 16.4 静息能量需求[2–4]

供能底物	kcal/g
肌肉	1
碳水化合物	4
蛋白	4
脂肪	9

最初在神经损伤患者中，高代谢状态通常与营养不良和蛋白质合成受损相结合，导致可产生必需氨基酸的肌肉分解代谢。随着高代谢过度分解和代谢过程的继续，氮会通过尿液和粪便流失。通过正常的营养水平基本上不能获得氮，并且大量的氮丢失，导致负氮平衡。尿液和粪便中的每克氮，意味着 6.25 g 蛋白质被分解代谢。未进食的严重颅脑损伤患者每天持续损失 14~25 g 氮，最大量排泄发生在第 2 周。颅脑损伤患者的平均氮损失为每天 0.2 g/kg，这将导致 7 d 内瘦体重减少 10%[8]。这大约是正常人损失量的 2 倍或 3 倍。与 Studley 的研究显示术前体重减轻 30% 导致胃手术的发病率和死亡率增加 10 倍不同，目前尚未有关于氮损失或氮替代与预后关系的研究。因此，氮平衡可能不是主要问题。尽管如此，Clifton 等 [14] 研究了两组相匹配的头部损伤昏迷患者，并确定氮摄入量应为 50 kcal/（kg・d），占营养方案的核心成分的 20%。对于高代谢的患者，大多数肠内营养制剂的最大蛋白质含量为 20%，大多数肠外营养制剂的最大氨基酸含量为 20%。

任何营养方案都必须考虑液体需求，成年人液体需求量为平均每 24 h 35 mL/kg，运动员需求量更多，老年人较少。以下是根据体重计算 24 h 液体需求量的另一种方法（平均需求量为 35 mL/kg，老年人 30 mL/kg）。

- 24 h 内第 1 个 10 kg 体重，100 mL/kg 液体。
- 之后，24 h 内第 2 个 10 kg 体重，50 mL/kg 液体。
- 之后，24 h 内 60 岁以下患者余下体重 20 mL/kg 液体。
- 24 h 内第 3 个 10 kg 体重，50 mL/kg 液体。

液体中的蛋白质含量应为 1 kcal/mL、1.5 kcal/mL 或 2 kcal/mL，以满足部分营养需求并保持液体正常容量状态。有许多生理情况需要增加液体。发热时，比正常体温升高 1℃，液体需求量增加 12.5%，发汗增加 10%~25%，过度通气增加 10%~60%[15]。

输注液体类型也应谨慎选择。自 1919 年以来，人们就知道低渗静脉溶液对脑损伤的有害影响 [16]；因此，在出现神经系统问题后，应避免立即静脉注射低渗液体，例如乳酸钠林格注射液（Na=130 mmol/L；273 mOsm/L）、5% 葡萄糖溶液，0.45% 氯化钠溶液。静脉输液每减少 1 mmol/L 会使渗透压降低 38.6 mmHg[16]，并可能导致脑水肿。众所周知，高渗盐水会降低颅内压[17-18]。

目前已有多项针对喂养量、喂养途径、类固醇的使用和氮平衡的Ⅰ类临床研究，但这些研究都没有关注患者的临床结局或并发症。关于中枢神经系统损伤患者的营养方案尚无证据支持。营养方案应根据患者病情个体化制订，即使曾经被认为是营养治疗基础的成分也需要重新评估。由于对血浆渗透压的变化，高渗透压全胃肠外营养会增加动物低温损伤后的脑水肿[19]。低渗透压全胃肠外营养则不会加重水肿。除了高渗营养制剂会导致中枢神经系统损伤后的预后更差外，高血糖被公认为是使中枢神经系统损伤的临床结局恶化的因素，必须避免[20-23]。甚至有人提出低血糖可能具有神经细胞保护作用[23-24]。即使不补充糖，高血糖在创伤患者中也很常见，并且在给予任何高渗或等渗的全胃肠外营养时都会加重[10]。因此，在中枢神经系统损伤后的最初 48 h 内不应给予全胃肠外营养，必须密切监测和积极治疗血糖浓度，并使其保持在 6.1 mmol/L 以下[25-26]。

营养治疗不应低于每日最低需求量，随着营养科学的成熟，特定疾病状态下的营养需求将不断发展。

16.5 肠道从营养中获益

早期营养支持会增加 CD4 细胞、CD4/CD8 比值和 T 淋巴细胞对伴刀豆球蛋白 A 的反应，其有助于中枢神经系统损伤患者的免疫功能[27]。为使营养以生理方式运送至全身，胃肠道细胞必须发挥作用。功能正常的胃肠道对于防止自身细菌感染和败血症是必要的，特别是在神经损伤或手术应激后。如果肠道功能维持正常，则不会出现细菌过度生长，肠道内不会出现特定病原体的增殖，也不会出现病原体渗入肠壁的情况。此外，在营养方面，胃肠道仍将是调节器官间氨基酸交换的主要器官，谷氨酰胺是胃肠道细胞可利用的最重要的氨基酸。中枢神经系统损伤后，尽管口服摄入量减少并且谷氨酰胺向肠黏膜的输送减少，但胃肠道细胞对谷氨酰胺的摄取增加。谷氨酰胺是血液中最丰富的氨基酸，可能是因为它是嘌呤和嘧啶的前体。当没有额外的营养可供利用时，谷氨酰胺必须有其他来源，可来源于肌肉分解代谢。

总之，维持胃肠道黏膜谷氨酰胺营养的主要优点如下。

- 防止自身细菌感染和败血症。
- 防止肠道内特定病原体的增殖。
- 使胃肠道成为调节器官间氨基酸交换的主要器官。
- 促进蛋白质生产。
- 帮助完成氮的转运和排泄。
- 防止肌肉退化。
- 降低高代谢反应。

在营养不良时，肌肉进行蛋白水解并将必需的谷氨酰胺释放到循环中，为胃肠道细胞和肾脏氨基生成提供基本需求。然而，胃肠道细胞会迅速来自肌肉的谷氨酰胺，从而降低身体其他细胞可用于蛋白质生产、氮运输和氨排泄的循环谷氨酰胺水平。在全身的功能细胞中，谷氨酰胺被线粒体谷氨酰胺酶分解为谷氨酸和氨，一旦释放到循环系统中并穿过血 - 脑屏障，就会破坏脑细胞。然而，并非所有谷氨酰胺副产物都具有神经毒性。丙氨酸被肝脏用于糖异生，氨被转化为尿素。循环中的谷氨酰胺是肠道预防感染和细胞蛋白质合成所必需的，对于氮和碳的转运以及氨排泄很重要，是糖异生的主要底物，肾氨基生成的底物，也是快速复制细胞的能量来源，但过多的谷氨酰胺也可能是个问题。尽管谷氨酰胺代谢的副产物会导致神经系统问题，但没有证据表明当肾脏和肝脏功能正常时，肠道的外源性供应会增加神经系统损伤。因此，总体而言，在中枢神经系统损伤期间应尽快提供适当水平的谷氨酰胺以维持体内平衡。

16.6 如何输送营养？

可以经胃、肠和静脉来输送营养。每种途径都有其优势和劣势。有多种问题可影响喂养方式。神经功能受损患者的肠内营养常常因药物，如苯巴比妥、吗啡和其他延迟胃排空的麻醉剂而复杂化。Ott 等 [28] 发现，平均 15 d 内，超过 50% 的颅脑损伤患者因胃排空延迟而无法耐受肠内营养。然而，在使用胃肠道时，胃饲不一定是首选方法。一份 Ⅰ 类研究报告和一份 Ⅱ 类报告表明无论是经空肠给药还是经空肠肠内营养，患者耐受性都更好。肠内营养确实比肠外营养有优势。如果肠内营养有效，建议采用肠内营养支持。与肠外营养相比，它成本效益更高，更安全，并发症更少，且为生理性方法。

肠内营养的适应证包括以下内容。

- 营养不良患者＞ 5~7 d 不能进食。
- 营养状态良好的患者 7~9 d 不能进食。
- 无法摄入足够能量的患者，应防止常量营养素和微量营养素缺乏。

肠内营养的禁忌证包括以下内容。

- 重症急性胰腺炎。
- 高流量近端瘘管。
- 无法完成。
- 患者预计在 5~7 d 内进食。
- 顽固性呕吐和腹泻。
- 无积极治疗指征。

肠内营养在刺激肠道激素产生、缓冲胃酸、成本低、缓冲进入血液成分等方面具有生理优势。肠内营养的优点是能够降低高血糖，减少感染和败血症，降低成本。肠内营养可维持肠道黏膜的完整性、预防感染、促进蛋白质合成、转运毒素和降低高代谢反应。肠外营养适用于无法耐受肠内营养或肠道需要休息的患者、术前即刻以及肠功能障碍患者，这类患者必须短时间使用静脉途径给予营养物质。当无法提供足够的热量和蛋白质时，静脉营养也可以补充肠内营养。肠外营养确实会加重实验动物的脑水肿，并可能导致转氨酶或胰酶升高。Lebkowski[29] 的研究表明，严重颅脑损伤患者的肠外营养和肠内营养对预后没有任何影响。然而，同一项研究也表明，营养对预后没有任何影响。

神经损伤患者通常取平卧位，特别是在发生脊柱损伤或血管痉挛的情况下。大多数情况下，患者的床头处于 30°~45° 或滴定至最佳颅内压。当床头水平时，患者有误吸的风险。如果怀疑有误吸，应停管饲，直到将饲管置入小肠。气管插管确实提供了一定程度的保护，尤其是在使用声门下吸引气管导管时。然而，最近，动物实验表明，动物模型发生溃疡，因此不推荐使用 [30]。当担心可能发生误吸、胃反流或气管食管瘘时，可以在喂食中添加食用色素 24 h 后进行检查。过去，蓝色食用色素和亚甲蓝常被添加到肠内营养以检测误吸。

当肠道通透性增加时，亚甲蓝等药物的吸收和全身水平可能会增加，并且蓝色染料可能会干扰正常的腺苷三磷酸生成，并最终抑制线粒体呼吸，导致休克、代谢性酸中毒和细胞死亡[31]，因此现在不再推荐使用。

处于昏迷状态的重度颅脑损伤患者和脊髓损伤患者均存在吞咽困难，可以通过肠外或肠内营养支持。由于存在黏膜溃疡和鼻窦疾病的风险，应避免长时间使用鼻胃管或口胃管。预计有 1 个月或更长时间的进食困难的患者应放置经皮内镜下胃造口管。

应采取接近于生理状态的分次团剂量肠内营养，而不是持续喂养。尽管最初，连续喂养[32-33]在重症患者中的耐受性更好[34]。如果考虑选择胃内喂养或十二指肠喂养，还是选择空肠造口术，则应尽可能选择近端喂养，因为患者通过远端空肠造口管获得的热量较少。Opeskin 和 Lee[35]报道了一名 16 岁重度颅脑损伤患者，经空肠造口管喂养后死于营养不良。该患者肠蠕动过强，导致空肠造口管向远端移动，吸收的营养减少。

肠道可提供最有效和最安全的补液途径，在没有禁忌证时应作为首选。例如，当怀疑尿崩症时，可以使用肠内营养管为患者提供液体，而不是优先考虑静脉补液。

同样没有 Ⅰ 期临床研究关注患者预后，但有多项 Ⅱ ~ Ⅳ 期研究提供预后相关证据。Borzotta 等[36]证明，肠内营养和全胃肠外营养都不能有效改变预后。过去，与肠内营养相比，全胃肠外营养被认为是一种更优越的营养方式，因为人们误认为肠道张力不足。然而，Hadley 等[7]证明，尽管肠胃乏力，但仍可以早期有效地完成积极的肠内营养。Grahm 等[37]证明与通过全胃肠外营养接受相同热量和氮补充剂的患者相比，肠内营养患者的医院获得性感染和败血症发生率更低，在重症监护病房的住院时间更短，因此他们更支持使用肠内营养。Grahm 等在床旁透视的帮助下，将一根具有延展性的鼻空肠营养管直接插入近端空肠。尽管患者有腹部钝性外伤史，曾使用巴比妥类药物、麻醉药和其他药物，但他们仍使用鼻空肠营养管，并将结果与全胃肠外营养进行了比较。结果显示采用肠内营养的患者高血糖发生率更低，导致水肿的渗透压负荷差异更小，成本更低，但临床差异较小。肠内营养可保护肠道黏膜，刺激人体消化系统固有的复杂循环激素机制，并保护免疫球蛋白 A 的分泌。因此，肠内营养更可能提高疗效。此外，最好将营养管置于空肠内，从而减少误吸发生并改善胃肠道功能。

幽门后肠内喂养需满足以下条件：

- 必须存在肠鸣音。
- 不需要排便或胀气。
- 已放置鼻十二指肠管。
- 通过腹部 X 线确认饲管位置。
- 将床头保持在 30° 或以上。
- 通过口胃管检查胃残留。
- 饲管必须每 4 h 用至少 30 mL 水冲洗一次，以防止堵塞。

小肠喂养可以降低误吸的风险。早期肠内营养除了能够降低感染率外，还可降低细菌易位（细菌穿过肠壁）的发生率。

当开始管饲确定有肠鸣音时，通过腹部 X 线确认饲管位置，将床头抬高 30° 或以上，然后确定总能量或目标能量及 24 h 内每小时液体摄入量。以 10~50 mL/h 的速度开始全程管饲。前 2 h 内检查胃潴留，然后每 4 h 检查一次，共 3 个周期。如果喂养配方残留量大于检查周期内的喂养量的 50%，则暂停喂养 1 h，然后每小时重新检查一次，直到少于最后 1 个周期内的喂养量 50%。用柔软饲管测量残留量通常既困难又不准确。如果患者能耐受，则每 8 h 增加 20~40 mL，直至达到目标。确保每 4 h 用 30 mL 水冲洗进料管以防止堵塞。

当管饲达到目标量并且耐受性良好时，可以开始推注喂养。在正常清醒时间每 4 h 喂养一次。从持续管饲的速率加倍开始。每次推注后用至少 30 mL 水冲管，然后夹住饲管。接下来遵循相同的方法检查胃潴留。最初 2 h 检查一次胃潴留，然后每 4 h 检查一次。如果需要液体，可以将推注喂食的周期延长到每 6 h 一次。如果肠道中残留营养液的量大于周期内喂食量的 50%，则暂停喂食 1 h，每小时复查一次，直到少于最后一个周期内的喂食量 50%；之后可适时恢复喂养。

只有当患者可经口服摄食时才停止肠内营养。如果可能，将管饲逐渐改为口服，使用推注式喂养通常更容易实现。然而部分患者鼻饲管放置在位时，不能耐受经口进食。

管饲偶尔会出现腹泻。可能是服用含山梨糖醇药物、含镁抗酸药、抗生素、磷补充剂、西咪替丁、甲氧氯普胺、乳果糖或患假膜性结肠炎和胃肠道疾病。当腹泻开始时，测量粪便艰难梭菌滴度，尤其是当粪便非常恶臭时。可添加果胶或洋车前子来增加纤维，但是，洋车前子会堵塞饲管。治疗腹泻时，在病因未明之前先不要给予止泻剂，这会减慢致病剂的排泄速度并延长腹泻时间。不要长时间停止管饲，也不要改变配方。

16.7 中枢神经系统损伤患者的营养配方

营养管理是一种治疗形式。营养管理必须是安全的，应防止二次伤害，并且应改善预后。营养管理可降低感染风险、维持肠道黏膜完整性、促进蛋白质合成、转运毒素、防止肌肉退化并减少高代谢反应。为减少并发症，营养物质应制成微酸性，因为经胃碱化会显著增加长期机械通气患者医院获得性肺炎的风险[38]。大脑约占 20% 的身体静息能量消耗，虽然依赖葡萄糖，但它会在能量被剥夺时使用酮体供能。Ritter 等[39]将 20 名严重颅脑损伤患者随机分配到高氮或无碳水化合物管饲组。实验用营养液含有热量 2060 kcal/L、129 g/L 蛋白质和 175 g/L 脂肪。这些患者的血糖水平较低，血乳酸较低，动脉血酮体比较高，每日氮损失较少。然而，研究人员没有观察患者预后。想要营养全面，除了蛋白质外，肠内营养配方还必须包括脂肪以及碳水化合物。各组分应适量，不应过度使用碳水化合物，因为高血糖会导致神经损伤患者预后更差。大量摄入碳水化合物或葡萄糖有一些负面影响。首先，由于碳水化合物呼吸商较高（呼吸商为 1），会提高二氧化碳的生成量。蛋白质呼吸商为 0.8，脂肪呼吸商为 0.7。碳水化合物呼吸商较高，会导致通气需求增加并难以脱机。高血糖也会刺激脂肪生成并导致肝脂肪变性。此外，由于大剂量碳水化合物的热效应，大量葡萄糖会增加静息能量消耗。

可常规使用生物合成人胰岛素注射液静脉注射或连续输注胰岛素控制血糖。将血糖严格控制在 4.4~6.1 mmol/L 可降低死亡率和高血糖症的发病率。研究显示连续输注胰岛素可提供更稳定的血糖管理，使血糖接近生理状态[40–44]。

16.7.1 脂　肪

除了一定量的碳水化合物外，肠内营养配方还必须包括脂肪。尽管 Roth 等[45]报道了在一名 21 岁患者进行肠外营养 3 d 后，含有 20% 的静脉脂肪乳剂，导致危及生命的噬血细胞性淋巴组织细胞增生症、高甘油三酯血症和乳糜血。每克脂肪可提供 8 kcal 热量，通常占饮食中消耗能量的 10% 或更少。饮食应含有中链脂肪酸，因为中链脂肪酸具有良好的耐受性并且不会增加有害的血浆脂蛋白。必需脂肪酸是人体必需的，每种类型的必需脂肪酸都有优点和缺点。Alexander 和 Peck 研究表明，富含 ω–6 多不饱和脂肪酸（可从玉米油、红花油和向日葵油中获得）的饮食，能够降低患者对感染、创伤或肿瘤生长的免疫反应[46]。花生四烯酸是一种脂肪副产品，可分解并刺激氧自由基并造成进一步损害。富含 ω–3 多不饱和脂肪酸的饮食，如冷水鱼油中的成分，会引起对感染和创伤的免疫反应，激活对异物的排斥反应。

16.7.2 蛋白质

蛋白质在营养管理中非常重要，人体必须满足对特定氨基酸的巨大需求。Saito 等[47]研究表明精氨酸在神经损伤中具有重要作用。当精氨酸在烧伤动物中占非蛋白热量的 2% 时，可以提高存活率，改善迟发型超敏反应，并降低患者对感染的易感性。精氨酸具有促胸腺功能，并通过增加胸腺淋巴细胞的敏感性来提高细胞免疫功能。精氨酸还可以促进伤口愈合并减少氮释放[8]。氨基酸对神经愈合至关重要，例如，肌苷已被证明可刺激轴突生长[48]。然而，并非所有氨基酸都对颅脑损伤患者有益。理论上讲，饮食中的谷氨酰胺和谷氨酸可以穿过被破坏的血–脑屏障，并在原发性损伤或继发性损伤后立即加剧谷氨酸的神经毒性，导致缺血性半暗带细胞的损失。这尚未在人类受试者中得到证实。一般来说，受伤后，蛋白质分解代谢会导致氮水平升高和氨生成增加。然而，导致氨增加和神经元损伤的氮水平尚不清楚。建议饮食中氮与非蛋白热量的比例为 1∶75~1∶185。伤后第 7 天，肠内营养至少 15% 的热量应由蛋白质提供。神经损伤患者每千克体重的最佳蛋白质摄入量尚不明确，通常建议摄入量为 1.5 g/kg；有研究建议为 2.5 g/kg[49]，甚至高达 4.5 g/kg。蛋白质、电解质和葡萄糖可增加渗透压。大多数营养物质的渗透压约为 300 mOsm/L，这样在渗透压较低时不会加重水肿，也不会像高渗透压那样通过受损的血 – 脑屏障渗漏。

除碳水化合物、脂肪和蛋白质的主要组成部分外，神经损伤患者的营养配方还应包含每毫升 1~2 cal 的热量，以减少体液负荷。营养配方应富含锌，这与改善严重闭合性颅脑损伤患者的神经功能恢复率和蛋白质水平有关 [50]。营养配方还应保持低铁和高浓度去铁胺。去铁胺可防止与自由基生成和再灌注损伤相关的损害，使铁依赖性酶核糖核苷酸还原酶失活。研究证明可以减少梗死面积并促进神经功能恢复 [51]。富含肌酸的营养配方可以帮助预防动物模型的继发性神经过度兴奋 [52]。营养配方必须包含维生素和其他元素。由于高血糖问题，葡萄糖负荷应该很低，大剂量的葡萄糖会抑制脂肪分解并阻止分解储存的亚油酸。添加人生长激素也应十分谨慎 [53]。这对严重颅脑损伤后高度应激状态的患者的氮失衡没有影响，但可显著提高血清蛋白浓度。

16.7.3 特殊疾病的配方

含有谷氨酰胺、精氨酸、ω–3 脂肪酸和核苷酸的免疫增强配方最近已用于危重患者。谷氨酰胺和精氨酸已被证明可降低危重患者的感染率并促进伤口愈合 [54]，但肝肾衰竭患者禁用。精氨酸补充剂具有增强免疫的益处，包括提高蛋白质补充率、改善胶原蛋白合成、伤口愈合和增强 T 淋巴细胞功能。

肺配方食品的目标是减少二氧化碳的产生。这些配方的碳水化合物含量低，脂肪含量高（50%）。必须注意避免过度喂养。总热量摄入对呼吸功能的影响比专门的肺配方食品更大。

肝配方食品中的蛋白质含量低，可最大限度地减少氨的生成。这些配方含有大量支链氨基酸——缬氨酸、亮氨酸和异亮氨酸，以及少量芳香族氨基酸，有助于治疗肝性脑病。

糖尿病配方含有高纤维、低碳水化合物和高脂肪食品，可为高血糖患者提供营养支持，所有神经损伤患者均可考虑使用。然而，由于神经损伤患者的胃排空延迟，建议密切监测管饲耐受性。如果发生肠萎缩或吸收面积减少，则使用基础配方以增强吸收。

急性神经损伤的最佳营养配方特点如下[55–58]。

- 1~2 cal/mL，取决于需要正常血容量或高血容量。
- 微酸性。
- 经小肠喂养。
- 渗透压 300 mOsm/L。
- 高蛋白，含精氨酸、肌苷、谷氨酰胺。
- 中链和 ω–3 脂肪酸和多不饱和脂肪酸。
- 极低碳水化合物或无碳水化合物。
- 纤维 25~35 g/d。
- 初期采用高镁配方。
- 高锌配方。
- 高去铁胺配方。
- 富含肌酸。
- 初期采用低钾配方。
- 低钙配方，最初 800~1500 mg/d。
- 低铁配方。

16.8 全胃肠外营养

全胃肠外营养适用于不能耐受肠内营养、术前即刻、肠道需要休息，或严重肠道功能障碍的患者，这类患者应尽快启动静脉营养。当没有提供足够的热量和蛋白质时，静脉营养也可以补充肠内营养。

全胃肠外营养是在没有胃肠道缓冲系统的情况下将药物输送到静脉系统的营养方法。电解质、蛋白质、脂肪和维生素都是健康所必需的，大多数营养补充剂都可提供，因此必须添加到静脉全胃肠外营养配方中。营养配方的剂量取决于患者性别、年龄、器官功能和病情，因患者病情而异。表 16.5 为营养配方的一般原则。

如果电解质的单位非国际通用单位，注意换算。表 16.6 为电解质单位换算表，静脉输注以 mEq 为单位，膳食补充剂以 mg 为单位。

表 16.5 营养配方的一般原则 [2–5,15]

营 养	RDA	营 养	RDA
钠	60~150 mmol/d 1~1.7 mmol/（kg・d）	锌	15 mg/d，RDA 2.5~5 mg/d，静脉输注
钾	70~150 mmol/d 0.9~1.3 mmol/（kg・d）	铜	2~3 mg/d，RDA 0.5~1.5 mg/d，静脉输注
氯化物	60~150 mmol/d 1~1.7 mmol/（kg・d）	铬	55~70 μg/d，RDA 10~15 mg/d，口服
镁	0.18~0.23 mmol/(kg・d)	锰	2~5 mg/d，RDA 0.15~0.8 mg/d，静脉输注
钙	800~1500 mg/d 0.1~0.15 mmoL/(kg・d)	硒	55~70 μg/d，RDA 125 μg/d，静脉输注
磷	7~30 mmol/1000 kcal 3~4 g/d	铁	10~15 mg/d，RDA
维生素 A	3300 IU/d	脂肪酸	0.1 g/（kg・d）
维生素 D	200~400 IU/d	蛋白质	0.8~4 g/（kg・d）
维生素 E	10 IU/d	葡萄糖	100 cal/day
维生素 C	100 mg/d	纤维	25~35 g/d
维生素 K	64~80 μg/d	胱氨酸	13 mg/（kg・d）
叶酸	400 μg/d	异亮氨酸	23 mg/（kg・d）
烟酸	40 mg/d	亮氨酸	40 mg/（kg・d）
维生素 B_2	3.6 mg/d	赖氨酸	30 mg/（kg・d）
维生素 B_1	3 mg/d	蛋氨酸	13 mg/（kg・d）
维生素 B_6	4 mg/d	苯丙氨酸	39 mg/（kg・d）
维生素 B_{12}	3~5 μg/d	酪氨酸	39 mg/（kg・d）
泛酸	15 mg/d	苏氨酸	15 mg/（kg・d）
生物素	60 μg/d	色氨酸	6 mg/（kg・d）
		缬氨酸	20 mg/（kg・d）

RDA：推荐每日膳食供给量

表 16.6 电解质需要量不同单位对照表 [2–5,15]

电解质	mEq	mmol	mg
钠	1	1	23
氯化钠（1g）	43	43	1000
	17 Na	17 Na	393 Na
钾	1	1	39
	26	26	1000
钙	1	0.5	20
	50	25	1000
镁	1	0.5	12
	82	41	1000
磷	2	1	31
氯化物	1	1	35
	29	29	1000

健康人的营养需求与虚弱患者的需求不同。提供全胃肠外营养时，必须针对每 1000 kcal 全胃肠外营养调整电解质的量（表 16.7）。

典型的中央静脉内全胃肠外营养必须针对患者病情进行调整，以确定要添加的营养物质的量，还应考虑血容量过高对患者有益还是过低有益，来确定液体需要量。应调整外周给药以防止外周静脉损伤。因此，外周静脉给药时的氨基酸量应为 35g、葡萄糖为 70g、氯化钠为 15 mmol、肝素为 200 U（表 16.8）。

表 16.7 全胃肠外营养电解质需求量推荐 a[2–5,15]

电解质	mmoL
钠	5~10
钾	20~40
磷	5~7.5
镁	4
钙	2.5

a 每 1000kcal 的全胃肠外营养剂中的电解质需求量

表 16.8 典型的中心静脉全胃肠外营养配方（非经外周静脉给药）[2–5,14–15]

成 分	平均量（/L）
碳水化合物葡萄糖	250 g
脂质 20%	250 mL
氨基酸	60 g
醋酸钠	60 mmol
氯化钠	60 mmol
磷酸钠	60 mmol
醋酸钾	60 mmol
氯化钾	60 mmol
磷酸钾	60 mmol
硫酸镁	8~12 mmol/d
葡萄糖酸钙	5~7.5 mmol/d
复合维生素	10 mL
维生素 C	1000 mg
维生素 K	每周 10 mg
微量元素	4 mL
胰岛素	至少 15 U/d
额外锌	10 mg
肝素	1000 U

在开始全胃肠外营养之前，请确保中心静脉通路有一个标记为仅用于全胃肠外营养的端口。中心静脉全胃肠外营养通常含有 70% 的葡萄糖、10% 的氨基酸和 20% 的脂肪乳。如果选择外周通路，则葡萄糖的量减少至 20%，氨基酸减少至 8.5%，脂肪乳减少至 10%。与所有静脉给药一样，全胃肠外营养必须以恒定的速率输送。全胃肠外营养输送系统必须保持无菌。记录患者的身高、体重、年龄、性别、心率、GCS 评分、受伤后的天数、总热量目标和所需补液量。目前有特定的全胃肠外营养成品上市销售。以 50 mL/h 的速度开始全胃肠外营养输

注，每 8 h 增加一次输注速度，直到 24 h 内达到目标。停用全胃肠外营养时，每 30 min 将输注速度降低 50%，持续 1 h，以防止低血糖。

由于全胃肠外营养不经过胃肠道，直接向血液提供电解质，会直接影响肝脏和胰腺。全胃肠外营养可导致脂肪肝、胆汁淤积、胃肠道萎缩和胃酸过多。因此，在使用全胃肠外营养时应密切观察并监测多项指标（表 16.9）。

表 16.9 接受全胃肠外营养的患者需进行的检查 [2–5,14–15]

检 查	频 率
血清电解质、葡萄糖、血尿素氮、肌酐、钙、镁、磷	每天
白蛋白、前白蛋白、转铁蛋白、总铁结合能力、转氨酶、胆红素、甘油三酯、凝血酶原时间、白细胞计数	每周

16.9 代谢情况改变

营养配方应根据患者不同的代谢情况进行调整。例如，镁在颅脑损伤早期对于预防血管痉挛和防止谷氨酸神经毒性扩散很重要。然而，当需要细胞信号传递时，在恢复后 7~10 d，补充镁没有益处。

16.10 营养管理的其他考量

营养方案必须针对临床情况进行定制（表 16.10）。

有时，神经损伤患者可能 1~3 d 没有进食，不活动，并且可能经常使用麻醉药品，这可能导致肠道蠕动降低。因此，神经外科重症监护病房的初始入院医嘱应包括大便软化剂，例如多库酯钠或鼠李蒽

表 16.10 常见疾病的营养需求

常见疾病	营养需求
抗利尿激素分泌失调综合征	减少液体
脑耗盐综合征	增加盐
尿崩症	减少盐，增加液体
呼吸机	增加磷
颅脑损伤早期	增加镁
血管痉挛	增加镁

酚/多库酯钠联合胶囊。及时排便可以防止腹胀、疼痛、焦虑、恶心和呕吐。因此，要及时治疗便秘。多发性创伤患者可能存在腹部损伤，如果不存在腹部损伤并且大便软化剂未能使其定期排便，则应每隔一天给予比沙可啶栓和灌肠剂，直至排便。

对于严重神经损伤患者，最初给予甲氧氯普胺以刺激胃动力并无益处；它不能预防性地提高胃耐受性，会影响中枢神经系统，导致神经阻滞剂恶性综合征、帕金森症状、肌张力障碍反应、烦躁不安等[59]。

16.11 总　结

神经损伤可引发一系列局部和全身代谢反应。患者出现高代谢、高分解代谢和高血糖，并出现免疫能力下降和胃肠道功能改变。肠内营养的新方法，例如经皮置管或透视条件下放置近端空肠造口管，可允许早期喂养和充足的营养。有证据表明，急性颅脑损伤患者的早期小肠喂养可降低感染发生率并缩短 NICU 住院时间。促进神经系统恢复的最佳营养支持方案仍在讨论中。喂养是一种动态状态，会因人而异，并且会随着时间的推移而变化，具体取决于临床情况。早期喂养有很多好处。早期喂养不应基于防止体重减轻，而应基于将营养作为一种治疗手段。但是，营养配方不应产生有害影响，不得造成二次伤害。营养配方不能含有高渗高糖液、ω-6 多不饱和脂肪酸、铁、谷氨酸以及大量可转化为氨的氨基酸。早期喂养对患者有益。

病例处理

患者为60岁男性，体重70 kg，身高166 cm，因车祸致创伤性蛛网膜下腔出血。GCS评分为7分，入住ICU 2 d，气管插管，心率为90 /min。应将鼻饲管插入小肠近端，因为预计患者短期内会持续意识障碍，但30 d可经口进食。神经损伤后第1~7天应使用肠内营养配方并连续喂养。配方含水量应为正常的110%或35 mL/(kg·d)。GCS评分为7分，体重为70 kg的患者的基础能量需求为40 kcal/kg，即2800 kcal/d。根据哈里斯－本尼迪克特公式预测所需能量为66.47+13.75×70 kg+5.0×166 cm−6.76×60=1453.37 cal。然后将1453.37 cal乘以活动卧床系数1.2，再乘以创伤系数1.35，总能量为 2354.46 cal。通过 Clifton 公式调整后，静息能量需求百分比为 152–[14×GCS 评分（7 分）]+0.4× 心率 90/min+7× 受伤后第 2 天，预计新陈代谢增加能量为正常的 104%，即为 1512 kcal。营养疗法的渗透压应为 300 mOsm，pH 值为 7.5~7.8。患者应经常进行指尖血糖检查并持续滴注胰岛素以确保血糖低于 6.1 mmol/（L·d）。

参考文献

[1] Guidelines for the Management of Severe Head Injury, 1995, 2000, 2007. https://www.braintrauma.org/uploads/11/14/Guidelines_Management_2007w_bookmarks_2.pdf Brain Trauma Foundation.

[2] Page CP, Hardin TC. Nutritional Assessment and Support: A Primer. Baltimore, MD: Williams and Wilkins, 1989.

[3] Morgan SL, Weinsier RL. Fundamentals of Clinical Nutrition. 2nd ed. St. Louis, MO: Mosby, 1998.

[4] Heimburger DC, Weisner BL. Handbook of Clinical Nutrition. 3rd ed. St. Louis, MO: Mosby, 1997.

[5] Christman JW, McCain RW. A sensible approach to the nutritional support of mechanically ventilated critically ill patients. Intensive Care Med, 1993, 19(3):129–136.

[6] Studley HO. Percentage of weight loss: a basic indicator of surgical risk in patients with chronicpeptic ulcer. JAMA, 1936, 106:458–460.

[7] Hadley MN, Grahm TW, Harrington T, et al. Nutritional support and neurotrauma: a critical review of early nutrition in forty-five acute head injury patients. Neurosurgery, 1986, 19(3):367–373.

[8] Hadley MN. Hypermetabolism following head trauma: nutritional considerations. In: Barrow D, ed. Complications and Sequelae of Head Injury. New York, NY: Thieme American Association of Neurological Surgeons, 1992, 161–168.

[9] Rapp RP, Young B, Twyman D, et al. The favorable effect of early parenteral feeding on survival in head-injured patients. J Neurosurg, 1983, 58(6):906–912.

[10] Young B, Ott L, Haack D, et al. Effect of total parenteral nutrition upon intracranial pressure in severe head injury. J Neurosurg, 1987, 67(1):76–80.

[11] Magnuson B, Hatton J, Zweng TN, et al. Pentobarbital coma in neurosurgical patients: nutrition considerations. Nutr Clin Pract, 1994, 9(4):146–150.

[12] Clifton GL, Robertson CS, Choi SC. Assessment of nutritional requirements of head-injured patients. J Neurosurg, 1986, 64(6):895–901.

[13] Clifton GL, Robertson CS, Grossman RG, et al. The metabolic response to severe head injury. J Neurosurg, 1984, 60(4):687–696.

[14] Clifton GL, Robertson CS, Contant CF. Enteral hyperalimentation in head injury. J Neurosurg, 1985, 62(2):186–193.

[15] Matarese LE, Gottschlich MM. Contemporary Nutrition Support Practice: A Clinical Guide. Philadelphia, PA: WB Saunders, 1998.

[16] Weed LH, McKibben, PS. Pressure changes in the cerebro-spinal fluid following intravenous injection of solutions of various concentrations. Am J Physiol, 1919, 48:512–531.

[17] Prough DS, Whitley JM, Taylor CL, et al. Regional cerebral blood flow following resuscitation from hemorrhagic shock with hypertonic saline. Influence of a subdural mass. Anesthesiology, 1991, 75(2):319–327.

[18] Schmoker JD, Zhuang J, Shackford SR. Hypertonic fluid resuscitation improves cerebral oxygen delivery and reduces intracranial pressure after hemorrhagic shock. J Trauma, 1991, 31 (12):1607–1613.
[19] Waters DC, Hoff JT, Black KL. Effect of parenteral nutrition on cold-induced vasogenic edema in cats. J Neurosurg, 1986, 64(3):460–465.
[20] Chopp M, Welch KM, Tidwell CD, et al. Global cerebral ischemia and intracellular pH during hyperglycemia and hypoglycemia in cats. Stroke, 1988, 19(11):1383–1387.
[21] Kalimo H, Rehncrona S, Söderfeldt B, et al. Brain lactic acidosis and ischemic cell damage: 2. Histopathology. J Cereb Blood Flow Metab, 1981, 1(3):313–327.
[22] Myers RE.A unitary theory of causation of anoxic and hypoxic brain pathology// Fahn S, Davis JN, Rowlands LP. Cerebral Hypoxia and Its Consequences. New York, NY: Raven Press, 1979, 195–213.
[23] Pulsinelli WA, Waldman S, Rawlinson D, et al. Moderate hyperglycemia augments ischemic brain damage: a neuropathologic study in the rat. Neurology, 1982, 32(11):1239–1246.
[24] Marie C, Bralet AM, Gueldry S, et al. Fasting prior to transient cerebral ischemia reduces delayed neuronal necrosis. Metab Brain Dis, 1990, 5(2):65–75.
[25] Siemkowicz E, Hansen AJ. Clinical restitution following cerebral ischemia in hypo-, normo- and hyperglycemic rats. Acta Neurol Scand, 1978, 58(1):1–8.
[26] Strong AJ, Miller SA, West IC. Protection of respiration of a crude mitochondrial preparation in cerebral ischaemia by control of blood glucose. J Neurol Neurosurg Psychiatry, 1985, 48(5):450–454.
[27] Sacks GS, Brown RO, Teague D, et al. Early nutrition support modifies immune function in patients sustaining severe head injury. JPEN J Parenter Enteral Nutr, 1995, 19(5):387–392.
[28] Ott L, Young B, Phillips R, et al. Altered gastric emptying in the head-injured patient: relationship to feeding intolerance. J Neurosurg, 1991, 74(5):738–742.
[29] Lebkowski WJ. Does hyperalimentation improve outcome in patients with severe head injury? Rocz Akad Med Bialymst, 1994, 39:117–120.
[30] Berra L, Panigada M, De Marchi L, et al. New approaches for the prevention of airway infection in ventilated patients. Lessons learned from laboratory animal studies at the National Institutes of Health. Minerva Anestesiol, 2003, 69(5):342–347.
[31] Maloney J, Metheny N. Controversy in using blue dye in enteral tube feeding as a method of detecting pulmonary aspiration. Crit Care Nurse, 2002, 22(5):84–85.
[32] Pender SM, Courtney MG, Rajan E, et al. Percutaneous endoscopic gastrostomy–results of an Irish single unit series. Ir J Med Sci, 1993, 162(11):452–455.
[33] Kiel MK. Enteral tube feeding in a patient with traumatic brain injury. Arch Phys Med Rehabil.1994, 75(1):116–117.
[34] Rhoney DH, Parker D, Jr, Formea CM, et al. Tolerability of bolus versus continuous gastric feeding in brain-injured patients. Neurol Res, 2002, 24(6):613–620.
[35] Opeskin K, Lee KA. Failure of a feeding jejunostomy. Med Sci Law, 1993, 33(3):263–266
[36] Borzotta AP, Pennings J, Papasadero B, et al. Enteral versus parenteral nutrition after severe closed head injury. J Trauma, 1994, 37(3):459–468.
[37] Grahm TW, Zadrozny DB, Harrington T. The benefits of early jejunal hyperalimentation in the head-injured patient. Neurosurgery, 1989, 25(5):729–735.
[38] Tryba M, Cook DJ. Gastric alkalinization, pneumonia, and systemic infections: the controversy. Scand J Gastroenterol Suppl, 1995, 210:53–59.
[39] Ritter AM, Robertson CS, Goodman JC, et al. Evaluation of a carbohydratefree diet for patients with severe head injury. J Neurotrauma, 1996, 13(8):473–485.

[40] Finney SJ, Zekveld C, Elia A, et al. Glucose control and mortality in critically ill patients. JAMA. 2003, 290(15):2041–2047.
[41] Mesotten D, Van den Berghe G. Clinical potential of insulin therapy in critically ill patients. Drugs, 2003, 63(7):625–636.
[42] Van den Berghe G, Wouters PJ, Bouillon R, et al. Outcome benefit of intensive insulin therapy in the critically ill: Insulin dose versus glycemic control. Crit Care Med, 2003, 31(2):359–366.
[43] Preiser JC, Devos P, Van den Berghe G. Tight control of glycaemia in critically ill patients. Curr Opin Clin Nutr Metab Care, 2002, 5(5):533–537.
[44] van den Berghe G, Wouters P, Weekers F, et al. Intensive insulin therapy in critically ill patients. N Engl J Med, 2001, 345(19):1359–1367.
[45] Roth B, Grände PO, Nilsson-Ehle P, et al. Possible role of short-term parenteral nutrition with fat emulsions for development of haemophagocytosis with multiple organ failure in a patient with traumatic brain injury. Intensive Care Med, 1993, 19(2):111–114.
[46] Alexander JW, Peck MD. Future prospects for adjunctive therapy: pharmacologic and nutritional approaches to immune system modulation. Crit Care Med, 1990, 18(2) Suppl:S159–S164.
[47] Saito H, Trocki O, Wang SL, et al. Metabolic and immune effects of dietary arginine supplementation after burn. Arch Surg, 1987, 122(7):784–789.
[48] Chen P, Goldberg DE, Kolb B, et al. Inosine induces axonal rewiring and improves behavioral outcome after stroke. Proc Natl Acad Sci U S A, 2002, 99(13):9031–9036
[49] Wilson RF, Dente C, Tyburski JG. The nutritional management of patients with head injuries. Neurol Res, 2001, 23(2–3):121–128.
[50] Young B, Ott L, Kasarskis E, et al. Zinc supplementation is associated with improved neurologic recovery rate and visceral protein levels of patients with severe closed head injury. J Neurotrauma, 1996, 13(1):25–34.
[51] Hershko C. Control of disease by selective iron depletion: a novel therapeutic strategy utilizing iron chelators. Baillieres Clin Haematol, 1994, 7(4):965–1000.
[52] Scheff SW, Dhillon HS. Creatine-enhanced diet alters levels of lactate and free fatty acids after experimental brain injury. Neurochem Res, 2004, 29(2):469–479.
[53] Behrman SW, Kudsk KA, Brown RO, et al. The effect of growth hormone on nutritional markers in enterally fed immobilized trauma patients. JPEN J Parenter Enteral Nutr, 1995, 19(1):41–46.
[54] Bower RH, Cerra FB, Bershadsky B, et al. Early enteral administration of a formula (Impact) supplemented with arginine, nucleotides, and fish oil in intensive care unit patients: results of a multicenter, prospective, randomized, clinical trial. Crit Care Med, 1995, 23(3):436–449.
[55] Chiang YH, Chao DP, Chu SF, et al. Early enteral nutrition and clinical outcomes of severe traumatic brain injury patients in acute stage: a multi-center cohort study. J Neurotrauma, 2012, 29 (1):75–80.
[56] Marcus HE, Spöhr FA, Böttiger BW, et al. [Nutritional therapy in traumatic brain injury : Update 2012]. Anaesthesist, 2012, 61(8):696–702.
[57] Malakouti A, Sookplung P, Siriussawakul A, et al. Nutrition support and deficiencies in children with severe traumatic brain injury. Pediatr Crit Care Med, 2012, 13(1):e18–e24.
[58] Costello LA, Lithander FE, Gruen RL, et al. Nutrition therapy in the optimisation of health outcomes in adult patients with moderate to severe traumatic brain injury: findings from a scoping review. Injury, 2014, 45(12):1834–1841.
[59] Marino LV, Kiratu EM, French S, et al. To determine the effect of metoclopramide on gastric emptying in severe head injuries: a prospective, randomized, controlled clinical trial. Br J Neurosurg, 2003, 17(1):24–28.

第 17 章　液体管理

Samir Kashyap　Robert Dahlin　Raed Sweiss　James Berry　Dan E. Miulli

摘　要　脑损伤时会出现水肿。当液体和营养物质穿过破损的血－脑屏障或穿过细胞膜时，就会出现水肿。以往的观点认为限制液体可以减轻脑或脊髓水肿。然而，现在人们认识到，适当补液可以改善水肿、缺血和神经系统预后，同时应避免低血压。身体和大脑中的体液可通过多种因素进行调节，包括激素、重量渗透摩尔浓度、容量渗透摩尔浓度、张力和特定的细胞水相关受体。基于液体治疗的需要，应通过皮肤弹性、黏膜干燥度、尿液颜色、血压、血清和尿液中的电解质浓度及其他设备来监测液体量。

关键词　抗利尿激素　水通道蛋白　胶体　激素　高血容量　静脉输液　重量渗透摩尔浓度　容量渗透摩尔浓度

病例介绍

一名 60 岁的女性患者出现意识丧失、右侧无力，格拉斯哥昏迷评分（GCS）为 9 分。患者早晨被发现躺在厨房地板上。由于患者身穿睡衣，患者的丈夫不知道患者什么时候进卧室睡觉。既往有轻度慢性阻塞性肺病和高血压病史。轻度呼吸困难，给予气管插管至今。在现场，考虑脱水，静脉输注 5% 葡萄糖溶液。

病例处理见本章末。

17.1 静脉输液

水分是构成人体的重要物质，成人体内水分占体重的 50%~70%，因此，人体保持液体平衡才能更好地生存并战胜疾病。对于严重的脓毒症或颅脑损伤患者，应给予静脉输液以保持细胞外容量并保持电解质平衡，使其在 ICU 环境中有足够的组织灌注[1]。了解水钠平衡是管理 NICU 患者的关键。虽然体液总量因人而异，但通常男性的体液量较高，而且无论男女，体液含量都会随着年龄的增长而减少。人体总体液的 55%~75% 为细胞内液，25%~45% 为细胞外液。细胞外液包括血浆（25%）和细胞间质（75%）。体重为 70kg 的成年人，体液总量约 48L，其中 67% 是细胞内液（32L），25% 是为细胞间质（12L），8% 是血管内液（4L）。

体液平衡极其复杂，由抗利尿激素 ADH、醛固酮和利钠肽控制，利钠肽包括脑钠肽（BNP）、心房钠尿肽（ANP）和 C 型利尿钠肽（CNP）。体液平衡主要由钠产生的张力控制，而细胞外液中的次要成分氯离子和碳酸氢根离子则添加到其余部分。钾、镁和磷酸盐构成细胞内离子和张力。上述激素对血管张力即使 1%~2% 的变化都会有反应。

17.2 体液的激素调节

ADH 在下丘脑视上核的大细胞部分产生，并被输送到垂体后叶并在那里分泌。ADH 与远端肾集合小管结合以刺激水重吸收并产生浓缩尿液。阿片类药物、巴比妥类药物和卡马西平，以及高渗透压、低血容量、压力、低血糖和疼痛等因素均可刺激其分泌。ADH 是一种有效的血管收缩剂，除了影响肾小管细胞外，还会影响脑细胞。ADH 受体 V 可能通过激活水通道蛋白 2 来控制液体进入脑细胞，使液体进入细胞，如果过度释放，则会增加脑水肿和脑梗死[2]。

醛固酮在压力感受器感知出血、血管内容量减少或血压降低时释放。压力感受器刺激肾素血管紧张素，导致醛固酮释放并引起钠重吸收，导致水潴留。

利钠肽不仅会导致肾钠流失和体液流失，还会通过直接减少脑细胞水分和毛细血管通透性来减少脑水肿区域的水和钠离子[3-4]。ANP 可增加脑血流量并导致严重的脑血管扩张。它可产生于下丘脑，见于正中隆起、中脑、脉络丛和脊髓[5]。BNP 分布于颈动脉、大脑中动脉、后交通动脉和大脑前动脉（表 17.1）[6]。

通常，当下丘脑前部的渗透感受器受到约 295 mOsm/kg 的刺激时，一个人能够喝水并且会变得口渴。然而，当患者因中风、创伤、肿瘤、感染或其他破坏性神经系统疾病而昏迷时，医生必须补液。静脉输液量可以通过基于体重的通用公式（表 17.2）估算。有几种生理情况需要使用高于正常量的液体（表 17.3）。

表 17.1 调节体液的激素[6–10]

激 素	对体液的影响	对血管的影响
ADH/AVP	增加液体重吸收	血管收缩
醛固酮	增加钠重吸收	血管收缩
钠尿肽	肾失钠增加	血管扩张
ANP，BNP，CNP	肾及脑失水	

ADH：抗利尿激素；ANP：心房钠尿肽；AVP：精氨酸血管升压素；BNP：脑钠肽；CNP：C 型利尿钠肽

表 17.2 根据体重计算每日和每小时的液体需求量[5,7–10]

每日液体需求量[a]
24 h 内第 1 个 10 kg 体重需求量为 100 mL/kg，之后
24 h 内第 2 个 10 kg 体重需求量为 50 mL/kg，之后
24 h 内剩余体重需求量为 20 mL/kg，＜ 60 岁
24 h 内剩余体重需求量为 20 mL/kg，＞ 60 岁
a 70 kg、55 岁的男性：（1000+500+1000）/24 =104 mL/h
每小时液体需求量[a]
第 1 个 10 kg 体重需求量为 4 mL/h
接下来的 10 kg 体重需求量为 2 mL/h
1 mL/h 剩余体重需求量为（kg）
a 70kg 男性，55 岁：110 mL/h
每日液体需求量，平均[a]
平均 35 mL/kg，老年人 30 mL/kg

a 70 kg 男性，55 岁：2450/24=102 mL/h

表 17.3 液体需求量增加百分比[a][5,7–10]

发热：高于正常水平每 1℃增加 12.5%
出汗：10%~25%
过度通气：10%~60%

a 55 岁的 70 kg 男性，需要 110 mL/h，体温每升高 1℃且出汗，可能需要 135~151 mL/h

如果不考虑这些情况，患者将出现血容量不足。容量状态可以使用以下临床标准进行评估。

- 心率：> 110 /min。
- 收缩压：< 90 mmHg。
- 黏膜表面干燥。
- 肺听诊喀喇音。
- 皮肤水肿的证据。
- 中心静脉压：< 6~8 mmHg。
- 尿比重：< 1.010 或> 1.030。
- 尿色：透明或琥珀色。
- 尿量：< 0.5 mL/（kg·h）。
- 每日体重变化：增加或减少 1kg。
- 出入量，8 h：< 500 mL（24 h：< 1500 mL）。

以上标准单独出现可能不具备诊断性，但是当几项标准同时出现，可以帮助我们有更清晰地判断患者的体液平衡状态。

17.3 重量渗透摩尔浓度、容量渗透摩尔浓度和张力

仅了解患者细胞的体液平衡还不足以维持患者稳定。浓缩在体液中的溶质质量也很重要。渗透压是衡量渗透活性颗粒数量的量度，以每千克溶剂的渗透压或毫渗透压计（mmol/kg 或 mOsm/L）。高度浓缩的渗透溶液具有高渗透压。也就是说，与具有低渗透压的溶液相比，每单位溶剂具有更多的渗透活性颗粒。

渗透压是溶液中溶解物质的总量（浓度），既包含能穿透半透膜的物质，也包含不能穿透半透膜的物质。

张力仅反映细胞外空间中非穿透性溶质的浓度与细胞内非穿透性溶质浓度的差异。

细胞内空间是一个很大的液体库，占 67%，即 32 L 的液体，可以很容易地控制占 25% 的细胞外空间中溶质，即 12 L 溶质。等渗细胞的渗透压为 300 mOsm，也就是说，它含有 300 mOsm 的穿透性和非穿透性溶质。当细胞外液含有 300 mOsm 的穿透性和非穿透性溶质时，细胞内外液是等渗状态，细胞不会改变其体积。当细胞外液含

有 250 mOsm（相当于乳酸钠林格注射液）的穿透性和非穿透性溶质，细胞外液是低渗状态。当液体流入细胞内液体库时，细胞会膨胀，试图使细胞内外空间等渗。如果细胞外液中有 921 mOsm（相当于 3% 氯化钠溶液）的穿透性和非穿透性溶质，则细胞外液是高渗状态，细胞会收缩；液体会流出，使细胞内外空间等渗。

实际上，与间质和血管内液体相比，细胞含有不同数量的穿透性和非穿透性溶质。1 个细胞可能含有 300 mOsm 的非穿透性溶质和 20 mOsm 的穿透性溶质，例如尿素，因此它是高渗的（320 mOsm）。如果细胞外液中含有 300 mOsm 的非穿透性溶质，则细胞外液是等渗状态，细胞不会改变液体体积。张力是指穿过细胞膜的非穿透性溶质之间的关系。尽管细胞的渗透压为 320 mOsm（300 mOsm 非穿透性溶质和 20 mOsm 穿透性溶质），但细胞外溶液是等渗状态，因为它具有与细胞相同浓度的非穿透性溶质。体液中有多种渗透活性成分，以 mOsm/L 表示。细胞内的穿透性溶质浓度，例如尿素和乙醇，不会影响体液的运动，因为穿透性溶质会在半透膜两侧自发达到平衡[11]。

构成血管内液体张力的非穿透性颗粒或溶质是钠、氯、碳酸氢盐和钾的无机离子，以及氨基酸的有机渗透物、山梨糖醇和甲胺等。这些物质不容易穿过细胞膜，被半透性细胞膜限制在细胞外或细胞内，因此会驱动液体转移或形成液体的张力。乙醇、尿素和其他溶质等化合物很容易穿过血管及细胞膜，因此不会显著增加液体的张力，尽管它们确实增加了渗透压。

钠是血管内液体的主要成分，钠调节与血管内液体的体积密切相关。它是张力或有效渗透压的主要决定因素，决定了液体的流动方向。正常的血浆渗透压为 280~290 mOsm/L（尽管有资料表明此数据可低至 275 mOsm/L 或高达 295 mOsm/L），并且受下丘脑前外侧口渴渗透压感受器的密切控制。细胞内液由钾离子和其他被严格调控的阴离子组成，因此，渗透压可达 300 mOsm/L，导致液体进入细胞。张力影响液体运动。细胞内液和细胞外液成分的正常浓度参见表 17.4 。

从平均细胞外浓度，可以推断出这些相同成分的每日需求量（表 17.5）。

表 17.4 细胞内液和细胞外液成分的正常浓度[5,7–10]

组 分	细胞内液（mOsm/L）	细胞外液（mOsm/L）
钠	5~15	135~145
钾	140~150	3.5~5.0

表 17.5 细胞外液成分的平均每日需求量（体重为 70 kg 的男性）[5,7–10]

成 分	mmol/L	mmol/kg	范围（mmol）
钠	60~150	1.0~2.0	80~120
钾	55~80	0.5~1.3	50~100
氯	60~150	1.0~1.7	80~120
钙		0.1~0.15	3~5
镁			10
磷			15
葡萄糖			100~200

17.4 血 – 脑屏障与静脉液体

血 – 脑屏障的有效孔径为 8 埃（Å），不能透过钠、离子、水溶性化合物和蛋白质，但可渗透亲脂性物质和气体。血 – 脑屏障的独特之处在于它将中枢神经系统环境与身体的其他部位分开。这是通过紧密连接的内皮细胞和专门的转运蛋白来实现的，这些转运蛋白确保只有选定的分子才能穿过屏障[12]。大多数物质通过大脑毛细血管内皮细胞主动转运到大脑间质空间。脑脊液沿梯度流向脑室并通过蛛网膜绒毛被吸收，此压力差允许其进入静脉窦。同样，细胞液这个较大的液体库被主动运输到大脑间质空间并遵循相同的途径。91% 的循环液位于细胞内和间质空间，该区域液体和溶质需要被调节。

最佳治疗方法是主动将溶质从细胞中清除到大脑间质，通过脑室进入血液。此过程通过从脑毛细血管内皮细胞流入间质的高张力、低渗透压的液体来完成，从而增加间质液的张力和钠离子浓度。然后，低分子量溶质会离开受损肿胀的脑细胞，之后是水。受损细胞的 H^+ 和 K^+ 及渗透压增加。因此，如果离子交换机制起作用，H^+、K^+ 和其他物质的低分子量溶质会同时将细胞毒素从细胞中吸入脑脊液和水中，然后从脑室排入静脉系统，类似于脑室脑脊液透析。

抑制脑脊液形成或减少血管内容量不会减少细胞内和间质水肿。排出脑脊液可减轻水肿。

微血管内皮细胞对缺氧高度敏感，并且在某些条件下容易不稳定。在创伤和疾病期间，细胞可能会肿胀，以稀释溶质毒素。严重的颅脑损伤使血－脑屏障易于进入这种状态[13]。当脑间质中的液体增加试图稀释那些通过受损的血－脑屏障进入的溶质时，会出现明显肿胀。如果间质液没有从脑室排出，大脑就会水肿，压迫血管并导致进一步缺血。

大脑打开血－脑屏障来调节渗透压，使水和溶质进入脑间质。治疗时可使用低渗、高张溶液，使溶质排出细胞，增加细胞内液。

由脑组织毛细血管内皮细胞形成的血－脑屏障包含由水通道蛋白调节的通道，水在某种程度上被动地沿着渗透梯度向下流动。脑组织毛细血管内皮细胞在功能上与脑小动脉或小静脉不同。另一个脑液屏障虽然面积小得多，但位于血液和脑脊液之间，由脉络丛上皮组成。紧密的间隙连接、低胞饮活性和特定的能量依赖性膜转运蛋白可调节物质进入且通过毛细血管内皮细胞到达脑间质液的通道。如果该物质是气体、脂溶性并且分子量小于400~600 Da，则它们可自由扩散到毛细血管内皮细胞中。然而，大多数物质，如胆碱、葡萄糖、谷氨酸和乳酸，都与载体介导的转运系统或溶质相关，如正电荷白蛋白、胰岛素、胰岛素样生长因子和转铁蛋白。其他与受体介导的运输系统有关。两种系统都通过毛细血管内皮细胞将物质转运到大脑间质空间。

完整的血－脑屏障仅轻微限制水通过水通道蛋白调节的通道，从细胞低渗溶液到间质高渗空间被动扩散。在成人中，血－脑屏障可调节绝大多数静脉内液体。然而，血－脑屏障可因外伤、缺血、肿瘤和压力升高而受损，也可因水肿、过度换气、输注甘露醇、高热、低血压、高血压改变脑内稳态，或肿瘤坏死因子的分泌而被破坏。在这些压力作用下，当血－脑屏障打开时，血管源性水肿已经发生。如果治疗不恰当，大脑将面临进一步损伤的风险。受损的大脑不会从脱水状态导致的低血容量中受益，而是从正常血容量发展为轻度高渗状态[14-15]。在脑损伤初期，必须避免收缩压超过140 mmHg，以及使用低渗液体和发生高热。

除了血－脑屏障开放引起血管源性水肿外，细胞毒性水肿也比较常见，细胞毒性水肿可对抗进一步脑损伤，稀释由于血液流量减少而积累的细胞毒素（如氢离子和钾离子）。因此，脱水导致的低血容量不利于对抗细胞毒性水肿，必须维持正常血容量以稀释细胞中的毒素。细胞必须在大脑间质中保持渗透梯度，以便溶质和水从细胞中被运输出来。

1919 年，人们就已发现低渗溶液的有害影响 [16]。降低静脉液 1 mmol/L，将降低渗透压 38.6 mmHg；同样，降低静脉液 5 mEq/L（10 mOsm/kg），将降低渗透压 193 mmHg。这种液体引起的变化在正常稳态下是很小的，但会加剧肿胀并增加血－脑屏障开放时的颅内压，这种情况在肿瘤、缺血和创伤患者中常见。最适合的液体浓度接近或略高于正常钠浓度和正常张力，且没有额外的葡萄糖负荷。不同液体的重量渗透摩尔浓度参见表 17.6。然而，实际测量的渗透压约比水少 20 mOsm/kg [17]。应用高渗盐水可将细胞体积从 32.0 L 减少至 30.6 L，将细胞间质体积从 12.0 L 增加至 13.2 L，并将血管内容量从 4.0 L 增加至 4.4 L。生理盐水对细胞内容量无明显影响，可将细胞间质体积从 12.00 L 增加至 14.25 L，将血管内容量从 4.00 L 增加至 4.75 L。5% 葡萄糖溶液可使细胞内体积从 32L 增加至 34 L，使细胞间质体积从 12.00 L 增加至 12.75 L，血管内容量从 4.00 L 增加至 4.25 L[18]。因此，有脑损伤或脑损伤的可能性时，应使用生理盐水进行复苏。避免使用葡萄糖溶液、半浓度生理盐水和乳酸钠林格溶液，因为它们会加剧脑水肿，导致颅内压升高。在脑水肿加重期间必须考虑使用高渗盐水（表 17.6）。

表 17.6　可用静脉输注的液体中的钠、重量渗透摩尔浓度，容量渗透摩尔浓度和葡萄糖浓度 [17–18]

静脉输液	钠（mEq/L 或 mmol/L）	重量渗透摩尔浓度计算所得张力（mOsm/L）	容量渗透摩尔浓度	葡萄糖(g/L)
正常体液	142	280~290	280~290	
生理盐水	154	308	282	
0.45% 半生理盐水	77	154		

表 17.6（续）

静脉输液	钠（mEq/L 或 mmol/L）	重量渗透摩尔浓度计算所得张力（mOsm/L）	容量渗透摩尔浓度	葡萄糖(g/L)
D5W	0	252	259	50
D5W,0.45% 氯化钠溶液	77	406		50
D5W, 生理盐水	154	560		50
乳酸钠林格溶液	130	273	250	
Normosol	40	363		50
血浆				
血浆蛋白质组分（人），5% USP	145	300		
3% 氯化钠溶液	513	1030	921	
白蛋白 5%	130~160	330		
白蛋白 25%	130~160	330		
羟乙基淀粉 6%	145	310	307	

D5W：5% 葡萄糖溶液；USP：美国药典

向静脉输液中添加物质必须谨慎。原发性或继发性颅脑损伤患者出现高血糖会加重缺血性损伤，并可导致乳酸酸中毒，使神经系统预后恶化。这类患者的高血糖不是未知或未经治疗的高血糖症，而是来自对创伤、压力、应用糖皮质激素、败血症或其他原因的反应。

缺血性脑损伤和颅脑损伤的严重程度与血糖含量呈依赖性增加。在一项研究中，血糖＞ 8.3 mmol/L 的患者临床结局比血糖＜ 8.3 mmol/L 的患者更差 [19]。高血糖引起的乳酸酸中毒会增加神经系统损伤，扩大梗死面积，并导致继发性损伤，这是严重颅脑损伤患者预后不良的主要原因 [20–21]。

因此，对于缺血、肿瘤和外伤等疑似颅脑损伤的患者，不要给予会加重水肿的溶液，例如，含有葡萄糖的溶液或低张力和低钠溶液 [22]。初期可给予生理盐水进行液体维持，使患者保持正常血容量或轻微血容量过多。

17.5 低血容量

必须避免低血压。根据脑创伤基金会指南，即使只发生一次低血压（收缩压< 90 mmHg），也会使发病率和死亡率翻倍。低血容量会减少心输出量和神经组织灌注，可见于血尿素氮与肌酐比值（BUN∶Cr）大于 15/20∶1 或其他临床情况。另外，低血容量不会改善脑损伤患者的预后。

人体可通过上调去甲肾上腺素、抗利尿激素、肾素 – 血管紧张素Ⅱ和醛固酮来纠正低血容量，增加钠离子重吸收和水潴留。肾素 – 血管紧张素Ⅱ促进了肾近端小管细胞对钠离子的吸收，而在醛固酮的刺激下，远端小管和集合管发生钠离子的重吸收。去甲肾上腺素可降低肾小球滤过率——增强近端小管对钠的重吸收。然而，这些激素也以类似的方式影响脑细胞的水分吸收，进一步增加脑间质和细胞中的水分。因此，不仅是外伤患者，脑缺血、血管痉挛、脊髓损伤的患者也需要液体复苏。正常血容量至血容量轻微增加可改善颅脑损伤患者的临床结局。低血压会进一步导致疾病恶化。应每日给予液体维持以补偿正常体液丢失，例如，70 kg 的患者，应给予 1200~1500 mL/d，并维持 0.5~1.0 mL/（kg · h）的尿量。如果无法使用本章介绍的临床数据和实验室数据确定容量状态，则可以使用 FloTrac 传感器（Edwards Lifesciences）、脉搏轮廓连续心输出量 PiCCO（GE Healthcare）或插入 Swan-Ganz 导管（Edwards Lifesciences）以尝试在颅脑损伤管理中实现正常[23–24]或最佳的液体管理（表 17.7）[25]。

脊髓损伤患者交感神经张力降低，导致血管舒张、心动过缓、低血压和灌注减少。这些患者必须进行充分的液体复苏，并使用正常血容量和血管升压药来恢复交感神经张力。不应过度水合，否则会导致低钠血症、肺水肿和脊髓水肿恶化。

表 17.7　有创血流动力学监测[25]

	正常值（mmHg）	理想值（mmHg）
中心静脉压	0~8	6~8
肺动脉舒张压	6~16	12~16
肺毛细血管楔压	6~14	10~14

17.6 特殊情况下的补液策略

在神经损伤患者的重症监护管理中，如果常规补液和治疗失败，则可能需要输注其他药物。如果颅内压或脑水肿较严重，除采取初步措施外，还需要输注高渗盐水甚至甘露醇。

高渗盐水已被证明可以降低颅内压[26-28]并改善脑灌注压[29-32]，而等渗盐水不会改善颅内压，这可以从细胞内、细胞间质和血管内容量的变化中推断出来。Vassar 等[33]的一项研究显示，高渗盐水可降低严重颅脑损伤患者的颅内压[34]。此外，与标准治疗相比，7.5% 氯化钠溶液提高了格拉斯哥昏迷评分为 3~8 分患者的生存率。Wade 等[35]的荟萃分析表明，接受高渗盐水治疗的严重颅脑损伤患者生存率是接受标准治疗的患者的 2 倍。高渗盐水能够产生将水从脑细胞和间质中转移出来的驱动力，因此，高渗盐水比甘露醇更适合治疗难治性颅内高压[36-37]。在最近的一项研究中，Eskandari 等证明，输注 14.6% 的高渗盐水，而不是单剂量给药，可用于有效治疗难治性颅内高压，并且不会产生明显的心血管不良反应[38]。高渗盐水的浓度能够增加钠和氯化物。为了减少高氯代谢性酸中毒，可以用氯化钠和乙酸钠配制高渗溶液。

越来越多的证据表明，乳酸治疗可能对严重的颅脑损伤患者有益。乳酸是葡萄糖的替代物，可为大脑提供能量。啮齿动物模型已证明乳酸可使认知功能障碍得到改善，腺苷三磷酸减少。Ichai 等的一项多中心研究显示，在 48 h 内给予 0.5 mL/(kg·h)乳酸钠与给予生理盐水相比，乳酸钠可使颅内压升高的发作次数减少 50%，使颅内压升高的患者减少 30%（36% *vs.* 66%）[38-39]。

关于胶体复苏存在相当大的争论。但是，如果成年患者使用 1~2 L 的生理盐水，或儿童使用 20 mL/kg 生理盐水不能稳定病情，应根据高级创伤生命支持（ATLS）指南给予胶体。生理盐水等晶体液在血管内最多停留 2 h，它们对肺楔压和心脏指数的影响很小。胶体含有不易穿过毛细血管壁的高分子量溶质，在血管内停留更长时间，并且需要输注量更小。有研究证明，胶体会加剧肺水肿、降低心输出量并损害免疫系统。一些研究者认为胶体可以减少继发性脑损伤。在胶体中，血液可能是液体复苏的最佳选择，血红蛋白和血细胞比容应分别维持在 10g 和 33%[40-45]，才能达到最佳的携氧能力和最佳的血液黏度 [46-49]。已有研究者在脑血管痉挛的管理中将血红蛋白和红细胞压积分别维持在 10g 和 33%，以改善血黏度和携氧能力以及脑血流量 [50-51]。红细胞压积＜ 30% 可降低携氧能力，其危害超出了由黏度改善而带来的益处。如果缺血性脑卒中患者红细胞压积为 30%，则可优化梗死体积；如果红细胞压积＞ 35% 或＜ 26% 则更糟 [52-52]。贫血患者红细胞压积＜ 25%~30%，会导致脑血管舒张、颅内压升高和水肿 [54]。

除血液外，其他物质也可扩充血容量，例如白蛋白、Plasmanate（拜耳制药）、Normosol（雅培实验室）和 hetastarch。每种补液剂都有风险，其中最好的补液剂仍是血液。与其他液体相比，Plasmanate 似乎比乳酸钠林格溶液更好，并且引起的肺部问题更少 [55-56]。Normosol 可能比 Plasmanate 有更好的保护红细胞的作用 [57]。Hetastarch 虽然可以很好地扩充血容量，但确实具有出血的不良反应，且可显著延长部分凝血活酶时间。因此，当已经发生或可能发生出血时，不应使用 Hetastarch [58]。5%、20% 或 25% 白蛋白用于创伤患者时，不一定能改善预后 [59-60]，但可能会增加肺血管外液 [61]。5% 白蛋白在张力和渗透压方面与血浆相当，但其使用仍存在争议。盐水与白蛋白液体评估（SAFE）研究 [62] 显示，在 NICU 的患者中，使用 4% 白蛋白或生理盐水进行液体复苏可在 28 d 时产生相似的结果。研究者纳入 6997 例患者进行随机研究。结果显示，在整个研究人群中，NICU 患者、住院患者、使用呼吸机或肾脏替代治疗的患者的死亡病例数和住院天数没有显著差异。然而，创伤和颅脑损伤患者的亚组分析显示相对死亡风险更高，但无显著性差异。与接受生理盐水治疗的患者（38 例 /251 例）相比，接受白蛋白治疗的创伤和颅脑损伤患者的实际病例数较少（59 例 /241 例）（P=0.009）。死亡病例分析显示，596 例中有 81 例为白蛋白组，59 例为生理盐水组（P=0.06）；但无显著性差异。颅脑损伤患者仅占研究人群的 7%。因此，需要对创伤和颅脑损伤患者进行进一步研究。

甘露醇为神经科常用药物，可改善血液黏度，从而改善血液循环。但甘露醇会穿透血 – 脑屏障，并且在多次给药时会进入细胞间质，增加其将液体渗透到组织中的能力，从而导致低张，这与治疗目的相反。甘露醇可在几分钟内作用于微血管，收缩血管，降低血液黏度，增加脑血流量[63–68]，并可作为自由基清除剂。当脑血管自动调节能力完善时，甘露醇在颅内压升高、脑灌注压降低、血管舒张时效果最佳。其扩充血容量的能力相当于7.5%氯化钠溶液。水分可渗透全身毛细血管，进入血管内空间以稀释甘露醇，而大脑不能像全身毛细血管或受损的血－脑屏障那样自由渗透水分。作为一种渗透性利尿剂，甘露醇会吸收全身水分，导致血液稀释并提高血流切率，并引起红细胞形变。使渗透作用延迟15~30 min发生，并持续90 min~6 h。甘露醇对脑组织的渗透作用很小，只改变脑组织含水量2%~6%。甘露醇多次使用后效果会降低，例如24 h内使用3~4次以上。如果甘露醇输注速度较快，则会穿过受损的血－脑屏障进入脑组织，从而加剧水肿[69–70]。当怀疑颅内压升高时，例如在急诊室，可以使用甘露醇。使用甘露醇时，必须有足够的液体来支持血压，因为低血压会导致严重颅脑损伤患者相关疾病的发病率和死亡率加倍。有时，使用甘露醇可引起颅内压升高和钠、镁、磷和钾离子短暂下降。甘露醇可增加血管内渗透压；因此，怀疑渗透压升高时，应及时监测渗透压。

严重创伤性脑损伤管理指南指出[71]：

甘露醇是控制颅内压升高的有效疗法。间断静脉输注可能比连续静脉输注疗效更好，剂量范围为0.25~1 g/kg。

如果在监测颅内压之前使用甘露醇，并且没有滴定，则应存在颅内压升高的证据（例如，出现经小脑幕裂孔疝或进行性神经功能恶化的迹象）。血浆渗透压应保持＜320 mOsm，因为血浆渗透压越高，肾衰竭的发病率越高。应维持正常血容量并插入Foley导管。

17.6.1 利尿剂

甘露醇可能是短期治疗最适合的利尿剂。另一种药物是呋塞米，它通过抑制远端小管对钠和水的重吸收起作用，还可以降低颅内压，减少脑脊液的产生。呋塞米剂量随所需的利尿程度而变化，从5 mg，每4~6 h静脉注射一次，到每6 h给药80~160 mg不等。应谨慎使用呋塞米，因为严重颅脑损伤患者容易因脑耗盐综合征或抗利尿激素分泌失调综合征（SIADH）而引起排尿。通常，低剂量 Lasix（5~10 mg，静脉给药）可使患者达到正常血容量。乙酰唑胺是一种碳酸酐酶抑制剂，可减少脉络丛产生的脑脊液，同时舒张血管。可用于脑脊液产生过多的患者，但会导致颅内压升高。不应在细胞内和间质水肿期间使用。常用剂量为 125~250 mg，每天 3~4 次，最大剂量为 2 g/d。不良反应包括代谢性酸中毒，应进行化学检查或动脉血气分析。其他不良反应包括感觉异常、味觉改变、肾结石和恶心。

17.7 液体平衡计算及血流动力学监测

由于药物和疾病的影响，在 NICU 中实现液体平衡可能是一项艰巨的任务。准确确定液体出入量很重要，因为严重的颅脑损伤患者会失去脑自动调节功能，并且可能容易出现液体超负荷。每天必须使用相同的秤和相同的材料（例如床单、毯子、枕头、连续加压装置和监视器）对患者进行称重。尽管对于护理人员来说很麻烦，但最准确的测量方法是在没有这些物品的情况下称重。

目前，尚无确定液体平衡的准确方法；然而，随着技术的发展，体液平衡可以通过临床检查和实验室检查来确定。持续监测心输出量有助于指导体液管理。Swan-Ganz 导管一直是监测心输出量的主要方法，但近年来，FloTrac 和 PiCCO 连续心输出量监测因其易于设置和数据可靠而备受青睐。

FloTrac 系统从动脉导管中提取数据，使得 FloTrac 系统的使用很方便，因为 NICU 许多患者本来就有有创血压监测。FloTrac 系统提供了许多参数，可以为液体管理的临床决策提供信息。评估液体反应性的主要参数如下：

- 每搏输出量变异系数（SVV）正常（< 13%）。
  - 测量每个呼吸周期的每搏量的变化。这是确定 100% 机械通气患者的液体反应性的可靠方法。如果患者的 SVV < 13%，则呼吸周期几乎没有变化，并且可能已经有充分的液体负荷。如果患者的 SVV > 13%，则很可能对液体有反应。
- 每搏输出量指数（SVI）正常（35~50）。
  - SVI 是对 SVV 的补充。SVI 尤其适用于 SVV 为 10%~13%（有

时称为灰色区域）的患者。如果患者 SVV > 13% 并且对液体没有反应，SVI 可以为医生的治疗方案提供参考。如果 SVI 降低（< 35），提示应使用升压药；如果 SVI 正常（35~50），建议使用正性肌力药；如果 SVI 升高（> 50），建议使用利尿剂治疗。

PiCCO（脉搏指数连续心输出量）监测系统的功能与 FloTrac 类似。但是，除了动脉血流之外，它还提供来自静脉血流的信息。该系统使用中心静脉导管和动脉导管，优选插入大动脉，例如股动脉或腋动脉，通过热稀释技术完成血流动力学监测。通过中心线注入一定量的冷盐水，系统使用温度梯度和耗散曲线测量舒张末期指数（GEDI）、血管外肺水指数（ELWI）、胸腔内血容量（ITBV）、心脏指数（CI）、SVV、SVI 和全身血管阻力（SVR）。

- GEDI 正常（680~800）：测量舒张末期容积——前负荷的标志。
- ELWI 正常（< 10）：测量肺内液体——肺水肿的标志物。
- CI 正常（3~5）[72]。

PiCCO 和 FloTrac 的使用对蛛网膜下腔出血患者特别有帮助，因为正确和明智的液体管理对于预防迟发性脑缺血和避免液体超负荷的不利影响至关重要。Tagami 等最近进行的一项研究表明，优化 GEDI 有助于预防迟发性脑缺血。这项研究显示，GEDI < 822 mL/m^2 是发生迟发性脑缺血的阈值。这项研究有几个局限性：GEDI 每天仅测量一次，未考虑 ELWI 和心功能不全的影响；根据蛛网膜下腔出血的分级，本研究中的患者也没有出现典型的迟发性脑缺血表现。因此，对本研究的结果应谨慎解读[73]。Obata 等进行的一项类似研究评估了 PiCCO 在识别肺水肿及其在蛛网膜下腔出血患者中的效用[74]。PiCCO 监测系统可帮助医生快速准确地预测蛛网膜下腔出血。了解病程进展过程（早期与延迟）有助于了解病因（心源性与非心源性），便于采取正确的治疗措施[75]。

表 17.8 中液体平衡的计算比较简便，但精确计算并不容易。一种简便的输液方法是确定患者的体重（kg）并且每小时增加 40 mL 液体。如果患者进行机械通气，伴发热或有严重脑损伤，则应分别增加 10% 液体。NICU 患者应常规监测血容量[8-10]。

表 17.8 液体平衡的计算[7-10]

组分（绝对值或每日变化量）	正平衡，超负荷［值或丢失（L），记 1 分］	负平衡，液体不足［值或增加（G）记 1 分］
血红蛋白（12~16 g/dL）	< 10 g/dL 或 L1.5 或>	> 15 g/dL 或 G1.5 或>
HCT（37~54 vol%）	< 30 vol%或 L4 或>	> 50 vol%或 G4 或>
血钠浓度（134~145 mmol/L）	< 134 mmol/L 或 L5 或>	> 145 mmol/L 或 G5 或>
血尿素氮（7~18 mmol/L）或（仅计 1 或 2 分）	< 10 mmol/L 或 L4 或>	> 18 mmol/L 或 G4 或>
血尿素氮（7~18 mmol/L）	< 5 mmol/L 或 L7（2 分）	
肌酐（0.7~1.3 mg/dL）	< 0.7 mg/dL 或 L0.3 或>	> 1.3 mg/dL 或 G0.3 或>
血浆渗透压（280~300 mOsm/L）	< 280 mOsm/L 或 L15 或>	> 300 mOsm/L 或 G15 或>
心率		> 110 /min 或 G30 或>
收缩压		< 90 mmHg 或 L35 或>
起立性低血压		阳性
黏膜		黏膜干燥
肺		啰音
皮肤	水肿	皮肤张力（2 分）
CVP（0~8 mmHg）（▽[a]=6~8）	> 9 mmHg 或 G5 或>	< 4 mmHg 或 L5 或>
尿比重（1.010~1.030）	< 1.010 或 L0.020 或>	> 1.030 或> G 0.020 或>
尿色	清亮	色深
尿量		< 0.5mL/（kg·h）（2 分）
每日体重变化	增加> 2.2 lb	降低> 2.2 lb
8 h 出入量	+500	-500
24 h 出入量或	+1000 或	-1000 或
（仅计 1 或 2 分）	+1500 或>（2 分）	-1500 或>（2 分）
目前血流动力学参数		
心输出量 4~7 mL/min	心脏指数 2.8~4.2	MAP
PCWP 6~14[a] 10~14 ▽	PAD 6~16[a] 12~16 ▽	SVR 770~1500

CVP：中心静脉压；HCT：红细胞压积；MAP：平均动脉压；PAD：肺动脉舒张压；PCWP：肺毛细血管楔压；SVR：系统循环阻力；▽：颅脑损伤治疗的理想值[25]
a 平均值[23–24]，1 lb ≈ 0.45 kg
在液体超负荷的总分（+17 分）中，如＞ 5 分，考虑存在超负荷。在液体不足的总分（−22 分）中，＜ −5 分考虑液体不足。要确定液体状态，第 2 列中积分为正，第 3 列中积分为负
如果患者没有受到血管收缩剂的显著影响或严重心肺变化的影响，以下 PAD 值可用于指导液体管理。数字前 + 或 − 为上文所述计算所得。
如 PAD ＞ 17 或＞ +5，减少 25% 液体；如 PAD ＜ 10 或＜ −5，增加 50% 液体
如 PAD ＞ 20 或＞ +8，减少 50%；如 PAD ＜ 8 或＜ −8，增加 100% 液体
如 PAD ＞ 23 或＞ +10，给予利尿剂，减少 75% 液体
如 PAD ＜ 6 或＜ −10，增加 100% 液体，1 h 内给与 300% 液体；如反应不佳，给予 100% 胶体

17.7.1 水电解质不平衡的具体情况

水和电解质不平衡的具体状态可以使用以下等式计算：

渗透压（mOsm/L）=2×（Na mEq/L+K mEq/L）+（血尿素氮 /2.8）+（葡萄糖 /18）

17.7.2 低钠血症

低钠血症分为 3 种类型（Na ＜ 135 mmol/L），最常见的是低渗性低钠血症，等渗和高渗性低钠血症较为少见（表 17.9）。可以遵循特定的流程来确定病因和治疗方案。这在神经外科患者中尤为重要，因为低钠血症与发病率和死亡率增加有关[76]。

表 17.9 低钠血症

类型（Na ＜ 135 mEq/L 或 mmol/L）	亚 型	临床表现	治 疗
等渗性（血浆渗透压 280~290 mOsm）		低蛋白血症，高脂血症	纠正潜在问题
高渗性（血浆渗透压 ＞ 290 mOsm）		应用葡萄糖，甘露醇	纠正潜在问题
低渗性（血浆渗透压 ＜ 280 mOsm）	等容	水中毒	液体限制
		血钾丢失，利尿剂，卡马西平	液体限制
		结核，肝硬化	液体限制
		SIADH	液体限制
	高容量	CHF，肝病	液体限制，袢利尿剂，3%NaCl 溶液，NaCl 片

表 17.9（续）

类型（Na < 135 mEq/L 或 mmol/L）	亚 型	临床表现	治 疗
		TURP	多种
	低容量	CSW	提高容量，3%NaCl 溶液，NaCl 片
		D5W，0.45% NaCl 溶液	使用生理盐水扩容

CHF：充血性心力衰竭；CSW：脑耗盐综合征；D5W：5% 葡萄糖溶液；SIADH：抗利尿激素分泌失调综合征；TURP：经尿道前列腺切除

等渗性低钠血症（血浆渗透压 280~290 mOsm）由可引起血浆容量增加和钠稀释的高脂血症和高蛋白血症引起。预期的钠减少量等于当前蛋白浓度减 8 g/dL 乘 0.25。高蛋白浓度才能显著改变钠浓度。治疗包括纠正潜在的疾病。

高渗性低钠血症（血浆渗透压> 290 mOsm）常见于高渗性疾病，例如高血糖，或使用葡萄糖、甘露醇或甘氨酸等高渗盐液后导致的钠稀释。血糖在 11.11 mmol/L 以上，每增加 5.55 mmol/L，预期钠减少量为 1.45 mmol/L。治疗应基于纠正潜在的疾病。

低渗性低钠血症（血浆渗透压< 280 mOsm）是 NICU 患者中最常见的类型，由三种亚型组成：等容、低血容量和高血容量。

等容量低渗性低钠血症发生于轻度肾功能不全、利尿剂引起的钾丢失或胃肠道丢失的大量饮水患者以及肺结核、支气管肿瘤、肝硬化、曲霉病、压力、剧烈疼痛、急性间歇性卟啉症和接受正压通气的患者。它还与卡马西平、吩噻嗪类药物、抗抑郁药、氯丙酰胺、催产素、噻嗪类利尿剂、磺脲类药物和阿片类药物以及 SIADH 的使用有关（关于 SIADH 的诊断、症状和治疗信息见下文）。胸膜腔内压升高会导致主动脉压力感受器感知低血压并作出水潴留反应。大多数情况可通过限液至 800~1500 mL/d 来治疗。钠水平低时可给予钠片（2 g），每天 3~4 次，或 3% NaCl 溶液治疗。根据病情确定治疗方案。

当富含钠的液体（例如胆汁、汗液和胰腺、小肠和肺中的液体）被葡萄糖溶液或 0.45% NaCl 溶液替代时，就会发生低血容量性低渗性低钠血症。NICU 患者常见临床表现是脑耗盐综合征（CSW）（CSW

的诊断、症状和治疗信息见下文）。CSW 的肾钠丢失和低容量与 SIADH 的情况相反。CSW 可见于任何类型的蛛网膜下腔出血，可能是由于大脑从下丘脑释放利钠因子以试图增加脑血流量并在血管痉挛期间引起脑血管舒张。利钠肽不仅会导致肾钠丢失和体液丢失，还会减少脑水肿区域的水和钠。利钠肽分布在颈动脉、大脑中动脉、后交通动脉和大脑前动脉这些血管痉挛最严重的区域。CSW 常发于在初次蛛网膜下腔出血后 3~7 d，同时也常伴血管痉挛。

- SIADH 的诊断

  SIADH 的诊断包括以下几方面。

  - 血管内容量正常或升高。
  - 血清钠＜ 134 mmol/L。
  - 血浆渗透压低（＜ 280 mOsm/L）。
  - 尿渗透压升高，尿钠升高或正常（＞ 18 mmol/L）。
  - 肾、肾上腺和甲状腺功能正常。

  支气管肿瘤、脑膜炎、外伤、颅内高压、肿瘤和开颅手术均可引起 SIADH 并导致低钠血症。

- SIADH 的症状

  SIADH 的症状包括头痛、精神错乱、嗜睡、恶心或呕吐、肌肉痉挛、深部腱反射抑制和癫痫发作，可能导致昏迷甚至死亡。

- SIADH 的治疗

  SIADH 的治疗包括缓慢提高钠水平，限制补液量，使补液量小于尿量。在成人中，补液量应限制在 800~1500 mL/d。如果存在严重的 SIADH，可使用 3% NaCl 溶液和呋塞米（呋塞米会导致尿液被稀释后排泄）。如果慢性 SIADH 患者有酗酒史，则应缓慢升高血钠水平，每 24 h 升高 8~10 mmol/L，以防止脑桥或其他地方出现渗透性脱髓鞘综合征。对于慢性酒精中毒患者，当血钠水平达到 125 mmol/L 时，应停用 3% NaCl 溶液，以防止患者出现高渗状态。高渗状态可能导致中央髓鞘溶解。其他治疗方法包括每 6 h 口服苯妥英钠或地美环素 150~300 mg，以抑制抗利尿激素。

- CSW 的诊断

  CSW 的诊断包括以下几个方面。

- 血清钠 < 134 mmol/L。
- 血浆渗透压降低（< 280 mOsm/L）。
- 尿渗透压正常或升高。
- 血钠升高（> 18 mmol/L）。
- 中心静脉压、肺毛细血管楔压和肺动脉舒张压降低。
- 血管内容量下降。
- 脱水。

- CSW 的症状

CSW 的症状包括头痛、精神错乱、嗜睡、恶心或呕吐、肌肉痉挛、深部腱反射抑制和癫痫发作，可能导致昏迷甚至死亡。

- CSW 的治疗

CSW 的治疗可应用 3% NaCl 溶液补液，补液速度为 10~50 mL/h。如果合适，氯化钠片 2~3 g，每天 3~4 次。醋酸氟氢可的松能够增加钠的吸收，但通常不需要。

CSW 通常在 2~3 周内痊愈，此时应停止盐补充。

17.8 高钠血症

当血清钠 > 150~155 mmol/L 时，患者会发生高钠血症。然而，当血清钠 > 160 mmol/L 且血浆渗透压 > 330 mOsm/L 时，患者才会出现症状，通常表现为精神错乱、嗜睡和癫痫发作。血清钠 > 180 mmol/L 可能与死亡率增加有关，但死亡率可能是病情进展所致，并非高钠血症导致。

为了确定纠正高钠血症所需的液体量，应计算全身总水量（TBW）的缺少量。正常 TBW 为 60%，范围为 50%~70%，年轻男性 TBW 较高，老年女性较低。

缺水量（L）=（当前血钠浓度 − 正常血钠浓度 140 mmol/L）/ 140 mmol/L × TBW[正常体重（kg）的 60%]

如患者为 70 kg，当前血钠浓度为 170 mmol/L，则缺水量为：

（170−140）/140 ×（0.6 × 70）= 30/140 × 42 = 8.99 L

补液应缓慢进行，通常第 1 个 24 h 补充一半，其余 1~2 d 内补完。

正如低钠血症分为 3 型：等渗、高渗、低渗一样。等渗性高钠血症表现为出汗，采用等渗液补充低渗丢失的水分，与尿崩症后大量液体补充有关。尿崩症常见于垂体术后，不太常见于颅脑损伤。严重颅脑损伤会导致垂体后叶受损，使抗利尿激素分泌减少。主要表现为大量被稀释的尿液过度流失。在尿崩症患者中，抗利尿激素约减少85%。创伤后尿崩症患者的病情较短，通常持续 3~5 周，但有的患者症状持续长达 1 年。最近的一项研究表明，约 21% 的创伤后尿崩症患者会进展为持续性尿崩症，尽管研究者承认此数据可能被高估[77]。尿崩症有时也被视为一种家族性疾病，具有特发性，创伤后发生，或伴有颅咽管瘤、淋巴瘤、神经结节病、脑膜炎、自身免疫性疾病和动脉瘤；可能与甘露醇、苯妥英钠、呋塞米、氢氯噻嗪和乙醇的使用有关；也见于脑死亡或即将发生的脑死亡，并且与韦格纳肉芽肿病和淋巴细胞性垂体炎有关。

高血容量性高钠血症可由过量使用高渗溶液和盐皮质激素引起。高容量性高钠血症见于低渗性体液丢失，例如烧伤患者及腹泻、呕吐、胃肠减压患者，也见于肾上腺功能不全、慢性肾衰竭和未纠正的尿崩症。使用甘露醇或高血糖引起的渗透性利尿导致尿液为等渗性或高渗性，而不是尿崩症引起的低渗性。

应用甘露醇时，可通过计算使用甘露醇前后血浆渗透压的差值确定甘露醇剂量。渗透压（mOsm/L）= 2 × Na（mmol/L）+ K（mmo/L）+（血尿素氮值 /2.8）+（葡萄糖浓度 /18）。

17.8.1 治疗引起的高钠血症

在严重的颅脑损伤患者中，高钠血症不一定是病理性的。使用高渗盐水使血钠浓度达到 145~155 mmol/L 有助于降低颅内压。如前所述，高渗盐水的使用可导致血管内容量增加和细胞内容量减少。

17.8.2 高钠血症的诊断

高钠血症的诊断包括以下几个方面。

- 排尿量大于补液量（＞ 250 mL/h）。
- 大量失水，尿钠丢失，失水程度大于失钠程度，导致血钠浓度高于正常水平。
- 尿比重低（＜ 1.005）。

- 尿渗透压低（50~150 mOsm/L）。
- 血浆渗透压高（> 290~295 mOsm/L）。

颅咽管瘤或垂体手术后，可导致不同类型的尿崩症。尿崩症可能在术后 12~36 h 发生，也可能持续较长时间，钠浓度异常可达数月或永久异常；也可为三相阶段，垂体损伤使抗利尿激素降低 4~5 d。之后细胞死亡，释放抗利尿激素 4~5 d，在此期间尿崩症缓解。最后阶段不释放抗利尿激素，可为短期或长期。

17.8.3 高钠血症的症状

高钠血症的症状包括意识模糊、意识丧失、强直阵挛发作和横纹肌溶解。没有证据表明高钠血症会导致颅内出血。

17.8.4 高钠血症的治疗

高钠血症的治疗包括以下几个方面。

- 去氨加压素静脉给药 1~5 μg（维持 8~20 h）。
- 抗利尿激素肌内注射或皮下注射 12.5 μg（维持 4~8 h）。
- 去氨加压素鼻腔给药 1~5 μg（维持 12~20 h）。

每 6 h 进行一次实验室检查并检测尿比重。

使用 0.45% 氯化钠溶液补液，补液量为出入量之差，也可通过口服补液途径进行补液。如果可能，尽量不要静脉输注自由水。过快矫正高钠血症可导致脑水肿和永久性神经损伤。计算所得缺水量的 1/2 应在 24 h 内纠正，其余部分应在 1~2 d 内纠正；纠正速度不应超过 10~12mmol/（L · 24 h），以防止发生脑水肿。

17.9 其他电解质失衡

17.9.1 镁

镁离子以结合蛋白质和游离二价离子的形式出现。酸中毒、使用利尿剂、细胞外液扩张、腹泻、酗酒和磷酸盐消耗会导致镁丢失。低镁（< 1.5 mg/dL）与癫痫发作、精神错乱和心功能不全有关[7]。这是由于脑损伤患者镁离子浓度降低，阻断了 N- 甲基 -D- 天冬氨酸通道。在脑损伤后的最初 4 h 内，每 4 h 给予 2 g 25% 硫酸镁进行治疗。治疗应避免引起广泛的血管舒张和血压降低，否则会因缺血发作而导致预后

不良。颅脑损伤患者镁浓度通常较低，多项大鼠研究和一项人体研究[78]显示，补充镁可改善预后，但在其他使用更高剂量镁制剂和可能出现低血压的研究中，并未发现这些因素与预后改善有关[79]。一项随机、双盲试验临床研究，试验组在颅脑损伤后 8 h 内连续输注两剂镁制剂，安慰剂组 5 d 分别将镁浓度维持在 1.25~2.5 mmol/L 或 1.0~1.85 mmol/L 的范围，结果显示补充镁的患者没有受益[78]。有人认为，动脉瘤性蛛网膜下腔出血患者补充镁可降低血管痉挛的风险，从而改善预后。一项接受镁制剂治疗的动脉瘤性蛛网膜下腔出血患者的大型Ⅲ期随机安慰剂对照试验（MASH–2），纳入 1204 例患者，其中接受镁治疗的 26.2% 患者疗效不佳，而安慰剂组为 25.3%[80]。结论是硫酸镁不会改善临床结局。

17.9.2 钙

钙离子由甲状旁腺激素和维生素 D 调节。甲状旁腺激素刺激钙从骨骼中释放，从胃肠道吸收，再从肾脏重吸收。苯妥英钠、白蛋白，碱中毒、低镁、败血症、胰腺炎、维生素 D 缺乏、甲状旁腺功能减退症和横纹肌溶解症可导致低钙血症（＜ 4.25 mmol/L）。低血清白蛋白会降低总钙含量，但不会影响钙离子浓度。因此，应检测而不是计算钙离子浓度。钙浓度降低与神经元敏感性升高有关，如癫痫发作、意识模糊、感觉异常、低血压、心律失常、窦性心动过速段延长、呼吸暂停、喘鸣，以及对去甲肾上腺素或多巴胺反应性降低。如果怀疑钙离子浓度过低，则应检测镁离子浓度。如果镁离子浓度过低，应进行纠正。如果钙离子浓度偏低，可在 50~100 mL 5% 葡萄糖溶液中加入 100~200 mg 葡萄糖酸钙静脉输注，然后以 1~2 mg（/kg・h）的速度静脉输注 6~12 h。

17.9.3 钾

钾是细胞内阳离子由肾上腺分泌的醛固酮调节。全身钾离子中仅 0.4% 存在于血浆；因此，细胞内储存可以有效地补充细胞外池。在颅脑损伤期间，细胞性酸中毒可导致钾离子进入血管内。其他导致钾离子浓度升高的原因包括糖尿病酮症酸中毒、横纹肌溶解症和低温后复温，以及使用血管紧张素转换酶抑制剂、β 受体阻滞剂、地高辛、肝素、非甾体抗炎药、甲氧苄啶 – 磺胺甲噁唑。

由于细胞膜的神经兴奋性较高，高钾血症（$K^+ > 5.5$mmol/L）会导致瘫痪、肌肉无力、感觉迟钝和心脏障碍。对于症状性高钾血症，可给予 10 mL 10% 葡萄糖酸钙溶液治疗，其含 93 mg 钙元素。钙可拮抗心肌毒性 20~60 min。碳酸氢钠及胰岛素和葡萄糖的输注会增强钠钾泵的活性，从而将钾离子移动到细胞中。这有助于稳定神经和神经肌肉毒性。然而，碳酸氢钠可能与钙离子结合，使其作用无效。阳离子交换树脂，例如，1 g 聚磺苯乙烯（Kayexalate），可去除 1 mmol 钾离子。通常剂量为 20~50 g 溶解于 100~200 mL 20% 山梨醇中，每 3 h 给药一次，每天最多 5 剂。如果出现肾衰竭的迹象，应尽快进行血液透析。

低钾血症的定义为钾离子浓度 < 3.5 mmol/L。低钾血症与心律失常密切相关，心律失常是 NICU 患者的常见合并症。钾离子对稳定心律非常重要。低钾血症患者发生心房颤动的风险更高[81]。目前，建议将心房颤动患者的钾离子浓度维持在 4.0 mmol/L 以上。为了纠正低钾血症，应积极纠正低镁血症，因为镁离子浓度低会增加肾脏中的钾离子排泄[82–83]。

病例处理

应将该患者静脉输注的葡萄糖溶液改为生理盐水，剂量为 35 mL/（kg·d），考虑过度换气，额外增加 10% 液体量。应行 CT 检查及血生化、动脉血气等实验室检查。

参考文献

[1] Moritz ML, Ayus JC. Maintenance Intravenous Fluids in Acutely Ill Patients. N Engl J Med, 2015, 373(14):1350–1360.

[2] Vakili A, Kataoka H, Plesnila N. Role of arginine vasopressin V1 and V2 receptors for brain damage after transient focal cerebral ischemia. J Cereb Blood Flow Metab, 2005, 25(8):1012–1019.

[3] Rosenberg GA, Scremin O, Estrada E, Kyner WT. Arginine vasopressin V1-antagonist and atrial natriuretic peptide reduce hemorrhagic brain edema in rats. Stroke, 1992, 23(12):1767–1773, discussion 1773–1774.

[4] Naruse S, Takei R, Horikawa Y, et al. Effects of atrial natriuretic peptide on brain oedema: the change of water, sodium, and potassium contents in the brain. Acta Neurochir Suppl (Wien), 1990, 51:118–121.

[5] Andrews BT. Fluid and electrolyte disorders in neurosurgical intensive care. Neurosurg Clin N Am, 1994, 5(4):707–723.

[6] Edvinsson L, Krause DN. Neuropeptides. In: Edvinsson L, Krause DN, eds. Cerebral

Blood Flow and Metabolism. 2nd ed. Philadelphia, PA: Lippincott Williams & Wilkins, 2002:273.
[7] Ropper A, Gress D, Diringer M, et al. Fluid and metabolic derangements. In: Neurological and Neurosurgical Intensive Care. 4th ed. Philadelphia, PA: Lippincott Williams & Wilkins, 2004:105–112.
[8] Layon AJ, Gabrielli A, Friedman WA. Textbook of Neurointensive Care. Philadelphia, PA: WB Saunders, 2004.
[9] Suarez JI. Critical Care Neurology and Neurosurgery. Totowa, NJ: Humana Press, 2004.
[10] Wijdicks EF. The Clinical Practice of Critical Care Neurology. 2nd ed. Oxford: Oxford University Press, 2003.
[11] w3.ouhsc.edu/human_physiology/Cell%20Fiz%20Discussion%20questions.htm. Accessed July 2005.
[12] Bynoe MS, Viret C, Yan A, Kim DG. Adenosine receptor signaling: a key to opening the blood-brain door. Fluids Barriers CNS, 2015, 12:20.
[13] Engelhardt S, Huang SF, Patkar S, Gassmann M, Ogunshola OO. Differential responses of bloodbrain barrier associated cells to hypoxia and ischemia: a comparative study. Fluids Barriers CNS, 2015, 12:4.
[14] Rosner MJ, Becker DP. Origin and evolution of plateau waves. Experimental observations and a theoretical model. J Neurosurg, 1984, 60(2):312–324.
[15] Rosner MJ, Daughton S. Cerebral perfusion pressure management in head injury. J Trauma, 1990, 30(8):933–940.
[16] Weed LH, McKibben PS. Experimental alteration of brain bulk. Am J Physiol, 1919, 48:531–555.
[17] Gravenstein D, Gravenstein N. Intraoperative and immediate postoperative neuroanesthesia. In: Layon AJ, Gabrielli A, Friedman WA, eds. Textbook of Neurointensive Care. Philadelphia, PA: WB Saunders, 2004.
[18] Chernow B. The Pharmacologic Approach to the Critically Ill Patient. 3rd ed. Baltimore, MD: Williams & Wilkins, 1994:272–290.
[19] Lam AM, Winn HR, Cullen BF, Sundling N. Hyperglycemia and neurological outcome in patients with head injury. J Neurosurg, 1991, 75(4):545–551.
[20] Wass CT, Lanier WL. Glucose modulation of ischemic brain injury: review and clinical recommendations. Mayo Clin Proc, 1996, 71(8):801–812.
[21] Cherian L, Hannay HJ, Vagner G, Goodman JC, Contant CF, Robertson CS. Hyperglycemia increases neurological damage and behavioral deficits from post-traumatic secondary ischemic insults. J Neurotrauma, 1998, 15(5):307–321.
[22] Zornow MH, Prough DS. Fluid management in patients with traumatic brain injury. New Horiz, 1995, 3(3):488–498.
[23] Darovic GO. Hemodynamic Monitoring Invasive and Noninvasive Clinical Application. 3rd ed. Philadelphia, PA: WB Saunders, 2002.
[24] Lefor AT. Critical Care on Call. New York, NY: Lange Medical Books, 2002:354.
[25] Narayan RK, Wilberger JE, Polishock JT. Neurotrauma. New York, NY: McGraw-Hill, 1996:87–89, 315–317.
[26] Prough DS, Whitley JM, Taylor CL, Deal DD, DeWitt DS. Regional cerebral blood flow following resuscitation from hemorrhagic shock with hypertonic saline. Influence of a subdural mass. Anesthesiology, 1991, 75(2):319–327.
[27] Schmoker JD, Zhuang J, Shackford SR. Hypertonic fluid resuscitation improves cerebral oxygen delivery and reduces intracranial pressure after hemorrhagic shock. J Trauma, 1991, 31(12):1607–1613.
[28] Bayir H, Clark RS, Kochanek PM. Promising strategies to minimize secondary brain

injury after head trauma. Crit Care Med, 2003, 31(1) Suppl:S112–S117.

[29] Simma B, Burger R, Falk M, Sacher P, Fanconi S. A prospective, randomized, and controlled study of fluid management in children with severe head injury: lactated Ringer's solution versus hypertonic saline. Crit Care Med, 1998, 26(7):1265–1270.

[30] Khanna S, Davis D, Peterson B, et al. Use of hypertonic saline in the treatment of severe refractory posttraumatic intracranial hypertension in pediatric traumatic brain injury. Crit Care Med, 2000, 28(4):1144–1151.

[31] Munar F, Ferrer AM, de Nadal M, et al. Cerebral hemodynamic effects of 7.2% hypertonic saline in patients with head injury and raised intracranial pressure. J Neurotrauma, 2000, 17(1):41–51.

[32] Horn P, Münch E, Vajkoczy P, et al. Hypertonic saline solution for control of elevated intracranial pressure in patients with exhausted response to mannitol and barbiturates. Neurol Res, 1999, 21 (8):758–764.

[33] Fisher B, Thomas D, Peterson B. Hypertonic saline lowers raised intracranial pressure in children after head trauma. J Neurosurg Anesthesiol, 1992, 4(1):4–10.

[34] Vassar MJ, Perry CA, Holcroft JW. Prehospital resuscitation of hypotensive trauma patients with 7.5% NaCl versus 7.5% NaCl with added dextran: a controlled trial. J Trauma, 1993, 34(5):622–632, discussion 632–633.

[35] Wade CE, Grady JJ, Kramer GC, Younes RN, Gehlsen K, Holcroft JW. Individual patient cohort analysis of the efficacy of hypertonic saline/dextran in patients with traumatic brain injury and hypotension. J Trauma, 1997, 42(5) Suppl:S61–S65.

[36] Vialet R, Albanèse J, Thomachot L, et al. Isovolume hypertonic solutes (sodium chloride or mannitol) in the treatment of refractory posttraumatic intracranial hypertension: 2 mL/kg 7.5% saline is more effective than 2 mL/kg 20% mannitol. Crit Care Med, 2003, 31(6):1683–1687.

[37] Mirski AM, Denchev ID, Schnitzer SM, Hanley FD. Comparison between hypertonic saline and mannitol in the reduction of elevated intracranial pressure in a rodent model of acute cerebral injury. J Neurosurg Anesthesiol, 2000, 12(4):334–344.

[38] Eskandari R, Filtz MR, Davis GE, Hoesch RE. Effective treatment of refractory intracranial hypertension after traumatic brain injury with repeated boluses of 14.6% hypertonic saline. J Neurosurg, 2013, 119(2):338–346.

[39] Ichai C, Payen JF, Orban JC, et al. Half-molar sodium lactate infusion to prevent intracranial hypertensive episodes in severe traumatic brain injured patients: a randomized controlled trial. Intensive Care Med, 2013, 39(8):1413–1422.

[40] Allcock JM, Drake CG. Ruptured intracranial aneurysm: the role of arterial spasm. J Neurosurg, 1965, 22:21–29.

[41] von Kummer R, Scharf J, Back T, Reich H, Machens HG, Wildemann B. Autoregulatory capacity and the effect of isovolemic hemodilution on local cerebral blood flow. Stroke, 1988, 19(5):594–597.

[42] Mead CO. A study of cerebral blood flow in experimental head injury: the beneficial effects of hemodilution. Proc Inst Med Chic, 1970, 28(5):173–179.

[43] Jurkiewicz J, Mempel E, Szumska J, Czernicki Z. Use of haemodilution in the treatment of craniocerebral injuries (author's transl.) [in French]. Neurochirurgie, 1979, 25(2):122–123.

[44] Cole DJ, Drummond JC, Osborne TN, Matsumura J. Hypertension and hemodilution during cerebral ischemia reduce brain injury and edema. Am J Physiol, 1990, 259(1 Pt 2):H211–H217.

[45] Shin'oka T, Shum-Tim D, Jonas RA, et al. Higher hematocrit improves cerebral outcome after deep hypothermic circulatory arrest. J Thorac Cardiovasc Surg, 1996, 112(6):1610–

1620, discussion 1620–1621.
[46] Hassler W, Chioffi F. CO2 reactivity of cerebral vasospasm after aneurysmal subarachnoid haemorrhage. Acta Neurochir (Wien), 1989, 98(3–4):167–175.
[47] Hint H. The pharmacology of dextran and the physiological background for the clinical use of rheomacrodex and macrodex. Acta Anaesthesiol Belg, 1968, 19(2):119–138.
[48] Ekelund A, Reinstrup P, Ryding E, et al. Effects of iso- and hypervolemic hemodilution on regional cerebral blood flow and oxygen delivery for patients with vasospasm after aneurysmal subarachnoid hemorrhage. Acta Neurochir (Wien), 2002, 144(7):703–712, discussion 712–713.
[49] Duebener LF, Sakamoto T, Hatsuoka S, et al. Effects of hematocrit on cerebral microcirculation and tissue oxygenation during deep hypothermic bypass. Circulation, 2001, 104(12) Suppl 1:I260–I264.
[50] Korosue K, Heros RC. Mechanism of cerebral blood flow augmentation by hemodilution in rabbits. Stroke, 1992, 23(10):1487–1492, discussion 1492–1493.
[51] Ohtaki M, Tranmer BI. Role of hypervolemic hemodilution in focal cerebral ischemia of rats. Surg Neurol, 1993, 40(3):196–206.
[52] Lee SH, Heros RC, Mullan JC, Korosue K. Optimum degree of hemodilution for brain protection in a canine model of focal cerebral ischemia. J Neurosurg, 1994, 80(3):469–475.
[53] Shimoda M, Oda S, Tsugane R, Sato O. Intracranial complications of hypervolemic therapy in patients with a delayed ischemic deficit attributed to vasospasm. J Neurosurg, 1993, 78(3):423– 429.
[54] Gravenstein D, Gravenstein N. Intraoperative and immediate postoperative neuroanesthesia. In: Layon AJ, Gabrielli A, Friedman WA, eds. Textbook of Neurointensive Care. Philadelphia, PA: WB Saunders, 2004:696–700.
[55] Laks H, O'Connor NE, Anderson W, Pilon RN. Crystalloid versus colloid hemodilution in man. Surg Gynecol Obstet, 1976, 142(4):506–512.
[56] Shires GT, III, Peitzman AB, Albert SA, et al. Response of extravascular lung water to intraoperative fluids. Ann Surg, 1983, 197(5):515–519.
[57] Brown WJ, Kim BS, Weeks DB, Parkin CE. Physiologic saline solution, Normosol R pH 7.4, and Plasmanate as reconstituents of packed human erythrocytes. Anesthesiology, 1978, 49(2):99–101.
[58] Trumble ER, Muizelaar JP, Myseros JS, Choi SC, Warren BB. Coagulopathy with the use of hetastarch in the treatment of vasospasm. J Neurosurg, 1995, 82(1):44–47.
[59] Belayev L, Alonso OF, Huh PW, Zhao W, Busto R, Ginsberg MD. Posttreatment with high-dose albumin reduces histopathological damage and improves neurological deficit following fluid percussion brain injury in rats. J Neurotrauma, 1999, 16(6):445–453.
[60] Chorny I, Bsorai R, Artru AA, et al. Albumin or hetastarch improves neurological outcome and decreases volume of brain tissue necrosis but not brain edema following closed-head trauma in rats. J Neurosurg Anesthesiol, 1999, 11(4):273–281.
[61] Bunn F, Lefebvre C, Li Wan Po A, Li L, Roberts I, Schierhout G. Human albumin solution for resuscitation and volume expansion in critically ill patients. The Albumin Reviewers. Cochrane Database Syst Rev, 2000, 2(2):CD001208.
[62] Finfer S, Bellomo R, Boyce N, French J, Myburgh J, Norton R, SAFE Study Investigators. A comparison of albumin and saline for fluid resuscitation in the intensive care unit. N Engl J Med, 2004, 350(22):2247–2256.
[63] Andrews RJ, Muto RP. Retraction brain ischaemia: mannitol plus nimodipine preserves both cerebral blood flow and evoked potentials during normoventilation and hyperventilation. Neurol Res, 1992, 14(1):19–25.

[64] Andrews RJ, Bringas JR, Muto RP. Effects of mannitol on cerebral blood flow, blood pressure, blood viscosity, hematocrit, sodium, and potassium. Surg Neurol, 1993, 39(3):218–222.
[65] Johnston IH, Harper AM. The effect of mannitol on cerebral blood flow. An experimental study. J Neurosurg, 1973, 38(4):461–471.
[66] Mendelow AD, Teasdale GM, Russell T, Flood J, Patterson J, Murray GD. Effect of mannitol on cerebral blood flow and cerebral perfusion pressure in human head injury. J Neurosurg, 1985, 63 (1):43–48.
[67] Meyer FB, Anderson RE, Sundt TM, Jr, Yaksh TL. Treatment of experimental focal cerebral ischemia with mannitol. Assessment by intracellular brain pH, cortical blood flow, and electroencephalography. J Neurosurg, 1987, 66(1):109–115.
[68] Shirane R, Weinstein PR. Effect of mannitol on local cerebral blood flow after temporary complete cerebral ischemia in rats. J Neurosurg, 1992, 76(3):486–492.
[69] Kaufmann AM, Cardoso ER. Aggravation of vasogenic cerebral edema by multiple-dose mannitol. J Neurosurg, 1992, 77(4):584–589.
[70] Wise BL, Perkins RK, Stevenson E, Scott KG. Penetration of 14C-labelled mannitol from serum into cerebrospinal fluid and brain. Exp Neurol, 1964, 10:264–270.
[71] Guidelines for the Management of Severe Head Injury. New York, NY: Brain Trauma Foundation, 2000.
[72] Gantner D, Moore EM, Cooper DJ. Intravenous fluids in traumatic brain injury: what's the solution? Curr Opin Crit Care, 2014, 20(4):385–389.
[73] Pulsion Medical Inc. Advanced Hemodynamic Monitoring. Irving, TX, 2009.
[74] Obata Y, Takeda J, Sato Y, Ishikura H, Matsui T, Isotani E. A multicenter prospective cohort study of volume management after subarachnoid hemorrhage: circulatory characteristics of pulmonary edema after subarachnoid hemorrhage. J Neurosurg, 2015, 125(2):254–263.
[75] Tagami T, Kuwamoto K, Watanabe A, et al. SAH PiCCO Study Group. Optimal range of global enddiastolic volume for fluid management after aneurysmal subarachnoid hemorrhage: a multicenter prospective cohort study. Crit Care Med, 2014, 42(6):1348–1356.
[76] Rahman M, Friedman WA. Hyponatremia in neurosurgical patients: clinical guidelines development. Neurosurgery, 2009, 65(5):925–935, discussion 935–936.
[77] Capatina C, Paluzzi A, Mitchell R, Karavitaki N. Diabetes Insipidus after Traumatic Brain Injury. J Clin Med, 2015, 4(7):1448–1462.
[78] Gennarelli T, Cruz J, McGinnis G, Jaggi J. Development of Methods to Evaluate New Treatments for Acute Head Injury. Atlanta, GA: Centers for Disease Control and Prevention, 1997:R49/CCR303687.
[79] Stippler M, Fischer MR, Puccio AM, et al. Serum and cerebrospinal fluid magnesium in severe traumatic brain injury outcome. J Neurotrauma, 2007, 24(8):1347–1354.
[80] Temkin NR, Anderson GD, Winn HR, et al. Magnesium sulfate for neuroprotection after traumatic brain injury: a randomised controlled trial. Lancet Neurol, 2007, 6(1):29–38.
[81] Dorhout Mees SM, MASH-II study group. Magnesium in aneurysmal subarachnoid hemorrhage (MASH II) phase III clinical trial MASH-II study group. Int J Stroke, 2008, 3(1):63–65.
[82] Krijthe BP, Heeringa J, Kors JA, et al. Serum potassium levels and the risk of atrial fibrillation: the Rotterdam Study. Int J Cardiol, 2013, 168(6):5411–5415.
[83] Huang CL, Kuo E. Mechanism of hypokalemia in magnesium deficiency. J Am Soc Nephrol, 2007, 18(10):2649–2652.

第 18 章　呼吸机的管理

Justen Watkins　Dan E. Miulli　James Berry　Glenn Fischberg　Javed Siddiqi

摘　要　单次低血压或缺氧会使与严重颅脑损伤相的发病率或死亡率增加 1 倍。神经重症医可通过机械通气降低缺氧风险，应及时使用呼吸机预防缺血缺氧。对于中枢神经系统疾病，快速恢复氧合可以防止缺血半暗带的神经元死亡，并且是防止周围细胞死亡所必需的。然而，通过呼吸机给氧并不是恢复中枢神经系统组织氧合的唯一手段。输送氧气的前提是患者存在有功能的气道，这是首要考虑因素。通过对呼吸机中的氧气水平、二氧化碳水平和气道压力进行精细控制，使氧气穿过肺泡进入循环系统，就可以改善脑组织氧合。

关键词　环甲膜切除术　高氧合　插管　非去极化麻痹　二氧化碳分压　肺炎　预氧合　快速插管

病例介绍

一名 43 岁男子在车祸后出现胸部、腹部和头部明显挫伤。在事故现场，患者出现快速吞咽呼吸，无法遵医嘱，对疼痛刺激无法睁眼，语言混乱，并伴屈肌/去皮质强直。双瞳孔等大，瞳孔对光反应灵敏。胸部运动无明显不对称或胸部畸形，腹部微胀但不僵硬。患者应该进行气管插管吗?

病例处理见本章末。

18.1 气管插管原因

美国脑外伤基金会发布的严重创伤性脑损伤管理指南（第 4 版）建议对血压和氧合进行以下处理。

指南：如果有可能，必须严格避免低血压（收缩压$<$ 90 mmHg）或缺氧（现场呼吸暂停或发绀，$PaO_2 < 60$ mmHg，或 $SpO_2 < 90\%$），或立即纠正低血压和缺氧。

大脑和脊髓需要持续充足的血流量来提供氧气和能量底物。必须不惜一切代价预防缺血，以防止或减少继发性损伤。根据中枢神经系统组织缺氧的严重程度和发作情况，葡萄糖和糖原会在4 min内耗尽。在颅脑损伤的情况下，缺氧会加剧原发性损伤并导致继发性损伤。这是因为，除了缺乏代谢底物外，受伤的大脑还需要额外的能量，具体表现为新陈代谢增加和大脑缺血半暗带温度升高。当脑组织氧分压（PbO_2）低于20 mmHg时，无氧呼吸成为主要的能量交换机制。这会导致葡萄糖储存依赖性乳酸酸中毒、pH降低、血管舒张、线粒体损伤和细胞死亡（又称继发性损伤）。

气管插管可能有助于防止因缺氧（氧饱和度低于90%、PaO_2低于60 mmHg、呼吸暂停或发绀）导致的严重继发性颅脑损伤。Stocchetti等[1]证明，无低血压的缺氧患者的死亡率是非缺氧患者的3倍，危重症发生率是非缺氧患者的20倍。此外，对严重创伤患者进行院前气管插管显著降低了死亡率[2]。不建议对颅脑损伤患者延迟插管。

18.2 气管插管要求

本章病例中的患者的格拉斯哥昏迷量表（GCS）评分为6分；3分表示去皮质强直/屈肌，2分表示语言混乱，1分表示无法睁眼。严重颅脑损伤的定义是GCS评分为8分或更低，根据严重创伤性脑损伤管理指南，初始管理和复苏应包括气管插管：GCS ≤ 8分时插管。

严格、仔细进行神经系统检查，包括评估脑干反射，有助于识别接受机械通气，但仍有很高死亡可能性的患者[3]。

尽管严重颅脑损伤管理指南于1995年首次发布，但各国严重颅脑损伤患者的治疗仍然存在相当大的差异。积极遵循管理指南的国家，严重颅脑损伤患者的死亡率降低，但患者出院时的社会功能水平没有显著差异[4]。

临床研究数据不仅支持对严重颅脑损伤患者进行气管插管外，也支持对卒中患者气管插管。然而，卒中患者的气管插管仍然存在一些争议。Magi等[5]认为，不需要其他侵入性手术（如神经外科）或血管造影的急性卒中患者，在住院时因病情恶化而进行气管插管和机械通气，总体预后很差，但患者生存率足以证明这种治疗的合理性。严重的缺血性疾病患者常需要机械通气，其中2/3于住院期间死亡，其余患者严重残疾。一项针对多种族城市人口的研究显示，患者在气管插管后深度昏迷或病情恶化，生存率较低。因此，作者得出结论：卒中患者机械通气在延长生命方面具有成本效益，但在维持生活质量方面却不具有成本效益[6]。

18.3 气管插管方法

18.3.1 插管前

在插管之前，先用 100% 氧气进行预充氧，以将动脉血氧饱和度保持在最高水平。注意保护颈椎，在已预先使用颈托固定的患者中，使用下颌抬举技术可保持气道畅通，保证氧合。不要使疑似脊柱损伤的患者倾斜头部。固定颈部，吸引器清理上气道后，快速序贯插管，包括经口气管插管、经鼻盲探气管插管，食管 – 气管组合管（Moore Medical）或使用喉罩。所需设备必须完好，使用肌松药物之前必须检查气管插管气囊。如果由于面部骨折不能进行气管插管，则必须考虑进行环甲膜切开术或气管切开术。

插管前应注意以下几方面。

- 关注并保护颈椎。
- 100% 氧气预给氧。
- 检查气囊充气、放气。
- 吸引上气道分泌物。
- 颈部损伤患者不要倾斜头部。
- 快速镇静肌松。
- 插管。
  - 经口气管插管。
  - 经鼻盲探气管插管。
  - 食管气管组合插管。
  - 喉罩。
  - 环甲膜切开及气管切开。

18.3.2 快速序贯插管

快速序贯插管用药顺序如下：①面罩 100% 氧气预充氧。②如果担心颅内压升高，在 30~60 s 内静脉给予 1.5~2 mg/kg 的利多卡因进行预先给药，以帮助预防颅内压升高。在插管前等待约 3 min 可达到理想效果。③如果在肌松患者之前有任何警觉或意识的表象，则应使用镇静剂（见下文）。④可以考虑使用非去极化麻痹剂，例如罗库溴铵，10% 的插管剂量为 0.06~0.1 mg/kg，以减轻下一种药物（去极化肌松药琥珀胆碱 1.5 mg/kg，静脉推注）引起的肌束颤，其在 30 s 至 1 min 内起作用。插管时，尽可能将床头抬高至 30° ，这通常是为了控制升高的颅内压。如果有需要，尝试用环状软骨加压进行气管插管。如果无法在 20~30 s 内插管，请停止并用气囊面罩通气 30~60 s，然后再次尝试经口气管插管。直视插管通过声带后，听诊胸部外侧呼吸音，观察胸部起伏（而不仅仅是腹部），呼气时可观察到气管导管中出现雾气，也可在呼吸 5~6 次后使用呼气末二氧化碳监测仪或食管检测器进行检测。对于插管引起的心动过缓，成人可使用阿托品 0.5 mg 静脉推注，儿童最小剂量为 0.1 mg（0.01 mg/kg）。

快速插管使应注意以下几方面[7-9]。

- 100% 氧气预供氧。
- 利多卡因 1.5~2 mg/kg，静脉给药。
- 罗库溴铵 0.06~0.1 mg/kg。
- 琥珀胆碱 1.5 mg/kg 静脉推注。
- 插管。
- 如未成功，面罩加压给氧 30~60 s。
- 再次尝试。

评估插管是否成功，可采取以下操作。

- 听诊双侧呼吸音。
- 观察胸部而非腹部的起伏。
- 观察插管内的雾气。
- 呼吸 5~6 次后进行呼气末二氧化碳监测。
- 如出现插管相关的心动过缓，可使用阿托品。

头部受伤患者的术前用药、诱导、镇静可以防止因疼痛或吸引而导致的颅内压升高。根据插管时间要求和插管后再次评估神经系统检查的需要使用药物。常用代表药物见表 18.1。

表 18.1 快速序贯插管用药

药 物	药物静脉推注用量	起 效	维持时间
利多卡因	1.5~2 mg/kg，IV	30~6 s	5~10 min
阿托品	0.01 mg/kg，IV，儿童最小剂量为 0.1 mg	30~60 s	3~5 min
芬太尼	2~3 g/kg，IV， 2~3 min 以上	60 s	30~60 min
咪达唑仑	0.02~0.04 mg/kg	2 min	1~2 h
依托咪酯	0.2~0.6 mg/kg	60 s	3~5 min
氯胺酮	2 mg/kg	30~60 s	15 min
硫喷妥钠	3~5 mg/kg	20~40 s	5~10 min

IV：静脉推注

表 18.2 列举了琥珀胆碱替代药物或在使用琥珀胆碱之前预防应用的肌松药。如果使用琥珀胆碱危险因素较高，应使用替代药物。危险因素包括高钾血症或极可能存在的高钾血症，如长期制动、肌病、肾衰竭、大面积烧伤或肌肉挤压损伤，以及颅内高压，或既往有恶性高热病史或家族史[7-9]。由于经霍夫曼消除（非器官依赖代谢），西沙曲库铵可能首选用于肾或肝衰竭或高龄患者，从而避免对患者产生长期影响[10-11]。要注意插管后患者仍需要进行神经系统检查。有时可能需要检查患者是否有脑死亡，因为气管插管往往情况紧急。最好在插管前迅速确定神经系统状态。但是应在复苏后确定 GCS 评分，而不是代替复苏。

表 18.2 肌松药

药 物	肌 松	预 防	起 效	维持时间
琥珀胆碱	1~2 mg/kg	—	30~60 s	4~6 min
瑞库溴铵	1.5 mg/kg	—	60~90 s	15 min
罗库溴铵	0.6~1.2 mg/kg	0.06 mg/kg	2 min	30~90 min

表 18.2（续）

药 物	肌 松	预 防	起 效	维持时间
维库溴铵	0.15~0.25 mg/kg	0.01 mg/kg	2~5 min	25~40 min
顺阿曲库铵	0.15~0.2 mg/kg	—	1.5~3 min	44~31 min
阿曲库铵	0.4 mg/kg	0.04 mg/kg	3~5 min	20~35 min
泮库溴铵	0.1 mg/kg	0.01 mg/kg	3~5 min	45~60 min

常用药物的不良反应包括以下几方面。

- 琥珀胆碱：去极化作用可能导致肌束震颤，升高颅内压或引起肌肉疼痛，应预防。还可导致心律失常和高钾血症，以及恶性高热，引起健康儿童和青少年心搏骤停。
- 泮库溴铵：可阻滞迷走神经；可增加心输出量，升高颅内压，加快脉搏搏动。新斯的明和其他抗胆碱酯酶可逆转[12]。

Ochs 等[13]评估了护理人员快速插管流程在基层医院严重颅脑损伤患者插管中的使用情况。纳入的病例为距医院 10 min 以上路程的严重颅脑损伤成年患者。先给予咪达唑仑，之后给予琥珀胆碱肌松药，确认插管到位后，给予罗库溴铵。采用 Combitube 为备用方案。研究终点包括插管成功率、插管前和插管后氧饱和度、到院时的动脉血气分析值以及在途中和现场插管的患者的总出院时间。在纳入的 114 例患者中，84% 成功进行了气管插管，15% 需要 Combitube 插管，只有 1 例患者（0.9%）未能成功建立气道。医护人员对严重颅脑损伤患者进行快速插管，没有出现并发症，血气分析结果良好。

18.3.3 紧急环甲膜穿刺

紧急环甲膜切开术只能由熟悉解剖结构的人员在上气道阻塞插管不成功或无法进行气管插管时进行。该过程需要刀片和刀柄、消毒液和气管切开插管，以及儿科气管插管以及带针的 14 号导管。触诊甲状软骨和环状软骨之间的环甲膜；它是甲状软骨和朝向胸部的第一个硬软骨环之间的软空间。在皮肤上做一个垂直切口，然后水平切开环甲膜。接下来将刀柄插入开口并旋转 90°。插入气管切开插管并充盈气囊。如果有 14 号带针导管可用，可用其穿刺环甲膜，取出针头并外接 12 mL 注射器应急用于呼吸机连接。实现气道保护后，医务人员在可控条件下可将环甲膜切开术转换为气管切开术。气管切开术不适用于紧急情况。

紧急环甲膜切开术如下。

- 触摸定位甲状软骨和第一环状软骨之间的环甲膜。
- 于皮肤表面做垂直切口。
- 水平切开环甲膜。
- 插入刀柄转 90°。
- 自开口插入气管插管。

18.4 气管插管后过度通气

重度颅脑损伤患者在没有脑疝的情况下的目标是正常通气，并控制动脉血中二氧化碳的正常分压（$PaCO_2$），范围为 35~45 mmHg[15]。

指南：不建议预防性过度通气，使 $PaCO_2 \leqslant 25$ mmHg。

脑组织氧合取决于脑血流量或脑灌注压。因此，应避免引起血管收缩和减少脑血流量的治疗方法，例如剧烈的过度通气。

过度通气可通过降低血浆二氧化碳分压（PCO_2）起作用，这会导致脑血管系统内或周围环境 pH 值升高，使脑血管收缩，脑血流量减少，在某些情况下会降低颅内压。闭合性颅脑损伤早期，脑血流量低。颅脑损伤后第 1 天，患者脑血流量不到正常人的一半；但之后至少 3 d 血流量会增加，除了那些颅内压无法控制的患者。

颅脑损伤后前 8 h 脑血流量一般低于 30mL/（100g · min），创伤严重的患者伤后前 4 h 脑血流量可能低于 20mL/（100g · min）。损伤周围组织的脑血流量低于整体血流量。点状出血组织的血流量可能更低。颅脑损伤严重的患者 24~36 h 内的氧摄取量是增加的，至少需要达到基线血流量，甚至可能更高。

过度换气患者的脑血流量检测表明，损伤及其周围组织的脑血流量存在显著差异，甚至局部损伤部位具有继发于过度换气引起的盗血。脑血流量确实会随着过度换气而改变；正如 Obrist 等得出的结论：$PaCO_2$ 每变化 1 mmHg，脑血流量会发生 3%~4% 的变化 [16]。

当脑血流量减少时，目前还不能确切知道发生不可逆缺血或梗死的脑血流水平。Obrist 等的同一项研究表明，在严重颅脑损伤的患者中，正常的脑代谢会受到抑制，并且在许多情况下发生的脑血流量减少可能适合大脑的代谢需求。硬膜下血肿、弥漫性损伤和低血压患者的脑血流量低，而硬膜外血肿或 CT 检查正常的患者脑血流量高。正如 Bouma 等 [17] 的结论，在颅脑损伤后的最初 4 h 内，脑血流量与 GCS 之间存在直接相关性，因此，此时过度通气导致的脑血流量减少后果变得更加严重。

20 多年来，控制 $PCO_2 \leqslant 25$ mmHg 的剧烈过度通气一直是严重颅脑损伤的治疗原则，因为这样可以使颅内压迅速降低。然而，没有研究表明经验性地使用过度通气可以改善严重颅脑损伤的患者的神经系统预后。过度通气通过引起脑血管收缩和脑血流量减少来降低颅内压。如前所述，在颅脑损伤后第 1 天，脑血流量减少了 50%，因此，过度通气只会加重这种致病性病情。Raichle 等 [18] 研究了一组接受过度通气治疗的健康人群。当这些人的 PCO_2 比正常值下降 15~20 mmHg 时，30 min 后脑血流量下降了 40%。4 h 后，尽管继续过度通气，脑血流量仍增加到基线的 90%，尽管 PCO_2 仍然下降，这表明过度通气可能只能暂时降低颅内压。如果有必要，过度通气只能在短时间内使用。

在同一研究中，当 PCO_2 快速恢复时，脑血流量增加至基线的 31% 以上。PCO_2 快速恢复会增加脑血容量，进而增加颅内压。因此，应逐渐升高 PCO_2，从低于正常水平至正常。

在自动调节功能完好的患者中，PCO_2 的变化会使脑血流量发生 3%~4% 的变化。当脑血流量已经减少时，这种脑血流量的变化较小，并且这种脑血管 CO_2 反应性较低可导致预后不良。局部 CO_2 反应性可能相差 50% 以上。Cold 等 [19] 证明，在一些患者中，脑自动调节功能在正常碳酸血症时完好，而在低碳酸血症时丧失。其他研究者发现过度通气的反应因人而异。Crockard 等 [20] 发现颅内压升高与 PCO_2 降低有关，而 Obrist 发现只有一半接受过度通气治疗的患者颅内压降低。然而，这些患者中 90% 以上脑血流量也有所下降。

在一项具有里程碑意义的 I 类研究中，Muizelaar 等 [21] 的一项前瞻性随机临床研究结果表明，77 例患者被随机分配到在颅脑损伤后

5 d 接受长期预防性过度通气治疗组（PCO_2 为 25 ± 2 mmHg）或正常二氧化碳组（PCO_2 为 35 ± 2 mmHg）。接受预防性过度通气治疗的患者在 3 个月和 6 个月时的预后明显不及正常二氧化碳组的患者。他们认为过度通气可能对增加脑血流量有益，并且在出现急性脑疝迹象时需要过度通气。多项研究表明，剧烈过度通气会导致脑组织缺氧，引起继发性损伤[22–25]。

有大量关于使用现代治疗手段改善严重颅脑损伤患者生存率的文献。除了避免预防性过度通气外，大多数接诊颅脑损伤患者的医生，尤其是急诊科医生，都在根据严重创伤性脑损伤管理指南管理严重头部损伤患者。希望临床医生可以更多地了解有关严重颅脑损伤患者预防性过度通气的研究数据，以提高对指南中过度通气治疗的依从性[26]。

18.5 监测脑血流

在临床中有时应该使用过度通气，但应谨慎使用。例如，单纯感冒患者无须每天服用 1 g 青霉素，8 次，持续 3 周。然而，简单的金黄色葡萄球菌感染可能需要每天服用 4 次，500 mg，持续 10 d。同样，过度换气也如此。基于严重颅脑损伤管理指南，在出现急性神经功能恶化时，可能需要短暂的过度通气治疗，如果存在镇静、肌松、脑脊液引流和渗透性利尿剂难以控制的颅内高压，则可能需要较长时间的过度通气治疗。如果需要过度通气，使 $PCO_2 < 30$mmHg，则采取颈静脉血氧饱和度（SjO_2）和动脉 – 颈内静脉血氧含量差（$AVdO_2$）监测以及脑血流监测，可能有助于识别脑缺血。

18.5.1 动静脉血氧含量差

并非所有设备都能够直接测量脑血流量；因此，可选择使用 $AVdO_2$ 或 SjO_2 间接测量。氧的动静脉差异是代谢和脑血流的间接表现。大脑约占体重的 2%，可消耗 20% 的心输出量，静息时可消耗 25% 的葡萄糖。但它的能量储备非常小；因此，新陈代谢与脑血流密切相关。通常代谢率为 1.5 μg/（g · min），或 3.4 mL/（100 g · min）；这是氧的脑代谢率。约 19 mL/dL 的 O_2 通过动脉被输送到大脑，12~13 mL/dL 的 O_2 通过静脉被输送到大脑，氧摄取率为 35%，故 $AVdO_2$ 约为 6.5 mL/dL。

大脑通过柠檬酸循环进行 90% 的有氧呼吸和 10% 的无氧呼吸。大约一半能量用于细胞维持，另一半能量用于大脑功能。通常会产生非常少量的乳酸。

研究者在保持收缩压、红细胞压积和体温正常的情况下，对孤立性严重颅脑损伤患者进行了研究[27]。患者被分为两组：一组为需要手术的占位性病变，另一组不需要手术。两组患者都进行常规治疗：插管，镇静，使用肌松药物；患者 PCO_2 保持在 30 mmHg 以上；如果颅内压升高，则应用甘露醇。对患者置入颈静脉导管，在治疗前和治疗后 30 min 计算动静脉血氧含量差（$AVdO_2$）。在接受手术的患者中，其灌注压足以预防缺血。然而，一些患者 CT 检查仍显示梗死。颅内压和脑灌注压正常。$AVdO_2$ 越接近，发生梗死的可能性就越小。同样，在非手术组中，发生梗死的患者在治疗后也有足够的颅内压和脑灌注压，但他们的 $AVdO_2$ 更大，这表明他们需要更多的氧气来维持能量充足。两组患者的 $AVdO_2$ 均有变化并且均可预测预后。$AVdO_2$ 升高意味着氧摄取增加，这符合缺血表现。$AVdO_2$ 不因接受治疗而改善，这是严重颅脑损伤患者预后与脑梗死患者一致的原因。因此，理想的监护仪应该是便携式的，能够连续获得数据，同时可根据数据分析疾病进展原因，并提供适当的治疗方法。

18.5.2 颈内静脉血氧饱和度

颈内静脉血氧饱和度（SjO_2）是 $AVdO_2$ 的倒数。如果氧摄取增加，$AVdO_2$ 会增加，但 SjO_2 会减少。该测量假设脑代谢和血红蛋白是恒定的，溶解氧浓度可以忽略不计。SjO_2 测量存在局限性。颈椎损伤、凝血障碍和气管切开患者禁用。SjO_2 测量大脑半球流量，从一侧到另一侧可能不是恒定的，即使在一侧，也可检测一般缺氧情况，但无法再给予特异性治疗。SjO_2 的特异性变化可能发生在脑疝后。存在与导管移动相关的伪影，并且放置必须精确——不能太近，也不能靠在血管壁上。SjO_2 低于 50% 提示缺血。严重或长时间饱和度不佳与不良预后有关，最常见于低脑血流量。SjO_2 低于 50% 相当于 $AVdO_2$ 超过 9 mL/dL。

18.6 氧含量

将氧分压（PO_2）和氧饱和度保持在什么水平的问题比过度换气更具争议性，对于此问题，肺病学家和神经外科医生之间存在许多争论。争论的焦点为血红蛋白分子与脑组织氧含量的测量。在全血中，当氧与其 4 个血红蛋白位点结合时，血红蛋白分子的携氧能力为 17~21 mL O_2/100 mL 血液。然而，这个数字并没有反映溶解在血液中的额外的氧气量，尽管数量很少。这个量即为动脉血氧分压（PaO_2），也反映了溶解在血浆中的游离氧分子，而不仅仅是那些与血红蛋白结合的氧分子。同样，动脉血氧饱和度（SaO_2）本身并不能揭示血液中的总氧含量。

通过增加吸入气氧浓度（FiO_2）可以简单地调节血液中的氧饱和度和氧分压。氧饱和度和氧分压也受到脑灌注的影响，如脑血流。一般来说，在没有伴随疾病的情况下，血红蛋白分子在 PO_2 为 80 mmHg 时是 100% 饱和的，在 PO_2 为 40 mmHg 时有 75% 饱和，在 PO_2 为 27 mmHg 时 50% 饱和。除了血浆携带额外的氧这一事实之外，更重要的是红细胞仅可抵达 85% 的脑细胞，其余部分依赖于血浆循环。氧并不总是以相同的方式与血红蛋白分子结合。随着温度升高、PCO_2 和 2, 3- 二磷酸甘油酸升高以及 pH 值降低，血红蛋白对氧的亲和力降低。这使得血红蛋白更难与氧结合（需要更高的氧分压才能达到相同的氧饱和度），但它使血红蛋白更容易释放结合氧。

因此，争论取决于以下几点：动脉血红蛋白饱和度最高只能达 100%；进一步升高 FiO_2，使其增加到超过血红蛋白的最大饱和度，只会增加血浆中溶解的氧，而这只占总氧转运的 2%~3%。在成人中给予氧气超过 24 h 时且 $FiO_2 > 60\%$，可能是有害的。

一项测量实际脑组织氧合和预测结果的研究显示，将 PO_2 增加到高于使血红蛋白饱和所需的水平，改善了脑组织中的氧供应（$PBtO_2$）。在严重颅脑损伤后的早期阶段，增加 FiO_2 可降低脑组织中的乳酸水平 [28]。其他研究表明，使用高压氧会提高死亡率。死亡率降低 50% 左右可改善有氧代谢 [29-31]。实现将 PO_2 保持在什么水平因病情而异，可将 PO_2 保持在 150mmHg[32]，也可在严重颅脑损伤后的前 6~18 h，代谢需求最大时，单纯给予 100% 氧气 [28]。

18.7 监测脑组织氧分压

有两种常用的监测脑组织氧含量的技术，Neurotrend[33]（Codman 和 Shurtleff）和 Licox[34] 传感器（Integra Neurosciences）。直径约为 0.5 mm 的小探头可以通过颅骨钻孔插入应该有稳定脑组织氧分压（$PBtO_2$）的非病灶或偏低但 $PBtO_2$ 动态变化的病灶区域。脑组织监测系统监测脑代谢的 4 个方面，即有关细胞水平继发性损伤进展的生理信息，提示缺血性损伤的发生，如在 80% 的创伤相关死亡中观察到的那样。通过将 FiO_2 增加到 80% 以上，$PBtO_2$ 会继续增加 [25,35–37]。具体而言，将 FiO_2 从 30% 增加到 100% 会使 $PBtO_2$ 增加到 40 mmHg 的稳定状态 [38]。不仅 $PBtO_2$ 得到改善，患者预后也得到改善 [39–43]。

在使用脑代谢传感器研究过度换气时，27~32 mmHg 的 PCO_2 可降低严重颅脑损伤患者的 $PBtO_2$[22,44–45]。将 PaO_2 增加到高于使血红蛋白完全饱和所需的水平显然可以升高 PO_2，尤其是当 PO_2 很低时，并且这种效果可以持续数小时。

18.8 肺部问题

有许多接受神经内科和神经外科干预的患者可能会在没有严重头部损伤和严重脑血管意外的情况下进入重症监护室。患者可能会因占位、炎症或感染而出现异常的呼吸模式。典型的异常呼吸模式参见表 18.3。

表 18.3 呼吸模式和病变部位 [24,46–47]

呼吸类型	呼吸模式	病变部位
潮式呼吸	换气过度、短时间呼吸暂停、换气过度	广泛前脑损伤
中枢神经性	过度通气	中脑、丘脑
长呼吸模式	完全吸气时长时间停顿	脑桥、脑干
共济失调性呼吸	呼吸深浅随机	延髓
丛集式呼吸	呼吸暂停或不规则	延髓低位

潮式呼吸发生在弥漫性前脑损伤时。患者换气过度，PCO_2 降低，可出现呼吸暂停，以使 PCO_2 正常化。这会导致过度通气和呼吸暂停交替，过度通气比呼吸暂停时间长；因此易致患者碱中毒。在罕见的中枢神经源性过度通气中，可能存在中脑损伤，例如丘脑损伤[46]。然而，由于其发生率较低，医生在看到持续过度通气时应考虑肺水肿或误吸可能。同样罕见的呼吸暂停，表现为全吸气时的长时间停顿，可能存在脑桥中部至尾部病变、脑干卒中或基底动脉闭塞。在共济失调呼吸中，呼吸非常不规则，随机深呼吸和浅呼吸随机混合。共济失调呼吸通常指向髓质病变的终末阶段。最后，患者可能具有由不规则顺序的呼吸簇组成的簇模式，具有不同的停顿，表明末期低位延髓损伤或病变。每种呼吸模式都应与病变程度及临床状况相关联。当无法确认时，要多考虑神经系统患者肺功能障碍的其他原因（表 18.4）。

有严重神经系统问题（如严重头部损伤）的患者会出现继发性问题，如 59% 的患者可出现电解质紊乱，41% 的患者可发生肺炎，18% 的患者可出现凝血功能障碍。这些继发性问题通常发生在受伤后 2~4 d，对总体预后有约 3% 的影响[47]。因此，神经重症监护医生应该最了解预防和治疗此类问题的方法。通过气道保护、肺康复及院感防控可及早控制及减轻肺炎。应用抑酸药中和胃酸也可能增加肺炎风险。

肺炎可能与肺栓塞、急性呼吸窘迫综合征、早期神经源性肺水肿或未插管患者的气道梗阻相混淆。上气道梗阻在卒中发生的 24 h 内很常见，尤其是在仰卧平躺的患者中。插管前的上气道梗阻风险与典型的阻塞性睡眠呼吸暂停患者类似（体重指数及颈围），据此可最大限

表 18.4　神经系统疾病患者肺功能障碍的类型

急性充血性心力衰竭	慢性阻塞性肺病或哮喘	神经源性肺水肿
急性呼吸窘迫综合征	膈肌破裂	肺炎
气道梗阻	膈肌瘫痪	气胸
呼吸暂停	脂肪或脑栓塞	肺挫伤
吸入性肺炎	血胸	肺水肿
肺不张	过度通气或通气不足	气管、支气管病变
胸壁损伤	创伤	通气血流比例失调

度地预测插管前上气道梗阻风险[48]。

神经源性肺水肿的发病率尚不清楚。应与肺炎、误吸、心力衰竭和肺挫伤相鉴别。神经源性肺水肿可能与癫痫、脑膜炎、严重头部损伤、蛛网膜下腔出血或肿瘤有关。在其病程的早期，可能有呼吸困难、胸痛、轻微咯血、呼吸急促、心动过速、发热、缺氧、收缩压 / 肺动脉压升高和啰音（不是奔马律或杂音）。胸片可显示双肺中央区散在渗出表现，可能是由静水压力和渗透性变化或儿茶酚胺的释放引起。如果肺水肿是由于颅内压升高引起的，则应降低颅内压并提供支持治疗。有时，可能难以区分神经源性肺水肿与心力衰竭或体液超负荷引起的肺水肿，或有时二者同时发生。可以通过使用肺动脉导管评估心脏功能、体液状态和肺动脉压。也可使用生物阻抗或生物电阻、菲克原理、脉冲多普勒和脉冲轮廓分析等侵袭性较小的方法来评估心输出量和体液状态[49]。

18.9 呼吸机的管理

较新的机械通气技术使神经重症监护医生可以采用很多之前无法使用的通气方式。在一项大型研究中，Esteban 等[50]调查了来自美洲和欧洲的 412 个内科和外科医疗单元，47% 机械通气的患者使用辅助通气（AC）模式，46% 使用同步间歇强制通气（SIMV）或两者皆有。中位潮气量在 AC 中为 9 mL/kg，中位压力支持为 18 cmH_2O。31% 的患者未使用呼气末正压。

呼吸机类型包括容量循环通气、压力循环通气和时间循环压力限制通气。在每种类型中，潮气量（Vt）：①恒定，限制吸气压力，通过吸气压力以及肺和胸壁在不完全呼气时的顺应性决定；②或限制，当呼气不完全且呼吸频率增加以代偿时（多用于婴幼儿）；③或依赖，在预设时间内将气道压力保持在预设的最大值，并增加吸气暂停，用于肺和胸壁顺应性问题。

呼吸机模式包括受控机械通气（CMV）、AC、SIMV 压力支持和高频喷射通气（HFJV）（表 18.5）。CMV 与患者呼吸无关，其根据预设的 Vt 和呼吸频率产生固定的每分钟通气量。常用于药物肌松患者；如果患者并未发生肌松，则可能无法与呼吸机同步，产生人机对抗或躁动。AC 模式除了预设的容量控制和呼吸频率外，只有当患者通过产生负压开始呼吸时，才会通过预设的 Vt 提供一个完整呼吸。因此，这是自主通气的一种辅助，但任何焦虑的患者都会过度通气，无法控制碱中毒。灵敏度必须设置在一个足以让无法自主通气的患者达到足够触发并足够通气的水平。如果要继续这种模式，则必须通过降低 Vt、降低设定的速率或启动镇静来进行调整。SIMV 模式具有预设的呼吸频率和 Vt，但患者可以自主呼吸，呼吸机辅助呼吸 Vt 之间的自主呼吸仍然会有设定的压力支持。在压力支持（PS）中，一旦检测到患者吸气驱动或产生吸气流量，呼吸机就会提供恒定压力，帮助患者自己吸气。PS 本身不提供最小分钟通气量，允许患者在呼吸时工作并在压力降低到仅补偿管道阻力的压力时，表现出充分呼吸的能力。每分钟通气量可以通过增加或减少压力支持来改变。HFJV 在降低平均气道压力的情况下以每分钟 50~300 次呼吸提供每分钟通气量，从而减少颅内压的增加。当峰值吸气压力大于 70~80 cmH_2O 时使用。HFJV 会因高压下空气的快速流动而产生问题，例如干燥和黏膜损伤。

表 18.5　不同呼吸机模式

呼吸机模式	患者控制	参 数
CMV 预设 Vt 和呼吸频率	机控	预设 Vt 和呼吸频率
AC 预设 Vt，最小呼吸频率	患者驱动，呼吸机后备通气	预设 Vt
SIMV	患者驱动，呼吸机后备通气	预设 Vt 及呼吸频率
PS 预设压力	患者驱动	预设压力
HFJV 预设每分钟通气量	机控	预设每分钟通气量

AC：辅助通气；CMV：受控机械通气；HFJV：高频喷射通气；PS：压力支持；SIMV：同步间歇强制通气；Vt：潮气量

除了通气模式之外，还可以增加 PS 和呼气末正压（PEEP）。PEEP 在呼气末维持小气道的开放以提高 PaO_2，从而可以使用较低浓度的氧气。PEEP 还会增加胸膜压、胸腔内压和中心静脉压，同时降低心输出量（如果容量不充足）、收缩压、游离水清除率、尿量和尿钠；因此，应缓慢增加或减少 PEEP。呼气末压力的增加会导致气压伤。由于 PEEP 会增加肺血管阻力和中心静脉压，因此它在有严重神经系统问题的患者中的使用还有争议。研究表明 PEEP 的不利影响取决于颅内顺应性。需要人工通气的患者可以安全使用 PEEP 或反向吸气 / 呼气比进行通气，前提是监测血压并及时纠正可能的血压下降 [51]。至于 PEEP 值，PEEP 为 10 cmH_2O 时，对颅内压没有影响 [52]，而 15 cmH_2O 的 PEEP 则有轻微影响，如果颅内压本来就高，则可能会变得更糟 [53]。

18.10 拔管与气管切开

为神经外科患者拔管的决定会产生重要的后果。拔管原则是在这些患者能够自行通气并能够充分保护自己的气道后立即拔管。许多医护人员将患者表现出听从指令的能力作为拔管指征。但将其应用于神经科和神经外科患者中通常不合适，可能延误那些本可摆脱呼吸机的患者。例如，晚期阿尔茨海默病患者可能不会听从命令、不参与活动、不会点头、提问或说话，但可以整天舒适地坐在椅子上，没有任何呼吸困难的迹象。患者不需要互动，只需有充分的气道保护能力。有时患者可能会因数天甚至数周的机械通气而产生呼吸机依赖；因此应避免机械通气时间过长。然而，在神经外科重症监护环境中，患者通常可能患有神经损伤，使他们处于无法充分保护自己气道的状态。

一旦发现患者可能需要长时间机械通气，就应该进行气管切开术。

与气管内插管相比，气管切开术有许多优点，其中最重要的是改善了呼吸机脱机时间。

气管切开术的优点包括 [54] 以下几方面。

- 更舒适。
- 更易进行口腔和颜面皮肤清洁。
- 更易吞咽，并可尝试经口进食水。
- 在言语帮助设备下可言语。
- 有助于脱呼吸机。
- 减少由于长期使用气管插管导致的气道及口腔肿胀。

研究表明气管切开较气管插管更易脱机的主要原因包括呼吸做功减少[55-56]。

应该注意的是，有证据表明，格拉斯哥昏迷量表（GCS）评分较差的神经外科重症监护患者早期气管切开与机械通气相关并发症的减少有关[57]；因此，必须在病程早期就考虑患者在神经外科监护病房期间的长期通气策略。

18.11 总 结

应评估严重颅脑损伤患者的气道、呼吸和循环。实施脊柱损伤预防措施，在现场进行快速顺序插管。插管后，首先应将患者置于 100% FiO_2 并将 PCO_2 维持在 35 mmHg 进行通气。必须避免任何缺氧和低血压的发作，以维持最佳的脑血流和脑组织氧合。除非已经采用所有措施而颅内压依然升高，否则不应使用预防性过度通气，但可以在短时间内使用轻度过度通气。在神经外科患者入住 ICU 期间，应尽早考虑长期呼吸支持策略，如果患者 GCS 评分较差或有早期可预测的长期呼吸机需求，则应尽早考虑气管切开术。

病例处理

患者的 GCS 评分为 5 分（眼睛 1 分，语言 1 分，运动 3 分）。因此，应为该患者进行气管插管以保护气道。

参考文献

[1] Stocchetti N, Furlan A, Volta F. Hypoxemia and arterial hypotension at the accident scene in head injury. J Trauma, 1996, 40(5):764–767.

[2] Hsiao A, Michaelson S, Hedges J. Emergent intubation and CT scan pathology of blunt trauma patients with Glasgow Coma Scale scores 3–13. Prehosp Disaster Med, 1998, 32:26–32.

[3] Santoli F, De Jonghe B, Hayon J, et al. Mechanical ventilation in patients with acute ischemic stroke: survival and outcome at one year. Intensive Care Med, 2001, 27(7):1141–1146.

[4] Bulger EM, Nathens AB, et al. Management of severe head injury: institutional variations in care and effect on outcome. CritCare Med, 2002, 30(8):1870–1876.

[5] Magi E, Recine C, Patrussi L, et al. Prognosis of stroke patients undergoing intubation and mechanical ventilation [in Italian]. Minerva Med, 2000, 91(5–6):99–104.

[6] Mayer SA, Copeland D, Bernardini GL, et al. Cost and outcome of mechanical ventilation for lifethreatening stroke. Stroke, 2000, 31(10):2346–2353.

[7] Reynolds SF, Heffner J. Airway management of the critically ill patient: rapid-sequence intubation. Chest, 2005, 127(4):1397–1412.

[8] Martyn JA, Richtsfeld M. Succinylcholine-induced hyperkalemia in acquired pathologic states: etiologic factors and molecular mechanisms. Anesthesiology, 2006:158–169.

[9] Blanié A, Ract C, Leblanc PE, et al. The limits of succinylcholine for critically ill patients. AnesthAnalg, 2012, 115(4):873–879.

[10] Atherton DPL, Hunter JM. Clinical pharmacokinetics of the newer neuromuscular blocking drugs. Clin Pharmacokinet, 1999, 36(3):169–189.

[11] Cope TM, Hunter JM. Selecting neuromuscular-blocking drugs for elderly patients. Drugs Aging, 2003, 20(2):125–140.

[12] Cummins RO. ACLS Provider Manual. Dallas, TX: American Heart Association, 2002.

[13] Ochs M, Davis D, Hoyt D, et a. Paramedic-performed rapid sequence intubation of patients with severe head injuries. Ann Emerg Med, 2002, 40(2):159–167.

[14] Lyerly HK, Gaynor JW. The Handbook of Surgical Intensive Care. 3rd ed. St. Louis, MO: Mosby Year Book, 1992.

[15] Guidelines for the Management of Severe Traumatic Brain Injury, 4th ed. Brain Trauma Foundation, 2016. https://braintrauma.org/uploads/03/12/Guidelines_for_Management_of_Severe_TBI_4th_Edition.pdf. Accessed December 30, 2016.

[16] Obrist WD, Langfitt TW, Jaggi JL, et al. Cerebral blood flow and metabolism in comatose patients with acute head injury. Relationship to intracranial hypertension. J Neurosurg, 1984, 61(2):241–253.

[17] Bouma GJ, Muizelaar JP, Choi SC, et al. Cerebral circulation and metabolism after severe traumatic brain injury: the elusive role of ischemia. J Neurosurg, 1991, 75(5):685–693.

[18] Raichle ME, Posner JB, Plum F. Cerebral blood flow during and after hyperventilation. Arch Neurol, 1970, 23(5):394–403.

[19] Cold GE, Christensen MS, Schmidt K. Effect of two levels of induced hypocapnia on cerebral autoregulation in the acute phase of head injury coma. Acta Anaesthesiol Scand, 1981, 25(5):397–401.

[20] Crockard HA, Coppel DL, Morrow WF. Evaluation of hyperventilation in treatment of head injuries. BMJ, 1973, 4(5893):634–640.

[21] Muizelaar JP, Marmarou A, Ward JD, et al. Adverse effects of prolonged hyperventilation in patients with severe head injury: a randomized clinical trial. J Neurosurg, 1991, 75(5):731–739.

[22] Obrist WD, Martin NA. Arteriovenous oxygen difference in head injury. J Neurosurg, 1998, 88 (6):1122–1124.

[23] Dings J, Meixensberger J, Amschler J, et al. Continuous monitoring of brain tissue PO2: a new tool to minimize the risk of ischemia caused by hyperventilation therapy. Zentralbl Neurochir, 1996, 57(4):177–183.

[24] Kiening KL, Hrtl R, Unterberg AW, et al. Brain tissue pO2-monitoring in comatose patients: implications for therapy. Neurol Res, 1997, 19(3):233–240.

[25] van Santbrink H, Maas AI, Avezaat CJ. Continuous monitoring of partial pressure of brain tissue oxygen in patients with severe head injury. Neurosurgery, 1996, 38(1):21–31.

[26] Huizenga JE, Zink BJ, Maio RF, et al. Guidelines for the management of severe head injury: are emergency physicians following them? Acad Emerg Med, 2002, 9(8):806–812.

[27] Le Roux PD, Newell DW, Lam AM, et al. Cerebral arteriovenous oxygen difference: a predictor of cerebral infarction and outcome in patients with severe head injury. J Neurosurg, 1997, 87(1):1–8.

[28] Menzel M, Doppenberg EM, Zauner A, et al. Increased inspired oxygen concentration as

a factor in improved brain tissue oxygenation and tissue lactate levels after severe human head injury. J Neurosurg, 1999, 91(1):1–10.

[29] Sukoff MH. Effects of hyperbaric oxygenation. J Neurosurg, 2001, 95(3):544–546.

[30] Rockswold SB, Rockswold GL, Vargo JM, et al. Effects of hyperbaric oxygenation therapy on cerebral metabolism and intracranial pressure in severely brain injured patients. J Neurosurg, 2001,94(3):403–411.

[31] Jain KK, Sukoff MA. Textbook of Hyperbaric Medicine. 3rd ed. Seattle, WA: Hogrefe & Huber,1999:351–371.

[32] Zauner A, Doppenberg EM, Woodward JJ, et al. Continuous monitoring of cerebral substrate delivery and clearance: initial experience in 24 patients with severe acute brain injuries. Neurosurgery, 1997, 41(5):1082–1091, discussion 1091–1093.

[33] Codman Neurotrend ?. Codman and Shurtleff, Inc. 325 Paramount Drive Rayham, MA 02767. Telephone: 508–880–8100.

[34] LICOX?. Integra Neuro Sciences. 311 Enterprise Drive, Plainsboro, New Jersey 08536 Telephone: 800–654–2873.

[35] Sarrafzadeh AS, Kiening KL, Bardt TF, et al. Cerebral oxygenation in contusioned vs. nonlesioned brain tissue: monitoring of PtiO2 with Licox and Paratrend. Acta Neurochir Suppl (Wien), 1998, 71:186–189.

[36] Schaffranietz L, Heinke W, Rudolph C, et al. Effect of normobaric hyperoxia on parameters of brain metabolism [in German]. Anaesthesiol Reanim, 2000, 25(3):68–73.

[37] Manley GT, Pitts LH, Morabito D, et al. Brain tissue oxygenation during hemorrhagic shock, resuscitation, and alterations in ventilation. J Trauma, 1999, 46(2):261–267.

[38] Zauner A, Doppenberg E, Soukup J, et al. Extended neuromonitoring: new therapeutic opportunities? Neurol Res, 1998, 20 Suppl 1:S85–S90.

[39] Menzel M, Doppenberg EM, Zauner A, et al. Cerebral oxygenation in patients after severe head injury: monitoring and effects of arterial hyperoxia on cerebral blood flow, metabolism and intracranial pressure. J Neurosurg Anesthesiol, 1999, 11(4):240–251.

[40] Charbel FT, Hoffman WE, Misra M, et al. Cerebral interstitial tissue oxygen tension, pH, HCO_3, CO_2. Surg Neurol, 1997, 48(4):414–417.

[41] van den Brink WA, van Santbrink H, Steyerberg EW, et al. Brain oxygen tension in severe head injury. Neurosurgery, 2000, 46(4):868–876, discussion 876–878.

[42] Zhi DS, Zhang S, Zhou LG. Continuous monitoring of brain tissue oxygen pressure in patients with severe head injury during moderate hypothermia. Surg Neurol, 1999, 52(4):393–396.

[43] Schneider GH, Sarrafzadeh AS, Kiening KL, et al. Influence of hyperventilation on brain tissue-PO_2, PCO_2, and pH in patients with intracranial hypertension. Acta Neurochir Suppl (Wien), 1998, 71:62–65.

[44] Imberti R, Bellinzona G, Langer M. Cerebral tissue PO_2 and $SjvO_2$ changes during moderate hyperventilation in patients with severe traumatic brain injury. J Neurosurg, 2002, 96(1):97–102.

[45] Carmona Suazo JA, Maas AI, van den Brink WA, et al. CO_2 reactivity and brain oxygen pressure monitoring in severe head injury. Crit Care Med, 2000, 28 (9):3268–3274.

[46] Johnston SC, Singh V, Ralston HJ III, et al. Chronic dyspnea and hyperventilation in an awake patient with small subcortical infarcts. Neurology, 2001, 57(11):2131–2133.

[47] Piek J, Chesnut RM, Marshall LF, et al. Extracranial complications of severe head injury. J Neurosurg, 1992, 77(6):901–907.

[48] Turkington PM, Bamford J, Wanklyn P, et al. Prevalence and predictors of upper airway obstruction in the first 24 hours after acute stroke. Stroke, 2002, 33(8):2037–2042

[49] Alhashemi JA, Cecconi M, Hofer CK. Cardiac output monitoring: an integrative

perspective. Crit Care, 2011, 15(2):214–222.

[50] Esteban A, Anzueto A, Alía I, et al. How is mechanical ventilation employed in the intensive care unit? An international utilization review. Am J Respir Crit Care Med, 2000, 161(5):1450–1458.

[51] Schwarz S, Georgiadis D, Schwab S, et al. Current concepts of intensive care of space-occupying middle cerebral artery infarct [in German]. Nervenarzt, 2002, 73(6):508–518.

[52] Cooper KR, Boswell PA, Choi SC. Safe use of PEEP in patients with severe head injury. J Neurosurg, 1985, 63(4):552–555.

[53] Cotev S, Paul WL, Ruiz BC, et al. Positive end-expiratory pressure (PEEP) and cerebrospinal fluid pressure during normal and elevated intracranial pressure in dogs. Intensive Care Med, 1981, 7(4):187–191.

[54] Shirawi N, Arabi Y. Bench-to-bedside review: early tracheostomy in critically ill trauma patients. Critical Care, 2006, 10(1): 201.

[55] Davis K Jr, Campbell RS, Johannigman JA, et al. Changes in respiratory mechanics after tracheostomy. Arch Surg, 1999, 134(1):59–62.

[56] Diehl JL, El Atrous S, Touchard D, et al. Changes in the work of breathing induced by tracheotomy in ventilator-dependent patients. Am J Respir Crit Care Med, 1999, 159(2):383–388.

[57] Teoh WH, Goh KY, Chan C. The role of early tracheostomy in critically ill neurosurgical patients. Ann Acad Med Singapore, 2001, 30(3):234–238.

第 19 章　癫痫的诊断与处理

Vivek Ramakrishnan　Margaret Wacker　Dan E. Miulli　Glenn Fischberg

摘　要　癫痫是由于水肿、压迫、代谢紊乱或其他影响脑组织神经生理功能的因素对大脑形成刺激。刺激会导致神经元异常放电，这需要额外的能量和资源。如果不迅速停止持续放电，大脑将无法补充其资源，导致正常脑细胞稳态失衡并最终导致细胞死亡。当癫痫发作时，应保持气道、呼吸和循环稳定，以维持脑部营养供给并以防止缺血。癫痫发作时必须尽快终止，并采取措施防止再次发作。

关键词　ABC　抗癫痫药物　全面发作　癫痫预防　癫痫持续状态　脑卒中　创伤　肿瘤

病例介绍

一名 23 岁的女性因颅咽管瘤接受了额下入路开颅手术。患者出现短暂性尿崩症。数天后，随着尿崩症的缓解，其血钠水平在使用 1-脱氨基-8-D-精氨酸血管升压素（DDAVP）后从 150 mmol/L 突然下降至 131 mmol/L。同时，患者苯妥英血药浓度低于治疗水平，但并未立即纠正，因为其临床表现良好且无癫痫发作。晚上患者出现凝视、语言重复和反应能力下降。持续至护士发现其为癫痫发作。之后，患者出现非惊厥性癫痫持续状态。后行 CT 检查显示，肿瘤区域水肿增加，有缺氧表现。尽管努力纠正电解质并控制癫痫发作，患者最终还是脑死亡。

病例处理见本章末。

19.1 癫痫的分类

癫痫可因原发性或继发性神经系统疾病引起，NICU 的患者很可能会发生癫痫发作。此外，由于代谢紊乱或发热，癫痫发作阈值可能会降低，正如本章中的病例一样。癫痫发作可增加对大脑的伤害，特别是反复发作时，癫痫发作期间，由于呼吸抑制和缺氧导致代谢需求增加。未经治疗或未识别的癫痫持续状态可能是致命的或可导致永久性神经损伤。因此，临床医生必须尽力降低神经已受损的 NICU 患者癫痫发作的风险。

癫痫治疗的疗效因癫痫发作类型不同而有差异，因此，本章对癫痫发作类型进行简要回顾。国际抗癫痫联盟发布的癫痫分类标准见表 19.1 [1]，其中，全面性癫痫发作包括继发性全面性癫痫发作，该类型可能会影响呼吸，因此对患者更危险，尤其是反复发作时。

表 19.1　国际抗癫痫联盟的癫痫分类标准 [1,3]

1. 全面性癫痫发作（双侧对称性，无局部发作）
a）强直性、阵挛性或强直阵挛性（大发作）
b）失神发作（小发作）
·单纯：仅意识丧失
·复杂：伴有短暂的强直、阵挛或自动症状
c）伦诺克斯 - 加斯托综合征（Lennox-Gastaut 综合征）
d）青少年肌阵挛性癫痫
e）婴儿痉挛症（韦斯特综合征）
f）失张力（不稳定，无动作）发作（有时伴有肌阵挛）
2. 部分性或局灶性发作（局部起源）
a) 简单（无意识丧失）
·运动性（强直性、阵挛性、强直阵挛性，杰克逊性，良性儿童癫痫，部分性癫痫持续状态
·躯体感觉或特殊感觉（视觉、听觉、嗅觉、味觉、眩晕）
·自主神经
·精神性
b）复杂（伴意识障碍）
·开始为单纯部分性发作，进展为意识障碍
·开始时便存在意识障碍

表 19.1（续）

3. 特殊癫痫综合征
a）肌阵挛和肌阵挛性发作
b）反射性癫痫
c）获得性失语伴惊厥
d）婴儿期、儿童期发热和其他原因导致的惊厥
e）癔症性抽搐

19.2 癫痫的治疗

抗惊厥药物的选择应针对癫痫发作类型或有风险的癫痫发作类型选择恰当药物。对于部分性癫痫发作，包括继发性全身性癫痫发作，首选药物是卡马西平和苯妥英钠。替代药物包括丙戊酸和新型抗惊厥药物，如左乙拉西坦。对于失神发作，首选药物是乙琥胺和丙戊酸。非典型失神或失张力发作首选丙戊酸。对于失神或非典型失神 / 失张力发作，另一种选择是拉莫三嗪。丙戊酸也是肌阵挛发作的首选药物，可替代拉莫三嗪、氯硝西泮和氯氮平。对于全身性强直阵挛发作，丙戊酸、卡马西平和苯妥英是首选药物，但新型抗癫痫药物，如托吡酯、拉莫三嗪和唑尼沙胺也可能有效。一般而言，应选择一种药物并将其增加到最大耐受剂量，如有必要再加用其他药物。由于可能加重病情，卡马西平禁用于原发性全面性癫痫发作，但可能对继发性全面性癫痫发作有效。

在 NICU 中，许多患者无法口服药物，因此需要考虑药物的给药方式。目前在美国可用于静脉给药的药物包括劳拉西泮（Ativan）、地西泮（Valium）、苯妥英（Dilantin）、磷苯妥英（Cerebyx）、苯巴比妥、左乙拉西坦（Keppra）和丙戊酸（Depacon）。此外，地西泮可经直肠给药。

在过去几年中广泛使用的新型抗癫痫药包括左乙拉西坦和拉科酰胺（Vimpat）。左乙拉西坦的作用机制尚不清楚。然而，有人认为该药物可能对突触前钙通道起作用，抑制突触放电。拉科酰胺已被证明对电压门控钠通道起作用，并已被批准作为部分性癫痫发作和神经性疼痛综合征的辅助疗法。

19.3 癫痫持续状态

癫痫持续状态是癫痫发作的一种特殊情况，过去定义为在持续30 min以上的癫痫发作期间没有意识恢复。现在一般认为癫痫持续临床发作和（或）脑电图提示癫痫发作≥5 min，或发生不止一次癫痫发作，而发作期间意识没有恢复到临床基线，即为癫痫持续状态[2]。

美国每年大约有100 000例癫痫持续状态病例[3-4]。在一半的病例中，癫痫持续状态是癫痫首发表现。最易受影响的群体是幼儿和60岁以上的患者。癫痫持续状态可以是全身性的或部分性的，也可以是惊厥或非惊厥性的。

惊厥性癫痫持续状态包括两种类型。全身性：可能是强直、强直阵挛、肌阵挛（失张力是全身性癫痫的一种不典型形式；尽管未发生惊厥，但通常仍不认为是非惊厥性癫痫持续状态的任何一种）。局灶性：为运动状态或部分性癫痫持续状态。

非惊厥性癫痫持续状态包括精神状态的改变，可伴有许多细微的运动表现，例如面部抽搐、眨眼或自动症（咂嘴）。可能呈“阴性”症状，例如失语、紧张症或嗜睡，也可能呈“阳性”症状，例如哭泣、大笑或精神病表现。全身性癫痫持续状态是最常见的癫痫持续状态类型，其中75%的病例为继发性全身性癫痫。癫痫持续状态有多种原因，包括热性惊厥；脑血管意外；感染，如脑膜炎；特发性、癫痫或抗惊厥药治疗未缓解；电解质失衡；药物中毒，尤其是可卡因；酒精或苯二氮䓬类药物戒断；创伤性脑损伤；缺氧和肿瘤。

癫痫持续状态的治疗旨在通过终止癫痫发作活动和解决癫痫持续状态的根本原因来稳定患者。应积极治疗任何没有间隔便恢复到基线的复发性癫痫发作。曾经有报道显示，癫痫持续状态的死亡率高达50%，但最近的数据为10%~12%，可能高达20%，其中只有约2%的死亡直接归因于癫痫持续状态[3-4]。发病率和死亡率可能是由于反复放电引起的中枢神经系统损伤、癫痫发作引起的全身性压力（心脏、呼吸、肾脏或代谢）或造成癫痫持续状态的神经系统损伤。

癫痫持续状态的初期治疗包括气道、呼吸和循环（ABC）。通过口咽气道或必要时进行气管插管来保护气道、补充氧气并进行心脏和血压监测。这些操作一旦完成，必须优先终止进一步的癫痫发作活动并纠正发作原因[1-7]。应尽快开始静脉注射生理盐水，同时使用苯二氮䓬类药物，如劳拉西泮或地西泮，应给予苯妥英负荷剂量。肌内注射咪达唑仑已被证明与静脉注射劳拉西泮一样有效[8]。劳拉西泮和咪达唑仑的研究数据最多，如果直肠给药可选用地西泮。劳拉西泮和咪达唑仑治疗癫痫持续状态是Ⅰ类推荐和 A 级证据，地西泮是Ⅱa 类推荐，A 级证据[2]。丙戊酸尚未确定可用于治疗癫痫持续状态，尽管它是一种潜在的抗惊厥药物。一般来说，除了可卡因引起的癫痫发作外，不应单独使用苯二氮䓬类药物；应该与长效抗惊厥药一起使用。

同时，应努力寻找并纠正癫痫持续状态的根本原因。应完善电解质、葡萄糖、镁、钙等血液检查，检测抗惊厥药水平和动脉血气分析。如果有任何中枢神经系统感染的可能，除非有禁忌证，否则应进行腰椎穿刺。如果患者出现低血糖或无法立即测量血糖，则应给予 25~50 mL 50% 葡萄糖（D50）。对于可能存在硫胺素缺乏症的患者，应在 D50 之前立即给予 50~100 mg 硫胺素。同样，对于可能使用麻醉剂的患者，应给予纳洛酮（0.4 mg 静脉推注）。如果可能，应进行脑电图监测。肌松药会掩盖癫痫发作的表现，但不会阻止大脑中可能导致永久性神经损伤的危险电活动。因此，癫痫持续状态和未进行脑电图监测的患者应避免使用，但可使用短效药物以便于进行插管。在某些癫痫发作时间较长的情况下，肌松药可能有助于减少由癫痫发作引起的乳酸酸中毒和横纹肌溶解。在这些情况下，有必要持续进行脑电图监测，以确定癫痫发作是否持续，是否对大脑造成进一步损害。此外，在癫痫持续状态下应避免使用麻醉剂和吩噻嗪类药物，因为它们会降低癫痫发作阈值（表 19.2）。

19.4 癫痫的预防

颅脑损伤和脑肿瘤患者的癫痫发作预防均有循证医学指南进行参考[9-10]。相对于脑肿瘤癫痫发作而言，颅脑损伤患者的癫痫发作预防建议在各指南中基本一致。但是，各指南之间仍存在一些细微差异。

表 19.2　癫痫持续状态管理流程[1,3-4]

1. 劳拉西泮（Ativan）0.1 mg/kg，静脉注射，以＜2 mg/min 的速度给药，最多应用 4 mg（成人平均用量） 或地西泮(Valium)0.2 mg/kg，以 5 mg/min 的速度静脉注射(10 mg 成人平均用量) 或丙戊酸 20 mg/kg，用水或植物油稀释后直肠给药，治疗癫痫发作频繁且无法静脉输液的儿童
2. 苯妥英钠（Dilantin）或磷苯妥英钠（Cerebyx）负荷剂量为 20 mg/kg，最大负荷剂量为 50 mg/min，静脉注射。如果使用苯妥英钠，应进行心脏监护，如果出现心律失常，减慢给药速度
3. 如果癫痫持续发作，可额外给予苯妥英钠，总量不超过 30 mg/kg 或苯巴比妥静脉注射，最大负荷剂量 20 mg/kg（苯巴比妥可能会降低血压，抑制呼吸，给药期间定期监测） 或三聚乙醛 0.3~0.5 mg/kg，1% 溶液与植物油中按 1 ∶ 1 稀释，直肠给药
4. 如癫痫持续发作，应该对患者进行气管插管，用戊巴比妥进行全身麻醉以诱导暴发抑制。初期应静脉注射 15 mg/kg，并以 2.5mg/（kg · h）剂量维持。应密切监测血压，必要时使用升压药以维持血压稳定 或丙泊酚作为戊巴比妥的替代品，诱导暴发抑制。给予 40 mg 的负荷剂量并以 2.0~2.5 mg/kg 重复给药，以 0.1~0.2 mg/（kg · min）维持。与戊巴比妥类似，必须密切监测血压，必要时使用升压药 或咪达唑仑（Versed）5~10 mg，静脉滴注，滴注速度不超过 4 mg/min，之后 0.05~0.40 mg/（kg · h）静脉滴注 在此阶段，应使用连续脑电图监测滴定戊巴比妥或丙泊酚是否诱导暴发抑制，同时监测治疗效果，在不能迅速恢复到基线状态的难治性癫痫持续状态患者中尽早使用

19.5 颅脑损伤

脑创伤基金会于2016年发布的《重型颅脑创伤治疗指南(第四版)》不建议预防性使用抗惊厥药来预防晚期癫痫发作，尽管它可能有助于预防早期创伤后癫痫发作[11]。目前基于此建议，对重型颅脑创伤患者进行 7 d 预防用药，以防止创伤早期癫痫发作。之后除非患者因有记录的癫痫需要治疗，否则常规停用抗癫痫药。

目前尚未完全确定创伤环境中抗癫痫预防药物的选择；然而，Temkin 等[12]在 1990 年进行的研究使用苯妥英作为颅脑损伤患者的首选抗癫痫药，具有里程碑意义。左乙拉西坦也广泛用于颅脑损伤患者，其副作用比苯妥英少，而且患者耐受性更好。然而，这两种药物的疗效存在差异，特别是在达到中枢神经系统治疗水平的速度方面。研究表明，尽管在给药后 15 min 内可在脑脊液中检测到左乙拉西坦，但达到峰值水平大约需要 2 h 才会出现。苯妥英以负荷剂量静脉给药时，可以更快地达到治疗水平，并已成为急诊中严重颅脑损伤的首选初始治疗方法。在我们的机构中，苯妥英因其疗效更快而成为严重颅脑损伤患者的首选初始抗癫痫药。推荐一次性使用苯妥英负荷剂量，以在高风险情况下产生桥接效应，之后定期给予初始剂量的左乙拉西坦，以便更早覆盖。应牢记，在临界低血压或休克患者中，静脉注射苯妥英可能导致低血压和（或）心动过缓。磷苯妥英输注速度可以更快，从而更好地避免这些不良反应，但它需要在体内转化为苯妥英，因此，起效不一定更快。

有研究证明，因颅脑损伤进行去骨瓣减压术的患者与其他创伤患者具有相同的创伤后癫痫发作发生率和风险，并且发作通常只需要 7 d[13]。

19.6 脑肿瘤

脑肿瘤癫痫发作的预防指南在治疗周期和治疗方案上有较大差异。美国神经病学学会发布了脑肿瘤患者治疗指南，建议不要长期预防性使用抗惊厥药，但并未解决围手术期早期的问题[11]。如果患者曾因脑肿瘤导致癫痫发作，抗惊厥药可用于治疗癫痫。我们医疗中心对幕上较大的轴内或轴外脑肿瘤引起的癫痫发作常规处理为手术后进行 4 周抗癫痫预防治疗，之后酌情撤药。

在脑肿瘤和其他疾病过程中，例如动脉瘤性蛛网膜下腔出血，神经外科医生的临床经验存在差异。我们倾向于从手术或出血到术后，为期 1 周预防性使用抗惊厥药治疗这类患者，类似于颅脑损伤患者的治疗。长期使用抗惊厥药仅限于有癫痫发作的患者，仅作为癫痫发作的治疗而不是预防用药。

19.7 脑卒中

脑卒中患者的癫痫发作预防研究较少。基底节、丘脑或后颅窝的出血性脑卒中患者通常不需要使用抗癫痫药，因为这些区域不会导致癫痫。皮质实质内出血或其他部位有明显占位效应和中线移位的出血有引起癫痫发作的倾向，应予适当治疗。但目前尚无指南推荐；然而，在我们医疗中心，脑实质出血遵循与颅脑损伤患者相似的“7 d”治疗指南。

引起占位效应的大面积缺血性脑卒中患者也属于上述类别，也可能从短期抗癫痫预防中受益。

病例处理

该患者的苯妥英血药浓度低于治疗水平，应立即增加苯妥英剂量进行纠正。术后应进行CT检查排除手术后颅内出血，还应进行脑电图检查。患者出现非惊厥性癫痫持续状态，但生命体征可能表现为心动过速和高血压。如果劳拉西泮和苯妥英不能控制癫痫发作，则应进行气管插管，并用全身麻醉治疗癫痫发作。

参考文献

[1]Adams RD, Victor M, Ropper AH. Principles of Neurology. 6th ed. New York, NY: McGraw-Hill, 1997.

[2] Brophy GM, Bell R, Claassen J, et al. Neurocritical Care Society Status Epilepticus Guideline Writing Committee. Guidelines for the evaluation and management of status epilepticus. Neurocrit Care, 2012, 17(1):3–23.

[3] Bassin S, Smith TL, Bleck TP. Clinical review: status epilepticus. Crit Care, 2002, 6(2):137–142.

[4] Greenberg MS. Handbook of Neurosurgery. Lakeland, FL: Greenberg Graphics, 1997.

[5] Bleck TP. Management approaches to prolonged seizures and status epilepticus. Epilepsia, 1999, 40 Suppl 1:S59–S63, discussion S64–S66.

[6] Brown LA, Levin GM. Role of propofol in refractory status epilepticus. Ann Pharmacother, 1998, 32(10):1053–1059.

[7] Scottish Intercollegiate Guidelines Network. Diagnosis and Management of Epilepsy in Adults. Edinburgh, UK: Author, 2003.

[8] Silbergleit R, Durkalski V, Lowenstein D, et al. NETT Investigators. Intramuscular versus intravenous therapy for prehospital status epilepticus. N Engl J Med, 2012, 366(7):591–600.

[9] Bullock R, Chesnut RM, Clifton G, et al. Guidelines for the management of severe traumatic brain injury. J Neurotrauma, 2000, 17:451–553.

[10] Glantz MJ, Cole BF, Forsyth PA, et al. Practice parameter: anticonvulsant prophylaxis in patients with newly diagnosed brain tumors. Report of the Quality Standards Subcommittee of the American Academy of Neurology. Neurology, 2000, 54(10):1886–1893.

[11] Brain Trauma Foundation. Guidelines for the management of severe traumatic brain injury, 4th ed, 2016. https://braintrauma.org/uploads/03/12/Guidelines_for_Management_of_Severe_TBI_4th_Edition.pdf. Accessed December 30, 2016.

[12] Temkin NR, Dikmen SS, Wilensky AJ, et al. A randomized, double-blind study of phenytoin for the prevention of post-traumatic seizures. N Engl J Med, 1990, 323

(8):497–502.
[13] Ramakrishnan V, Dahlin R, Hariri O, et al. Anti-epileptic prophylaxis in traumatic brain injury: A retrospective analysis of patients undergoing craniotomy versus decompressive craniectomy. Surg Neurol Int, 2015, 6:8.

第 20 章 感 染

Marc Cabanne Dan E. Miulli

摘　要　神经系统感染的快速诊断和适当治疗对于预防死亡和减少神经功能障碍至关重要。中枢神经系统感染可通过脑脊液及其空间迅速传播，但通过脑实质传播较慢，有时可持续数月。神经系统具有发达的免疫系统，但会因在血液、颅骨、耳和口腔等相邻组织中的细菌、病毒、真菌和其他外来微生物的持续攻击而受到损害。一旦出现症状，如通过神经系统检查发现相关体征和临床表现，必须先进行经验性治疗，同时可通过侵入性手段获得标本以确定病原。

关键词　细菌　脓肿　脑炎　真菌　脑膜刺激征　脑膜炎　脑室炎　病毒

病例介绍

一名 14 岁的右利手女孩因在过去 3~4 d 内出现流感样症状于急诊就诊，随后在评估当天，精神状态突然发生变化。患者既往无重大疾病治疗史和手术史，近期无旅行史。初步评估时，患者昏昏欲睡，但深度刺激可唤醒。体温 102.7 °F（约 39.3 ℃），其余生命体征正常，无颈强直。格拉斯哥昏迷量表（GCS）评分为 8 分，未发现任何局灶性神经功能缺损。常规实验室检查和血培养显示，白细胞计数轻度升高并伴有单核细胞计数升高。大脑 CT 检查正常。患者的诊断是什么？病因可能是什么？需要完善哪些检查？如何进行恰当治疗？

病例处理见本章末。

20.1 引　言

由于血 – 脑屏障和先天免疫细胞的保护，中枢神经系统感染的发生相对较少；但感染一旦发生，会导致很高的发病率和死亡率。快速诊断和适当治疗对于预防死亡和致残至关重要，尤其是在免疫功能低下的患者中[1-4]。本章介绍了在 ICU 中快速准确地诊断和治疗神经系统感染的相关知识，重点关注社区获得性神经系统感染的诊断和治疗，并在本章末讨论医源性或医院获得性感染。

神经系统感染可分为两大类：神经系统周围结构感染（脑膜炎）及脑和（或）脊髓实质感染（脑炎、脓肿）。

本章将讨论神经系统感染的主要类型和亚型，以及神经重症监护相关知识。

20.2 颅骨、脑膜及大脑的细菌感染

20.2.1 细菌性脑膜炎

细菌性脑膜炎是细菌侵入中枢神经系统周围软脑膜 – 蛛网膜的炎症反应。神经外科手术后的脑膜炎往往不如社区获得性脑膜炎严重。菌血症性脑膜炎更严重，可导致持续性神经功能缺损的风险增大[1-4]。脑膜炎可引起脑血流停滞和脑缺血。

流行病学：1998—1999 年，美国细菌性脑膜炎的总发病率为 2.0/10 万。在 2006—2007 年，这一数字下降到 1.38/10 万[5]。

危险因素：酒精中毒、脾切除术、人类免疫缺陷病毒、糖尿病、免疫抑制、恶性肿瘤、透析和镰状细胞病[6-9]。

易感因素：中耳炎、乳突炎、鼻窦炎、菌血症、肺炎和细菌性腹膜炎[6-9]。

最常见的病原体：与患者年龄有关，大多数通过呼吸道传播（表 20.1）。

临床表现：头痛、发热、颈项强直、恶心、呕吐、颈部或背部疼痛；可能有局灶性神经系统体征、意识水平改变或癫痫发作；可在数小时至数天后出现症状[6-9]。

体格检查出现阳性体征：提示脑膜刺激征。

表 20.1　细菌性脑膜炎常见微生物感染 [1–7]

病原和特征	年 龄
肺炎链球菌：所有年龄组中最常见的微生物感染（40%~50% 的病例），脑脊液漏患者中引起脑膜炎的最常见微生物	＞ 7 岁
脑膜炎奈瑟菌：发病率为 20%~30%，与居住区密切相关	3~7 岁
流感嗜血杆菌：在接种 B 型流感嗜血杆菌疫苗之前易感染，常见于 5 岁以下儿童，发病率＜ 5%	3 个月 ~3 岁
B 族链球菌（无乳链球菌）：为新生儿脑膜炎最常见的原因，通常在分娩过程中传染给婴儿，发病率为 10%~15%	＜ 3 岁
大肠杆菌：占新生儿细菌性脑膜炎病例的 15%，占所有细菌性脑膜炎病例的 3%	＜ 3 个月
单核细胞增生李斯特菌：占不足 1 个月的新生儿脑膜炎病例的 5%~10%；粪口传播：出生时通过母亲生殖道或胃肠道定植传播	＜ 1 个月或＞ 50 岁 + 免疫抑制

布鲁津斯基征：颈部被动屈曲导致膝盖和臀部不自主屈曲。

克尼格征：髋关节和膝关节被动伸展抵抗。

鉴别诊断：包括病毒性脑膜炎、真菌性脑膜炎、病毒性脑炎、实质脓肿、硬膜外或硬膜下脓胸、寄生虫感染、抗精神病药恶性综合征和蛛网膜下腔出血。

诊断：细菌性脑膜炎患者的脑脊液初压高，色浑浊，白细胞计数＞ 200×10^6/L，以中性粒细胞为主，葡萄糖浓度降低，蛋白质水平升高（表 20.2）。

影像学检查：对脑膜炎的诊断作用不大；必须排除出血、占位性病变、颅内压升高或其他神经系统感染。

腰椎穿刺：如果颅内压升高，则腰穿后脑疝的风险显著增加；然而，它可能对评估感染的临床后遗症（如硬膜下积脓、脑积水和梗死）有价值，因为腰椎穿刺是诊断脑膜炎的最重要手段之一。

治疗：治疗时间为 10~14 d，取决于临床反应。地塞米松可用于减少与颈项强直有关的脑膜炎症和疼痛，以及肺炎链球菌或 B 型流感嗜血杆菌脑膜炎患者的听力损失发生率（表 20.3）。

表20.2 脑脊液分析[1-7]

参 数	意 义
初压	4~15 mmHg或5.0~19.5 cmH_2O
浑浊度	浑浊提示细菌感染；脑脊液浑浊，白细胞计数＞200×10^6/L
颜色	淡红色：外伤性蛛网膜下腔出血，红细胞计数＞6000/mm^3，呈红色
	淡黄色：蛋白含量增加，通常＞150 mg/dL 黄染症：样品离心
细胞计数和分类	WBC＜5×10^6/L；新生儿可能较高；中性粒细胞计数升高提示细菌感染；淋巴细胞计数升高提示病毒或真菌所致；连续观察标本，穿刺损伤患者红细胞计数逐渐减少，颜色逐渐清亮，而蛛网膜下腔出血改变不明显
生化检查：葡萄糖及蛋白质水平	脑脊液中葡萄糖含量约为血糖的2/3，即45~60 mg/dL；细菌或真菌感染时，脑脊液中葡萄糖含量降低，病毒感染时正常；脑脊液蛋白质含量为15~40 mg/dL，蛋白质水平升高对确定脑膜炎的类型没有特异性
革兰氏染色/培养和细菌培养	革兰氏染色，鉴定中存在的细菌的类型[8-9]

WBC：白细胞计数

表20.3 脑膜炎常见病原体的经验性抗生素治疗[1-7]

治疗组	抗生素	剂 量
初始治疗	头孢曲松或头孢噻肟	每12 h静脉输注2 g
	联合万古霉素	每6 h静脉输注2 g
		每8~12 h静脉输注2~3 g（覆盖耐青霉素类肺炎链球菌）
青霉素过敏	万古霉素或美罗培南	每8 h静脉输注2 g
	复方新诺明（用于替代头孢菌素）	每6~8 h给药5 mg/kg
慢性病，免疫抑制，酗酒	加用氨苄西林	每4 h静脉输注2 g
新生儿应考虑乙型链球菌	氨苄西林及庆大霉素或头孢噻肟	

表 20.3（续）

治疗组	抗生素	剂 量
基于病原结果的抗生素治疗		
肺炎链球菌	青霉素	每 4 h 静脉输注 400 万单位
脑膜炎奈瑟菌	头孢曲松	每 12 h 静脉输注 2 g
流感嗜血杆菌	头孢曲松（儿童）	每 12 h 静脉输注 50 mg/kg
乙型链球菌	青霉素	每 6 h 静脉输注 400 万单位
单核细胞增生李斯特菌	氨苄西林 ± 庆大霉素	每 12 h 静脉输注 2 g，2 mg/kg 负荷量之后每 8 h 给药 1.7 mg/kg

20.2.2 颅骨骨髓炎

大多数颅骨骨髓炎是由于受感染的鼻窦直接延伸、穿透性创伤或颅内脓肿引起的。

最常见的病原体：金黄色葡萄球菌、表皮葡萄球菌和革兰氏阴性杆菌，新生儿应考虑大肠杆菌感染。

临床表现：局部疼痛、发热、头皮红斑、肿胀和压痛。

鉴别诊断：肿瘤、外伤和硬膜外或硬膜下脓胸。

诊断和实验室检查：颅骨 X 线检查偶尔会显示感染区域的炎症和水肿（Pott 肿块）。CT 扫描可显示颅骨的感染性变化以及相关的感染区域。

治疗：手术清创联合抗生素治疗。手术包括对受感染的颅骨进行颅骨切除术，如果没有感染迹象，则在术后 6~12 个月用网状或丙烯酸颅骨修补。常规给予抗生素治疗，例如每 12 h 静脉注射万古霉素 1 g，每 8 h 静脉注射 2 g 头孢他啶。抗生素使用 6~12 周，并根据细菌培养结果和敏感性进行调整。

20.2.3 硬膜下积脓

硬膜下积脓通常是局部感染（如鼻窦感染）直接扩展的结果，通过颅骨中的双极静脉传播[10]。它占所有颅内感染的 15%~20%。在儿童中，脑膜炎是一种重要的易感性疾病，2%~10% 的患者会出现硬膜下脓胸[1]。可见于硬膜外腔，并可能与颅骨骨髓炎有关。20%~25% 的病例存在相关的脑脓肿[2]，也可能与术后、创伤后或与先前的硬膜下血肿有关。有 50%~60% 的发病率和 10%~20% 的死亡率[11]。

最常见的病原体：需氧和厌氧链球菌、金黄色葡萄球菌和革兰氏阴性杆菌。

临床表现：发热、头痛、颈项强直、局灶性神经功能缺损、精神状态改变、癫痫发作和恶心 / 呕吐。这些症状可能与其他中枢神经系统感染相似，但硬膜下脓胸进展更快。

鉴别诊断：细菌性脑膜炎、病毒性脑膜炎、真菌性脑膜炎、寄生虫感染、病毒性脑炎、脑实质脓肿、蛛网膜下腔出血、人类免疫缺陷病毒（HIV）和抗精神病药恶性综合征。

诊断和实验室检查：CT 或对比增强 MRI 显示积液呈典型的新月形以及一定程度的占位效应或存在中线移位。由于存在颅内压升高和脑疝风险，不建议进行腰椎穿刺。当获得脑脊液时，结果判读与脑膜炎感染一致。通常可在术中留拭子培养（需氧和厌氧培养）。

治疗：急诊开颅清除；但是，如果化脓性物质液化，则可在危重不稳定的患者中行钻孔引流术。抗生素治疗包括万古霉素 1 g，静脉输注，每 12 h 一次，联合头孢他啶 2 g，静脉输注，每 8 h 一次，联合甲硝唑 500 mg，静脉输注，每 6 h 一次。使用 4~6 周抗生素，并根据培养和敏感性调整。可以预防性给予抗癫痫药，如果出现癫痫发作，应持续使用抗癫痫药。

20.2.4 脑脓肿

脑脓肿是脑实质的局部化脓性感染[12]，以男性为主。5~9 岁儿童和 60 岁以上成人的发病率略高，其中 25% 的病例发生在儿童中。感染通常是由于从胸部血行播散或直接扩散所致；约 25% 的患者无法确定来源。

易感因素：中耳炎、鼻窦炎、乳突炎、口腔感染、肺脓肿、肺部异常、发绀型心脏病、细菌性心内膜炎、穿透性创伤和 HIV[13-15]。血行传播通常会导致多个感染灶，而不是局部感染扩散引起的单个感染灶[1]。

最常见的病原体：链球菌——需氧、厌氧、微需氧；金黄色葡萄球菌最常见于外伤、手术或心内膜炎[16]；表皮葡萄球菌、铜绿假单胞菌、肠球菌、拟杆菌属、放线菌属和诺卡菌属与 HIV 引起的免疫抑制有关[17]；结核分枝杆菌为一些发展中国家脑脓肿的最常见原因；隐球菌通常见于脑膜炎；曲霉菌和弓形虫可在移植后免疫抑制的患者中发现。

临床表现：头痛、发热、意识水平改变、视力改变、局灶性神经功能缺损。具体症状取决于病变部位。30%~50% 的患者会出现偏侧轻瘫和癫痫发作。

鉴别诊断：细菌性脑膜炎、病毒性脑膜炎、真菌性脑膜炎、寄生虫感染、病毒性脑炎、硬膜外/硬膜下积脓、脑内出血、蛛网膜下腔出血、肿瘤、静脉窦血栓、偏头痛。

诊断和实验室检查：常规实验室检查（全血细胞计数、基础生化检查）通常没有帮助。然而，红细胞沉降率通常会升高，可用于评估对抗生素的治疗反应。C 反应蛋白也非常敏感，也可采用。除非怀疑脑膜炎，否则通常不需要进行腰椎穿刺。脑脓肿患者的脑脊液常与其他脑膜旁感染相似，例如白细胞计数升高，葡萄糖水平正常，蛋白质含量升高。脑脊液培养常为阴性。

影像学检查：增强 CT 或 MRI 扫描提示特征性边缘增强病变，坏死中心被白质水肿包围。可能难以区分原发性胶质瘤和转移性肿瘤。磁共振波谱可以提高诊断的准确性[18]。对特定病原的精确诊断可能需要活检或切除病变组织。

治疗：见表 20.4 至表 20.5。

表 20.4　脑脓肿的内科和外科治疗[1–3,13–21]

内科治疗指征	外科治疗指征
多发病变	单一病变
病变直径＜ 3 cm	病变直径＞ 3 cm
深部病变	接近脑室
患者不宜手术	占位效应明显或中线偏移大于 0.5 cm
	发生意识障碍
	神经功能缺损进展

表 20.5 脑脓肿的治疗 [1-3,13-21]

抗生素	万古霉素每12 h静脉输注1 g+头孢他啶每8 h静脉输注2 g，如考虑厌氧菌，联合甲硝唑，每6 h静脉输注500 mg
治疗时长	6~12 周
影像学复查	抗感染治疗 2~4 周后
手术	如大小无改变或神经功能恶化
手术选择	立体定向活检，开颅切除

20.3 脑膜及脑病毒感染

20.3.1 病毒性脑膜炎

病毒是专性细胞内生物，只能在细胞内复制。病毒含有脱氧核糖核酸（DNA）或核糖核酸（RNA），可作为全身感染的一部分，通过血行传播发生感染，也可通过呼吸道（麻疹、腮腺炎、水痘）、胃肠道（肠病毒）、口腔、生殖器黏膜（单纯疱疹）或神经细胞传播。

最常见的病原体：肠道病毒包括埃可病毒、柯萨奇病毒和非麻痹脊髓灰质炎病毒，是美国最常见的病毒性脑膜炎感染类型，通过粪口传播。发病高峰期为 8~9 月。

临床表现：头痛、发热、恶心、呕吐、颈项强直、畏光。但患者的病情通常不像细菌性脑膜炎那样严重。

鉴别诊断：细菌性脑膜炎、真菌性脑膜炎、病毒性脑炎、脑实质脓肿、硬膜外或硬膜下积脓、严重的额窦或蝶窦炎、疫苗接种、鞘内给药、HIV、蛛网膜下腔出血、偏头痛、寄生虫感染、结节病和抗精神病药恶性综合征。病毒性脑膜炎的诊断通常是排除性诊断。

诊断和实验室检查：病毒性脑膜炎的脑脊液检查显示初始压力通常正常；脑脊液通常透明或无色；白细胞计数升高，但通常＜ 200×10^6 /L。最初以中性粒细胞为主，12~24 h 后向单核细胞转移。葡萄糖水平正常，蛋白质水平升高。革兰氏染色和常规培养均为阴性；因此，病毒性脑膜炎也被称为无菌性脑膜炎。30%~50% 的患者肠病毒培养呈阳性；因此，不推荐使用血清学检测来诊断肠道病毒。聚合酶链式反应（PCR）可用于诊断该病，但仅在专业实验室可用，且价格昂贵。

影像学检查：通常不显著。

治疗：目前尚无针对肠道病毒的特异性药物，通常采取对症治疗。只有在怀疑水痘带状疱疹病毒或疱疹病毒感染时，通常才推荐使用阿昔洛韦。

20.3.2 病毒性脑炎

最常见微生物：大多数脑炎流行病例是由虫媒病毒引起的，通过媒介传播（受感染的蚊子）传播。

虫媒病毒类型是圣路易斯脑炎、加利福尼亚脑炎、西部马脑炎、东部马脑炎、西尼罗河病毒和拉克罗斯脑炎。虫媒病毒引起的脑炎常在蚊子最活跃的 8 月和 9 月达到高峰。

单纯疱疹病毒是一种在背根神经节中发现的潜伏病毒，通过神经元途径传播。大多数病例是由 I 型病毒引起的。中枢神经系统感染常累及双侧颞叶内侧，一侧受累往往比另一侧更严重。尸检研究提示累及嗅觉和边缘系统 [19]。

临床表现：最常见的表现是急性发热且患者意识水平改变，可能伴有局灶性神经系统体征，通常是脑膜受累。5%~15% 的急性病毒性脑炎患者会死亡，20%~35% 的患者会出现持续性神经功能缺损 [1]。

鉴别诊断：细菌性脑膜炎、病毒性脑膜炎、真菌性脑膜炎、寄生虫感染、硬膜外或硬膜下脓胸、实质脓肿、肿瘤、硬膜下血肿、HIV、狼疮性脑炎、肾上腺脑白质营养不良、脑病合并内脏脂肪变性综合征（瑞氏综合征）和抗精神病药恶性综合征。

诊断和实验室检查：脑脊液分析类似于无菌性脑膜炎；虫媒病毒和单纯疱疹病毒的病毒培养物只能在专门的实验室获得。单纯疱疹性脑炎患者脑电图可以显示特征性的周期性偏侧癫痫样放电。

影像学检查：对脑炎的诊断至关重要。在 T2 加权图像和 MRI 的液体衰减反转恢复（FLAIR）序列上可发现分布不一致的局灶性高信号病变，特别是在东方马脑炎中，不对称的双颞分布可能伴有单纯疱疹性脑炎引起的出血。

治疗：尚无虫媒病毒感染治疗方法；单纯疱疹性脑炎可用阿昔洛韦 10 mg/kg 静脉输注，每 8 h 一次，持续 14~21 d，应尽快开始治疗，以避免发生神经系统后遗症。如果怀疑病毒性脑炎，则需要经验性使用阿昔洛韦进行治疗，因为早期进行抗病毒治疗会产生更好的结果。

20.4 脑膜真菌感染

20.4.1 真菌性脑膜炎

最常见的病原体：芽生菌属、球孢子菌属、隐球菌属和组织胞浆菌属。

免疫功能低下患者最常见的病原体：曲霉属、念珠菌属和毛霉属。

- 隐球菌性脑膜炎

隐球菌性脑膜炎是中枢神经系统最常见的真菌病原体；随着免疫抑制的增强，感染的发生率增加，尤其是当CD4+T细胞< 200 /mm^3时。隐球菌最初经呼吸道传播，之后可传播到其他器官系统，如中枢神经系统，保持潜伏状态。

临床表现：头痛、发热、颈项强直并伴有嗜睡、意识模糊、恶心或呕吐 2~3 周，很少有局灶性神经系统缺陷。

鉴别诊断：细菌性脑膜炎、病毒性脑膜炎、病毒性脑炎、寄生虫感染、蛛网膜下腔出血和抗精神病药恶性综合征。

诊断和实验室检查：脑脊液检查与真菌感染表现一致，例如，以淋巴细胞为主的白细胞计数升高、葡萄糖水平降低和蛋白质水平升高。墨汁染色阳性，乳胶凝集试验的诊断率约为 95%。

影像学检查：通常对诊断没有帮助，但可以排除占位性病变或颅内出血。

治疗：两性霉素 B 0.5~0.8 mg/（kg・d），静脉输注，联合氟胞嘧啶，37.5 mg/kg，口服，每 6 h 一次，治疗 6 周。治疗结束后，使用氟康唑维持，400 mg/d，2~3 个月。如果存在 HIV 感染，则氟胞嘧啶的剂量减少至 25 mg/kg，每 6 h 口服一次。

- 组织胞浆菌性脑膜炎

组织胞浆菌主要分布在俄亥俄州和密西西比河附近，常存在于土壤中，经呼吸道传播。组织胞浆菌性脑膜炎可见于 HIV 感染、淋巴瘤或医源性原因导致的免疫抑制患者。可能导致脑实质病变（组织胞浆菌病）[20]。

临床表现：类似于隐球菌性脑膜炎。

鉴别诊断：与隐球菌性脑膜炎相似。

诊断和实验室检查：脑脊液检查符合真菌性脑膜炎表现；60%~90% 的中枢神经系统疾病患者血清学检查呈阳性，病原培养阳性＜ 30%。

治疗：两性霉素 B 0.7~1.0 mg/（kg・d），静脉输注。治疗 8~12 周。在 HIV 感染患者中，两性霉素 B 治疗完成后，应长期使用伊曲康唑 200 mg/d。尽管进行了积极的治疗，但仍有约 20% 的死亡率。

- 球孢子菌性脑膜炎

球孢子菌主要分布于加利福尼亚州中部的圣华金河谷，存在于土壤中，通过呼吸道传播。可以表现为脑实质占位性病变。患者还可能出现脑积水，通常伴有脑室阻塞，通常难以治疗，因为这种感染会导致室管膜表面变得脆弱且出血，从而导致死亡率升高。

诱发因素：怀孕、免疫抑制和感染 HIV。

临床表现：类似于隐球菌和组织胞浆菌性脑膜炎。

鉴别诊断：类似于隐球菌和组织胞浆菌性脑膜炎。

诊断和实验室检查：脑脊液符合真菌感染表现。最可靠的诊断方法是检测脑脊液中的补体固定抗体 [21]。培养通常为阴性。

治疗：氟康唑 400~800 mg/d；如果没有临床反应，则通过 Ommaya 囊注射两性霉素 B 0.1~0.3 mg/d。在脑脊液正常化后治疗约 2 年。对于 HIV 感染患者，治疗是终生的。如果不进行治疗，球孢子菌性脑膜炎患者可能在 2 年内有致死性风险 [22]。

- 皮炎芽生菌性脑膜炎

皮炎芽生菌分布于密西西比河沿岸，存在于潮湿的土壤中，通过呼吸道传播。大多数病例有全身感染的证据。6%~33% 的播散性疾病患者涉及中枢神经系统 [21,23]。与其他真菌感染性疾病相比，易形成脑实质占位性病变。

临床表现：发热、咳嗽、肌痛、关节痛、胸膜炎性胸痛。

鉴别诊断：细菌性脑膜炎、病毒性脑膜炎、细菌性脓肿和寄生虫感染。

诊断和实验室检查：肺分泌物培养或组织活检。

影像学：CT 或 MRI 通常没有帮助，除非存在占位性病变。

治疗：肺部感染患者应用伊曲康唑 200~400 mg/d；如果感染严重，应用两性霉素 B 0.7~1.0 mg/（kg・d）。治疗 6 个月。中枢神经系统疾病需要用最大剂量的两性霉素 B 治疗。

20.4.2 毛霉病：根霉、毛霉和根毛霉

毛霉病通过血行播散或直接侵袭中枢神经系统。中枢神经系统毛霉病可引起梗死、脓肿和真菌性动脉瘤。

诱发因素：糖尿病和中性粒细胞减少症。

临床表现：头痛、发热、鼻窦痛，鼻炎症状可进展为蜂窝组织炎、突眼和海绵窦血栓形成。

诊断和实验室检查：手术标本或拭子培养。

治疗：手术清创联合两性霉素 B 1 mg/（kg・d）。

- 曲霉感染

大多数病例发生于接受移植手术且长期患有中性粒细胞减少症的免疫抑制患者。曲霉感染从肺部开始，并通过血行传播传播至中枢神经系统，可向上颌窦和筛窦直接播散，与海绵窦血栓形成和真菌性动脉瘤的形成有关。

治疗：手术清创，大剂量应用两性霉素 B。

20.5 脑结核病

20.5.1 结核性脑膜炎

呼吸道传播：潜伏微生物在初次感染数月至数年后重新激活以引起感染。血行播散至脑膜和脑实质，优先涉及视交叉、脑桥和小脑。

诱发条件：包括免疫抑制、酗酒、静脉注射药物滥用（IVDA）和 HIV 感染。

临床表现：缓慢进行性发热、头痛和脑膜炎。还可引起嗜睡、精神状态改变、癫痫发作和脑神经麻痹。

鉴别诊断：细菌性脑膜炎、真菌性脑膜炎、病毒性脑膜炎、寄生虫感染、病毒性脑炎、狼疮性脑炎、抗精神病药恶性综合征。

诊断和实验室检查：纯化蛋白衍生物（PPD）皮肤测试[24]；胸

部 X 线检查可显示活动性或慢性结核感染。主要诊断方法为脑脊液检查[25]，脑脊液检查显示白细胞计数升高，以淋巴细胞为主。葡萄糖水平降低，蛋白质水平升高。抗酸涂片阳性率＜23%；40%~70% 的病例培养呈阳性。应进行血清学检测以检测分枝杆菌抗原，并进行 PCR 以检测脑脊液中的抗体。

影像学检查：增强 CT 或 MRI 检查可显示脑膜炎症以及基底池周围的结核渗出物。磁共振血管造影可以检测结核性脑膜炎常见的血管炎变化。

治疗：如果怀疑结核性脑膜炎，开始经验性抗生素治疗，包括每天 300 mg 异烟肼、600 mg 利福平、15~25 mg/（kg · d）乙胺丁醇、25 mg/（kg · d）吡嗪酰胺联合吡哆醇，治疗 1 年。严重神经功能受损的患者可以补充地塞米松[26]。神经功能受损的患者，有 70%~80% 的生存率；约 50% 会出现神经系统疾病，包括癫痫发作、偏瘫、脑积水和器质性脑综合征。

20.5.2 脑结核瘤

脑结核瘤是由结核分枝杆菌引起的脑实质肿块病变。尸检研究表明，约 70% 的患者有多个病变。涉及脑实质的占位性病变在 HIV 相关的中枢神经系统结核病中更为常见，其病理模式受免疫抑制程度的影响；CD4+ T 细胞计数越低，肉芽肿形成越少[27]。

诱发因素：免疫抑制和 HIV 感染。研究显示，与获得性免疫缺陷综合征（AIDS）相关的结核感染的死亡率高达 33%，具体取决于免疫抑制程度[27]。

临床表现：发热、头痛、癫痫发作和局灶性神经功能缺损。

鉴别诊断：细菌性脓肿、真菌性脓肿、寄生虫感染、硬膜下或硬膜外脓胸、病毒性脑炎、淋巴瘤、弓形虫病、肿瘤、脑出血、蛛网膜下腔出血。

诊断和实验室检查：结核菌素试验、脑脊液分析符合脑膜旁感染；进行病理检查以排除恶性肿瘤或其他感染性疾病。约 60% 的患者抗酸杆菌染色呈阳性，约 60% 培养呈阳性。

影像学检查：增强 CT 或 MRI 可以显示单个或多个均匀强化的病灶。

治疗：对于结核性脑膜炎，如果不存在危及生命的占位效应，则可以行动态影像学检查来跟踪脑结核瘤变化。如果经过适当治疗后病变仍扩大，则应考虑进行活检以检测耐药菌或并发机会性感染的可能[27]。

20.5.3 脊椎结核

脊椎结核也称为Pott病，可能伴随脑膜炎或单独存在。比细菌性脊髓感染少见，但会引起骨骼破坏、骨折和脊柱不稳定。最终结核渗出液包围脊髓，导致脊髓受压症状和血管炎性改变引起梗死。脊柱结核常影响腰椎和胸椎，占肺外肌肉骨骼结核病例的50%[1]。

临床表现：症状可能是突然的或缓慢进展的，但通常会在数周至数月内进展。与肌肉痉挛和运动相关的背痛会导致僵硬的姿势和刻意的短步态，被称为aldermanic步态[1]。其他症状可能包括局部疼痛、虚弱、感觉异常、神经根病。约2/3的患者可查出异常感觉平面[28]。

鉴别诊断：脊髓硬膜外脓肿、脊髓肿瘤、椎管狭窄、椎间盘突出、脊髓型脊椎病、HIV感染、脊髓病和多发性硬化。

诊断和实验室检查：结核菌素试验。脑脊液检查与脑膜旁感染结果一致。血液培养阴性，活检或拭子培养对于明确诊断是必要的。

影像学检查：首选MRI，MRI检查可显示硬膜外或硬膜下渗出液围绕并压迫脊髓。脊柱结核的影像学特征与肿瘤的影像学特征相似，如果存在椎间盘间隙和后部结构受累，则可与化脓性感染鉴别。

治疗：脊髓手术减压；切开引流脓肿，根据细菌培养结果使用敏感抗生素治疗，稳定脊柱。可使用常规抗结核药物治疗1年。

20.6 寄生虫感染

最常见的病原体感染：猪带绦虫（囊尾蚴病）、多房棘球绦虫（棘球绦虫）、恶性疟原虫（疟疾）和梅毒螺旋体（梅毒）。

20.6.1 囊尾幼虫病

囊尾幼虫广泛分布于中南美洲，由猪绦虫（猪带绦虫）的幼虫包囊感染大脑。囊尾幼虫病有两种感染途径：①通过摄入虫卵完成粪口传播；②摄入未煮熟的猪肉中的囊尾蚴，然后用粪便中的虫卵进行自我接种。

临床表现：头痛、恶心、呕吐、癫痫发作、意识水平改变、局灶性神经系统体征和视觉变化。

分类：①蔓状型——脑基部基底池囊肿，与脑积水的形成有关；②纤维素囊尾蚴形式——有实质囊肿，与癫痫发作有关。

鉴别诊断：细菌性脓肿、真菌性脓肿、隐球菌性脑膜炎、球菌性脑膜炎和肿瘤。

诊断和实验室检查：免疫印迹和手术标本活检的血清学检测是最准确的。脑脊液可能正常，伴有实质病变和淋巴细胞增多，脑室和蛛网膜下腔脑脊液蛋白含量增加，葡萄糖水平正常。

影像学检查：增强 CT 或 MRI 可显示 T1 低信号单个或多个边缘增强囊肿。有时可在实质囊肿中看到头节。可能会看到旧的"烧坏"囊肿的钙化。

治疗：吡喹酮 50~100 mg/（kg · d），持续 15~30 d；替代方案为阿苯达唑 10~15mg/（kg · d），连用 8 d。还可应用类固醇，以帮助减少囊肿死亡时脑实质中的炎症反应。

20.6.2 棘球绦虫（包虫病）

包虫病病原体是感染肉食动物的绦虫（狗是主要的最终宿主），在地中海很常见；经粪口途径传播。仅 2% 的病例累及中枢神经系统[29]。多房棘球绦虫是最常见的病原体。

临床表现：头痛、恶心、呕吐、癫痫发作、偏瘫、视乳头水肿、颅神经麻痹和构音障碍。

诊断和实验室检查：血清学检查；但由于与其他寄生虫病的交叉反应（例如，酶联免疫吸附试验、酶联免疫电转移印迹试验），某些免疫学检测可能不准确[1]。

影像学检查：CT/MRI 可显示边界清晰的囊肿，无强化或相关水肿。部分病灶可钙化。病变可见于脑实质、脑室系统、硬膜外腔、蛛网膜下腔和眼眶。

治疗：手术切除；必须完整去除囊肿以防止内容物溢出。药物治疗可应用阿苯达唑 400 mg，2 次 / 天。

20.6.3 疟 疾

很多严重感染都是由疟原虫引起的；全球感染人数超过 25 亿人，每年可导致 100 万 ~300 万人死亡。北美和欧洲已经完全消灭疟疾。疟疾的媒介传播是雌性按蚊。感染疟原虫可导致毛细血管阻塞，引起脑水肿和皮质下白质小环出血。

临床表现：发热、寒战、贫血、意识水平改变、肾衰竭、黄疸、血小板减少和癫痫发作。

诊断和实验室检查：用吉姆萨染色检查血涂片。脑脊液检查正常，但应进行脑脊液检查以排除其他感染源。脑型疟疾的定义为：①无法唤醒的昏迷；②急性恶性疟原虫感染的证据；③没有其他昏迷原因[1]。

治疗：硫酸奎宁 650mg 每 8 h 一次，持续 7 d，加多西环素 100 mg，每天两次，持续 7 d 或克林霉素 10mg/kg，静脉输注负荷剂量，然后每 8 h 5mg/kg 静脉输注，持续 7 d。尽管进行了治疗，但仍有 20% 的死亡率。

20.6.4 梅 毒

梅毒由梅毒螺旋体引起，通过性接触传播。8%~40% 的病例会发生中枢神经系统感染。如果不治疗，约 25% 的患者将在 5~40 年内发展为三期梅毒。梅毒性树胶瘤是主要累及皮肤和黏膜的肿瘤样病变，还可能累及大脑。

神经梅毒包括四种综合征：梅毒性脑膜炎、脑膜血管梅毒、脊髓痨和全身性麻痹。脊髓痨是脊髓背侧柱的萎缩，导致感觉和本体感觉丧失，主要发生在下肢。它与阿 – 罗瞳孔有关（无瞳孔对光反射，但保留了调节反射）。全身性麻痹也称精神失常的全身性瘫痪，是精神功能逐渐恶化，伴随着运动控制的丧失和癫痫发作。

诊断和实验室检查：脑脊液的性病研究实验室试验（VDRL）和快速血浆反应素环状卡片试验（RPR）。

治疗：青霉素 G 每天 1200 万 ~2400 万单位，静脉输注，每 4 h 一次，持续 10~14 d；如果对青霉素过敏，则每天服用多西环素 200 mg，持续 21 d。

20.6.5 莱姆病

莱姆病为伯氏疏螺旋体（鹿蜱）引起的多系统疾病，是美国最常见的节肢动物传播感染[30]，包括3个临床阶段：①早期阶段，以游走性红斑的独特皮疹为特征；②传播阶段，发生在感染后数天至数周；以慢性游走性红斑的流感样症状为特征，如果不及时治疗，可传播并累及心脏和神经系统，包括脑膜炎、颅神经炎和神经根病临床三联征[31]。发生于10%~15%的2期莱姆病患者中；③持续感染，直到感染后数周、数月或数年才会出现症状。第3阶段通常涉及关节疼痛。其他症状包括关节炎和慢性神经系统问题，例如脑病、共济失调、痴呆和神经病。

诊断和实验室检查：诊断基于病史和典型黄斑皮疹。感染后约3周才能检测到血清抗体，脑脊液检查符合无菌性（病毒性）脑膜炎。大多数实验室使用ELISA技术进行诊断；然而，由于类风湿性关节炎、落基山斑疹热、传染性单核细胞增多症、梅毒、结核性脑膜炎和钩端螺旋体病的潜在假阳性，如果ELISA检测为阳性，则应采用蛋白质印迹法确诊[32]。

治疗：多西环素100 mg，2次/天，持续3~4周。如果出现神经系统异常，使用头孢曲松2 g，每天静脉注射2~4周。

20.6.6 立克次氏体与埃立克体

通过蜱叮咬传播的小型革兰氏阴性细胞内生物；可引起全身性感染，表现为脑炎，被称为落基山斑疹热或埃立克体病。

诊断和实验室检查：临床诊断基于蜱叮咬史。此外，还可进行血清学检测。

治疗：经验性治疗用多西环素100 mg，2次/天，持续10~14 d；儿童可应用氯霉素50mg/（kg·d），分为4剂。死亡率为2%~6%。

20.6.7 阿米巴脑炎

由费氏变形虫引起的致死性脑膜脑炎，可在气候温暖的湖泊中发现。这是一种快速进展的脑炎。

诊断和实验室检查：有温暖的淡水湖中游泳史。脑脊液检查显示细菌或真菌性脑膜炎，但革兰氏染色和培养为阴性。

影像学：MRI 可显示额叶受累。

治疗：两性霉素 B 静脉输注，鞘内注射四环素和利福平[33]。

20.6.8 朊病毒病与克雅氏病（类似于疯牛病）

以快速进行性痴呆、共济失调和肌阵挛为特征的致命性脑病，也称为传染性海绵状脑病。可遗传或摄入感染的组织。

临床表现：进行性痴呆、疲劳、共济失调、肌阵挛、震颤、强直和局灶性神经功能缺损。

诊断和实验室检查：脑脊液通常正常，脑电图可显示双侧尖波或周期性尖峰。

影像学：CT/MRI 无特征性发现，可表现出萎缩。

治疗：目前无有效治疗方法。中位生存期为 5 个月，80% 的患者在患病 1 年内死亡。

20.7 HIV 患者中枢神经系统感染

40%~60% 的 AIDS 患者会出现与该疾病相关的神经系统并发症[34]。1/3 的 HIV 感染者以神经系统症状作为疾病的表现[35]。

最常见的病原体：弓形虫、原发性 B 细胞淋巴瘤、JC 病毒（进行性多灶性白质脑病的病原体）、隐球菌和巨细胞病毒。

20.7.1 弓形虫

美国弓形虫感染率为 10%[36]。主要宿主是家猫，通过粪口途径传播。通常无症状，除非在严重免疫抑制的情况下，例如当 CD4+ T 细胞计数＜ 200/mm^3 时，晚期 AIDS 患者或感染再激活时可在脑实质中产生单个或多个脓肿。

临床表现：头痛、发热、意识水平改变、嗜睡、局灶性神经系统体征。也可出现癫痫发作或脑出血。

鉴别诊断：细菌性脓肿、真菌性脓肿、寄生虫感染、肿瘤、淋巴瘤、病毒性脑炎、进行性多灶性白质脑病（PML）和巨细胞病毒。

影像学：增强 CT 或 MRI 显示特征性圆形、边缘增强病灶，单个或多个，伴有白质水肿；在放射学上难以与肿瘤或其他类型的脓肿鉴别。

治疗：如果怀疑弓形虫病，开始经验性治疗，乙胺嘧啶 200 mg 口服一次，然后 75 mg/d 联合磺胺嘧啶 1~1.5 g 口服，每 6 h 一次，联合亚叶酸 10~20 mg/d，4~6 周后症状缓解。替代方案：甲氧苄啶与磺胺甲恶唑分别为 10 mg/kg 和 50 mg/kg，每 12 h 一次，30 d。如果确诊弓形虫病，则患者需要在初始治疗后进行抑制治疗：磺胺嘧啶 500~1000 mg，口服，4 次 / 天；乙胺嘧啶 25~50mg，口服，1 次 / 天；亚叶酸 10~25 mg，口服，1 次 / 天。如果 CD4+ T 细胞计数在 3 个月内升至 200/ μL 以上，则停止抑制治疗。

AIDS 患者应终生预防性治疗：给予甲氧苄啶与磺胺甲恶唑双倍剂量，每 24 h 口服 1 片。对患者进行临床随访，如果经验性治疗没有临床好转或影像学好转，则在开始治疗后 10~14 d 影像学复查。可能需要对病变进行活检以排除淋巴瘤和(或)PML。中位生存期为 15 个月。

20.7.2 淋巴瘤

约 5% 的 HIV 患者会出现淋巴瘤 [37]。这是由 EB 病毒侵袭 B 淋巴细胞导致的。约 1/3 的患者会出现中枢神经系统疾病 [38]。

临床表现：嗜睡、意识模糊、认知缺陷、局灶性神经系统体征、癫痫发作和脑神经麻痹。

鉴别诊断：弓形虫病、PML、其他肿瘤（原发性或转移性）、细菌性脓肿、真菌性脓肿、寄生虫感染、巨细胞病毒和病毒性脑炎。

诊断和实验室检查：常规实验室检查和血清学检测通常没有诊断意义。对经验性治疗无效的患者应首先考虑该诊断。如果怀疑弓形虫病，需要活检确诊。

影像学检查: 对比增强 CT 或 MRI 显示白质病变, 可能是对比增强。病变可能穿过胼胝体。

治疗：化疗；地塞米松可抑制肿瘤生长；全脑放疗。中位生存期为 3 个月。

20.7.3 进行性多灶性白质脑病

PML 是一种进行性脱髓鞘疾病，主要见于免疫功能低下的患者 [39]，例如 HIV、淋巴瘤、慢性淋巴细胞性白血病、狼疮和由 JC 病毒引起的疾病的患者。在脑脊液中可检测到 JC 病毒抗体 [40–42]。

临床表现：进行性局灶性神经功能缺损和认知能力下降[43–44]。

鉴别诊断：多发性硬化、肾上腺脑白质营养不良、急性播散性脑脊髓炎、弓形虫病、淋巴瘤、朊病毒病和巨细胞病毒。

诊断和实验室检查：脑脊液分析通常正常。JC 病毒可通过血清学和 PCR 在脑脊液中检测到。明确诊断需要进行活检。

影像学检查：CT 或 MRI 检查显示弥漫性脑白质病变，无增强。

治疗：目前尚无有效治疗方法，中位生存期为 15 个月。

20.7.4 巨细胞病毒

美国 50%~80% 的成年人有巨细胞感染史，大多数是无症状的。在免疫功能正常的成人中，感染在临床上与单核细胞增多症相似。见于 AIDS 晚期患者：CD4+ T 细胞计数 $< 50/\mu L$，最常见的感染是鼻炎。可累及脊髓——上运动元无力、反射消失和肠、膀胱功能丧失为特征[45]。与格林 – 巴利综合征相似。

临床表现：精神状态和认知功能进行性恶化、头痛和癫痫发作。

鉴别诊断：病毒性脑炎、PML、淋巴瘤、弓形虫病、寄生虫感染和朊病毒病。

诊断与研究：脑脊液基本正常，可能有蛋白升高。可通过 PCR 检测血清巨细胞病毒抗原。还可进行特定的病毒培养。

影像学检查：MRI 可以在 T2 加权图像和 FLAIR 序列上显示非特异性高信号变化[46]。

治疗：更昔洛韦 5 mg/kg，静脉滴注，每 12 h 一次，膦甲酸钠 90 mg/kg，静脉滴注，每 12 h 一次。之后，用抗逆转录病毒疗法治疗 HIV。

20.7.5 人类免疫缺陷病毒性脑病

人类免疫缺陷病毒性脑病是 AIDS 最常见的神经系统受累性疾病。2/3 的 HIV 或 AIDS 患者和 1/3 的 AIDS 患者在死亡时会患有痴呆症[47]。HIV 会导致弥漫性脑萎缩。

临床表现：意识水平改变、认知功能障碍、步态异常、姿势不稳。

鉴别诊断：病毒性脑炎、PML、朊病毒病、寄生虫感染、痴呆和代谢性脑病。

诊断和实验室检查：脑脊液检查通常无法诊断[48]，尽管患者可能有白细胞计数轻微升高。葡萄糖正常，蛋白质水平升高。脑脊液中可检测到 HIV 抗体。

影像学检查：CT/MRI 检查显示脑萎缩，但无特定发现。MRI 显示 T2 加权图像和 FLAIR 序列高信号，提示脑室周围白质异常。

治疗：抗逆转录病毒治疗。HIV 也可引起与 AIDS 相关的脊髓病和脑神经病。

20.8 脊髓感染

脊髓感染分为3种类型：脊髓硬膜外脓肿、椎体骨髓炎和椎间盘炎。

20.8.1 脊髓硬膜外积脓

脊髓硬膜外积脓常见于老年人、免疫功能低下和 IVDA[49–50]。最常见的传播途径是血行播散，常发生于腰部。

危险因素：骨髓炎、椎间盘炎、糖尿病、癌症、IVDA、酗酒和慢性肾衰竭[51]。

感染源（血源性）：皮肤感染、心内膜炎、菌血症、尿路感染、牙脓肿、呼吸道感染、穿透伤和腰大肌脓肿。也可能发生于椎体直接延伸、椎间盘间隙感染或椎旁、腰大肌脓肿[49]。血行播散时，脓肿通常在椎管后部形成。如果直接从骨髓炎或椎间盘炎延伸，脓肿通常会在前方形成[49,52]。硬膜外脓肿引起的神经功能缺损被认为是继发于神经受压合并血管血栓形成和梗死[53–55]。

最常见的病原体：金黄色葡萄球菌、需氧和厌氧链球菌、假单胞菌、大肠杆菌和结核病（常见于慢性）[51]。

临床表现：背痛、发热；与神经根或脊髓功能障碍有关，例如虚弱、疼痛和肠、膀胱功能失调。

鉴别诊断：脊髓结核、肿瘤、椎间盘突出、椎管狭窄、多发性硬化、HIV、脊髓病和脊髓病。

诊断和实验室检查：常规实验室检查通常无诊断意义，最常见的异常实验室检查是红细胞沉降率升高[56]。60% 的病例培养呈阳性。

影像学检查：增强 MRI 提示液体蓄积以及脊髓和鞘囊受压。神经系统检查和 MRI 可以定位受累区域。

治疗：对于没有神经功能缺损的患者，使用万古霉素 1 g，每 12 h 静脉注射一次，利福平 600 mg，1 次 / 天，头孢噻肟 2 g，每 8 h 静脉注射一次，持续 6~8 周。如果存在神经功能缺损，则需要手术治疗；如果进行手术清除，除了在＞ 30° 情况下进行外支撑外，还可根据术中培养结果使用抗生素及降阶梯治疗。建议在手术或未手术的情况下均使用支具。如果脓肿位于后方，可以进行椎板切除术。如果脓肿位于椎管前部，患者可能需要进行椎体切除术，并进行前部或后部固定。死亡率为 18%~23%。术后很少神经功能改善。

20.8.2 椎体骨髓炎

脊髓感染占骨髓炎病例的 2%~4%[57]，主要经血行传播。这些病例中有 50% 位于腰椎[58]。

最常见的病原体：金黄色葡萄球菌约 60%[59]，革兰氏阴性杆菌（假单胞菌、变形杆菌、大肠杆菌）和真菌病原体。

危险因素：糖尿病、长期使用类固醇、透析、IVDA、营养不良、恶性肿瘤、高龄和免疫抑制[59–60]。

感染源通常是呼吸道、菌血症、尿路感染、软组织脓肿、牙脓肿和术后原因（约 2.5%）[61–62]。自 AIDS 流行以来脊髓结核有所增加[63]。

临床表现：与运动或体位无关的局部背痛、发热。

鉴别诊断：应与骨髓炎和肿瘤鉴别。

诊断和实验室检查：最常见的实验室异常是红细胞沉降率升高。仅约 25% 的病例培养呈阳性。如果血培养阴性，则应进行 CT 引导下的活检以明确感染微生物的种类[59]。可能需要进行开放式活检，标本必须进行细菌和真菌培养。

影像学检查：X 线检查可以显示椎间空间变窄和终板变化。骨扫描和 MRI 是诊断椎体骨髓炎最敏感的检查方法[64]。MRI T2 加权图像显示椎体中出现高信号。

20.8.3 关节盘炎

罕见的髓核感染继发于终板和椎体，可能是自发的或术后引起的。危险因素与椎体骨髓炎相似，应与避开椎间盘的肿瘤相鉴别。

最常见的病原体：金黄色葡萄球菌（自发）、表皮葡萄球菌（术后）、假单胞菌（IVDA）和大肠杆菌。

临床表现：局部背痛、椎旁肌肉痉挛和神经根症状，如疼痛、虚弱和感觉异常。

影像学检查：X 线检查可显示椎间盘被破坏以及端板不规则。MRI 可显示椎间盘空间受累，有助于排除硬膜外脓肿。可能需要 CT 引导下的活检以进行明确诊断。

治疗：与骨髓炎的治疗类似，抗生素（万古霉素、利福平、头孢噻肟）4~6 周，用支具固定，很少需要手术。

20.9 医源性感染

主要类型：脑室外引流相关性脑室炎、脑脊液漏、脑脊液分流感染和术后伤口感染。

20.9.1 脑室外引流相关性脑室炎

感染是与使用脑室外引流相关的最常见并发症（发生率为 0~27%）[65–67]。应针对革兰氏阳性菌预防性应用抗生素。

危险因素：出血、引流系统的神经外科手术和使用时间[68]。

最常见的生物：表皮葡萄球菌[69]。

诊断和检查：脑脊液分析包括细胞计数、脑脊液培养和药敏试验、革兰氏染色、葡萄糖和蛋白质检测。最近的研究表明，温度＞100.4° F（38℃）时，阳性预测值（PPV）最高（85%），而白细胞计数＜11 000/μL 在预测脑室炎时，阴性预测值最高（77%），可提前 2d 预测脑室炎，并且不需要在脑室外引流到位时进行常规脑脊液监测[67]。

治疗：最初是经验性应用抗生素，包括万古霉素。对于革兰氏阴性菌，可使用头孢他啶、环丙沙星、庆大霉素或哌拉西林 / 他唑巴坦。根据细菌培养和药敏试验结果调整抗生素，必要时，可鞘内注射万古霉素或庆大霉素。

20.9.2 脑脊液漏

脑脊液漏包括 3 种类型：自发性、术后性和创伤后性。2%~3% 的颅脑损伤患者可出现脑脊液漏[70]，其中 70% 在 1 周内自发停止。常见的渗漏部位包括乳突气房、额窦、筛板和蝶窦。

最常见的病原体：肺炎链球菌、金黄色葡萄球菌、铜绿假单胞菌和肠杆菌[71]。

诊断和检查：脑脊液分析和培养。鞘内造影后的冠状 CT 薄层扫描有助于定位颅底漏液。

治疗：始终将床头抬高＞45°。建议口服乙酰唑胺 250 mg，4 次 / 天，以减少脑脊液的产生以及腰大池引流。腰大池外引流可有效引流脑脊液，同时也便于采样送检。对于持续脑脊液漏可考虑手术治疗。如存在颅内感染，每 8 h 静脉输注万古霉素溶液 1 g 联合每 8 h 静脉注射头孢他啶 2 g，持续 14 d，或在脑脊液恢复正常后使用 1 周。如果不是耐甲氧西林金黄色葡萄球菌感染，则改用萘夫西林或苯唑西林。如为假单胞菌，加用庆大霉素、哌拉西林 / 他唑巴坦或环丙沙星。

20.9.3 分流术相关感染

分流术后的感染率为 5%~7%[72]。感染会增加癫痫发作和死亡风险。50% 的感染发生在 2 周内，70% 的感染发生在 2 个月内。皮肤是最常见的感染源。

危险因素：手术时间长和患者年龄较小。

最常见的病原体：表皮葡萄球菌最常见，其次为金黄色葡萄球菌、革兰氏阴性杆菌和肠球菌。

临床表现：发热、头痛、恶心、呕吐、嗜睡、厌食、易怒和分流管故障表现。

诊断和实验室检查：脑脊液检查结果与脑膜炎感染一致（例如，白细胞计数轻度升高，葡萄糖正常或降低，蛋白质升高，50% 的病例革兰氏染色阳性）。40% 的患者培养可能是阴性的。CT 或 MRI 通常对诊断没有帮助，但也可出现室管膜内膜或脑室扩大，可能有增强或高信号，与分流管功能障碍一致。

治疗：经验性应用抗生素，万古霉素联合或不联合利福平，联合革兰氏阴性菌广谱抗生素；持续 10~14 d 或脑脊液正常 3 d 后。

特异性抗生素：对于金黄色葡萄球菌 / 表皮葡萄球菌，静脉注射和鞘内注射万古霉素，联合或不联合利福平；对于革兰氏阴性杆菌，可使用第三代头孢菌素或氨基糖苷类Ⅳ联合鞘内注射庆大霉素。

除了使用抗生素外，还应手术取出分流系统。大多数专家建议将原分流管转至外引流或彻底取出原分流系统行脑室外引流。当脑脊液无菌后，应更换使用全新的分流系统。

此外，腹部假性囊肿是脑室腹腔分流术罕见但重要的并发症。这些假性囊肿的治疗取决于病因、患者的表现和其他临床表现。翻修技术包括腹膜导管远端重新定位、将导管翻修至胸膜腔或右心房或完全去除分流系统[73]。

20.9.4 伤口感染

椎板切除术后伤口感染的风险为1%~5%[74]。感染程度从浅表到全层不等，并伴有伤口裂开。

危险因素：年龄增长、糖尿病、肥胖和长期使用类固醇。

最常见的病原体：金黄色葡萄球菌。

临床表现：切口部位疼痛、红斑和脓性分泌物。

治疗：对于浅表感染，使用第一代头孢菌素或抗葡萄球菌青霉素。对于深部感染，使用万古霉素或头孢他啶，治疗10~14 d。根据细菌培养和药敏试验结果调整抗生素。使用抗生素脉冲冲洗，引流深部感染，然后使用保留缝线进行无张力缝合。

20.10 院内感染

院内感染占医院总感染的20%以上[75]。正常的物理和化学屏障因创伤、手术、气管插管、鼻胃管、侵入性导管、监测设备和引流管而改变。

最常见的病原体：肺炎、尿路感染、鼻窦炎和菌血症，以及伤口感染[76]。

20.10.1 肺　炎

肺炎是ICU中最常见的医院感染[77]。长时间气管插管和机械通气会增加肺炎的发生率。

危险因素：气管插管和误吸[78]。

最常见的病原体：在呼吸机相关性肺炎中，金黄色葡萄球菌感染最常见[79]；在神经外科中，假单胞菌属、肠杆菌科、不动杆菌感染常见[81]。

治疗：美国胸科学会推荐经验性应用抗生素，具体方案为氟喹诺酮类、氨基糖苷类或第三代头孢菌素联合抗假单胞菌和抗甲氧西林金黄色葡萄球菌[81]。

20.10.2 尿路感染

尿路感染是ICU中第二常见的感染因素[82]，约占所有感染的40%[83]。

危险因素：性别（女性）和长时间使用导管。

最常见的病原体：大肠杆菌、变形杆菌、假单胞菌和酵母菌[84]。

20.10.3 鼻窦炎

鼻窦炎与机械通气或使用鼻胃管有关。细菌可以通过面部或颅底骨折到达鼻窦。

最常见的病原体：金黄色葡萄球菌、革兰氏阴性杆菌、假单胞菌和链球菌[85]。如果不治疗，可能导致骨髓炎、硬膜下或硬膜外积脓、脑膜炎或脓肿[86]。

20.10.4 菌血症

菌血症占医院ICU感染的13%；90%与中心静脉导管有关[87]。中心静脉导管的替代方案是经外周置入的中心导管，与中心静脉导管相比，它降低了并发症和感染的发生率[88]。

最常见的病原体：表皮葡萄球菌、金黄色葡萄球菌、假单胞菌和肠杆菌[89]。

治疗：如果怀疑菌血症，更换现有的中心静脉导管。经验性应用抗生素包括万古霉素联合革兰氏阴性菌广谱抗生素[89]。

病例处理

患者症状与脑炎或脑膜炎一致。脑膜炎可由细菌、病毒或其他因素引起。细菌性脑膜炎易导致神经系统变化；但患者未出现颈强直，脑膜炎的可能性低于脑炎。建议进行脑脊液检查以及 MRI 平扫或增强扫描。必须仔细检查患者是否有蜱叮咬和其他问题。如果没有全身表现，则更可能的诊断是立克次体 / 埃立克体感染。这是一种由蜱叮咬传播的革兰氏阴性小细胞内生物。这种疾病也被称为落基山斑疹热或埃立克体病，其诊断基于蜱叮咬史。血清学测试可能为阳性。使用多西环素 100 mg，2 次 / 天，持续 10~14 d，或氯霉素 50 mg/（kg · d），4 次 / 天。

参考文献

[1] Winn HR. Youman's Neurological Surgery. 6th ed. Philadelphia, PA: Elsevier, 2011.
[2] Greenberg MS. Handbook of Neurosurgery. 7th ed. New York, NY: Thieme, 2010.
[3] Gilbert DN, Moellening RC. The sanford guide to antimicrobial therapy. 39th ed. Sperryville: Antimicrobial Therapy, 2009.
[4] Suarez JI. Critical Care Neurology and Neurosurgery. Totowa: Humana Press, 2004.
[5] Thigpen MC, Whitney CG, Messonnier NE, et al. Emerging Infections Programs Network. Bacterial meningitis in the United States, 1998–2007. N Engl J Med, 2011, 364(21):2016–2025.
[6] Ryan MW, Antonelli PJ. Pneumococcal antibiotic resistance and rates of meningitis in children. Laryngoscope, 2000, 110(6):961–964.
[7] Dawson KG, Emerson JC, Burns JL. Fifteen years of experience with bacterial meningitis. Pediatr Infect Dis J, 1999, 18(9):816–822.
[8] Hayden RT, Frenkel LD. More laboratory testing: greater cost but not necessarily better. Pediatr Infect Dis J, 2000, 19(4):290–292.
[9] Mein J, Lum G. CSF bacterial antigen detection tests offer no advantage over Gram's stain in the diagnosis of bacterial meningitis. Pathology, 1999, 31(1):67–69.
[10] Maniglia AJ, Goodwin WJ, Arnold JE,et al. Intracranial abscesses secondary to nasal, sinus, and orbital infections in adults and children. Arch Otolaryngol Head Neck Surg, 1989, 115(12):1424–1429.
[11] Dill SR, Cobbs CG, McDonald CK. Subdural empyema: analysis of 32 cases and review. Clin Infect Dis, 1995, 20(2):372–386
[12] Canale DJ. William Macewen and the treatment of brain abscesses: revisited after one hundred years. J Neurosurg, 1996, 84(1):133–142
[13] Nielsen H, Gyldensted C, Harmsen A. Cerebral abscess. Aetiology and pathogenesis, symptoms, diagnosis and treatment. A review of 200 cases from 1935–1976. Acta Neurol Scand, 1982, 65 (6):609–622
[14] Garvey G. Current concepts of bacterial infections of the central nervous system. Bacterial meningitis and bacterial brain abscess. J Neurosurg, 1983, 59(5):735–744.
[15] Cohen DJ. Lung abscess: back for an encore? Postgrad Med, 1982, 72(1):215–218.
[16] Leib SL, Tauber MG. Pathogenesis and pathophysiology of bacterial infections //

Scheld WM, Whitley RJ, Durak DT. Infections of the Central Nervous System. 3rd ed. Philadelphia, PA: Lippincott-Raven, 2004:301–304.
[17] Mamelak AN, Obana WG, Flaherty JF, et al. Nocardial brain abscess: treatment strategies and factors influencing outcome. Neurosurgery, 1994, 35(4):622–631.
[18] Desprechins B, Stadnik T, Koerts G, et al. Use of diffusion-weighted MR imaging in differential diagnosis between intracerebral necrotic tumors and cerebral abscesses. AJNR Am J Neuroradiol, 1999, 20(7):1252–1257.
[19] Esiri MM. Herpes simplex encephalitis. An immunohistological study of the distribution of viral antigen within the brain. J Neurol Sci, 1982, 54(2):209–226.
[20] Wheat LJ, Batteiger BE, Sathapatayavongs B. Histoplasma capsulatum infections of the central nervous system. A clinical review. Medicine (Baltimore), 1990, 69(4):244–260.
[21] Vincent T, Galgiani JN, Huppert M, et al. The natural history of coccidioidal meningitis: VAArmed Forces cooperative studies, 1955–1958. Clin Infect Dis, 1993, 16(2):247–254.
[22] Bouza E, Dreyer JS, Hewitt WL, et al. Coccidioidal meningitis. An analysis of thirty-one cases and review of the literature. Medicine (Baltimore), 1981, 60(3):139–172.
[23] Gonyea EF. The spectrum of primary blastomycotic meningitis: a review of central nervous system blastomycosis. Ann Neurol, 1978, 3(1):26–39.
[24] Zuger A, Lowy FD. Tuberculosis//Scheld WM, Whitley RJ, Durak DT, eds. Infections of the Central Nervous System, 2nd ed. Philadelphia, PA: Lippincott-Raven, 1997:417–443.
[25] Traub M, Colchester AC, Kingsley DP, et al. Tuberculosis of the central nervous system. Q J Med, 1984, 53(209):81–100.
[26] Barrett-Connor E. Tuberculous meningitis in adults. South Med J, 1967, 60(10):1061–1067.
[27] Cohen BA. Neurologic complications in AIDS//Biller J, ed. Practical Neurology, 3rd edition. Philadelphia: Lippincott, 2009:508–521.
[28] Dastur D, Wadia NH. Spinal meningitides with radiculo-myelopathy, 2. Pathology and pathogenesis. J Neurol Sci, 1969, 8(2):261–297.
[29] Arana-Iiguez R, López-Fernández JR. Parasitosis of the nervous system, with special reference to echinococcosis. Clin Neurosurg, 1966, 14:123–144.
[30] Nocton JJ, Steere AC. Lyme disease. Adv Intern Med, 1995, 40:69–117.
[31] Pachner AR, Steere AC. The triad of neurologic manifestations of Lyme disease: meningitis, cranial neuritis, and radiculoneuritis. Neurology, 1985, 35(1):47–53.
[32] Biller J, Cohen BA. Central nervous system infections//Biller J. Practical Neurology, 3rd. Philadelphia: Lippincott, 2009 :583–596.
[33] Durack DT. Amebic infections//Scheld WM, Whitley RJ, Durak DT. Infections of the central nervous system, 2nd ed. Philadelphia: Lippincott-Raven, 1997:831–844.
[34] Levy RM, Bredesen DE, Rosenblum ML. Neurological manifestations of the acquired immunodeficiency syndrome (AIDS): experience at UCSF and review of the literature. J Neurosurg, 1985, 62 (4):475–495.
[35] Simpson DM, Tagliati M. Neurologic manifestations of HIV infection. Ann Intern Med, 1994, 121 (10):769–785.
[36] Montoya JG, Remington JS. Toxoplasma gondii//Mandell GL, Bennett JE, Dolan R. Principles and Practices of Infectious Disease. 5th ed. Philadelphia: Churchill-Livingstone, 2000:2858–2892.
[37] Jean WC, Hall WA. Management of cranial and spinal infections. Contemp Neurosurg, 1998, 20:1–10.
[38] Levine AM. Epidemiology, clinical characteristics, and management of AIDS-related lymphoma. Hematol Oncol Clin North Am, 1991, 5(2):331–342.
[39] Rosenblum ML, Levy RM, Bredesen DE, et al. Primary central nervous system

lymphomas in patients with AIDS. Ann Neurol, 1988, 23 Suppl:S13–S16.
[40] Koralnik IJ, Boden D, Mai VX, et al. JC virus DNA load in patients with and without progressive multifocal leukoencephalopathy. Neurology, 1999, 52(2):253–260.
[41] McGuire D, Barhite S, Hollander H, et al. JC virus DNA in cerebrospinal fluid of human immunodeficiency virus-infected patients: predictive value for progressive multifocal leukoencephalopathy. Ann Neurol, 1995, 37:395–399.
[42] Vago L, Cinque P, Sala E, et al. JCV-DNA and BKV-DNA in the CNS tissue and CSF of AIDS patients and normal subjects. Study of 41 cases and review of the literature. J Acquir Immune Defic Syndr Hum Retrovirol, 1996, 12(2):139–146.
[43] Astrom K-E, Mancall EL, Richardson EP Jr. Progressive multifocal leuko-encephalopathy, a hitherto unrecognized complication of chronic lymphatic leukaemia and Hodgkin's disease. Brain, 1958, 81(1):93–111.
[44] Richardson EP Jr. Progressive multifocal leukoencephalopathy. N Engl J Med, 1961, 265:815–823.
[45] Eidelberg D, Sitrel A, Vogel H, et al. Progressive polyradiculopathy in acquired immune deficiency syndrome. Neurology, 1986, 36:912–916.
[46] Clifford DB, Arribas JR, Storch GA, et al. Magnetic resonance brain imaging lacks sensitivity for AIDS associated cytomegalovirus encephalitis. J Neurovirol, 1996, 2(6):397–403.
[47] McArthur JC. HIV-associated CNS syndromes//Bellman A. Director Course 140 [4/25–5/1/1993, St. Paul, MN]: AIDS in the Central Nervous System. New York: American Academy of Neurology, 1993:5.
[48] Navia BA, Jordan BD, Price RW. The AIDS dementia complex: I. Clinical features. Ann Neurol, 1986, 19(6):517–524.
[49] Mackenzie AR, Laing RBS, Smith CC, et al. Spinal epidural abscess: the importance of early diagnosis and treatment. J Neurol Neurosurg Psychiatry, 1998, 65(2):209–212.
[50] Martin RJ, Yuan HA. Neurosurgical care of spinal epidural, subdural, and intramedullary abscesses and arachnoiditis. Orthop Clin North Am, 1996, 27(1):125–136.
[51] Khanna RK, Malik GM, Rock JP, et al. Spinal epidural abscess: evaluation of factors influencing outcome. Neurosurgery, 1996, 39(5):958–964.
[52] Hlavin ML, Kaminski HJ, Ross JS, et al. Spinal epidural abscess: a ten-year perspective. Neurosurgery, 1990, 27(2):177–184.
[53] Obrador GT, Levenson DJ. Spinal epidural abscess in hemodialysis patients: report of three cases and review of the literature. Am J Kidney Dis, 1996, 27(1):75–83.
[54] Wheeler D, Keiser P, Rigamonti D, et al. Medical management of spinal epidural abscesses: case report and review. Clin Infect Dis, 1992, 15(1):22–27.
[55] Feldenzer JA, McKeever PE, Schaberg DR, et al. The pathogenesis of spinal epidural abscess: microangiographic studies in an experimental model. J Neurosurg, 1988, 69(1):110–114.
[56] Del Curling O Jr, Gower DJ, McWhorter JM. Changing concepts in spinal epidural abscess: a report of 29 cases. Neurosurgery, 1990, 27(2):185–192.
[57] Schmorl G, Junghanns H. The Human Spine: In Health and Disease. New York, NY: Grune & Stratton, 1971.
[58] Khan IA, Vaccaro AR, Zlotolow DA. Management of vertebral diskitis and osteomyelitis. Orthopedics, 1999, 22(8):758–765.
[59] Sapico FL. Microbiology and antimicrobial therapy of spinal infections. Orthop Clin North Am.1996, 27(1):9–13.
[60] Strausbaugh LJ. Vertebral osteomyelitis. How to differentiate it from other causes of back and neck pain. Postgrad Med, 1995, 97(6):147–148, 151–154.

[61] Ozuna RM, Delamarter RB. Pyogenic vertebral osteomyelitis and postsurgical disc space infections. Orthop Clin North Am, 1996, 27(1):87–94.
[62] Klein JD, Garfin SR. Nutritional status in the patient with spinal infection. Orthop Clin North Am.1996, 27(1):33–36.
[63] Broner FA, Garland DE, Zigler JE. Spinal infections in the immunocompromised host. Orthop Clin North Am, 1996, 27(1):37–46.
[64] Vaccaro AR, Shah SH, Schweitzer ME, et al. MRI description of vertebral osteomyelitis, neoplasm, and compression fracture. Orthopedics, 1999, 22(1):67–73, quiz 74–75.
[65] Alleyne CH Jr, Hassan M, Zabramski JM. The efficacy and cost of prophylactic and perioprocedural antibiotics in patients with external ventricular drains. Neurosurgery, 2000, 47(5):1124–1127, discussion 1127–1129.
[66] Khanna RK, Rosenblum ML, Rock JP, et al. Prolonged external ventricular drainage with percutaneous long-tunnel ventriculostomies. J Neurosurg, 1995, 83(5):791–794.
[67] Hariri O, Lawandy S, Miulli D, et al. Would clinically-indicated cerebral spinal fluid surveillance reliably predict external ventricular drain associated ventriculitis or is frequent routine cerebral spinal fluid surveillance necessary? In Press. Arrowhead Regional Medical Center, 2016.
[68] Cummings R. Understanding external ventricular drainage. J Neurosci Nurs, 1992, 24(2):84–87.
[69] Rodvold KA. Therapeutic considerations for infections caused by Staphylococcus epidermidis. Pharmacotherapy, 1988, 8(6 Pt 2):14S–18S.
[70] Baltas I, Tsoulfa S, Sakellariou P, et al. Posttraumatic meningitis: bacteriology, hydrocephalus, and outcome. Neurosurgery, 1994, 35(3):422–426, discussion 426–427.
[71] Hand WL, Sanford JP. Posttraumatic bacterial meningitis. Ann Intern Med, 1970, 72(6):869–874.
[72] Yogev R. Cerebrospinal fluid shunt infections: a personal view. Pediatr Infect Dis, 1985, 4(2):113–118.
[73] Kashyap S, Ghanchi H, Minasian T, et al. Abdominal pseudocyst as a complication of ventriculoperitoneal shunt placement: a review of 4 cases, review of the literature and techniques for revision. Arrowhead regional medical center, 2016.
[74] Shektman A, Granick MS, Solomon MP, et al. Management of infected laminectomy wounds. Neurosurgery, 1994, 35(2):307–309, discussion 309.
[75] Brown R, Colodny S, Drapkin M, et al. One-day prevalence study of nosocomial infections, antibiotic usage, and selected infection control practices in adult medical/ surgical ICUs in the United States [abstract]. The Fifth Annual Meeting of the Society for Healthcare Epidemiology, San Diego, CA, April 2–5, 1995. Infect Control Hosp Epidemiol April (suppl), 19955.
[76] Emori TG, Gaynes RP. An overview of nosocomial infections, including the role of the microbiology laboratory. Clin Microbiol Rev, 1993, 6(4):428–442.
[77] Edwards J, Jarvis W. The distribution of nosocomial infections by site and pathogenin in adult and pediatric intensive care units in the United States 1986–1990. In: Program and Abstracts of the Third Decennial International Conference on Nosocomial Infections, Centers for Disease Control and the National Foundation for Infectious Diseases, Atlanta, Georgia, July 31-August 3, 1990. Abstract B19.
[78] Sanderson PJ. The sources of pneumonia in ITU patients. Infect Control, 1986, 7(2) Suppl:104–106.
[79] George DL. Epidemiology of nosocomial pneumonia in intensive care unit patients. Clin Chest Med, 1995, 16(1):29–44.
[80] Rello J, Ausina V, Castella J, et al. Nosocomial respiratory tract infections in multiple

trauma patients. Influence of level of consciousness with implications for therapy. Chest, 1992, 102(2):525–529.

[81] American Thoracic Society. Hospital-acquired pneumonia in adults: diagnosis, assessment of severity, initial antimicrobial therapy, and preventive strategies. A consensus statement, American Thoracic Society, November 1995. Am J Respir Crit Care Med, 1996, 153:1711–1725.

[82] Paradisi F, Corti G, Mangani V. Urosepsis in the critical care unit. Crit Care Clin, 1998, 14(2):165–180.

[83] Weinstein RA. Epidemiology and control of nosocomial infections in adult intensive care units. Am J Med, 1991, 91 3B:179S–184S.

[84] Bergen GA, Toney JF. Infection versus colonization in the critical care unit. Crit Care Clin, 1998, 14 (1):71–90.

[85] Westergren V, Lundblad L, Hellquist HB, et al. Ventilator-associated sinusitis: a review. Clin Infect Dis, 1998, 27(4):851–864.

[86] Clayman GL, Adams GL, Paugh DR, et al. Intracranial complications of paranasal sinusitis: a combined institutional review. Laryngoscope, 1991, 101(3):234–239.

[87] Maki D. Infections due to infusion therapy//Bennett J, Brachman P, eds. Hospital Infections. Boston, MA: Little, Brown, 1992:849.

[88] Raad I, Davis S, Becker M, et al. Low infection rate and long durability of nontunneled silastic catheters. A safe and cost-effective alternative for long-term venous access. Arch Intern Med, 1993, 153(15):1791–1796.

[89] Cunha BA. Intravenous line infections. Crit Care Clin, 1998, 14(2):339–346.

第 21 章 脑微透析在 NICU 的应用

Jeff W. Chen Daniella Abrams-Alexandru Javed Siddiqi

摘　要 虽然监测颅内压对于理解脑部生理病理变化很有意义，但并不能全面了解疾病和创伤引起的大脑变化；了解大脑的化学变化——这反映在脑脊液和脑间质液中，为了解脑损伤和功能障碍提供了一个新的生化角度。脑微透析提供了一种新的精细方法，对于神经外科重症监护病房来说是一种比较新的技术，但由于其在数据收集和分析方面较耗费人力，尚未普遍使用；未来它是大脑监测的前沿技术。

关键词 β淀粉样蛋白　脑氧合　脑谷氨酸盐　透析液　低血糖　三羧酸循环　微透析　灌注液　蛋白质组生物标志物

病例介绍

一名 20 岁的右利手男子在机动车事故中发生颅脑损伤，被送往创伤中心。复苏后患者状态最佳时 GCS 评分为 5 分（E=1，V=1，M=3）。双侧瞳孔对光反射正常。头颅 CT 提示右侧额叶下部挫伤伴周围水肿，中脑脑池显影。在初始颅内压 =25 mmHg 的情况下行侧脑室外引流。使用镇静剂、抬高床头和使用高渗盐水后，颅内压降至 15~18 mmHg。通过双腔螺栓放置 Licox 脑氧合监测器和脑微透析导管。

病例处理见本章末。

21.1 引　言

传统观点认为脑脊液可反映大脑的生物化学整体变化。然而脑脊液可能有不同的循环途径，这些途径可能并不都通向脑室系统。研究人员最近在大脑中发现了一个淋巴系统，这引发了关于大脑间质液和成分之间关系的问题[1–3]。事实上，很明显，脑室脑脊液和间质葡萄糖、乳酸、丙酮酸和 β 淀粉样蛋白的水平是不同的[4–5]。因此，对脑脊液进行采样以寻找颅脑损伤或脑血管病患者的代谢或蛋白质组生物标志物可能提供不同于脑间质液的信息。脑微透析可实现对脑间质液进行采样，并反映导管周围的局部组织情况 [6-7]。

脑微透析最初作为一种实验工具被开发。大部分早期工作是由 Urben Ungerstedt 完成的，他能够从脑间质中收集小分子进行分析 [8-9]。实验室的早期工作使用了血液透析原理，并开发了使该技术小型化的技术，从而能够将微透析膜安全地放置在大脑中 [10-11]。微透析导管随着技术的发展已可应用于人体。该导管具有内管和外管，外管在其末端具有半透膜。通过内管泵送灌注液（通常是人工脑脊液）。该灌注液从内管的尖端流出并进入外管。当灌注液流过半透膜区域时，与半透膜接触的脑间质发生交换。大脑中浓度较高的分子流入具有半透性外膜的微透析导管 1 cm 处尖端。收集排出的透析液被并分析 [5,12]。图 21.1 描述了该过程。早期的人体研究使用高效液相色谱分离分析透析液 [13-15]。脑微透析已不再是一种科学研究工具，在自动脑微透析分析仪出现后，许多中心在临床中已常规使用。2005 年美国食品药品监督管理局（FDA）批准其用于临床 [12-16]。现在已发展为第二代微透析分析仪 Iscus-Flex 型（M Dialysis）。原则上讲，其可收集和分析脑间质中浓度高于灌注液的所有化合物，适用于小化学分子，例如葡萄糖及蛋白质。然而，基于膜的截断分子量有几个考虑因素。美国的标准微透析导管截断点为 20 kDa（70 号微透析导管，M Dialysis）。最常见的分析物是谷氨酸、天冬氨酸、甘油、葡萄糖、乳酸和丙酮酸。这也正是 FDA 批准用于 Iscus-Flex 分析的分析物。这些特定分析物的重要性将在后面讨论。β 淀粉样蛋白也可以在透析液中分离出来，因为 ABeta 40 和 ABeta 42 肽的分子量约为 4.5 kDa。而 tau 蛋白为 49~67 kDa，如果使用具有 100 kDa 截断点的微透析导管，则可能会被分离出来。这些导管目前只在科研条件下可用 [4]。

感兴趣的分子的大小以及它的电荷和脂溶性会影响收集它的能力。穿过透析膜的能力将影响可回收的量。透析液的灌注速率也将决定物质的回收率。灌注越慢，恢复越大 [17]。对于上面提到的主要目标生物分子，采用的标准灌注速率为 0.3 μL/min。此时 Iscus-Flex 每小时可以对足够的透析液（18 μL）进行采样。由微量输液泵提供这种缓慢而持续的灌注 [12]。

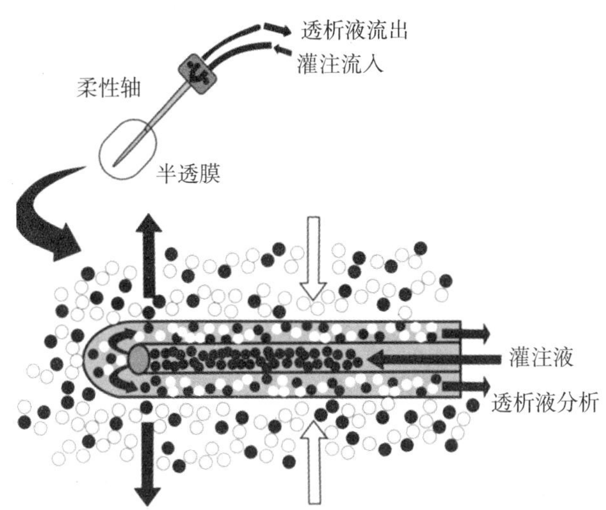

图 21.1 导管由内管和外管组成，尖端有半透膜。在导管的内管中注入溶液流向外管，因流体浓度的差异可获取细胞外液成分。之后，在外管尖端收集溶液以进行生化分析。经许可引自 de Lima Oliveira M, Kairalla AC, Fonoff ET, et al. Cerebral microdialysis in traumatic brain injury and subarachnoid hemorrhage: state of the art. Neurocritical Care, 2014, 21:152 - 162[5]

21.2 脑代谢产物的研究

使用脑微透析研究兴奋性氨基酸（谷氨酸、天冬氨酸）目前是研究热点。研究人员发现颅脑损伤和蛛网膜下腔出血（SAH）后谷氨酸和天冬氨酸水平升高，提示组织损伤。事实上，2004 年关于脑微透析的国际共识建议将这些分析物作为脑损伤和缺血的指标[18-19]。谷氨酸水平可以作为脑缺血的标志物，也可以作为脑缺血损伤严重程度的标志物。Chamoun 等[20]在 2010 年发现颅损伤中有两种谷氨酸表现形式。一组为谷氨酸水平升高，在第 5 天达到峰值，然后逐渐下降。另一组的谷氨酸水平不断增升高。与第二组相比，第一组的死亡率更低（17.1% *vs*. 39.6%），6 个月的功能更好（41.2% *vs*. 20.7%）[20-21]。脑微透析测量脑谷氨酸含量可能有助于估计预后[22]。2014 年脑微透析国际共识推荐甘油也可作为一种监测指标。甘油是细胞膜破裂的标志，但它的特异性有限。此外，迄今为止，尚未确定甘油水平与预后之间的关系[22]。

研究最多的代谢物是葡萄糖、乳酸和丙酮酸。由于在三羧酸循环中的作用，它们彼此密切相关[12]。葡萄糖对大脑非常重要，因为它是主要的能量基质。脑脊液葡萄糖水平降低（< 0.8 mmol/L）与不良临床结局相关。这在颅脑损伤和SAH中很常见，主要是因为这些损伤会导致高代谢状态[23]。随着ICU医生严格血糖控制理念的普及，维持脑血糖稳定显得更加重要。尽管有报道称严格进行血糖控制预后更好，但亚组分析提示颅脑损伤患者预后更差。严格的血糖控制定义为外周血糖为80~120 mg/dL（4.4~6.7 mmol/L），中等程度控制为121~180 mg/dL（6.8~10.0 mmol/L）。严格血糖控制组的脑葡萄糖水平降低（< 0.7 mmol/L）的发生率高于中等程度控制（65% *vs.* 36%，$P < 0.01$）[24]。进一步的研究同样证明了脑葡萄糖水平低的患者临床结局不佳，死亡率升高[25]。因此，出现了颅脑损伤或SAH患者血糖管理更宽松的理念[12,24]。如果脑微透析显示葡萄糖水平低，通过监测和微调葡萄糖水平，及时补充外源性葡萄糖，则可能改善预后。我们经常使用脑脊液葡萄糖水平来指导营养支持策略。迄今为止，脑血糖的上限尚不明确。显然，脑低血糖比高血糖更有害[22,24]。

乳酸和丙酮酸是葡萄糖代谢的代谢产物，与大脑中的葡萄糖水平密切相关。在三羧酸循环中，葡萄糖会在糖酵解过程中分解成丙酮酸。当氧气可用时，丙酮酸被三羧酸循环分解，产生三磷酸腺苷（ATP）。当氧气有限时，丙酮酸会转化为乳酸，仍然会产生ATP，但会以更低效的方式消耗更多的葡萄糖。在缺血情况下就会启动该无氧代谢循环[12,26]。脑应激最可靠的标志之一是乳酸–丙酮酸比值（LPR）。当葡萄糖不足时，LPR会增加。在缺血或缺氧情况下，LPR也会增加。通常在LPR > 40时发生代谢应激，尽管LPR为30~35也令人担忧[27–28]。持续增加的LPR与长期额叶萎缩有关[28]。

表21.1总结了脑微透析常见生物标志物及其正常值。葡萄糖和LPR作为脑微透析的检测指标是可靠的，如果异常，反映脑缺血或缺氧，常见于颅内压升高和脑灌注压降低的颅脑损伤。这也可能发生在动脉瘤性SAH后的脑血管痉挛中。在这些情况下可观察到葡萄糖水平降低及LPR升高。通常这种情况会逐步进展，医生如果早期观察到

便可进行干预以扭转该趋势。如果在颅脑损伤患者中发现血糖水平下降、LPR 和颅内压升高的趋势，建议早期使用高渗盐水或早期切除占位病灶（如尚未切除）。这些指标的重要性还体现在动脉瘤性蛛网膜下腔出血患者中。在这种情况下，与脑血管痉挛相关的缺血可能在出现临床或影像学表现之前被检测到。早期进行诱导性高血压治疗或侧脑室外引流增加脑灌注压可能会减轻血管痉挛的影响[19,22,29]。

表 21.1 用于研究的脑微透析检测指标及其阈值[22]

分析物	细胞死亡	正 常	异常阈值
葡萄糖	0.1 mmol/L	1.7 mmol/L	＜ 0.2 mmol/L
乳酸	8.9 mmol/L	2.9 mmol/L	＞ 4 mmol/L
丙酮酸	31 μmol/L	166 μmol/L	
LPR	450	23 ~ 28	＞ 25
甘油	573 μmol/L	82 μmol/L	
谷氨酸	381 μmol/L	16 μmol/L	

LPR：乳酸 – 丙酮酸比值，LPR ＞ 40 提示发生代谢应激。细胞死亡是指在梗死区域发现的数值。葡萄糖浓度单位从 mmol/L 转换为 mg/dL 除以 0.0555

21.3 脑微透析的要点

操作所需材料如下（引自 M Dialysis，Stock holm，Sweden）。

- 脑微透析导管，20 kDa 截断点，70 号（直接置入），70 号带螺栓（与螺栓搭配使用）。
- 微量泵，106 号，带注射器及电池。
- 无菌人工脑脊液（自购预混瓶装）。
- 微透析液收集瓶。
- Iscus-Flex 分析仪。

脑微透析导管或相关的微量输液泵没有任何并发症报道。其风险来自放置微透析导管时的固有风险[16,22]。放置导管的方法主要有 3 种：①直接在开放手术时放置；②通过颅骨钻孔或椎颅放置；③通过螺栓固定在颅骨上。有两种不同的微透析导管可供使用，一种用于直接植入，另一种适用于螺栓技术。

开颅手术完成后直接置入导管。常见的情况包括开颅手术以清除硬膜下血肿或开颅手术以夹闭动脉瘤。用 15 号刀片做一皮肤切口，采用塑料护套导引器将微透析导管穿过皮肤。取下塑料护套，暴露微透析导管（约 0.8 mm 厚），处理导管时须小心。导管远端周围有一个橡胶法兰，将其“锚定”到刺入皮肤的切口上。使用 4–0 线以荷包方式固定，可显著降低脑脊液从入口外漏的风险。微透析导管的尖端通过 1 mm 的皮质切口插入大脑，深度约为 2 cm，方向垂直于大脑表面（图 21.2）。正常关颅的患者骨瓣之间有足够的间隙可使微透析导管通过。如不够，可使用 Leksell 咬骨钳制造通路。在闭合帽状腱膜期间注意避免损坏这些脆弱的导管。

直接置入技术的优点是在手术时很容易完成。微透析导管在直视下放置于大脑中。这样可以最大限度地减少损伤，神经外科医生可有针对性地放置微透析导管。比如可将其放置于损伤脑组织周围，以便于对该关键区域进行监控[30]。在动脉瘤性蛛网膜下腔出血的情况下，可以将微透析导管定位到血管分布中存在血管痉挛风险的区域[22]。但也存在一些问题，例如，可能存在大脑相对于导管的运动，检测值可能出现波动。

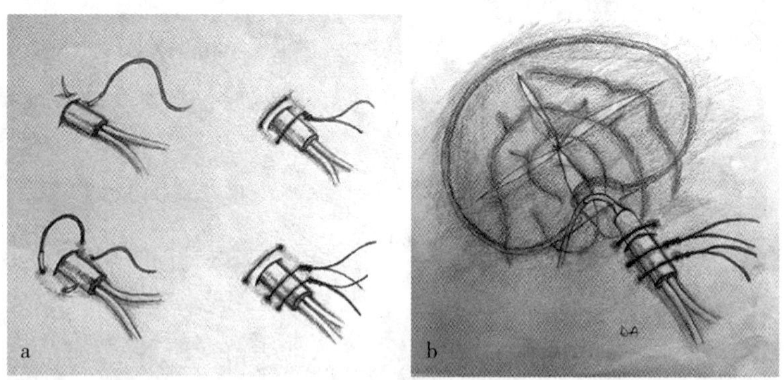

图 21.2 （a）使用 4–0 Neurolon 缝合线将隧道式微透析导管固定在皮肤的技术。这可以防止插入部位周围的脑脊液渗漏。（b）开颅术区边缘插入微透析导管的示意图。在导管周围松散缝合

另一种方法是通过颅骨钻孔或椎颅放置。放置方式与前述方式类似，放置位置为距离钻孔数厘米处的皮肤切口。将导管穿入钻孔中，穿过皮质将其放入大脑。必须注意确保将硬脑膜和软脑膜蛛网膜切开，以便导管轻松进入大脑。该技术经常与侧脑室外引流术结合使用。这种技术的优点是它利用了已有骨孔。缺点是可用于操作和放置微透析导管的空间有限，很容易损坏导管。此外，如果导管的尖端靠近侧脑室穿刺通道，将导致数据不可靠，它会反映因穿刺受损伤的脑组织情况。

脑微透析导管通过螺栓技术放置，实现刚性固定并限制导管相对于大脑的移动，从而提供了更一致和可靠的结果。通常选用右侧的 Kocher 点。如果已行侧脑室外引流，通常会在脑室外引流钻孔前方和外侧约 1cm 处进行。可通过双腔 Licox 螺栓(Integra Lifesciences)来完成。颅骨钻孔后，11 号刀片破硬脑膜和软脑膜蛛网膜明显打开，确保细导管轻松通过。螺栓固定于颅骨，经螺栓将微透析导管置入大脑。Licox 氧合导管通过另一个腔。如图 21.3 所示，Licox 和微透析导管尖端位置不同，以避免二者之间干扰。最近，一种新的四腔螺栓获得了 FDA 的批准。钻孔尺寸类似，但有四腔可容纳 4 个不同的多模态脑监护设备（Hemedex Inc.）。通常，我们将颅内压导管（Camino fiberoptic

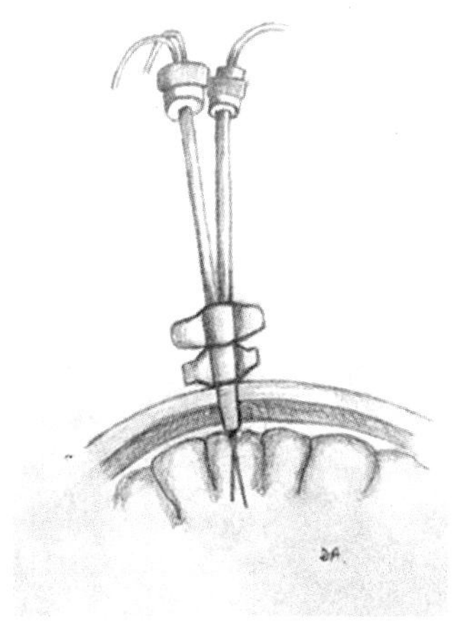

图 21.3 用双腔螺栓放置微透析导管。注意将 Licox 和微透析导管尖端分开，以避免干扰其测量

catheter，Integra Lifesciences）、Licox 脑氧合导管、脑微透析导管和 Hemedex（Hemedex Inc.）血流导管沿 4 个管腔放置。这些导管在大脑中会相互分开，正如 Licox 双腔螺栓所示。

这种微透析放置方法的优点包括通过螺栓可实现稳定和牢固的固定。当患者因护理问题而移动时，会减少脱管机会。螺栓技术实现了系统封闭，脑脊液外渗或感染的风险很低。此外，当使用双腔或四腔螺栓时，可以实现多模态脑部监测。放置螺栓技术对于神经外科医生来说也比较熟悉。

21.4 取样后分析

置入微透析导管后，入口连接微透析输液泵（M Dialysis），泵入灌注液。我们使用来自 M Dialysis 的预制人工脑脊液。收集微透析液的系统出口连接集液瓶。默认输注速率为 0.3 μL/mL。整个装置非常小，泵约为 4 cm × 3 cm。置于患者头部一侧的床上。每 1 h 护士会取出装有 18 μL 微透析液的微瓶，并将其放入 Iscus-Flex 进行分析。可从 Iscus-Flex 屏幕上读取信息并输入到患者的电子病历中或打印出来作为存档记录。从 Iscus-Flex 直接到电子病历的接口正在开发中。

当地医院和州法规规范了 Iscus-Flex 的使用。在大多数机构中，将其安放在 ICU 特定房间内，该房间还可能容纳其他分析仪（例如血气分析）。这是一种即时检测设备，需要满足美国临床实验室改进修正案的规定。操作分析仪的护士需要经过规范培训[12]。在我们中心，将其置于主临床实验室中。质量检查以及维护和运行由实验室人员完成。

21.5 脑微透析应用于临床的争议

脑微透析已被证明可以提供有关脑葡萄糖和 LPR 的可靠信息。这使神经外科医生和 NICU 医生能够优化大脑能量和新陈代谢；因此，即使在颅内压正常的情况下，也可以避免脑代谢压力和脑缺血的发生[26]。最近对颅脑损伤去骨瓣减压试验的研究除了提出颅内压控制问题外，还提出了受损大脑代谢状态的重要性[31-36]。最近的研究证明乳酸和戊糖 – 磷酸循环途径在脑代谢中的重要性。脑微透析结合脑氧合研究发现线粒体衰竭与脑损伤有关，据此，可能找到减轻脑损伤的方法[23,37–38]。

许多人认为，脑微透析不能改善颅脑损伤、SAH 和脑出血患者的神经系统预后。然而，脑微透析不是一种治疗工具。它可提供很多有关脑代谢状态的信息。有了这些信息，临床医生可以使用多模式脑监测的结果作为指导来制订治疗方案。

尽管脑微透析分析仪获得 FDA 批准已超过 10 年，但它在美国的临床应用中并不广泛。大量场所和人员支出远超出了设备本身的支出。每小时收集检测样本的护理工作需要大量的知识培训和技能训练。通常，这些接受微透析治疗的患者处于 1∶1 护理的状态。小型医疗机构可能并没有这样的医疗资源。微透析置入是一种有床操作，这也提高了使用门槛。然而，随着不同螺栓平台的出现，这不再是一个问题，因为这些重症患者通常已将颅内压和 Licox 监测作为其标准治疗的一部分。近年来，多模式脑监测的重要性变得更加明显[22]。总之，反对脑微透析的一个论点是脑微透析是区域性的，只对大脑的一小部分区域进行采样。通过仔细规划，甚至可放置两个导管，可将采样目标定位到良好的大脑、受伤的大脑或“处于危险中”的大脑。此外，脑氧合和脑血流量的多模态监测可提供确认信息。

21.6 展 望

随着对大脑代谢的深入了解，我们可能会发现与三羧酸循环不同的途径，这些途径对受伤大脑的代谢状态很重要。人们未来可能会发现新的治疗靶点。使用 100 kDa 微透析导管可以分析细胞外空间中的蛋白质产物。蛋白质生物标志物，如 β 淀粉样蛋白和 tau 蛋白，可能会揭示颅脑损伤和脑卒中对痴呆和阿尔茨海默病的长期影响。通过间质的脑脊液清除途径尤其重要。通过脑微透析对这些循环途径进行采样具有巨大潜力[4,39–40]。

病例处理

第一天，患者血钠浓度增加到 145 mmol/L 并继续进行脑脊液引流（约 5 mL/h，引流位置在耳部以上 15 cm），脑组织氧分压稳定在 30 mmHg 左右。后续 CT 检查提示额下轻微挫伤并伴有早期水肿。进行早期肠内喂养，脑脊液葡萄糖水平提高至 1.2 mmol/L，LPR 提高至 25。颅内压升高至 15~20 mmHg。在接下来的 12 h 内，LPR 增加至 35，葡萄糖保持在约 1.2 mmol/L。颅内压保持在 20~25 mmHg。由于 LPR 的上升趋势和颅内压的缓慢增加，患者接受了右侧额部去骨瓣减压和额下挫伤清除术。在手术时，挫伤的大脑区域明显坏死并处于压力之下。术后，颅内压立即降至 5~10 mmHg，LPR 降至 20~23，脑脊液葡萄糖保持在正常范围内。术后 CT 提示挫伤已清除，但额下区水肿持续存在。患者随后停止使用镇静剂并拔除气管插管。之后逐渐恢复并过渡至康复中心。

该病例是一个很好的例子，说明通过脑微透析如何发现脑代谢压力逐渐升高。虽然颅内压和脑灌注压是通过脑室外引流及高渗盐水控制的，但可以看到脑水肿对脑代谢的影响。虽然患者不愿意行额叶手术，但通过手术干预可以减轻代谢损伤及损伤产生的级联反应。LPR 的逐渐正常也表明代谢应激的逆转趋势。

参考文献

[1] Aspelund A, Antila S, Proulx ST, et al. A dural lymphatic vascular system that drains brain interstitial fluid and macromolecules. J Exp Med, 2015, 212(7):991–999.

[2] Iliff JJ, Nedergaard M. Is there a cerebral lymphatic system? Stroke, 2013, 44(6) Suppl 1:S93–S95.

[3] Iliff JJ, Wang M, Liao Y, et al. A paravascular pathway facilitates CSF flow through the brain parenchyma and the clearance of interstitial solutes, including amyloid β. Sci Transl Med, 2012, 4 (147):147ra111.

[4] Tsitsopoulos PP, Marklund N. Amyloid- β Peptides and Tau Protein as Biomarkers in Cerebrospinal and Interstitial Fluid Following Traumatic Brain Injury: A Review of Experimental and Clinical Studies. Front Neurol, 2013, 4:79.

[5] de Lima Oliveira M, Kairalla AC, Fonoff ET, et al. Cerebral microdialysis in traumatic brain injury and subarachnoid hemorrhage: state of the art. Neurocrit Care, 2014, 21(1):152–162.

[6] Tisdall MM, Smith M. Cerebral microdialysis: research technique or clinical tool. Br J Anaesth, 2006, 97(1):18–25.

[7] Nordström CH. Cerebral energy metabolism and microdialysis in neurocritical care. Childs

Nerv Syst, 2010, 26(4):465–472.
[8] Tossman U, Wieloch T, Ungerstedt U. Gamma-aminobutyric acid and taurine release in the striatum of the rat during hypoglycemic coma, studied by microdialysis. Neurosci Lett, 1985, 62 (2):231–235.
[9] Vezzani A, Ungerstedt U, French ED, et al. In vivo brain dialysis of amino acids and simultaneous EEG measurements following intrahippocampal quinolinic acid injection: evidence for a dissociation between neurochemical changes and seizures. J Neurochem, 1985, 45(2):335–344.
[10] Bito L, Davson H, Levin E, et al. The concentrations of free amino acids and other electrolytes in cerebrospinal fluid, in vivo dialysate of brain, and blood plasma of the dog. J Neurochem, 1966, 13(11):1057–1067.
[11] Bito LZ, Davson H. Local variations in cerebrospinal fluid composition and its relationship to the composition of the extracellular fluid of the cortex. Exp Neurol, 1966, 14(3):264–280.
[12] Cecil S, Chen PM, Callaway SE, et al. Traumatic brain injury: advanced multimodal neuromonitoring from theory to clinical practice. Crit Care Nurse, 2011, 31(2):25–36, quiz 37.
[13] Hillered L, Hallström A, Segersvärd S, et al. Dynamics of extracellular metabolites in the striatum after middle cerebral artery occlusion in the rat monitored by intracerebral microdialysis. J Cereb Blood Flow Metab, 1989, 9(5):607–616.
[14] Valadka AB, Goodman JC, Gopinath SP, et al. Comparison of brain tissue oxygen tension to microdialysis-based measures of cerebral ischemia in fatally head-injured humans. J Neurotrauma, 1998, 15(7):509–519.
[15] Goodman JC, Valadka AB, Gopinath SP, et al. Extracellular lactate and glucose alterations in the brain after head injury measured by microdialysis. Crit Care Med, 1999, 27 (9):1965–1973.
[16] Chen JW, Rogers SL, Gombart ZJ, et al. Implementation of cerebral microdialysis at a community-based hospital: A 5-year retrospective analysis. Surg Neurol Int, 2012, 3:57.
[17] Chefer VI, Thompson AC, Zapata A, et al. Overview of brain microdialysis. In: Crawley JN, et al, eds. Current Protocols in Neuroscience, 2009, 47:7.1:.1-7.1.28.
[18] Goodman JC, Valadka AB, Gopinath SP, et al. Lactate and excitatory amino acids measured by microdialysis are decreased by pentobarbital coma in head-injured patients. J Neurotrauma, 1996, 13(10):549–556.
[19] Bellander BM, Cantais E, Enblad P, et al. Consensus meeting on microdialysis in neurointensive care. Intensive Care Med, 2004, 30(12):2166–2169.
[20] Vespa P, Prins M, Ronne-Engstrom E, et al. Increase in extracellular glutamate caused by reduced cerebral perfusion pressure and seizures after human traumatic brain injury: a Microdialysis study. J Neurosurg, 1998, 89(6):971–982.
[21] Chamoun R, Suki D, Gopinath SP, et al. Role of extracellular glutamate measured by cerebral microdialysis in severe traumatic brain injury. J Neurosurg, 2010, 113(3):564–570.
[22] Hutchinson PJ, Jalloh I, Helmy A, et al. Consensus statement from the 2014 International Microdialysis Forum. Intensive Care Med, 2015, 41(9):1517–1528.
[23] Carpenter KL, Jalloh I, Hutchinson PJ. Glycolysis and the significance of lactate in traumatic brain injury. Front Neurosci, 2015, 9:112.
[24] Oddo M, Schmidt JM, Carrera E, et al. Impact of tight glycemic control on cerebral glucose metabolism after severe brain injury: a microdialysis study. Crit Care Med, 2008, 36(12):3233–3238.
[25] Duning T, van den Heuvel I, Dickmann A, et al. Hypoglycemia aggravates critical illness-

induced neurocognitive dysfunction. Diabetes Care, 2010, 33(3):639–644.

[26] Bouzat P, Sala N, Payen JF, et al. Beyond intracranial pressure: optimization of cerebral blood flow, oxygen, and substrate delivery after traumatic brain injury. Ann Intensive Care, 2013, 3 (1):23.

[27] Vespa P, Bergsneider M, Hattori N, et al. Metabolic crisis without brain ischemia is common after traumatic brain injury: a combined microdialysis and positron emission tomography study. J Cereb Blood Flow Metab, 2005, 25(6):763–774.

[28] Marcoux J, McArthur DA, Miller C, et al. Persistent metabolic crisis as measured by elevated cerebral microdialysis lactate-pyruvate ratio predicts chronic frontal lobe brain atrophy after traumatic brain injury. Crit Care Med, 2008, 36(10):2871–2877.

[29] Goodman JC, Robertson CS. Microdialysis: is it ready for prime time? Curr Opin Crit Care, 2009, 15(2):110–117.

[30] Chen JW, Paff MR, Abrams-Alexandru D, et al. Decreasing the Cerebral Edema Associated with Traumatic Intracerebral Hemorrhages: Use of a Minimally Invasive Technique. Acta Neurochir Suppl (Wien), 2016, 121:279–284.

[31] Cooper DJ, Rosenfeld JV. Does decompressive craniectomy improve outcomes in patients with diffuse traumatic brain injury? Med J Aust, 2011, 194(9):437–438.

[32] Cooper DJ, Rosenfeld JV, Murray L, et al. DECRA Trial Investigators, Australian and New Zealand Intensive Care Society Clinical Trials Group. Decompressive craniectomy in diffuse traumatic brain injury. N Engl J Med, 2011, 364(16):1493–1502.

[33] Cooper DJ, Rosenfeld JV, Wolfe R. DECRA investigators' response to "The future of decompressive craniectomy for diffuse traumatic brain injury" by Honeybul et al. J Neurotrauma, 2012, 29 (16):2595–2596.

[34] Walcott BP, Kahle KT, Simard JM. The DECRA trial and decompressive craniectomy in diffuse traumatic brain injury: is decompression really ineffective? World Neurosurg, 2013, 79(1):80–81.

[35] Iaccarino C, Schiavi P, Servadei F. Decompressive craniectomies: time to discuss not the DECRA study but the comments to the DECRA study. World Neurosurg, 2013, 79(1):78–79.

[36] Kitagawa RS, Bullock MR. Lessons from the DECRA study. World Neurosurg, 2013, 79(1):82–84.

[37] Jalloh I, Carpenter KL, Grice P, et al. Glycolysis and the pentose phosphate pathway after human traumatic brain injury: microdialysis studies using 1,2-(13)C2 glucose. J Cereb Blood Flow Metab, 2015, 35(1):111–120.

[38] Lakshmanan R, Loo JA, Drake T, et al. Metabolic crisis after traumatic brain injury is associated with a novel microdialysis proteome. Neurocrit Care, 2010, 12(3):324–336.

[39] Yang L, Kress BT, Weber HJ, et al. Evaluating glymphatic pathway function utilizing clinically relevant intrathecal infusion of CSF tracer. J Transl Med, 2013, 11:107.

[40] Iliff JJ, Lee H, Yu M, et al. Brain-wide pathway for waste clearance captured by contrast-enhanced MRI. J Clin Invest, 2013, 123(3):1299–1309.

第 22 章　NICU 的抗凝和抗血小板治疗

Bo-Lin Liu　Javed Siddiqi

摘　要　何时以及如何在 NICU 进行抗凝和抗血小板治疗是一个反复出现的问题。所有 NICU 患者都有发生深静脉血栓形成或肺栓塞的风险，但其中许多患者也有预防性抗凝或抗血小板治疗的绝对或相对禁忌证。本章回顾了有关该主题的当代循证文献，并讨论了我们自己在 NICU 中抗凝和抗血小板治疗的经验和处理原则。

病例介绍

一名 55 岁的男性白人接受开颅手术以清除外伤性硬膜下血肿，术后在三级护理创伤中心的 NICU 接受治疗。术后第 7 天的神经系统检查显示，格拉斯哥昏迷评分（GCS）评分为 12 分，左上肢肌力为 3/5，右上肢为 4/5，双侧下肢为 5/5。未发现感觉障碍。患者左肩区域隐约感到不适。体格检查发现左上肢水肿，上肢直径相差 4 cm。左上肢有用于输液静脉的导管。

病例处理见本章末。

22.1 引　言

NICU 中大多数患者由创伤、卒中（缺血性和出血性）和神经外科手术后患者构成。这三类患者中的每一种都存在关于抗凝和（或）抗血小板预防和治疗的时间和程度的复杂问题。例如，神经外科重症医生通常面临的难题是如何治疗已经患有急性脑出血、开颅手术后或脑室外引流术后深静脉血栓形成或肺栓塞问题。我们需要认真考虑何时可以安全地开始使用标准的抗血栓形成药物，同时还要了解其会增加出血风险。硬脑膜静脉窦血栓形成是唯一已知的即使面对脑内出血，也应启动标准抗凝治疗的疾病。对于涉及脑部实际或潜在出血的所有情况，抗凝和抗血小板预防和治疗都有风险，我们需要深思熟虑并制订系统的治疗计划，与整个治疗团队和患者及家属进行非常清晰的沟通。

22.2 NICU 预防性抗凝的适应证

22.2.1 深静脉血栓形成的预防

神经外科和神经创伤患者发生深静脉血栓形成并发肺栓塞的风险增加。在没有预防的情况下，严重创伤患者深静脉血栓形成的发病率约为 18%；然而，在颅脑损伤患者中，这一数值飙升至 54%[1]。即使在孤立性颅脑损伤患者中，静脉血栓栓塞的发生率也可能高达 25%[2]。有几个因素可能导致这一重大风险，例如手术的手术时间长，卧床休息时间长，运动障碍导致活动减少，以及在手术和创伤期间释放大量脑组织促凝血酶原激酶，使用减少脑水肿的利尿剂，蛛网膜下腔出血后的血管内容量减少和脑耗盐综合征[3]。

2007 年重度颅脑损伤管理指南建议结合机械和化学方法（低分子量肝素或普通肝素）预防；但是会增加颅内出血扩大的风险[4]。在血肿和脑挫伤中，约 38% 的病例在第一次和第二次 CT 扫描之间发生血肿扩大，其风险与初始颅内出血的大小和是否存在蛛网膜下腔或硬膜下出血有关[5]。静脉血栓栓塞预防可将深静脉血栓形成和肺栓塞的风险减半，而将颅内出血进展的风险加倍[6]。

根据最新证据，Abdel-Aziz 等[7]基于 Parkland 方案进行了改良，该方案将 NICU 患者自发性血肿进展分为低、中或高风险（从而为哪些患者可以相对安全地接受药物预防提供指导）[8]。低风险包括（非手术）硬膜外或硬膜下血肿＜ 9 mm、脑挫伤＜ 2 cm、每叶单个挫伤、CT 血管造影阴性的外伤性蛛网膜下腔出血和脑室内出血最大直径＜ 2 cm 的患者。中度风险包括出血程度高于低风险颅内出血的非手术患者。高风险包括需要开颅手术或颅内压监测的患者。研究者建议：

- 对于自发性颅内出血患者，或对于有中度或高度颅内出血进展风险的患者，3 d 内不应进行药物预防。
- 低风险患者在受伤后 48 h 内未出现颅内出血进展时，药物预防是合理的。
- 当低风险患者在受伤后 48 h 内出现颅内出血扩大时，可以在第 3 天后进行药物预防。
- 弥漫性轴索损伤患者在 72 h 内未发生颅内出血扩大时，第 4 天后药物预防是合理的。

- 总之，药物预防不应延迟到第 7 天之后。
- 低分子量肝素较普通肝素而言，发生颅内出血扩大的风险更低。

Siddiqi 及南加州 3 个创伤中心的团队在处理深静脉血栓形成的危险因素时，对于药物预防更加积极。危险因素包括患者（或家族）深静脉血栓史，外伤导致大量失血并导致低血压和低血容量、病态肥胖和预期长期卧床患者，例如，多发伤或淡漠 / 昏迷患者（引自 Javed Siddiqi 2016 年 5 月 12 日的学术交流会）。

Siddiqi 团队在其他研究的基础上[9-10]，已取得了良好的效果。Siddiqi 团队早在创伤后第 1 天就开始对高危深静脉血栓形成患者进行药物预防，但前提是 24 h 复查 CT 时脑出血没有进展。

22.3 NICU 治疗性抗凝的适应证

22.3.1 深静脉血栓形成的治疗

深静脉血栓形成的主要治疗目标是预防肺栓塞、降低发病率和降低血栓后综合征的风险。2012 年美国胸科医师学会（ACCP）指南[11]建议，没有严重症状或加重风险的膝下远端深静脉血栓形成应通过连续超声观察 2 周。有严重症状或加重风险的远端深静脉血栓形成（包括 D- 二聚体阳性、广泛深静脉血栓形成或靠近近端静脉、无可逆性诱发因素、活动性癌症、既往血栓史和住院状态）和近端深静脉血栓形成应用抗凝剂治疗。

抗凝的原则如下。

- 应在 LMWH 或普通肝素治疗开始的同一天开始应用华法林（Ⅰ级证据）。
- 华法林应与肝素重叠 4~5 d，5~7 d 左右停药。
- 替代药物包括Ⅹ因子抑制剂（如达比加群酯、利伐沙班、阿哌沙班和依度沙班）。
- 下腔静脉滤器仅作为在急性期（动脉瘤或颅内手术后 1~2 周）因全强度抗凝可能发生灾难性出血的替代方案。高危期过后应重新考虑全强度抗凝。

• 手术引发的首次深静脉血栓形成应使用抗凝剂治疗 3 个月，反复发作应至少治疗 12 个月。

22.3.2 治疗心房颤动

心房颤动是最常见的心律失常，其卒中风险会因此增加 5~6 倍[12]。据估计，由于美国人口老龄化，至 2050 年心房颤动患病率将增加 1 倍以上，会导致每年新增 170 000 例卒中患者[13]。老年患者发生心房颤动相关卒中死亡风险可高达 24%。

心房颤动患者抗凝治疗的目标是降低心源性栓塞事件和卒中风险。2011 年心房颤动患者管理指南建议如下[10]：

• 除有禁忌证之外，所有心房颤动患者均应接受抗凝治疗。

• 推荐没有机械心脏瓣膜且卒中风险高的患者（例如，既往血栓栓塞和风湿性二尖瓣狭窄），以及具有多个中度危险因素的患者（例如，年龄≥ 75 岁、高血压、心力衰竭、左心室收缩功能受损、糖尿病）应接受华法林治疗。

• 推荐低风险患者及有抗凝禁忌证的患者接受阿司匹林治疗。

• 对于有出血风险的手术或诊断进行操作，在不更换肝素的情况下中断抗凝治疗 1 周是合理的。

• 对于所有心房扑动患者均应抗血栓治疗。

随着心房颤动患者数量的迅速增加，人们一直在积极探索华法林的替代方案，这些替代方案应更具成本效益、实用且无需频繁监测。最近的随机对照试验证实了新型口服抗凝剂（NOAC，包括达比加群酯、利伐沙班和阿哌沙班）在预防中风和全身性栓塞以及减少大出血和颅内出血方面优于华法林[12]。因此，NOAC 是一种合理的替代方案，可用于心房颤动患者卒中的一级预防。

关于房颤动患者卒中的二级预防，最新的共识建议如下[14]。

对于归因于心房颤动但之前未接受过抗凝治疗的新发卒中患者：

• 不建议使用抗血小板药物（阿司匹林或阿司匹林联合氯吡格雷）。

• 较华法林更推荐 NOAC。

• 使用出血风险评分来评估可变危险因素并监测治疗过程。

• 只有在冠状动脉疾病或植入支架的患者中才考虑联合华法林 +

阿司匹林或阿司匹林 + 氯吡格雷。

对于合并出血或缺血性脑卒中且已启动抗凝的心房颤动患者：

- 正在使用阿司匹林或阿司匹林 + 氯吡格雷的患者调整为 NOAC。
- 不论 INR 值多少，服用华法林的患者改服 NOAC。
- 服用抗血小板药物或华法林的患者颅内出血后改用 NOAC，除非有绝对的、暂时的禁忌证（例如，出血事件后恢复用药、服用阿司匹林、阿司匹林 + 氯吡格雷和非甾体抗炎药）或存在绝对禁忌证（例如，心脏瓣膜病、心内膜炎、严重肾功能不全，活动性肝病和高出血风险）。
- 服用华法林的患者出现胃肠道出血后改用 NOAC，除非存在绝对、暂时或永久禁忌证。

值得注意的是，对于一级预防和二级预防，抗凝治疗的禁忌证很常见，但也有主观性。有禁忌证的患者根据获益大于潜在危害的判断而接受抗凝剂的情况并不少见，尽管会增加其他出血事件（包括上消化道出血、肾上腺出血和其他出血）[15]。

22.4 NICU 抗血小板治疗的适应证

在某些情况下，血栓栓塞事件的风险会增加，包括计划行神经血管内手术、有血管或颅内支架、急性心血管功能不全等。在这种情况下，抗凝剂和抗血小板药物的治疗至关重要。

22.4.1 手术操作预防

由于神经介入操作会导致显著的立即或延迟血栓形成风险，术前抗血小板双联或三联用药在颅内支架及支架辅助动脉瘤栓塞中的应用越来越多。这些患者最终都会于 NICU 继续治疗，目前美国（截至 2007 年的证据）5 个学会的专家建议如下。

- 术前阿司匹林和氯吡格雷双重抗血小板治疗应给予至少 24 h，最好是 4 d。
- 使用普通肝素或比伐芦定实现术中抗凝，以将活化凝血时间维持在 250~300 s。
- 术后抗血小板治疗应在耐受情况下开始，阿司匹林终身服用，氯吡格雷至少持续 4 周。

尽管强化抗血栓治疗可降低血栓栓塞和缺血性并发症的风险，但其益处应始终与出血性并发症风险的增加平衡。对于围手术期抗血小板治疗，出血和腹股沟部位并发症在接受 3 种或 3 种以上抗血小板药物治疗的患者中显著增加 [17]。继发于梭形或夹层动脉瘤的急性动脉瘤性蛛网膜下腔出血常常累及穿支动脉（如椎动脉夹层动脉瘤合并小脑后下动脉），这种情况具有很大的挑战性，由于穿支血管的风险，既不可能进行夹闭也不可能进行栓塞；在这种情况下，支架植入术可能是唯一实用但不太理想的神经介入选择，因为面对新的蛛网膜下腔出血时，需要双重抗血小板治疗——在这种情况下，延迟支架植入术（同时用药，将动脉瘤再出血的风险降至最低）可能是唯一的神经血管内治疗选择，颅内转流术是一种复杂且危险的手术选择，以保持穿支血管中的血流（随后是夹闭夹层段）[18]。

22.4.2 因之前情况需继续治疗

在过去几年中，接受长期抗凝和抗血小板药物治疗的患者数量持续增加。植入血管支架的患者围手术期抗血小板治疗应采用多学科方法。目前的共识建议在植入药物洗脱支架的高危患者围手术期继续使用阿司匹林，并尽量减少氯吡格雷的停药时间 [19-20]。

对于植入药物洗脱支架的患者，术前停用阿司匹林的理想时间仍然未知。然而，目前神经外科标准流程是对颈动脉狭窄患者继续服用阿司匹林至手术前一天，然后在术后即刻重新开始服用。对于接受急诊神经外科手术的急性硬膜下血肿患者，未发现硬膜下再出血导致的发病率和死亡率差异与手术时使用阿司匹林有关 [21]。

依替巴肽可在术前停用氯吡格雷时用作神经外科手术期间的桥接疗法：静脉内给药后，5 min 内达到血浆浓度，15 min 内达到最大血小板抑制，并且在 4~6 h 内达到稳态浓度。停止治疗后 4 h 内血小板聚集通常恢复正常 [22]。

然而，目前尚无前瞻性研究评估关于抗血小板药物停药和重新开始的推荐时间以及此类桥接药物的安全性和有效性。因此，在将其推荐用于常规临床使用之前，有必要在各种神经外科和神经创伤患者中对这种疗法进行进一步研究。此外，不同中心必须针对不同患者，不同手术权衡支架血栓形成风险和出血并发症风险，以调整“双抗”方案。

病例处理

患者左肩存在隐约不适和左上肢水肿，考虑深静脉血栓。立即行多普勒超声检查，发现左锁骨下静脉远端有一个 11 mm×7 mm 的腔内血栓。诊断为深静脉血栓形成后。嘱患者保持上肢抬高和机械压迫。由于近期有开颅手术史，不进行低分子量肝素抗凝。只要有其他静脉通路可用，就应拔除左上肢导管。还应该在治疗过程中重复进行多普勒超声检查，以评估血流和血栓的状态。对于下肢，除了充气加压外，根据重复 CT 评估颅内出血进展情况，应在第 3 天后考虑使用低分子量肝素或普通肝素进行深静脉血栓形成的药物预防。建议在深静脉血栓形成后安全地进行早期活动。

参考文献

[1] Geerts WH, Code KI, Jay RM, et al. A prospective study of venous thromboembolism after major trauma. N Engl J Med, 1994, 331(24):1601–1606.

[2] Denson K, Morgan D, Cunningham R, et al. Incidence of venous thromboembolism in patients with traumatic brain injury. Am J Surg, 2007, 193(3):380–383, discussion 383–384.

[3] Zakaryan A. Perioperative management of neurosurgical patients receiving chronic anticoagulation therapy. Front Pharmacol, 2014, 5:64.

[4] Bratton SL, Chestnut RM, Ghajar J, et al. Brain Trauma Foundation, American Association of Neurological Surgeons, Congress of Neurological Surgeons, Joint Section on Neurotrauma and Critical Care, AANS/CNS. Guidelines for the management of severe traumatic brain injury. V. Deep vein thrombosis prophylaxis. J Neurotrauma, 2007, 24 Suppl 1:S32–S36.

[5] Chang EF, Meeker M, Holland MC. Acute traumatic intraparenchymal hemorrhage: risk factors for progression in the early post-injury period. Neurosurgery, 2006, 58(4):647–656, discussion 647– 656.

[6] Zareba P, Wu C, Agzarian J, et al. Meta-analysis of randomized trials comparing combined compression and anticoagulation with either modality alone for prevention of venous thromboembolism after surgery. Br J Surg, 2014, 101(9):1053–1062.

[7] Abdel-Aziz H, Dunham CM, Malik RJ, et al. Timing for deep vein thrombosis chemoprophylaxis in traumatic brain injury: an evidence-based review. Crit Care, 2015, 19:96.

[8] Phelan HA. Pharmacologic venous thromboembolism prophylaxis after traumatic brain injury: a critical literature review. J Neurotrauma, 2012, 29(10):1821–1828.

[9] Saadeh Y, Gohil K, Bill C, et al. Chemical venous thromboembolic prophylaxis is safe and effective for patients with traumatic brain injury when started 24 hours after the absence of

hemorrhage progression on head CT. J Trauma Acute Care Surg, 2012, 73(2):426–430.
[10] Phelan HA, Wolf SE, Norwood SH, et al. A randomized, double-blinded, placebo-controlled pilot trial of anticoagulation in low-risk traumatic brain injury: The Delayed Versus Early Enoxaparin Prophylaxis I (DEEP I) study. J Trauma Acute Care Surg, 2012, 73(6):1434–1441.
[11] Kearon C, Akl EA, Comerota AJ, et al. American College of Chest Physicians. Antithrombotic therapy for VTE disease: Antithrombotic Therapy and Prevention of Thrombosis, 9th ed: American College of Chest Physicians Evidence-Based Clinical Practice Guidelines. Chest, 2012, 141(2) Suppl:e419S–e494S.
[12] Hedna VS, Favilla CG, Guerrero WR, et al. Trends in the management of atrial fibrillation: A neurologist's perspective. J Cardiovasc Dis Res, 2012, 3(4):255–264.
[13] Go AS, Hylek EM, Phillips KA, et al. Prevalence of diagnosed atrial fibrillation in adults: national implications for rhythm management and stroke prevention: the AnTicoagulation and Risk Factors in Atrial Fibrillation (ATRIA) Study. JAMA, 2001, 285(18):2370–2375.
[14] Toso V. Recommendations for the use of new oral anticoagulants (NOACs) after TIA or stroke caused by atrial fibrillation (AF), after a consensus conference among Italian neurologists (the Venice group). Neurol Sci, 2014, 35(5):723–727.
[15] Albrecht JS, Liu X, Baumgarten M, et al. Benefits and risks of anticoagulation resumption following traumatic brain injury. JAMA Intern Med, 2014, 174(8):1244–1251.
[16] Bates ER, Babb JD, Casey DE Jr, et al. American College of Cardiology Foundation Task Force, American Society of Interventional & Therapeutic Neuroradiology, Society for Cardiovascular Angiography and, Interventions, Society for Vascular Medicine and Biology, Society for Interventional Radiology. ACCF/SCAI/SVMB/SIR/ASITN 2007 Clinical Expert Consensus Document on carotid stenting. Vasc Med, 2007, 12(1):35–83.
[17] Enomoto Y, Yoshimura S, Sakai N, et al. Current perioperative management of anticoagulant and antiplatelet use in neuroendovascular therapy: analysis of JR-NET1 and 2. Neurol Med Chir (Tokyo), 2014, 54 Suppl 2:9–16.
[18] Connolly ES Jr, Rabinstein AA, Carhuapoma JR, et al. American Heart Association Stroke Council, Council on Cardiovascular Radiology and Intervention, Council on Cardiovascular Nursing, Council on Cardiovascular Surgery and Anesthesia, Council on Clinical Cardiology. Guidelines for the management of aneurysmal subarachnoid hemorrhage: a guideline for healthcare professionals from the American Heart Association/american Stroke Association. Stroke, 2012, 43(6):1711–1737.
[19] Popescu WM. Perioperative management of the patient with a coronary stent. Curr Opin Anaesthesiol, 2010, 23(1):109–115.
[20] Grines CL, Bonow RO, Casey DE, Jr, et al. American Heart Association, American College of Cardiology, Society for Cardiovascular Angiography and Interventions, American College of Surgeons, American Dental Association, American College of Physicians. Prevention of premature discontinuation of dual antiplatelet therapy in patients with coronary artery stents: a science advisory from the American Heart Association, American College of Cardiology, Society for Cardiovascular Angiography and Interventions, American College of Surgeons, and American Dental Association, with representation from the American College of Physicians. J Am Coll Cardiol, 2007, 49(6):734–739.
[21] Panczykowski DM, Okonkwo DO. Premorbid oral antithrombotic therapy and risk for reaccumulation, reoperation, and mortality in acute subdural hematomas. J Neurosurg, 2011, 114(1):47–52.
[22] Rouine-Rapp K, McDermott MW. Perioperative management of a neurosurgical patient with a meningioma and recent coronary artery stent. J Clin Anesth, 2013, 25(3):228–231.

第 23 章　NICU 患者的医疗约束

Colleen Rose　Justen Watkins

摘　要　NICU 中有很大一部分患者意识不清或烦躁，有些患者可能会害怕陌生的环境、频繁的血液检查以及与他们不认识的医生和护士的频繁互动。这种情况下的痛苦和焦虑会使这些患者非常脆弱，他们可能会做出违背自己最大利益的决定。约束必须专门用于保护患者免受自我破坏的行为，例如拔出导管和插管，有时还可以防止他们伤害护理人员。我们应遵循重要指导方针以保护患者和护理人员，同时也尊重患者的自主权；因此，了解在 NICU 中适当使用约束装置至关重要。

关键词　激动　窒息　化学约束　封闭床　四点约束　医疗约束　患者安全　心理困扰　约束　自行拔管

病例介绍

一名 23 岁的男性患者未佩戴头盔滑滑板时，头部撞到水泥台阶上，被送至急诊室。患者有短暂的意识丧失，随后出现严重激动和好斗行为。警察和紧急医疗服务（EMS）赶到现场，发现患者处于不稳定和暴力状态，没有明显的创伤迹象。EMS 无法安全地评估患者。尽管患者的朋友否认其吸毒或酗酒，警察制服患者后戴上手铐，送往医院。到达医院后，为了患者的安全和医院工作人员的安全，患者被扶上转运床并进行四点约束。几分钟后，患者失去知觉。头部 CT 检查显示一处较大的额顶颞硬膜外血肿，中线向左向右移动 1.5 cm。患者立即被送往手术室行开颅血肿清除术，术后患者再次出现好斗和意识障碍。

病例处理见本章末。

23.1 引　言

NICU 在保证患者安全方面面临特殊挑战。神经系统损伤患者常有意识障碍、冲动、不安和躁动。他们可能缺乏对自己的医疗护理作出正确判断的能力。患者往往不知道他们存在何种活动限制。作为医务人员，我们有责任保护患者，使其免受身体伤害，同时防止患者出现心理困扰。

减少约束是美国医疗机构认证联合委员会（JCAHO）2004 年患者护理倡议的主要目标[1]。医疗保险和医疗补助服务中心（CMS）前身为医疗保健融资管理局（HCFA），其指南也侧重于减少约束。这两个机构都将约束视为最后的手段，并鼓励当其他手段失败时才使用它们。

约束的使用必须遵循州和联邦法律以及医院许可或设施认证的要求。

约束可以定义为用于限制一个人的移动、活动或身体接触的任何装置或方法[2]。医疗约束可以出于各种原因应用于各种环境。当约束被用于促进医学治疗时，例如，静脉内治疗和药物治疗；防止导管脱出或插管拔除，气管插管、留置导管、颅内监护仪或引流管；或为了防止影响手术切口和敷料，不论是否处在医院环境，都被认为是医疗约束。在施加约束之前，应首先尝试其他方法。如果患者自行拔管或拔出硬膜下引流管或其他医疗必须设备而伤害自身，是患者安全管理的失败。

使用约束装置时，必须将患者安全放在首位。JCAHO Sentinel Event Alert 1998 年的报告显示两年中有 20 名患者在束缚中死亡[3]。这些患者死亡的原因不同。有些老年患者被约束背心勒死，其中一半患者钻入背心肩带之间的空隙。40% 的患者死于窒息，其余多为心搏骤停和火灾引起（患者试图烧掉束缚装置）。JACHO 将以下因素确定为潜在的危险因素。

- 约束吸烟者。
- 存在影响正常约束的身体畸形（特别是约束背心）。
- 仰卧位可能导致患者误吸。
- 俯卧位可能导致患者窒息。
- 未能连续观察被约束患者。

应注意减少上述危险因素，避免出现吸烟用品。应禁止访客吸烟以防发生火灾。应针对患者的身体条件，在约束之前对计划使用的约束装置进行全面需求评估。当约束患者时，应约束到位，同时密切观察。由于存在误吸的风险，意识水平改变的非插管患者不应仰卧位水平约束。尽可能抬高床头。将神经系统疾病患者控制在俯卧位非常罕见。如果使用俯卧位，则必须始终保持气道通畅。不建议对肥胖、老年或儿科患者使用俯卧位。

约束必然会导致患者活动减少。尽管约束能使患者更安全，但必须考虑约束导致活动减少而带来的风险。有证据表明，患者活动能力与 ICU 的预后改善有关[4]。每天频繁翻身和多次活动对于被约束患者来说尤其重要。

在 JCAHO 的护理、治疗和服务的提供（PC）中，PC.11.10~PC.11.100 规定了在医院使用约束装置的措施[1]。应根据医院的制度对约束的必要性和是否有替代方案进行评估和二次评估。此外，医院的制度必须说明所有约束的使用标准，并根据临床证据确定允许使用约束的情况。医院政策将指导医护人员对患者适当使用约束装置。约束必须由有资质的人员进行，或根据医院制定的临床标准实施约束。使用约束装置时应密切监测患者情况，并根据医院政策将约束装置的使用情况如实记录在患者的病历中。医院可通过绩效制度来减少约束装置的使用，开发替代方案，并改进流程以降低与约束使用有关的风险。约束措施并非旨在解决行为限制问题。永远不应将约束当作一种纪律措施。

23.2 医疗约束的类型

有许多不同类型的束缚方式可用于神经科和神经外科患者的医疗需要，以确保精神错乱、好斗和精神疾病患者的安全[5]。颅脑损伤患者可能会表现出激动、好斗和困惑，必须使用约束来确保患者的安全，但必须考虑约束装置是否适合患者。单纯的约束可能会导致意识障碍患者情绪激动，并可能造成致命伤害。约束装置应仅作为最后手段，尽可能使用限制最少的装置[6]。应及早安全地撤除所有约束装置。

23.2.1 四点约束

四点约束（肢体约束）是对可能给自己或他人造成伤害的患者采取手腕和脚踝上的软垫袖带约束的手段。约束袖带另一端绑在医院病床架上。肢体约束装置用于使用手臂或下肢撞击医院工作人员或企图拔除留置在体内的医疗设备的患者。四点约束会严重影响患者各种运动，并使患者在紧急情况下无能为力。需要四点约束的患者通常有一人观察他们。必须每 15 min 检查一次四肢以确保循环正常，并且必须及早安全地移除约束装置[6]。

医生必须意识到四点约束的潜在负面生理和心理后果。应采取措施维护患者的尊严和权利。对患者进行身体约束的行为具有道德和法律意义，可能侵犯患者权利。因此，只有在其他限制较少的手段无效时，才可将四点约束作为最后手段应用。

23.2.2 肢体约束

肢体约束装置适用于越来越焦虑和困惑，试图移除可能造成严重伤害和严重阻碍康复的必要医疗设备的患者。这些患者通常处于 ICU，可能有气管插管、胸管、颅骨牵引和用于颅内压监测的脑室外引流装置，移除这些装置会影响患者预后。如果对这类患者使用阿片类药物和麻醉剂进行镇痛镇静，可能会影响患者的意识和方向感。肢体约束装置有两种不同的类型：皮革和织物。等待医生医嘱的护士可以在紧急情况下先尝试使用织物约束；使用皮革约束必须由有资质的医生先对患者进行详细检查，并且其他约束手段无效，必须需使用皮革约束时，方可使用[5]。

23.2.3 背心约束

背心约束可将患者固定在床或椅子上。背心固定患者后，每个角系在床两侧或一起系在椅子的靠背上。背心约束用于防止患者在多次提醒后或定向能力丧失后从床或椅子上跌落而受伤。背心不应固定太紧，以免影响患者呼吸，应确保手指可以轻松地在患者和背心之间滑动[6]。患者需要帮助时，应始终将护士呼叫灯放在触手可及的地方。这种类型的约束允许患者四肢自由活动。严禁将背心开口置于患者背部[7]。曾有背心向后穿导致患者窒息死亡的报道。背心的开口必须始终位于患者的前方。

23.2.4 手套约束

Mitt 约束装置适用于精神错乱和冲动、容易自伤或好斗的患者，或者可能拔导管而扰乱医疗但对指令有反应的患者。这是一个很好的设备，因为它限制了患者手部灵活性并消除了患者从头部或面部移除敷料或导管的能力。意识障碍患者经常伸手触碰或抓挠开颅部位，甚至拉动脑室外引流导管。患者可以抬起和移动手臂，但无法抓握或拉动。手套可以戴在一只手或两只手上，并且必须每 2 h 检查一次，以确保不影响正常循环[6]。

23.2.5 封闭床

当身体约束不合适或无效时应使用封闭床，以实现患者在“安全”环境中更大的移动自由度。封闭床非常适合限制患者下床[6]。封闭床有一个网状帐篷，连接到放置在医院标准病床上的框架上。尽管封闭床限制了患者下床的能力，但比其他的约束力度要小。当背心约束后仍有躁动并且没有手腕约束指征时，封闭床可以作为替代方案实施。封闭床必须始终拉上拉链，并结合刚性结构使用内部填充物。

23.2.6 束缚板

束缚板（papovse board）最初是许多美洲原住民部落用来包裹婴儿和儿童的木头和皮革装置，也称为摇篮板（cradle board），至今仍在许多地方使用。束缚板是一种带有织物魔术贴的软垫板，用于限制儿科患者在治疗或检查期间的活动。如果孩子有急性头部损伤，需要缝合、冲洗或检查以确定受伤程度，则使用垫板可以防止孩子摔倒并造成进一步伤害。孩子平躺在一块板上，魔术贴将孩子的身体包裹起来，以限制其活动[8]。婴儿和儿童使用垫板限制活动通常比药物镇静更可取，后者具有高风险，包括死亡。一些父母更喜欢将束缚板作为镇静剂的替代品。在使用束缚板之前，通常需要取得父母或法定监护人的知情同意。

23.2.7 化学约束

化学约束可以作为最后的手段来帮助控制暴力局势。化学约束药物分为三类。苯二氮䓬类药物、典型抗精神病药物，以及非典型抗精神病药物通常是符合这些标准的患者的首选药物。关于如何以及何时使用药物来控制躁动，存在多种选择。理想药物起效时间短，与给药途径无关，副作用少[9]。如果患者可配合，应首选口服药物。口服药物的起效和有效性与静脉注射药物相似。如果特别紧迫，可采用溶解片剂或口服液形式给药。尽管静脉用药起效迅速，但激动的患者可能无法使用静脉通路，而此时建立通路比较困难和危险。确定患者激越程度，根据激越程度选择合适用药。如果患者轻度激越，则从口服药物开始；如果患者出现严重激越，则开始静脉注射或肌内注射。苯二氮䓬类药物已被证明对轻度至中度躁动、酗酒或即将戒除酒精和其他违禁药物的患者有效。与抗精神病药物联合治疗时，苯二氮䓬类药物的副作用也更少。苯二氮䓬类药物的主要副作用是低血压和呼吸抑制；因此，应密切监测这些患者[9]。

典型抗精神病药在控制暴力行为和急性精神病方面非常有效。用于治疗急性激越和暴力的两种主要药物是氟哌啶醇和氟哌利多，但其副作用较大。氟哌利多已被美国食品药品监督管理局（FDA）发出黑框警告，因为它可能导致 QT 间期延长[10]。氟哌啶醇因用于治疗患有痴呆的老年精神病患者于 2008 年收到 FDA 警告。QT 间期延长可导致尖端扭转型室性心动过速和其他类型的心律失常[11]。此外，典型抗精神病药可引起锥体外系效应。服用这些药物的患者可能会出现锥体外系症状，例如迟发性运动障碍、肌张力障碍、静坐不能、斜颈和药物引起的帕金森症[9]。这些药物已被证明对高度焦虑的患者有效。但是，有 QT 间期延长风险的患者慎用。

儿科用药：氟哌啶醇和劳拉西泮是儿科人群未分化型激越的首选药物。氟哌啶醇和劳拉西泮口服、肌内注射或静脉注射的剂量相同。对于 6~12 岁的儿童，氟哌啶醇的剂量为 0.025~0.075 mg/kg，最大剂量为每剂 2.5 mg。劳拉西泮的剂量为 0.05 mg/kg，最大剂量为每剂 4 mg[12]。

23.3 医疗约束的法律问题

当决定实施约束时，无论是物理性还是化学性约束，都必须考虑法律方面的问题。1982 年，最高法院在 Youngberg 诉 Romero 案中的裁决指出，卫生专业人士以保护他人或自身为目的使用约束是合理的。此外，临床医生必须考虑患者的行为能力，即理解一个人的行为或决定的性质和影响的能力。尽管在急诊室就医在法律上意味着同意治疗，但患者确实有权拒绝治疗，除非患者被认为无完全行为能力或对自己或他人构成威胁[9]。如果患者对自己或其他人没有威胁，并且具有作出理性决定的能力，那么未经他的许可，不能对其限制或约束。如果违背患者的意愿对其进行约束或限制，他有权以非法监禁和殴打指控卫生专业人员和机构。尽管受到联邦法律的保护，但每个州都有自己的法律来保护患者的权利，限制医护人员的权利。医生必须了解这些法律，以及违反法律产生的后果[13]。

违背这些法律情况如下。

- 未能识别医疗原因导致的激越或假性精神病。
- 镇静后生命体征监测不足。
- 未能识别特定药物的致死性心脏副作用。
- 未能遵守有关患者能力和医疗约束的州法律。

23.4 医疗约束的实施

- 医疗约束的使用应仅限于具有适当临床理由的情况，如有自伤风险的患者，包括自行拔管，拉动或扰乱医学上必要的管线和导管，影响伤口和敷料，以及医学上无法行走时试图行走的患者。必须对所有患者进行彻底的风险评估。

- 应有执业医生的书面医嘱方能启动约束。根据医院政策，接受过培训的有经验人员可以在紧急情况下启动约束。但必须通知医生，医生需在 8 h 内下达医嘱。某些机构可能允许执业护士或医师助理启动约束。一些医院可能会允许州和联邦法律授权的医院认证的人员应用约束。

- 约束应明确标注时间及日期且不得超过 24 h。约束类型、点数和约束原因必须包含在医嘱中。每天有资质的医生都必须重新评估患者，确定是否采用及以采用何种方式继续约束。应定期在多学科护理会议上讨论约束的使用，并探索替代措施。

- 必须严密监测患者。根据所在医疗机构的要求频繁查看患者。应每 2 h 关注患者并满足患者的身体和心理需求，包括皮肤和循环评估、舒适度评估、激动、如厕和卫生、饮水和营养，以及随体位而发生的活动范围的变化。对于高度躁动的患者，应持续观察，尽管受到约束仍有高度受伤风险。还应持续评估是否需要继续约束及进行不约束试验。

• 患者及其家属将接受有关约束的原因、解除约束所需的标准，以及在患者处于约束状态时为保持安全所采取步骤的宣教。

• 所有约束都应在医疗记录中完整记录。应根据医院政策记录约束理由、替代措施、对约束的反应、医嘱、患者或家庭教育和患者护理。

• 应该对工作人员进行有关医院约束政策以及约束的临床应用方面的培训。应定期通过临床应用和技能测试来加强工作人员对于约束政策和技能的掌握。医院在减少约束及寻找替代方案方面的教育，以及有关约束的信息统计，应该定期在不同单位和部门进行公布。

约束使用的重要替代方法是充分缓解疼痛，以防止意识障碍的患者触碰伤口或敷料，让患者的家属留在床旁，防止或减少患者的焦虑和恐惧，并经常帮助患者调整精神状态。使用床旁陪护来监测患者的行为并防止患者活动、拉动管子和管线，也可能是有益的。游戏、绘画、电视和其他消遣活动可能对某些患者有帮助。

病例处理

术后，患者保持气管插管并适度镇静，并使用软约束装置，以确保患者不会移除必要医疗设备，造成严重伤害和严重阻碍康复。之后，拔除气管插管，但患者仍反应迟钝，并有间歇性冲动行为；患者接受了手套约束治疗，并被安排床旁陪护。随着患者的康复，约束被降级；最终，患者完全康复，解除所有医疗约束。

参考文献

[1] Joint Commission on Healthcare Organizations. Comprehensive Accreditation Manual for Hospitals: The Official Handbook. Oakbrook Terrace, IL: Joint Commission on Healthcare Organizations, 2014.

[2] Springer G. When and How to use Restraints. Medscape http://www.medscape.com/viewarticle/ 838521. Accessed November 15, 2016.

[3] Sentinel Event Alert. Issue 8, November 18, 1998. (2010-09-20)[2015-08-31]. http://www.jcaho.org/about + us/news + letters/sentinel + event + alert/print/sea_8.htm. Accessed.

[4] Titsworth WL, Hester J, Correia T, et al. The effect of increased mobility on morbidity in the neurointensive care unit. J Neurosurg, 2012, 116(6):1379–1388.

[5] Simmons LM. Diversified Health Occupations. 7th ed. Clifton Park, NY: Delmar Cengage Learning, 2009.

[6] Rose C. Choosing the Right Restraint. Am Nurse Today, 2015, 10(1):28–29.

[7] Allen JE. Nursing Home Administration. New York: Springer, 2003.

[8] Hosey MT, UK National Clinical Guidelines in Pediatric Dentistry. UK National Clinical Guidelines in Paediatric Dentistry. Managing anxious children: the use of conscious sedation in paediatric dentistry. Int J Paediatr Dent, 2002, 12(5):359–372.

[9] Mattingly BB, Kulkarni R, et al. Chemical Restraints. (2014-06-03) [2015-08-31]. http:/ emedicine. medscape.com/article/109717.

[10] US Food and Drug Administration (FDA). Inapsine (droperidol). [2015-09-1]. http:// www.fda.gov/Safety/MedWatch/SafetyInformation/SafetyAlertsforHumanMedicalProducts/ucm172364.htm.

[11] US Food and Drug Administration (FDA). Haldol (haloperidol injection). [2015-09-1]. http://www.fda.gov/Safety/MedWatch/SafetyInformation/Safety-RelatedDrugLabelingChanges/ucm123214.htm.

[12] Dorfman DH. The use of physical and chemical restraints in the pediatric emergency department. Pediatr Emerg Care, 2000, 16(5):355–360, quiz 362–363.

[13] Agitated Patient in the Emergency Room. [2015-09-1]. http://www.ferne.org/Lectures/ agitated_patient_ED_bbunney_saem0503.htm. Accessed

第 24 章　NICU 的特殊儿科问题

Tanya Minasian　Daniel J. Won　Dan E. Miulli

摘　要　由于儿科 NICU 的患者有其特殊性，医生需要同时具备儿科神经生理学、神经药理学，以及神经病理学知识。NICU 医生应该与儿科医生共同采用多学科方法实现最佳治疗结果。儿童患者对脑血流量的要求较高，但对脑灌注压的要求较低。较小的患儿囟门未闭，可作为大脑的窗口。医生可通过视诊和触诊检查颅内压，必须保证颅内压处于较低水平，以实现最佳预后。治疗儿童患者意味着与家人互动并从父母那里获得重要的发育数据，并且借助他们的力量安抚儿童。

关键词　基础能量消耗　儿童生活专家　脑灌注压 40 mmHg　共轭凝视　囟门　高体表面积重量比　多学科团队　儿科　颅脑损伤指南

病例介绍

一名 5 岁的女孩从高尔夫球车上摔下，头部受轻伤。神经外科医生在急诊室对患儿进行评估，发现患儿有一些记忆力减退和轻度反应迟钝。CT 扫描提示双侧额叶轻微挫裂伤。患儿被送入儿科 ICU 进行观察，第二天再次进行头部 CT 扫描。患者突然出现神经功能恶化，头部 CT 扫描提示挫裂伤未发生变化，但脑水肿明显。

病例处理见本章末。

24.1 引　言

尽管许多医生将儿童视为“小成人”，但儿童的生理状态与成人不同，无论是在代谢上还是在电生理上。还应该注意的是，儿童处于不断成长的状态，这会破坏他们的平衡并需要进行调整。由于疾病病理的多样性，儿童的治疗，特别是 NICU 患儿的治疗，需要对医护人员进行全面培训，使患儿感受到亲切感和舒适度。建议神经外科医生与儿科医生或重症监护医生共同管理患儿 [1]。神经外科患儿的管理，尤其是颅内手术后的管理，需要多学科诊疗以确保获得最佳临床结局。

包括全面讨论术中事件、术后预后和预期，以及预期的所有潜在并发症。ICU 中的儿科重症监护团队必不可少[2]。儿童神经外科手术，除非有紧急情况，最好由在治疗儿童方面经验丰富的神经外科医生进行。在重症监护情况下治疗儿科人群时应考虑神经外科因素[3-4]。

24.2 儿科 NICU 治疗指南

缺乏必要的医疗常识，对医学知识的误解，常常使儿童及其家属感到恐惧。任何 16 岁以下的儿童都应被安置在儿科病房。应允许亲属探视以安抚孩子。鼓励儿童生活专家或社会工作者及早参与，以帮助患儿尽早恢复，有问题要及时跟进。几项研究证实病房内设置“避风港”是有益的，通常是游戏室或家庭活动室。在这个“避风港”内不应该有医疗对话、患儿护理或治疗[5-7]。

24.3 静脉液体及电解质输注

新生儿细胞内液约占全身水分的 30%，到 1 岁时增加到 40%。维持健康以及从神经损伤中恢复需要保持水电解质平衡（表 24.1）[8]。

表 24.1　儿童电解质需求[8]

电解质	需 求
钠	3~4 mmol/(kg · d)
钾	2~3 mmol /(kg · d)
葡萄糖	100~200 mg/（kg · h）

儿童的体表面积与体重之比更高，热量消耗更大，皮肤水分流失增加，不显性丢失更多，导致对液体的需求量高于成人[9]。

有两种方法可以计算儿童的基线液体需求量[10]，基于患儿体重的“公斤法”如下。

- 第 1 个 10 kg 体重：100 mL/（kg · d）。
- 第 2 个 10 kg 体重：50 mL/（kg · d）。
- 超过 20 kg 的体重：20 mL/（kg · d）。

确定儿童基线静脉液体需求量的另一种方法是“平方米法”。

- 基础液体 1500 mL/（m^2 · d）。

- 除以 24 得到每小时静脉输注量。
- 要计算体表面积，请使用“六分法”（表 24.2）或正式体表面积图表或公式（参见本章 24.7“营养”部分的讨论）[10]。

任何患者理想的液体和电解质状态不仅是有正常的量，而且保持化学平衡。特别要考虑的是创伤或疾病过程引起的脑损伤或脑实质水肿。与成人患者一样，脑损伤的患儿需要保持正常的血容量以防止脑水肿。钠离子浓度应保持在正常值的上限，葡萄糖应保持在正常值的下限，以降低血－脑屏障受损患者出现水肿的风险。这一经验法则不适用于内分泌疾病或有全身合并症或脊髓休克患者；这些患者应根据其基础病进行有针对性的治疗[11]。

表 24.2　评估儿童体表面积的“六分法”[10]

体重（lb）	体表面积（m^2）
3	0.1
6	0.2
12	0.3
18	0.4
24	0.5
30	0.6
36	0.7
42	0.8
48	0.9
60	1.0
每再增加 10 lb	加 0.1
＞100	按成人对待

1 lb ≈ 0.45 kg

高渗疗法常用于颅脑损伤患儿。儿童颅脑损伤指南中的Ⅱ级证据表明，应以 6.5~10 mL/kg 的速率连续输注 3% 的高渗盐水。Ⅲ级证据表明应使用最小剂量使颅内压低于 20 mmHg，使血浆渗透压低于 360 mOsm/L。该指南不推荐甘露醇[12]。

24.4 呼吸系统的维护

与成人一样，必须保持 NICU 患儿的肺功能和稳定性。关于儿童缺氧继发神经损伤的数据很少。一般来说，应遵循成人指南，将儿童的氧饱和度维持在 95% 以上，血红蛋白不应低于 100 g/L，红细胞压积不应低于 33%。儿童参考值随年龄而变化，但不会低于该值。与成人相比，儿童对血流动力学变化更为敏感[13,15–16]。

气管插管的适应证非常广泛，尤其适用于呼吸窘迫或任何病因引起的衰竭。儿科 NICU 患者、感染、出血、外伤、脑积水或占位性病变对中枢神经系统造成的损害需要机械通气。此外，年龄因素、疾病病理因素或闭合性颅脑损伤导致患者依从性差，可能也需要临时插管以协助进行持续的护理，包括诊断、影像学检查和治疗。颈椎损伤患者应通过内引导进行插管，以尽量减少额外神经功能缺损的风险。疑似或确诊为面部外伤或前颅骨骨折的患者应酌情通过口腔或鼻腔直视下插管，以尽量减少可能的脑穿透、额外损伤或插管错位。

无论病因如何，颅内压升高的患者都可因插管获益。对这些患者进行插管时应小心，因为该过程本身可能会增加脑血流量继而升高颅内压。充分镇静可能有助于缓解此问题。在正常情况下，脑供氧量与脑血流量有关，并随着温度、活动、激动、癫痫发作和损伤而增加。随着动脉血氧分压（PaO_2）低于 60 mmHg 或动脉血二氧化碳分压（$PaCO_2$）的升高，血流量会增加。NICU 患者需要更高的 PaO_2 水平和低于正常值的 $PaCO_2$ 水平以改善患者预后。在急性神经功能障碍中，暂时轻度过度通气可能有助于减少水肿，并为确诊或治疗措施提供必要的时间，但绝不应将其用作颅内压升高的维持治疗[13–14]。

儿科颅脑损伤指南建议避免在受伤后的前 48 h 内进行预防性过度通气，使 PCO_2 低于 30 mmHg。否则，需要进行高级神经监测以评估脑缺血（Ⅲ级证据）[12]。

应为所有插管患者放置动脉导管，以提供可靠、即时的血压参数，也可用于血气分析。每次调整呼吸机、发生任何临床变化时都应进行动脉血气分析，并将其作为插管患者的基线，每天 2 次。

24.5 颅内压及脑血流

脑灌注压是将血液和营养物质输送到大脑的压力。随着颅内压升高或平均动脉压降低，脑灌注压也会降低，最终导致脑血流量降低。正常成人脑血流量为 50 mL/(100 g·min)。灰质血流量比白质约高 4 倍。新生儿血流量约为 40 mL/（100 g · min）。脑血流量随着身体发育和学习逐渐增加。至 4 岁时，平均脑血流量为 108 mL/（100 g · min），并且在 18 岁之前可达到成年人的两倍 [17-19]。

颅脑损伤需要足够的脑血量流来维持功能，保证对缺血半暗带的灌注，促进大脑恢复而不增加脑水肿。这正是脑灌注压的作用。根据 2012 年婴儿、儿童和青少年严重颅脑损伤急性内科治疗指南，Ⅲ级证据表明颅脑损伤儿童的脑灌注压应保持在 40 mmHg。可以考虑将脑灌注压控制在 40~50 mmHg，婴儿可更低，青少年可维持较高水平 [12]。可能需要严格的液体控制和升压药，以在颅内压升高的情况下保持足够的平均动脉压。

儿童颅内压通常很难测量。可通过脑室外引流直接测量，细致的临床检查也可以发现颅内压升高。与成人相比，儿童颅内压升高视乳头水肿通常发现较晚，而呕吐作为先兆症状，更频繁且更可靠。也可通过未闭合的囟门评估颅内压。当患儿平躺或进行瓦尔萨尔瓦（Valsalva）动作时，囟门可能会鼓起且张力增加，但这是正常的。正常儿童坐位时，囟门柔软、不凸出；出现任何高张力或隆起均提示颅内压升高。头围在一定程度上也可反应颅内压。尽管头围异常可能缘于多种原因，但也应考虑颅内病变和颅内压升高的可能，尤其伴有其他临床表现时。2 岁以下儿童的颅内压正常值为 1.5~6.0 mmHg，2~15 岁的儿童颅内压正常值约等于年龄，15 岁以上为 8~15 mmHg。

强烈建议对严重儿科颅脑损伤的患儿进行颅内压监测。儿科颅脑损伤指南的Ⅲ级证据表明，对于难治性颅内压升高，只要脑室外引流功能正常、脑池开放且没有占位性病变或中线偏移的证据，也可考虑行腰椎外引流。研究表明，严重颅脑损伤患儿颅内高压发病率较高，并且颅内压升高与神经系统预后不良密切相关。此外，根据颅内压管理规程控制颅内压才能使患者获得最佳预后。Ⅲ级证据表明，儿童的颅内压高于 20 mmHg 与不良预后相关。也有数据表明颅内压治疗阈值因年龄而不同：0~24 个月婴幼儿，治疗阈值为 15 mmHg；25~96 个月儿童，治疗阈值为 18 mmHg；97~156 个月儿童，治疗阈值为 20 mmHg[12]。

在儿科 NICU 中，颅内压和脑灌注压被视为第五和第六生命体征。评估、早期发现和及早干预可以防止进一步神经功能损伤并改善预后。

24.6 外科治疗

Ⅲ级证据表明，对于患有难治性颅内压升高的颅脑损伤患儿，应考虑去骨瓣减压术和硬脑膜成形术[12]。

24.7 营 养

身体和（或）心理压力状态会改变患者的代谢需求。营养支持对儿科 NICU 患者的治疗和预后至关重要。大多数临床研究都是针对成年患者的，但其中很多研究结论也适用于儿童。在 20 世纪 60 年代，全胃肠外营养（TPN）得到广泛应用，有助于全身应激反应的代谢需求。然而，最近，人们提倡使用天然肠内营养支持来促进肠道蠕动，维持肠黏膜健康和肠道自然菌群[10]。新生儿患者的研究数据表明，即使是少量胃肠道喂养也能促进肠转氨酶的输送，减少黏膜萎缩，并减少黄疸的风险[20-21]。

无论采用何种营养方式，都应保证足够的液体、电解质和维生素，并根据代谢压力和代谢改变提供足够的热量（表 24.3 ~ 表 24.5）。最近有文献表明应增加蛋白质的含量，但对此也有相反观点[10,15]。可以通过基于哈里斯 – 本尼迪克特公式[22]的修正标准或呼吸测量法和间接测热法来评估不同状态下患者的基础能量消耗。此外，高血糖已被证明会增加颅脑损伤患儿的病残率，因此，在神经外科患儿中必须不惜一切代价避免高血糖[23]。

表 24.3 婴儿和儿童的热量需求[7]

年龄（岁）	热量（kcal/kg）
＜ 40 周	80
0~1	90~120
1~7	75~90
7~12	60~75
12~18	45~60

表 24.4　压力条件下热量需求的变化[7]

热量需求的增加	病理状况
12%	体温＞37℃后每升高 1℃
20~30%	大型手术
40~50%	脓毒症
50~100%	发育不良

表 24.5　健康人的基础代谢率[7]

年龄（岁）	男性 [kcal/（m^2·h）]	女性 [kcal/（m^2·h）]
1	53	53
2~3	52	52
4~5	50	49
6~7	48	46
8~9	46	43
10~11	44	42
12~13	42	41
14~15	42	39
16~17	41	37
18~19	40	36
20~25	38	35

24.8 活动水平

NICU 环境中儿童的活动水平会因基础疾病情况而异。总的原则是：活动、活动再活动。

插管患者例外，因为插管患者可能由于处于创伤状态，任何年龄的儿童都难以配合。对于这些患者，应做好疼痛管理，充分镇静。感染患者可以在安全的环境中增加活动量，卧床患者可以调整床头。由于负重限制、引流或潜在疾病（例如，颅内水肿或脑脊液循环考虑）而导致床头改变受限的患者，应在其病情允许的范围内调整活动，在安全情况下尽量保持床头高于水平面 30° 以上。

根据颅脑损伤或原发病的情况，选择颈托及脊椎支具固定患者，可以在床上佩戴，但仍鼓励患者增加活动量。支具应舒适佩戴并充分固定，以最大限度地提供支撑并最大限度地减少活动期间的活动或不适。一些患者更喜欢在支架下方放置一层纱布或一块材料，例如衬衫，以防止皮肤接触和刺激。

活动可以降低住院相关的合并症风险，包括深静脉血栓形成、肺栓塞、肺炎、便秘和压疮。此外，有研究表明，在下床活动和环境变化的患者中，抑郁症会减少。环境变化可能包括外部探视、走廊散步、轮椅活动，或者只是房间内家具设置的变化。

不应允许留置深部组织引流管或开放式分流系统的患者进入有污染风险的公共区域。这些患者仍应在可耐受的情况下增加活动，但应保证引流系统的安全。

24.9 药理学

注射、口服、直肠给药和透皮药物都可用于儿童。剂量、剂型、给药途径及其使用都应特别谨慎。由于儿童缺乏判断力，儿科 NICU 中常静脉用药，以保证患儿依从性并减少给药期间的不适。给药通常根据按体重和（或）治疗药物浓度监测实施。表 24.6 列出了几种经常用于 NICU 患儿的药物[24–25]。

表 24.6 NICU 患儿常用药[8]

药 物	指 征	用量和用法	其 他
对乙酰氨基酚	疼痛、发热	每 4~6 h 一次，每次 10 mg/kg，PO 或 PR	
对乙酰氨基酚（可待因）	疼痛	每 4 h 一剂	用于 3 岁以上患儿
吗啡（MSO_4）	疼痛	每 1~4 h 0.1 mg/kg，IM/SQ/IV	可升高颅内压，不建议儿童 IV
咪达唑仑	镇静或插管	0.2~0.7 mg/kg，IV/PO/IM	
地西泮	镇静或插管	0.2 mg/kg，IV 或 PR	最大 30 mg，IV

表 24.6（续）

药 物	指 征	用量和用法	其 他
利多卡因	插管	1.0 mg/kg，IV	心律失常
维库溴铵	肌松	0.1 mg/kg，IV	维持 15~30 min
硫喷妥钠	镇静	4mg/kg IV	
氯胺酮	麻醉，镇静	1 mg/kg，IV 1 min 以上；4 mg/kg，IM	效果维持 10~20 min，同时使用阿托品可减少流涎
芬太尼	镇静	5 μg/kg，IV	
丙泊酚	镇静	5~50 μg/（kg·min）	不推荐应用于儿童超过 12 h
苯妥英钠	抗癫痫	以 < 50 mg/min 的速度给药，负荷剂量为 10 mg/kg；维持剂量为每天 5 mg/kg	关注药物浓度：年龄依赖性；可导致心律不齐
苯巴比妥	抗癫痫	以 < 60 mg/min 的速度给药，负荷剂量为 10 mg/kg；维持剂量为每天 3 mg/kg，PO	
异丙嗪	抗组胺，止吐	每 6 h 6.25 mg，PO 或 IV 或 IM 或 PR	可能升高颅内压
多拉司琼	止吐	每 6 h 0.35 mg/kg，IV；每 6 h 1.2 mg/kg，PO	
多巴胺	正性肌力药，升压	2 mg/（kg·min）滴定至效果满意	最大剂量为 50 mg/（kg·min），400 mg 溶于 250 mL D5W
多巴酚丁胺	正性肌力药 / 升压	2 μg/（kg·min）滴定至效果满意	最大剂量为 20μg/（kg·min），250 mg 溶于 250 mL D5W

D5W：5% 葡萄糖溶液；IM：肌内注射；IV：静脉注射；PO：口服；PR：直肠给药；SQ：皮下注射

选择溶媒时建议使用生理盐水。生理盐水可调节渗透压，补充钠离子，并且无糖，有助于控制脑水肿。无论与神经外科疾患是否相关，如有电解质紊乱或有基础内分泌疾病，应另作考虑。对于这类患者，在确定药物溶媒时，必须权衡风险收益比，以及治疗不良反应的难易程度。

研究表明，最常见的给药错误是由于没有时间重新检查剂量说明、计算错误或自以为对特定药物熟悉而导致的给药粗心。这些问题是可以避免的。

NICU 患儿的神经麻醉和镇静需特殊讨论。例如，依托咪酯和硫喷妥钠可控制颅内压。然而依托咪酯因其肾上腺抑制作用而使用受限。Ⅲ级证据表明，不应在 NICU 患儿中使用丙泊酚作为镇静剂或控制重度颅脑损伤儿童的颅内压。积极进行药物和手术治疗，血流动力学稳定的难治性颅内高压患儿仍可使用大剂量巴比妥类药物治疗。使用这些药物需要持续监测血压，以避免脑灌注压急剧下降[12]。

24.10 体　温

关于颅脑损伤患儿的低温治疗，Ⅱ级证据表明应避免在受伤后 24 h 内进行中度低温治疗。然而，重度颅脑损伤后 8 h 内启动长达 48 h 的中度低温（32~33℃）可降低颅内压，同时应避免每小时复温超过 0.5℃[12]。

24.11 影像学检查

在医学影像检查，成人和儿童之间有重叠。一般来讲，如果诊断、治疗或随访有需要，则应行影像学检查。避免不必要的影像学操作，以控制花费，减少辐射暴露，同时减少患儿检查途中转运风险及获得影像学结果的困难。尤其是对儿童来说，其发育系统和骨骼生长可能受到辐射。胸部 X 线平均辐射暴露量为 1.4 mGy，头部 CT 扫描平均辐射暴露量为 8.0 mGy。大多数文献表明，暴露于 100 mGy 后患者才会开始出现不良反应[26]。幼儿通常依从性差并且难以保持静止。经常需要镇静或气管插管才能完成检查。而这会使患儿面临新的风险，需要与法定监护人以及参与该患儿诊治的医务人员明确讨论风险收益比。需要注意的是，无论是否需要镇静，将危重患者转运至影像科都是有风险的。危险因素包括环境暴露、感染、导管意外脱落、生命体征不稳定和定位困难。由于这些风险，必要的医学影像学检查应尽可能便捷，同时又有合适的成像质量；如果需要转运至影像科，则尽可能一次完成所有检查，以最大限度地降低风险并提高效率。这需要在多学科诊治过程中有效沟通。

在儿童颅脑损伤指南中，Ⅲ级证据表明，在没有神经功能恶化或颅内压变化的情况下，不需要在受伤后 24 h 内常规进行影像学复查[12]。

24.12 神经科患儿体格检查

儿童体格检查与成年患者不同，儿童并没有正常神经功能检查基线。儿童的发育情况应按顺序筛查，并切实记录；但是，在特定时间里确实会有小的波动以及人为倾向性，从而影响检查。

检查者应该考虑患儿的年龄。如果可能，应将患儿安置在有家人在场的舒适环境中。大部分儿科检查可以在观察患者并与患者互动的同时完成，密切注意面部表情和眼睛、任何语言表达和运动互动。即使在不合作的患儿中，也必须检查瞳孔，没有例外。此外，应记录头围和体重并观察变化趋势。其余部分可以使用修改后的格拉斯哥昏迷量表评估。此类标准化检查有助于稳定检查基线并利于重复检查（表 24.7~ 表 24.8）。

表 24.7 改良婴儿昏迷量表[10]

反 应	评 分
睁眼	
主动睁眼	4
呼叫睁眼	3
刺痛睁眼	2
不睁眼	1
语言	
短笑，牙牙学语	5
哭闹	4
刺痛哭泣	3
刺痛呻吟	2
无反应	1
运动	

表 24.7（续）

反应	评分
自发正常反应	6
触摸回避	5
刺痛回避	4
异常屈曲	3
肢体过伸	2
无反应	1

表 24.8 儿童昏迷量表[8,10]

反应	评分
眼部	
视觉追踪	4
EOM 完好，光反应存在	3
EOM 受损	2
EOM 瘫痪，瞳孔固定	1
语言	
哭	3
自主呼吸	2
窒息	1
运动	
可自主屈伸	4
刺痛回避	3
肌张力增强	2
软瘫	1

EOM：眼外肌

在婴儿期，儿童可以在睡觉时表现出屈肌活动；这是正常现象。此外，儿童在6个月大时可能会出现不对称眨眼和共轭凝视，无需担心。1 岁之前可出现足底反射或巴宾斯基征阳性，以及深部腱反射的反射消失或反射亢进。

病例处理

该病例患恶性脑水肿综合征，这种现象在儿童中比在成人中更常见。这种脑水肿可以非常迅速地发生并且死亡率非常高。应对患儿进行积极治疗，使脑灌注压保持在 60 mmHg 以上，颅内压保持在 20 mmHg 以下。该病例充分说明为什么看似轻微的头部受伤儿童应在儿科 NICU 密切观察。

参考文献

[1] Wexler MR, Neuman A, Umanski F, et al. A decade of experience in craniofacial surgery [inHebrew]. Harefuah, 1992, 122(3):146–152.

[2] McClain CD, McManus ML. Intensive care risks of pediatric neurosurgery//Brambrink AM, Kirsch JR. Essentials of Neurosurgical Anesthesia and Critical Care. New York: Springer, 2012:565–573.

[3] López Pisón J, Galván Manso M, Rubio Morales L, et al. Descriptive analysis of neurological disorders in the pediatric intensive care unit of a regional reference hospital [in Spanish]. An Esp Pediatr, 2000, 53(2):119–124.

[4] Jones HR Jr. Guillain-Barré syndrome: perspectives with infants and children. Semin Pediatr Neurol, 2000, 7(2):91–102.

[5] Cantagrel S, Ducrocq S, Chédeville G, et al. Mortality in a pediatric hospital. Six-year retrospective study [in French]. Arch Pediatr, 2000, 7(7):725–731.

[6] Boldt J, Maleck W. Intensive care research in Germany–an analysis of papers in important international journals [in German]. Anasthesiol Intensivmed Notfallmed Schmerzther, 1999, 34 (9):542–548.

[7] Farrell MM, Levin DL. Brain death in the pediatric patient: historical, sociological, medical, religious, cultural, legal, and ethical considerations. Crit Care Med, 1993, 21(12):1951–1965.

[8] Gomella LG. Clinician's Pocket Reference. Norwalk: Appleton & Lange, 1997.

[9] Meyers RS. Pediatric fluid and electrolyte therapy. J Pediatr Pharmacol Ther, 2009, 14(4):204–211.

[10] Fuhrman BP. Pediatric Critical Care. St Louis : CV Mosby, 1998.

[11] Abbate B, Donati P, Cagnoni G. Head injuries in children. Considerations on 3,715 consecutive cases [in Italian]. Minerva Pediatr, 2000, 52(11):623–628.

[12] Guidelines for the Acute Medical Management of Severe Traumatic Brain Injury in Infants, Children, and Adolescents- Second Edition. Pediatr Crit Care Med 2012, 13: s1–s82. https://braintrauma.org/uploads/03/15/guidelines_pediatric2_2.pdf.

[13] Smith ER, Madsen JR. Neurosurgical aspects of critical care neurology. Semin Pediatr Neurol, 2004, 11(2):169–178.

[14] Smith ER, Madsen JR. Cerebral pathophysiology and critical care neurology: basic hemodynamic principles, cerebral perfusion, and intracranial pressure. Semin Pediatr Neurol, 2004, 11(2):89–104.

[15] Levin DL. Pediatric Intensive Care, 2nd ed. New York, NY: Churchill Livingstone, 1997.

[16] Andrews BT. Intensive Care in Neurosurgery. New York: Thieme, 2003.

[17] Ogawa A, Nakamura N, Sugita K, et al. Regional cerebral blood flow in children–normal value and regional distribution of cerebral blood flow in childhood. No To Shinkei, 1987,

39:113–118.
[18] Raimondi AJ. Pediatric Neurosurgery. New York: Springer-Verlag, 1987.
[19] McLaurin RL. Pediatric Neurosurgery. Philadelphia: WB Saunders, 1989.
[20] Merritt RJ. Cholestasis associated with total parenteral nutrition. J Pediatr Gastroenterol Nutr, 1986, 5(1):9–22.
[21] Roche AF, Gussler JD. The gastrointestinal response to injury, starvation, and enteral nutrition: report of the Eighth Ross Conference on Medical Research. Columbus: Ross Laboratories, 1988.
[22] Harris JA, Benedict F. A Biometric Study of Basal Metabolism in Man. Washington: Carnegie Institute, 1919.
[23] Kochanek PM. Chapter 16. Glucose and nutrition. Pediatr Crit Care Med, 2012, 13:S68–S71. http://journals.lww.com/pccmjournal/Citation/2012/01001/Chapter_16__Glucose_and_nutrition.17.aspx.
[24] Casella EB, Mângia CM. Management of acute seizure episodes and status epilepticus in children [in Portuguese]. J Pediatr (Rio J), 1999, 75 Suppl 2:S197–S206.
[25] Brettfeld C, Gobrogge R, Massoud N, et al. Evaluation of Ames Seralyzer for the therapeutic drug monitoring of phenobarbital and phenytoin. Ther Drug Monit, 1989, 11(5):612–615.
[26] It's Your Health Care–Health Canada. Diagnostics x-rays andpregnancy. [2016-11-03]. http://www.hc-sc.gc.ca/iyh-vsv/med/xray-radiographie_e.html.
[27] Allan WC, Sobel DB. Neonatal intensive care neurology. Semin Pediatr Neurol, 2004, 11(2):119–128.

第 25 章　导致缺血性脑损伤的全身并发症和特异性疾病表现

Hammad Ghanchi　Dan E. Miulli

摘　要　神经外科重症监护医师首先是重症监护医师，受过专业训练，能够治疗危重症患者各系统的疾病。此外，还必须了解身体每个系统如何影响大脑和脊髓，并如何受其影响。NICU 的所有治疗都应针对缺血性中枢神经系统损伤的预防，方法是优化身体其他系统，向大脑和脊髓输送适量底物。必须着眼于防止当前造成的伤害，也要防止后续损伤。因此，灌注、氧合、代谢物的运输和生理功能不能仅满足于正常范围，还必须根据缺血性神经系统组织和损伤半暗带的神经组织需求而改变。如果没有对神经系统的全面了解，仅仅维持所有身体系统的正常生理状况可能会导致不可逆转的神经损伤和不良结局。

关键词　酸中毒　无氧代谢　氧输送量　高压氧合　梗死　器官功能障碍　氧结合能力　Winter formula 公式

病例介绍

一名 69 岁的西班牙裔妇女在社区医院接受开颅手术以清除外伤性硬膜下血肿，并在术后第 2 天被转移到三级护理创伤中心，在 NICU 接受更高水平的护理。患者原先在社区医院就诊时高血糖没有得到纠正，社区医院医生认为这是患者使用类固醇药物治疗“脑肿胀”的正常反应。当患者到达创伤中心时，格拉斯哥昏迷评分（GCS）为 5 分，血压为 85/50 mmHg。患者在原社区医院曾服用苯妥英钠，初始剂量为每 8 h 服用 100 mg。患者就诊时未携带影像学资料。

病例处理见本章末。

25.1 引　言

NICU 不仅仅针对神经系统疾病。神经系统功能异常可导致多种全身性功能障碍。根据 Monro-Kellie 法则的基本原则，单突触神经递质异常可能引起全身激素波动；这会导致器官功能障碍和衰竭，在 NICU 可表现为常见疾病，也可表现为不常见的疾病。NICU 患者多为卒中、颅内出血、创伤性脑和脊髓损伤、脑和脊髓肿瘤、癫痫发作和神经外科术后患者。许多患者在入院时看起来很稳定，但很快就会成为医院中病情最严重的患者，这仅仅是因为神经组织一个立方毫米的移位。

本章回顾了 NICU 患者的常见全身并发症和特异性疾病表现以及治疗建议和预防建议。

25.2 缺血性脑损伤

大脑占全身重量不到 3%，但消耗的能量占人体的 25% 左右；这种新陈代谢率是其他灵长类动物的 3.5 倍。静止的大脑每 100 g 脑组织每分钟消耗 25~30 μmol 葡萄糖和 130~180 μmol 氧。每 100 g 脑组织血流量为 50~60 mL/min 才能维持大脑正常功能[1]。表 25.1 显示脑血流量减少的神经系统变化。在缺血的几秒钟内，脑电图上的皮质活动便会明显减慢。这种保护机制略微降低了代谢需求，但不到 4 min 的血流剥夺便开始导致不可逆的大脑损伤[2]。能量依赖性离子泵功能障碍导致的钾离子外流和钠、钙离子内流可引起细胞死亡。谷氨酸是兴奋性神经递质，从细胞体中释放会加剧这一过程，在能量匮乏的环境中刺激邻近的神经元并促进钙进入细胞，导致进一步不可逆损伤，称为兴奋性毒性。

表 25.1 脑血流量减少的神经系统变化

每 100 g 组织的血流量（mL/min）	神经学改变
50~60	正常
25~30	轻中度功能障碍，电活动受损
16~20	严重障碍，电活动失灵
10~12	极度障碍、离子泵衰竭、细胞毒性水肿
< 10	代谢失败

每种组织对缺血性损伤的反应各不相同。大脑中的血管系统缺乏来自交感神经和副交感神经系统的神经支配，而是由神经元（主要是

星形胶质细胞）调节。氧气不足，最初的细胞反应是葡萄糖的无氧代谢产生乳酸；这会导致 pH 值降低。酸性环境加上血液释放的二氧化碳增加，导致血红蛋白 – 氧解离曲线右移，从而降低氧对血红蛋白的亲和力，导致其从血细胞释放到周围组织。增加的二氧化碳也会引起血管舒张，以增加脑灌注。此外，内皮细胞中的一氧化氮合酶产生的一氧化氮可扩张血管，但其增加会损害血 – 脑屏障，导致进一步脑水肿[2]。未纠正的能量消耗会引起细胞坏死、细胞毒性水肿加重、颅内压升高，对周围脑实质形成进一步损伤，最终导致脑疝。

尝试恢复初始损伤（原发性脑损伤）患者中枢神经系统的坏死组织是徒劳的；外科手术的目标是挽救缺血半暗带和原发性脑损伤周围组织，并减少对其余未受影响的组织的有害影响。临床上大部分恶化是由于继发性损伤造成的，继发性损伤会在初始损伤后数小时至数天产生。优化血压、脑氧合、脑灌注压和颅内压是神经重症监护成功的基石。

25.3 全身并发症

25.3.1 氧 合

● 缺 氧

血液中的氧包括血红蛋白结合氧和物理溶解氧，可以用以下公式表示。

$$\text{血氧含量}\frac{(\text{mL})}{(\text{dL})}=(1.34\times\text{血红蛋白浓度}\times\text{血氧饱和度})_A+(0.003^{*}\times\text{氧分压})_B$$

神经外科医生不需要记住此公式，但对它的理解对于重症监护很重要。在这个公式中，第一个小括号 A 表示血红蛋白贡献的氧，第二个小括号 B 表示溶解在血清中的氧。

● 血红蛋白的氧结合能力为 1.34（以 mL/g 表示；1 g 血红蛋白可结合 1.34 mL 氧）。1 g 血红蛋白通常结合 1.39 mL 氧；然而，一小部分是碳氧血红蛋白和高铁血红蛋白，因此 1.34 的值更具代表性。该值乘以血红蛋白浓度和饱和血红蛋白百分比（从指脉氧中获得）。

● 氧的溶解度取决于氧分压（PPOxy）和氧的溶解度系数 [0.003 mL/（dL · mmHg）]，* 表示 37 ℃。

以下计算假设血红蛋白浓度为 15 g/dL，指脉氧为 99%，血氧分压为 95 mmHg，体温为 37℃。

$$血氧含量\frac{(mL)}{(dL)}=(1.34\times 血红蛋白浓度\times 血氧饱和度)_A+(0.003^*\times 氧分压)_B$$

$$动脉血氧含量\frac{(mL)}{(dL)}=(1.34\times 15\times 0.99)_A+(0.003^*\times 95)_B$$

$$动脉血氧含量\frac{(mL)}{(dL)}=(19.9)_A+(0.29)_B$$

$$动脉血氧含量\frac{(mL)}{(dL)}=20.2\ \frac{mL}{dL}$$

表 25.2 将上述公式转化成表格。鉴于上述计算结果，血液中总共约有 785 mL 的氧可用。人体静息时平均消耗约为 250 mL/min。这意味着如果将血液中的氧 100% 释放到组织中，可维持人体消耗 3 min 多一点。

表 25.2　生理条件下的氧含量

正常氧含量	动脉血	静脉血
血氧分压（mmHg）	95	40
氧饱和度（%）	99	70
血红蛋白结合氧（mL/dL）	19.9	14.1
物理溶解氧（mL/dL）	0.29	0.12
血清氧含量（mL/dL）	20.2	14.2
血液容量（L）	1.25	3.75
总氧含量（mL）	252	533

假设共 5 L 血清容量，其中 25% 为动脉血，75% 为静脉血

低氧血症的定义是血液中的氧减少，可通过血氧分压间接测量。低氧血症可导致组织缺氧。缺氧对大脑是有害的，5 min 的血流丧失便足以引起不可逆转的变化。而心肌细胞发生类似变化需要 30 min[2]。此外，缺氧会导致正常血－脑屏障的破坏，这是多因素的共同结果，与血管内皮生长因子、一氧化氮和炎性细胞因子的增加有关。实验研究表明，使用辛伐他汀、米诺环素和褪黑激素有助于降低这种缺氧分解[3]。避免血－脑屏障被破坏可以减少血管源性水肿，并有助于进一步降低颅内压。

在血液充分氧合后，下一步是氧输送。氧输送量取决于血氧含量（mL/dL）乘心输出量（CO）（L/min）。简化后公式如下。

$$氧输送量=血氧含量 \times 10 \times CO$$

乘 10 将血氧含量的单位 mL/dL 转换为 mL/L。普通成年人的平均氧输送量约为 1000 mL/min。并非所有输送到毛细血管床的氧都可被获取，可以通过比较流入动脉和流出静脉中的氧含量来计算。

$$摄氧量=(动脉血氧含量-静脉血氧含量) \times 10 \times CO$$

通过提取公共变量，这个方程可简化如下。

$$摄氧量=(动脉血氧饱和度-静脉血氧饱和度 \times 13.4) \times 血红蛋白浓度 \times CO$$

缺氧的动脉血在穿过毛细血管床时通常会导致静脉氧含量降低。这是在神经重症监护患者中测量颈静脉的静脉氧含量的原理。这种做法最近已被脑实质内装置（例如，Integra Neurosciences 公司的 Licox 脑氧监测系统）监测脑组织氧分压所取代。

- 高氧治疗

常压高氧治疗已被证明对急性期脑损伤和脑卒中有益。最为人所知的研究是使用 100% 吸入气氧浓度（FIO_2）治疗严重创伤性脑损伤患者，在 6 h 内开始，并持续 24 h。脑微透析显示葡萄糖增加，谷氨酸和乳酸水平降低[4]。其他人通过氧 -15 正电子发射断层扫描测量，发现病灶体积减小可达 100 mL，并改善病灶周围组织氧合。其他研究人员通过氢磁共振波谱检测 N- 乙酰天冬氨酸（线粒体功能障碍的神经元特异性标志物）进一步证实了这一点，高氧治疗的病灶周围组织中 N- 乙酰天冬氨酸含量较低[5]。同样，在大脑中动脉缺血患者中，FIO_2 为 40% 也可降低死亡率，并减少并发症[6]。

也有治疗创伤性脑损伤患者的高压氧疗法[7-10]。海平面的正常大气压为 1 ATM 或 760 mmHg。通过高压氧治疗，可施加高达 3 ATM 的压力；这导致血液中的氧含量从每 100 mL 血液中 0.3 mL 氧升高至 6.6 mL。血红蛋白氧含量受到的影响非常小，不足以产生临床意义。这将导致血清氧从上述 20.2 mL/dL 增加到 26.5 mL/dL。这种疗法可引起血管收缩，氧含量增加，因此需要更少的血容量便可满足氧需求[7]。这与挤压伤和其他组织烧伤的治疗原则相同。回到 Monro-Kellie 法则，血液含量减少意味着颅内压降低。文献显示接受高压氧治疗的创伤性脑损伤患者的 GCS 平均提高了 2.68 分[11]。动物研究表明高压氧疗法可以减少脑部炎症[12]。但高压氧疗法在成为标准疗法之前，还需要在人体中进行进一步研究。

● 机械通气患者

在机械通气患者中，必须积极确定缺氧的常见病因。为了维持足够的脑和全身氧合，应确定携氧能力、酸碱平衡和肺部病变情况。提示氧合不良的一些关键标志物包括肺泡 – 动脉氧梯度、乳酸水平、碱缺乏和血清碳酸氢盐。

碱缺乏定义为将 1 L 血液 pH 值升高至正常（7.40）所必须添加的碱量。碱缺乏已被用作创伤中损伤严重程度的标志物，且也被作为急性损伤后的复苏目标[13]。血清碳酸氢盐也可有类似用途，但不如碱缺乏有特异性，尽管更容易通过静脉样本获得[14]。

在代谢性酸中毒的情况下，Winter 公式有助于确定目前是否存在呼吸代偿。

$$PCO_2 = 1.5 \times (HCO_3^-) + 8 \pm 2$$

将患者的实际二氧化碳分压（PCO_2）与根据上述公式算出的范围进行比较。如果患者的 PCO_2 高于 Winter 公式预测的范围，则还存在原发性呼吸性酸中毒。如果 PCO_2 低于该范围，则存在原发性呼吸性碱中毒[15]。例如，如果患者出现代谢性酸中毒，pH 值为 7.42，碳酸氢盐为 18，如果没有出现呼吸性酸中毒或碱中毒，患者的预期 PCO_2 应为 33~37 mmHg。

$$PCO_2 = (1.5 \times HCO_3^-) + 8 \pm 2$$

$$PCO_2 = (1.5 \times 18) + 8 \pm 2$$

$$PCO_2 = 27 + 8 \pm 2$$

$$PCO_2 = 35 \pm 2$$

25.3.2 贫 血

贫血通常被定义为血液中红细胞或血红蛋白减少。更有效和功能性的定义是血液携氧能力降低[16]。血红蛋白和红细胞压积的最佳目标值尚未形成共识。然而，观察上面的氧含量公式，很明显血红蛋白在维持血液氧合水平方面起着很大作用。患有多系统创伤或在 NICU 中长期滞留的患者发生贫血的风险更大。应积极寻找出血原因。胸部或腹部钝性损伤的患者应分别评估血胸和腹膜后出血。其他罕见的原因包括药物反应，但通常伴有溶血。

低氧血症通常可通过血氧分压来测量。然而，如前所述，血红蛋白在血氧浓度中起重要作用。如表 25.3 所示，血红蛋白减少 50%（15~7.5 g/dL）导致血氧含量同步减少，而氧分压减少 50%（95~47.5 mmHg）仅导致不到 1%改变。

表 25.3　不同生理条件下的氧含量

氧 合	正 常	贫 血	低 氧
血氧分压（mmHg）	95	95	47.5
氧饱和度（%）	99	99	99
血红蛋白浓度（g/dL）	15	7.5	15
血红蛋白结合氧（mL/dL）	19.9	9.9	19.9
物理溶解氧（mL/dL）	0.29	0.29	0.14
血氧含量（mL/dL）	20.2	10.2	20.4
血容量（L）	1.25	1.25	1.25
总氧含量（mL）	252	128	250
血氧浓度降低		49%	0.01%

男性的正常红细胞压积范围为 40%~54%，女性为 38%~47%。红细胞压积＞ 30% 有助于优化脑血流量 [17–18]。非神经外科患者的最新研究有支持保守输血阈值的证据。一项研究提供了颅脑损伤患者的输血阈值为 7 g/dL 的证据；然而，试验组的最低平均值为 9.6 g/dL，因此此证据难以取信 [19]。由于缺乏针对神经外科患者的输血研究，在处理氧需求量最高的器官时，我们建议采取更宽松的输血指征，对于患有中枢神经系统疾病或障碍的患者，我们建议保持血红蛋白浓度＞ 10 g/dL，红细胞压积＞ 30%。

25.3.3 发热与高热

发热的定义为体温调节系统正常时，体温高于 101° F 或 38.3℃。任何能够引发炎症反应的情况都可能通过释放细胞因子引起发热，这些细胞因子作用于下丘脑以升高体温。体温调节障碍也可导致体温过高。然而，前者对退热药（如对乙酰氨基酚）有反应，而后者则没有。

30% 的脑卒中患者会在 48 h 内发热 [20]，颅脑损伤患者出现发热，预后不良 [21]。颅脑损伤患者的发热可能缘于脑组织坏死、脑内出血，甚至占位效应对体温调节中枢的干扰。无论哪种原因引起的发热，除了采取退热治疗和降温措施外，还应积极寻找感染原因。颅脑损伤患者发热的另一个原因是交感神经风暴。这一现象将在下文讨论，但当其他检查结果为阴性时，应始终将其作为可能的发热原因。其他发热原因包括药物引起的发热、输血反应和术后发热。

发热可导致血管扩张，可升高颅内压并提高大脑对氧的代谢需求（$CMRO_2$）。$CMRO_2$ 的增加是 NICU 应避免发热的主要原因之一。此外，体温升高会导致血红蛋白对氧的亲和力降低。如前所述，应将脑组织氧合保持在理想水平。未经治疗的发热可导致缺氧，并可能导致卒中样症状，表现为神经系统检查的急性变化。另外，应注意在控制患者体温时，避免患者发生寒战；过度寒战会导致横纹肌溶解症。

25.3.4 电解质紊乱

电解质紊乱是 NICU 中最常见的并发症，在创伤性昏迷患者中占 59.3% [22]，属于早期并发症，通常发生于入院前 5 d。因此，必须监测液体状态，包括总入量和总出量，每日体重以及尿液的颜色和比重，以避免不必要的脑水肿或容量不足。必须额外关注长期使用利尿剂、鼻胃管或口胃管减压患者、发热或腹泻的患者水电解质平衡。应首先解决血清钠和葡萄糖的问题，由于它们对血浆渗透压有影响（参见下文公式）。血清钠存在于细胞内和细胞外，不易在二者之间被动扩散；根据渗透压计算公式，可以很容易地推测钠是张力的主要决定因素。

$$\text{血浆渗透压}\left(\text{正常}\,275-295\,\frac{\text{mOsm}}{\text{kg}}\right)=2\times(\text{Na}^{+})+\frac{\text{血尿素氮}}{2.8}+\frac{\text{葡萄糖}}{2.8}$$

此外，随着血浆渗透压的增加，血液黏滞性也逐渐成为一个问题。当血液流经直径＜ 6 μm 的毛细血管时，高血浆渗透压会导致正常脑血流量减少。如果不能维持最低限度的代谢需求，血流量不足会剥夺神经组织的必需营养素并导致缺血性变化。

由于胃肠减压、腹泻和用药，经常会出现血钾异常。除了纠正潜在的病因外，还应维持正常的血钾浓度。如前所述，血清碳酸氢盐可用作血容量不足的标志物，尤其是在创伤患者中。如果出现其他容量不足的表现，也应及时纠正。

25.3.5 高血糖

葡萄糖几乎对所有细胞代谢过程都至关重要，并且是脑组织的主要能量来源，称为葡萄糖转运蛋白（GLUT）的膜转运蛋白家族促进了葡萄糖的通过。这些转运蛋白存在许多变体，但 GLUT1 和 GLUT3 是大脑和神经元组织使用的主要转运蛋白。GLUT1 是血－脑屏障的主要转运蛋白，但也存在于身体的其他部位。GLUT3 比较特殊，它几乎只存在于神经元群体中，对葡萄糖有 5 倍的亲和力。这是一种进化优势，因为神经组织是人类在长期饥饿期间最后一个消耗能量的器官。但这种优势在脑损伤期间变得有害。

许多研究表明，血糖控制不佳的 NICU 患者预后较差。血糖升高通常是一种应激反应，由交感神经介导的“战斗”或“逃跑”反应阻止葡萄糖进入非必要组织，并且可能由于脑水肿加重而使创伤性脑损伤后的结果恶化[23-24]。在撰写本书时，GAMES 研究正在进行中，初步研究数据显示持续输注格列本脲与减少脑水肿有关[25]。相反，不应严格控制血糖，这会导致代谢负荷增加，脑微透析显示严格控制血糖会导致严重低糖频繁发生和乳酸－丙酮酸比值升高[26]。我们建议血糖控制在 150 mg/dL（约 8.3 mmol/L）以下。

高血糖患者体内水分从细胞内转移到血清中。这会稀释血清并表现为假性低钠血症。葡萄糖每增加 100 mg/dL（约 5.55 mmol/L），钠就会减少 1.6 mmol/L。当高血糖得到纠正时，随着葡萄糖转移到细胞中，水分也会转至细胞内，并自动纠正渗透压。高血糖不良影响包括高凝状态和血黏度增加。血糖浓度升高会增加血清纤维蛋白原[27]。脑血管疾病患者，血黏度升高和血栓形成风险增加都是严重并发症，最终会导致缺血性脑损伤。

25.3.6 血　压

NICU 中存在多种测量血压的方法。使用压力袖带间接测量血压方便快捷。许多医院已经从听诊法过渡到示波法，示波法更为准确。

血压的直接测量法是侵入性的，但可提供实时数据。在 NICU 中为维持患者最佳状态，需保证患者血压正常，有时还需维持高血压状态。

- 低血压

NICU 患者经常出现低血压。在多发伤患者中，必须考虑其他病因，需要检查脉压、氧饱和度、动脉血气分析以及心、肺和腹部。严重颅脑损伤患者（格拉斯哥昏迷评分≤ 8 分）的研究表明，从受伤到达医院期间，患者单次收缩压< 90 mmHg 会使死亡率翻倍。在 NICU 中，消除低血压可使不良临床结局的发生率减少 9.3%（格拉斯哥预后评分为 1、2 和 3 分）[22]。此外，脊髓损伤患者容易出现持续性低血压，如果不加以纠正，可能导致梗死。

为减少低血压的影响，建议：

- 大多数情况下，严重颅脑损伤患者的脑灌注压应> 50 mmHg。
- 患者应保持高血容量至轻度高血容量，中心静脉压正常为 6~8 mmHg。
- 低血压或脑灌注压低，应首先采用液体治疗，然后根据需要使用血管升压药。

- 脊髓损伤与低血压

脊髓损伤患者由于血管系统缺乏交感神经输入而出现低血压，导致静脉淤血和回心血量减少，以及心脏的副交感神经张力对抗不足，致心动过缓。治疗目标是维持收缩压> 90 mmHg。此外，研究表明应控制平均动脉压来治疗脊髓损伤。目前，推荐将急性脊髓损伤的平均动脉压控制在 85 mmHg 以上。

脊髓损伤的治疗应关注以下问题。

- 保持脊柱稳定。
- 保证充足的氧合。
- 心动过缓应用阿托品，低血压应用多巴胺及去甲肾上腺素。
- 谨慎的液体管理。
- 警惕肺水肿的发生。
- 开始使用血管升压药（多巴胺是首选的血管升压药，尽管与去甲肾上腺素没有区别）。

甲泼尼龙在脊髓损伤中的使用存在争议，除特殊病例外，我们在临床中未曾使用。它与感染风险增加有关，例如肺炎，这会增加 ICU 的住院天数和呼吸机的使用天数[28–29]。一些医生甚至将其比作水蛭[30]。我们中心会尝试对不完全性脊髓损伤患者进行救治，以期恢复神经根水平功能。如果患者通过在受伤的神经根水平恢复活动（例如，自己从轮椅上移开）而获得有意义的功能，那么，我们就会开始治疗。最初建议在受伤后 8 h 内开始使用甲泼尼龙[31]，但我们觉得并不适用。甲泼尼龙初始剂量为 30 mg/kg，静脉推注 15 min 以上 [速率（mL/h）= 患者体重（kg）×1.92]。暂停 45 min 后，维持剂量为 5.4 mg/（kg・h）[速率（mL/h）= 患者体重（kg）×0.0864]。维持治疗的持续时间取决于初始推注的时间。如果在受伤后＜ 3 h 内给予初始剂量，维持类固醇应持续 23 h。如果在受伤后 3~8 h 给予初始剂量，则继续给药 47 h[32]。

其他研究的药物还有纳洛酮、甲磺酸替拉扎特（Tirilazad mesylate）和 Lazaroid[33–34]。

● 高血压

在 NICU 中，血压升高尤其重要。患有未处理妥善的动脉瘤、动静脉畸形或脑实质内血肿的患者应严格控制血压。同时，出现心动过缓和呼吸抑制相关的高血压（库欣三联征）是颅内压危险升高的指征，需要立即评估。如果患者使用呼吸机或由于自主神经不稳定，这些症状很容易被忽视[35]。血压突然升高需要进行神经系统检查，以评估发生脑疝的可能。

● 高血压静脉用药

硝酸盐，特别是硝酸甘油和硝普钠，可能会升高颅内压，不应使用。它们优先扩张外周脉管系统，会引起大脑“窃血”现象。长期使用硝普钠也可能导致硫氰酸盐中毒。

拉贝洛尔可阻断 α_1 和 β_1 以及 β_1 受体，对颅内压没有影响，可用于控制充血性心力衰竭，无冠状动脉“窃血”现象。哮喘患者禁用。如果怀疑滥用可卡因或甲基苯丙胺，也应避免使用。最大剂量为 300 mg/d，是高血压的一线用药。

依那普利拉是一种血管紧张素转换酶抑制剂，可在 15 min 内起效。副作用包括高钾血症和血管性水肿。每 6 h 最多给药 5 mg，耐受性良好。

尼卡地平是一种二氢吡啶类钙通道阻滞剂，作用于全身血管平滑肌以降低外周阻力。其对颅内压影响不大，对脑出血和水肿也没有影响，但它确实会降低脑灌注压[36]。初始剂量为 5 mg/h，可滴定至 15 mg/h。

25.3.7 血栓栓塞

深静脉血栓形成是 NICU 的常见并发症。通常不存在高凝状态，可由于活动欠佳或创伤导致其他危险因素增加，包括内皮损伤和静脉淤滞。如果不采取预防措施，深静脉血栓形成的发病率可能高达 58%[37]。其他危险因素包括脊髓损伤、骨盆、股骨或胫骨骨折手术、输血[37]。建议在入院时从急诊室或手术室开始使用顺序加压装置和分级压力袜进行非药物深静脉血栓形成的预防。开始药物预防的时间和药物的选择有争议，特别是对于创伤。我们主张在影像学复查时未发现潜在出血，或既往出血稳定且神经系统检查稳定后 24 h 加用药物预防深静脉血栓形成。如果预计长时间不能活动，如脊髓完全损伤，则应考虑下腔静脉滤器。

连续弹力袜和低剂量普通肝素可将血栓栓塞的发生率从 8.98% 降低到 2.9%[38]。依诺肝素和磺达肝素等低分子量肝素的颅内出血发生率较高。引用较广的一项研究[39]表明两者没有区别，但仔细观察数据发现，颅脑损伤患者会出现并发症[40]。我们建议每 8h 皮下注射 8 000 单位的普通肝素，因为其半衰期相对较短，并且可用鱼精蛋白中和，而低分子量肝素无法中和。此外，在拔除任何外科引流管时，应停用肝素 24 h。

25.3.8 凝血功能障碍

弥散性血管内凝血（纤维蛋白原分裂产物）的血清学标志物与创伤性脑损伤程度呈正相关[41]。弥散性血管内血栓形成最常见的部位是中枢神经系统，通常导致坏死[42]。微血管检查和影像学检查发现明显的点状出血和挫伤是由弥散性血管内凝血引起的。凝血功能障碍通常在创伤后 6~72 h 出现，颅脑损伤后出现凝血功能障碍是住院死亡率增加的强有力的预测因素[43]。这种状态的具体机制尚不清楚。孤立性颅脑损伤患者发生凝血功能障碍的独立危险因素包括 GCS 评分≤ 8 分、入院时低血压、脑水肿、蛛网膜下腔出血和中线移位。颅脑损伤患者凝血功能障碍的进展与 NICU 的住院时间延长和死亡风险增加近 10 倍有关[44]。

25.3.9 脓毒症

脓毒症诊断依据为符合全身炎症反应综合征（SIRS）诊断标准以及感染源。SIRS 可由多种病因引起，包括感染、创伤和压力。诊断 SIRS 的标准是心率＞ 90 /min，体温＞ 38℃或＜ 36℃，呼吸急促，频率＞ 20 /min，白细胞计数＞ 12×10^9/L 或＜ 4×10^9/L。

脓毒症可导致 NICU 死亡率增加 2 倍。肺部最易感染，一项研究显示肺部感染占 93%，其中，革兰氏阳性菌占病 50% 以上[45]。脓毒症可导致体液平衡紊乱。体温升高会导致不显性失水。血管内容量减少的因素较多，但主要是由于微血管通透性增加[46]和静脉顺应性增加导致静脉血潴留。

脓毒症通过体格检查和实验室检查可确诊。检查患者皮肤是否有褥疮、溃疡，以及可能导致感染的静脉或中心静脉导管至关重要。去除所有留置的中心导管、外周导管和 Foley 导管并留取培养对于去除可能的感染病灶至关重要。应进行胸部 X 线检查以评估肺炎或脓胸。应该从两个不同的部位抽取血培养，并应该预防性地开始使用抗生素。还应抽取动脉血气和乳酸以评估可能的肺部损害和液体状态。

培养后应进行初步的经验性抗生素治疗。开始使用两种或多种抗生素进行广谱治疗，待获得细菌培养及药敏试验结果后进行调整。积极补水也是治疗的基石。对于感染性休克，建议初期在 30 min 内输注 30 mL/kg 晶体液治疗。感染性休克是指患者因感染而无法维持足够血压的情况。当晶体液不足以维持灌注时，去甲肾上腺素通常是首选的血管升压药。与多巴胺相比，去甲肾上腺素短期死亡率较低且心律失常发生率较低。如果需要，可以加用多巴胺和血管升压素。内源性血管升压素水平通常在感染性休克的初期达到峰值，但在脓毒症晚期下降[47]。因此，在治疗中添加低剂量升压素可以减少去甲肾上腺素的使用[48]。这取决于脓毒症的严重程度，通常需要心输出量监测系统（FloTrac sensor/Vigileo monitor，Edwards Lifesciences）来评估体液量、血管阻力和心输出量。

感染性脑病是一种感染起源于中枢神经系统以外的疾病。据报道，高达 70% 的脓毒症患者会发生感染。其机制尚不明确，但涉及毒素的积累，如氨、炎性细胞因子和细菌内毒素（如脂多糖），最终导致血－脑屏障紊乱[49]。这反过来会增加脑水肿并导致神经功能进一步恶化。因此，应在感染进展为脓毒症之前及早治疗，避免对 NICU 患者造成进一步伤害。

25.3.10 胃肠出血

颅脑损伤常诱发胃黏膜溃疡，这种溃疡通常被称为库欣溃疡，因为哈维·库欣（Harvey Cushing）曾报告脑肿瘤患者上腹痛、呕吐。尽管其机制尚不明确，但大多数专家推测，颅内压升高会导致迷走神经过度刺激，从而导致过量的乙酰胆碱释放至胃壁细胞，引起胃酸增加，刺激胃黏膜。影响下丘脑（位于下丘脑前部的迷走神经区域）和（或）脑干（迷走神经核）的脑水肿是迷走神经刺激增加的可疑原因[50]。

Kamada 等[46] 发现，通过胃镜可在 24 h 内观察到损伤，其中 17% 的糜烂进展为显著出血。脑损伤的严重程度与胃出血的发生直接相关[51]。胃出血的其他危险因素包括呼吸衰竭、25% 以上的体表面积烧伤、低血压、脓毒症、黄疸、腹膜炎、凝血功能障碍和肝衰竭。预防治疗包括使用抗酸剂，可中和胃酸，但耗时；H_2 受体阻滞剂可阻止胃酸产生，但可能具有镇静作用，并可能产生血小板减少的副作用；质子泵抑制剂比阻断产酸更有效，但长期使用（＞2 周）与不良反应有关，例如质子泵抑制剂难以停药，缺铁和所有血液学指标较基线下降[52]；硫糖铝可强化胃黏膜，不会改变胃泌素、产酸或 pH 值，减少医院获得性肺炎的发生。但质子泵抑制剂可能导致贫血，应避免在 NICU 中使用；因此我们建议选择 H_2 受体阻滞剂和硫糖铝。

25.3.11 癫　痫

在严重颅脑损伤的患者中，约 15% 会出现癫痫发作[17]。有时，由于镇静剂和肌松剂，在 NICU 中可能难以监测癫痫发作。应提高警惕，及早发现癫痫发作的可能性并及时处置。即使患者正在服用抗癫痫药物，任何神经系统异常都应引起我们对癫痫的怀疑。对于任何精神状态或肢体麻痹都有必要进行彻底的神经系统检查。如果临床需要，连续脑电图监测是首选的检查方法。癫痫发作虽然不会导致发病率或死亡率升高，但如果脑血流已经受损，癫痫发作可能会影响颈静脉的静脉氧含量[46]。癫痫患者神经元放电会给神经组织带来代谢压力，并可能引发缺血性变化。预防颅脑损伤后癫痫发作存在争议，应在 7 d 后停用[23,53]。额叶、颞叶或顶叶出现血肿的患者应使用抗癫痫药，血液的纤溶性使其对组织具有刺激性；因此，对大脑皮质的任何刺激都会增加癫痫发作的可能性。此外，颅内压升高也会降低触发阈值，从而降低癫痫发作阈值。我们的建议是对任何可能刺激大脑皮质的患者进行癫痫预防。

25.3.12 阵发性自主神经不稳定伴肌张力障碍

阵发性自主神经不稳定伴肌张力障碍（又称自主神经风暴）是颅脑损伤后发生的一种罕见现象，有文献将其称为间脑性癫痫发作，但并没有真正的癫痫波形，抗癫痫药治疗并不能缓解症状[54]。2004 年 Blackman 等[35]提出将其命名为伴有肌张力障碍的阵发性自主神经不稳定（PAID），但仍被称为自主神经风暴。表现为生命体征（如发热、高血压、心动过速和呼吸急促）和神经系统检查指标（如瞳孔大小、姿势）、多汗和流涎过多的波动性变化。最可能的原因是下丘脑的自主神经功能障碍和（或）肾上腺的不适当刺激导致血清中儿茶酚胺激增。这些变化可以在白天发生多次，持续数分钟到数小时。

许多专家提倡使用苯二氮䓬类药物、镇痛剂和非选择性 β 受体阻滞剂。也有报道称溴隐亭、可乐定和鞘内注射巴氯芬有效。右美托咪定是一种作用于中枢的 α_2 选择性激动剂，在我们中心已成功应用，并得到文献支持[55]。激动突触前 α_2 受体可阻断去甲肾上腺素的释放，突触后 α_2 激动可降低交感神经兴奋性。严重者可使用戊巴比妥。目前其确切机制尚未达成共识，但我们建议初期使用右美托咪定和普萘洛尔，之后根据具体情况继续使用上述任何组合。

25.4 特异性疾病表现

NICU 病种较多。许多疾病有特定的并发症，在收治此类患者时应充分考虑并发症对预后的影响，尽量避免并发症的发生，对症治疗。如果不能及时纠正或治疗，以下疾病可能导致缺血性脑损伤甚至死亡。

25.4.1 蛛网膜下腔出血后血管痉挛

脑血管机械性狭窄或痉挛可导致血流减少，引起缺血和梗死。最常见于动脉瘤性蛛网膜下腔出血后，也可见于外伤性蛛网膜下腔出血、脑室内出血和病因不明的蛛网膜下腔出血后。这是动脉瘤破裂后存活的患者致死或致残的最重要原因。脑血管机械性痉挛包括两类：临床血管痉挛（迟发性缺血性神经功能缺损）和影像学血管痉挛。影像学血管痉挛的发生率很高，高达 80%，但约 55% 的患者直至发生脑组织缺血性损伤时，才进展为临床血管痉挛[56]。

- 脑血管痉挛的特点

脑血管痉挛会减少流向大脑的血流量，从而导致中风样症状。脑血管痉挛的发作几乎从未发生在蛛网膜下腔出血后第 3 天之前，常在第 6 天和第 10 天之间达到高峰。临床痉挛通常在出血后第 2 周结束时消退，尽管发作可能发生在出血 21 d 后。

30%~80% 的患者通过血管造影可观察到脑血管痉挛[57-58]，20%~55% 的蛛网膜下腔出血患者可见临床血管痉挛。影像学痉挛可能在没有临床痉挛的情况下发生，反之亦然（即患者可能有小血管痉挛，导致神经功能缺损，但血管造影可能无法检测到）。轻度脑血管痉挛通常是可逆的，而严重脑血管痉挛可导致 7% 的患者出现永久性功能障碍甚至死亡。早期发生的脑血管痉挛可导致严重神经功能缺损。

1980 年，Fisher 等[59] 报道 CT 扫描得到的蛛网膜下腔积血的厚度与发生脑血管痉挛的风险之间存在相关性。Fisher Ⅲ级患者 [蛛网膜下腔内局部凝块和（或）垂直层＞ 1 mm 厚] 发生症状性脑血管痉挛的风险最大。在 Fisher 等的研究中，24 名Ⅲ级患者中有 23 名出现了临床脑血管痉挛。

- 脑血管痉挛的诊断

脑血管痉挛的诊断主要是临床诊断，但可以通过各种放射学和神经科查体来确诊和监测。大脑前动脉区域的临床脑血管痉挛比大脑中动脉更常见。

临床表现包括以下内容。

- 头痛加重。

- 意识障碍加深。
- 脑膜刺激征。
- 局灶性神经功能缺损。

诊断方法包括以下内容。

- 经颅多普勒超声：无创，无辐射。
- 计算机体层血管成像（CTA）。
- 氙增强计算机断层扫描（CT 灌注）。
- 数字减影血管造影（DSA）：金标准，最具侵入性。

经颅多普勒超声是诊断和监测临床脑血管痉挛最常用的方法。主要测量颅内动脉的血流速度，用于确定是否存在可能的动脉狭窄。不仅要考虑实际血流速度，颅内动脉与颈内动脉相对流速之间的关系也很重要。这称为 Lindegaard 指数。其通常用于表示大脑中动脉和颅内动脉之间的速度差异，但也用于所有颅内大血管的速度测量。Lindegaard 指数可能有助于区分血管痉挛和充血[60]。

另一种诊断方法为 CTA。通过查看主要血管，比较血管的口径来诊断痉挛是一种相对快速的方法。这种方法唯一缺点是需要使用对比剂。肾衰竭患者不能使用这种成像方式。采用飞行时间技术的磁共振血管造影（MRA）可不使用对比剂实现血管成像。其耗时更长，但可提供更高的瞬时分辨力。相比之下，CTA 可提供更高的空间分辨率且整体图像更好，便于诊断血管痉挛。随着 3T 磁共振新技术的发展以及钆对比剂的应用，MRA 空间分辨率可与 CTA 相媲美。

DSA 是大脑血管成像的金标准。若存在问题还可行血管内治疗。这是诊断血管痉挛的最具侵入性的操作。可以动脉注入血管扩张剂，也可使用球囊行机械扩张血管成形术（见下文）。

氙 –133、氙增强计算机断层扫描（疝 CT）、单光子发射计算机体层摄影（SPECT）和正电子发射体层成像（PET）用于检测低流量动脉状态。但是，许多机构可能不会常规使用这些检查手段，并且这些方法也不适合日常或频繁使用。经颅多普勒超声检查耗时少、成本低，可每天用于监测脑血管痉挛及患者对治疗的反应。CTA 可以快速形成脑血管解剖整体图像，并有助于诊断血管痉挛。

● 脑血管痉挛的治疗

脑血管痉挛的治疗旨在预防和逆转缺血性脑损伤。低血容量患者更容易发生脑血管痉挛，确保蛛网膜下腔出血后患者有足够液体可以减轻或预防痉挛。早期动脉瘤夹闭手术后患者可以进行更积极的高动力治疗，还可以去除脑池内出血，降低脑血管痉挛的发生率。脑血管痉挛的主要问题是脑灌注减少，这导致神经元组织缺乏氧气和葡萄糖。

目前，已发现尼莫地平和尼卡地平可改善血液流变学，防止钙流入受损细胞和抗血小板聚集，可用作神经保护剂。此外，在入院时长期服用他汀类药物、普伐他汀和辛伐他汀的患者，蛛网膜下腔出血的预后更好，血管痉挛减少。但相关前瞻性研究结果仍有争议[61]。2014 年，一项辛伐他汀治疗动脉瘤性蛛网膜下腔出血的研究发现，在急性期使用辛伐他汀没有益处[62]。目前进一步的研究仍在进行中。

高动力或“triple-H”（高血压、高血容量和血液稀释）疗法是手术或血管内治疗动脉瘤患者后的主要治疗方法。此类治疗较温和，可用于治疗未处理妥善的动脉瘤，但可能会导致动脉瘤再次破裂。如果出现新的脑出血、新的大面积梗死或严重脑水肿，则不应开始高动力治疗[63]。

一些专家主张在脑血管痉挛发作前开始治疗，以对抗蛛网膜下腔出血患者常见的低血容量[64]。在一项随机对照试验中，Lennihan 等[65]发现，在预防脑缺血方面应更注意预防低血容量，而不是促进高血容量。可以使用等渗或高渗晶体和胶体（白蛋白）或血液诱导高血容量。

在破裂的动脉瘤被夹闭或栓塞后，神经外科医生有更大的自由使用某些药物来升高血压。血管升压药可用于升高血压以改善脑灌注。以 10%~15% 的幅度升高血压，直到神经功能出现改善。有时可能需要将收缩压升高到 240 mmHg 或平均动脉压升高到 150 mmHg（对于夹闭的动脉瘤而言）。病情改善后可停用升压药，逐渐降低血压，同时将神经功能维持到可接受的程度。中心静脉压控制目标为 6~8 mmHg；肺毛细血管楔压目标为 16~18 mmHg。

一旦患者有症状性脑血管痉挛的证据，应该接受高动力治疗至少 14 d，或直到症状消失并且血管造影检查无血管痉挛。Triple-H 治疗的并发症包括脑水肿加重、肺水肿、脑出血、梗死恶化、未处理妥善的动脉瘤再出血、心肌梗死以及与肺动脉导管相关的问题。

- 腔内球囊血管成形术

腔内球囊血管成形术是通过导管等器材扩张再通狭窄的血管，适用于使用高动力治疗没有改善并且有血管痉挛的影像学证据的临床血管痉挛患者。如果在神经功能衰退后 24 h 内完成，则通常预后较好[66–69]。高达 70% 的患者可以获得临床改善并长久维持。

如果有新发脑出血或大面积梗死，应避免血管成形术，因为存在再灌注损伤的风险。此外，如果临床改善情况和放射学检查中的获益不能持续，可能需要再次实施血管成形术。

动脉内使用尼卡地平在一定程度上能够改善血管痉挛，但为短期临床获益。有助于放置血管成形术的球囊和导管无法进入的血管。

最近研究表明测量球囊血管成形术前后脑乳酸盐与丙酮酸比率和脑组织氧分压可能能够早期诊断脑血管痉挛，并持续监测可能受损伤的脑组织区域[70]。

应及时识别血管痉挛以防止脑血流减少的潜在损害。血管痉挛期间发生的缺血性损伤类似于栓塞性脑卒中；如果检查发现脑血管痉挛，应采取措施防止迟发性脑缺血。这会导致早期脑损伤，颅内压升高，进一步阻碍脑血流，并发生细胞凋亡和坏死，进一步发展为细胞毒性水肿。

25.4.2 脑耗盐综合征和蛛网膜下腔出血

低钠血症在 NICU 患者中很常见，是动脉瘤性蛛网膜下腔出血患者神经功能恶化的主要原因，尤其是在前交通动脉瘤中。20 世纪 50 年代，研究人员首次描述这种情况时，认为患有低钠血症的 NICU 患者患有脑耗盐综合征；但随着对抗利尿激素分泌失调综合征（SIADH）的报道，近 10 年来人们对 SIADH 的认识越来越深入，许多脑耗盐综合征低钠血症患者也进行了限液治疗[71]。但 Harrigan[72] 认为脑耗盐综合征与低钠血症和细胞外液容量不足有关，证据如下。

- 颅内疾病患者存在负盐平衡并伴有低钠血症。
- 这些患者细胞外液容量不足，这与 SIADH 不相符。
- 这些患者通过补充细胞外液容量和氯化钠溶液而得到改善。

低钠血症的临床表现包括意识模糊、嗜睡、癫痫发作和昏迷。

体液和神经机制很可能都参与了肾脏对钠的消耗。心房利钠肽可能参与了调节过程，但似乎不是主要因素。没有可靠的实验室检查能够准确鉴别 SIADH 和脑耗盐综合征。事实上，二者实验室检查可能是相同的。

- 脑耗盐综合征的表现

  实验检查包括以下几个方面。

  - 低钠血症。
  - 尿钠升高。
  - 血尿素氮与肌酐比值升高。
  - 血浆渗透压正常或升高。
  - 红细胞压积正常或升高。
  - 血尿酸正常。

  临床表现包括以下几个方面。

  - 中心静脉压降低（< 6 cmH_2O）。
  - 肺毛细血管楔压降低（< 8 mmHg）。
  - 负盐平衡。
  - 血容量降低（< 35 mL/kg）。
  - 有脱水的体征和症状。
  - 体重减轻和直立性低血压。

- 脑耗盐综合征的治疗

诊断明确至关重要，因为脑耗盐综合征和 SIADH 的治疗原则相反。低血容量的脑损伤患者将面临更大的缺血和梗死风险。一项研究表明，给予 50 mL/（kg·d）生理盐水和 12 g/d 口服补液盐可在 3 d 内有效恢复血容量[73]。3% 的盐水也可用于严重低钠血症，特别是已出现症状的患者。钠浓度的校正不应快于 0.5~1.0 mmol/（L·h），并且在最初的 48 h 内最大校正速度不应超过 20 mmol/L，直至血钠水平达到 130~134 mmol/L，并在 1~2 d 内将剩余的盐缺乏补齐。低钠血症也会降低血浆渗透压，导致液体更多地转移到间质和细胞内（本章已讨论过）。在神经外科患者中，必须使患者保持等渗状态或轻微高渗状态，防止不必要的颅内压升高。

25.4.3 颈动脉内膜切除术后的高动力综合征

颈动脉内膜切除术（CEA）后的高动力综合征也称为再灌注综合征，发生在0.3%~1.0%的患者中，通常在术后24 h之后发生。病理生理学类似于缺血性卒中后的再灌注损伤。同侧血流量增加大于代谢需求。慢性低灌注导致产生血管扩张物质，例如二氧化碳和一氧化氮。这会导致慢性内皮功能障碍[74]。恢复正常血流会导致血－脑屏障破坏，从而导致血管源性水肿和颅内压升高[75-76]。

早期症状和体征包括第一周内同侧额部头痛（坐位时有改善）、难以控制的运动性局灶性癫痫发作[77]。其原因可能是由于血液回流到以前慢性缺血和自我调节能力差的区域[78-79]。这些患者需收入NICU并控制血压，而不是仅进行单纯的癫痫发作管理。

高动力综合征的危险因素包括以下几个方面。

- 颈动脉狭窄超过90%。
- 大脑半球血流代偿不良。
- 对侧颈内动脉阻塞。
- 有同侧长期低灌注证据。
- 术前或术后高血压。
- 同侧脑梗死（尤其是近期）。
- 术前抗凝或抗血小板治疗。

高动力综合征的CT表现可能提示轻度水肿、点状出血和CEA同侧脑出血。

25.4.4 颈动脉内膜切除术后脑出血

脑出血是高灌注综合征最严重的并发症。发生在CEA后0.5%~0.7%的患者中，占围手术期脑卒中的20%左右。在一项研究中，所有脑出血都发生在术后第1天和第10天之间[80]。脑出血的原因很可能是血－脑屏障被CEA术后发生的脑血流量快速增加所突破。死亡率约为30%，最大危险因素可能是高度狭窄被缓解。

- *CEA后脑出血的治疗*

一旦发现脑出血，停止所有抗凝，并控制血压。如果脑出血伴有占位效应和进行性功能缺损，并且外科手术可达病灶，则应进行开颅手术并清除血肿。

一般而言，CEA 术后最初 12 h 内的神经功能缺损大多是由 CEA 部位的血栓栓塞现象引起。应急诊排查 CEA 区域。然而，CEA 术后 12~24 h 出现的缺陷可能来自高灌注综合征，应通过脑部非对比 CT 和脑血管造影进行检查。如果在知道是否有脑出血之前就开始对后一组患者进行抗凝或抗血小板治疗，可能会导致灾难性后果。

25.4.5 动静脉畸形和再出血

脑动静脉畸形可通过开放手术切除、放射外科、血管内或三者的组合进行治疗。脑动静脉畸形可能存在不同程度的相邻脑血管窃血、出血、慢性低灌注和低度缺血，取决于病灶体积和血流特征。

动静脉畸形术后脑出血最常见的原因是动静脉畸形处理不完全，故需仔细手术。然而，脑动静脉畸形完全切除后也可能会发生出血性并发症 [81–93]。病灶较大且血液流速高的动静脉畸形风险大。发生率为 0.01%~0.10%。

有两种理论可以解释再出血。Spetzler 等 [83] 在 1978 年所描述的正常灌注压突破理论认为，慢性低灌注会导致动静脉畸形周围血管的自动调节受损。切除后，压力恢复正常导致局部充血和毛细血管渗漏。闭塞性充血理论由 al-Rodhan 等 [90] 于 1993 年首次提出，认为相邻大脑静脉流出系统的阻塞会导致前动静脉畸形供血系统被动充血和动脉血流停滞。

再出血的确切病理生理学和血流动力学机制尚不完全清楚，很可能是上述理论与未知机制共同作用的结果。

动静脉畸形完全切除手术后的脑出血治疗包括清除脑出血，严格控制血压和使用抗水肿药物。应使患者保持足够的血容量，充分补液，因为脱水会导致静脉血栓进一步形成。推荐红细胞压积 $< 35\%$。如果患者的神经系统状况不佳，巴比妥类药物诱导昏迷可能有助于整体减少血流量，并且可使大脑的自动调节功能起作用。

25.5 总　结

上述全身并发症的一个共同特点是最终导致脑缺血性损伤。颅脑损伤后发生死亡的患者中有 80% 合并脑缺血 [1]。NICU 医生的主要目标是预防全身并发症并为大脑提供最佳的恢复条件。患者如无法保护气道，则应进行气管插管，以避免低氧血症导致全身组织缺氧。在人体中，对缺氧最敏感的组织是神经组织。如前所述，超过 3~4 min 的低氧血症会导致脑缺血。如不及时干预，将导致全脑缺血，出现炎症和细胞毒性水肿，最终导致脑死亡。

神经外科的主要目标之一是神经组织减压以减轻非神经组织或肿瘤的占位效应。然而，无法为神经组织提供其必需的营养物质会导致细胞毒性水肿，从而导致神经组织从内部肿胀。神经组织对营养供应不足极为敏感；因此，应尽一切努力创造最佳环境以预防缺血性脑卒中。神经外科医生可以使用许多工具来监测颅内压、脑组织氧合状态和脑代谢需求；同时根据所发现问题及时干预，确保患者能够达到最佳预后。

病例处理

硬膜下血肿的手术清除只是该患者复杂管理的开始。需立即停用类固醇药物，因为这类药对颅脑损伤没有帮助。患者应再次进行 CT 检查以获得良好的颅内图像基线。由于患者 GCS 为 8 分或更低，需要在确认没有凝血障碍后行脑室外引流或颅内压监测。须立即纠正低血压，因为低血压与预后不良有关。由于高血糖症可能对大脑造成损害，应使用胰岛素将患者的血糖水平控制至 150 mg/dL（约 8.3 mmol/L）以下的理想水平。测苯妥英钠药物浓度后，患者应每 8 h 使用 100 mg，共 7 d。患者需要积极进行脑氧分压管理、连续头部 CT 成像，并密切关注其电解质水平。

参考文献

[1] Tan C, Khurana VG, Benarroch EE, et al. Cerebral blood flow and metabolism and cerebral ischemia. In: Winn HR, ed. Youmans Neurological Surgery. 6th ed. Philadelphia, PA: Saunders Elsevier, 2011:3537–3562.

[2] Lee J-M, Grabb MC, Zipfel GJ, et al. Brain tissue responses to ischemia. J Clin Invest, 2000, 106 (6):723–731.

[3] Kaur C, Ling EA. Blood brain barrier in hypoxic-ischemic conditions. Curr Neurovasc Res, 2008, 5 (1):71–81.

[4] Tolias CM, Reinert M, Seiler R, et al. Normobaric hyperoxia–induced improvement in cerebral metabolism and reduction in intracranial pressure in patients with severe head injury: a prospective historical cohort-matched study. J Neurosurg, 2004, 101 (3):435–444.

[5] Signoretti S, Marmarou A, Aygok GA, et al. Assessment of mito- chondrial impairment in traumatic brain injury using high-resolution proton magnetic resonance spectroscopy. J Neurosurg, 2008, 108(1):42–52.

[6] Chiu EH, Liu CS, Tan TY, et al. Venturi mask adjuvant oxygen therapy in severe acute ische- mic stroke. Arch Neurol, 2006, 63(5):741–744.

[7] Palzur E, Vlodavsky E, Mulla H, et al. Hyperbaric oxygen therapy for reduction of secondary brain damage in head injury: an animal model of brain contusion. J Neurotrauma, 2004, 21(1):41–48.

[8] Singhal AB, Benner T, Roccatagliata L, et al. A pilot study of normobaric oxygen therapy in acute ischemic stroke. Stroke, 2005, 36(4):797–802.

[9] Nortje J, Coles JP, Timofeev I, et al. Effect of hyperoxia on regional oxygenation and metabolism after severe traumatic brain injury: preliminary findings. Crit Care Med, 2008, 36(1):273–281.

[10] Menzel M, Doppenberg EM, Zauner A, et al. Increased inspired oxygen concentration as a factor in improved brain tissue oxygenation and tissue lactate levels after severe human head injury. J Neurosurg, 1999, 91(1):1–10.

[11] Bennett MH, Trytko B, Jonker B. Hyperbaric oxygen therapy for the adjunctive treatment of trau-matic brain injury. Cochrane Database Syst Rev, 2012, 12:CD004609.

[12] Vlodavsky E, Palzur E, Soustiel JF. Hyperbaric oxygen therapy reduces neuroinflammation and expression of matrix metalloproteinase-9 in the rat model of traumatic brain injury. Neuropathol Appl Neurobiol, 2006, 32(1):40–50.

[13] Ibrahim I, Chor WP, Chue KM, et al. Is arterial base deficit still a useful prognostic marker in trauma? A systematic review. Am J Emerg Med, 2016, 34(3):626–635.

[14] Martin MJ, FitzSullivan E, Salim A, et al. Use of serum bicarbonate measurement in place of arterial base deficit in the surgical intensive care unit. Arch Surg, 2005, 140(8):745–751.

[15] Hasan A. The analysis of blood gases. Handbook of Blood Gas/Acid–Base Interpretation. London, UK: Springer, 2013:253–266.

[16] Rodak BF. Hematology: Clinical Principles and Applications. 3rd ed. Philadelphia, PA: Saunders, 2007:220.

[17] Jennett B. Early traumatic epilepsy. Incidence and significance after nonmissile injuries. Arch Neu- rol, 1974, 30(5):394–398.

[18] Kumar MA. Red blood cell transfusion in the neurological ICU. Neurotherapeutics, 2012, 9(1):56– 64.

[19] Robertson CS, Hannay HJ, Yamal JM, et al. Epo Severe TBI Trial Investigators. Effect of erythropoie- tin and transfusion threshold on neurological recovery after traumatic brain injury: a randomized clinical trial. JAMA, 2014, 312(1):36–47.

[20] Jauch EC, Saver JL, Adams HP Jr, et al. American Heart Association Stroke Council, Council on Car- diovascular Nursing, Council on Peripheral Vascular Disease, Council on Clinical Cardiology. Guidelines for the early management of patients with acute ischemic stroke: a guideline for healthcare professionals from the American Heart Association/American Stroke Association. Stroke, 2013, 44(3):870–947.

[21] Jones PA, Andrews PJ, Midgley S, et al. Measuring the burden of secondary insults in head-injured patients during intensive care. J Neurosurg Anesthesiol, 1994, 6(1):4–14.

[22] Temkin NR, Dikmen SS, Wilensky AJ, et al. A randomized, double-blind study of phenytoin for the prevention of post-traumatic seizures. N Engl J Med, 1990, 323 (8):497–502.

[23] Cherian L, Goodman JC, Robertson CS. Hyperglycemia increases brain injury caused by

secondary ischemia after cortical impact injury in rats. Crit Care Med, 1997, 25(8):1378–1383.

[24] Cherian L, Hannay HJ, Vagner G, et al. Hyperglycemia increases neurological damage and behavioral deficits from post-traumatic secondary ischemic insults. J Neurotrauma, 1998, 15(5):307–321.

[25] Sheth KN, Elm JJ, Beslow LA, et al. Glyburide Advantage in Malignant Edema and Stroke (GAMES-RP) Trial: Rationale and Design. Neurocrit Care, 2016, 24(1):132–139.

[26] Sulter G, Elting JW, Maurits N, et al. Acetylsalicylic acid and acetaminophen to combat elevated body temperature in acute ischemic stroke. Cerebrovasc Dis, 2004, 17(2–3):118–122.

[27] Lemkes BA, Hermanides J, Devries JH, et al. Hyperglycemia: a prothrombotic factor? J Thromb Haemost, 2010, 8(8):1663–1669.

[28] Braun SR, Levin AB, Clark KL. Role of corticosteroids in the development of pneumonia in mechan- ically ventilated head-trauma victims. Crit Care Med, 1986, 14(3):198–201.

[29] Born JD, Albert A, Hans P, et al. Relative prognostic value of best motor response and brain stem reflexes in patients with severe head injury. Neurosurgery, 1985, 16(5):595–601.

[30] Cheung V, Hoshide R, Bansal V, et al. Methylprednisolone in the management of spinal cord injuries: Lessons from randomized, controlled trials. Surg Neurol Int, 2015, 6:142.

[31] Driks MR, Craven DE, Celli BR, et al. Nosocomial pneumonia in intubated patients given sucralfate as compared with antacids or histamine type 2 blockers. The role of gastric colonization. N Engl J Med, 1987, 317(22):1376–1382.

[32] Bracken MB, Shepard MJ, Collins WF, et al. A randomized, controlled trial of methylprednisolone or naloxone in the treatment of acute spinal-cord injury. Results of the Second National Acute Spinal Cord Injury Study. N Engl J Med, 1990, 322(20):1405–1411.

[33] Bracken MB, Shepard MS, Holford TR, et al. Administration of methylprednisolone for 24 or 48 hours or tirilizad mesylate for 48 hours in the treatment of acute spinal cord injury. Results of the Third National Acute Spinal Cord Injury Randomized Controlled Trial. National Acute Spinal Cord Injury Study. JAMA, 1997, 277:1597–1604.

[34] Kunihara T, Sasaki S, Shiiya N, et al. Lazaroid reduces production of IL-8 and IL-1 receptor antago- nist in ischemic spinal cord injury. Ann Thorac Surg, 2000, 69(3):792–798.

[35] Blackman JA, Patrick PD, Buck ML, et al. Paroxysmal autonomic instability with dystonia after brain injury. Arch Neurol, 2004, 61(3):321–328.

[36] Nishiyama T, Yokoyama T, Matsukawa T, et al. Continuous nicardipine infusion to control blood pressure after evacuation of acute cerebral hemorrhage. Can J Anaesth, 2000, 47(12):1196–1201.

[37] Geerts WH, Code KI, Jay RM, et al. A prospective study of venous thromboembolism after major trauma. N Engl J Med, 1994, 331(24):1601–1606.

[38] Nurmohamed MT, van Riel AM, Henkens CM, et al. Low molecular weight heparin and compres- sion stockings in the prevention of venous thromboembolism in neurosurgery. Thromb Haemost, 1996, 75(2):233–238.

[39] Geerts WH, Jay RM, Code KI, et al. A comparison of low-dose heparin with low-molecular-weight heparin as prophylaxis against venous thromboembolism after major trauma. N Engl J Med, 1996, 335(10):701–707.

[40] Connolly ES, Mocco J. Enoxaparin in neurosurgical patients. N Engl J Med, 1998, 339(22):1639– 1640.

[41] Kaufman HH, Hui KS, Mattson JC, et al. Clinicopathological correlations of disseminated

intravas- cular coagulation in patients with head injury. Neurosurgery, 1984, 15(1):34–42.
[42] Hinshaw LB. Sepsis/septic shock: participation of the microcirculation: an abbreviated review. Crit Care Med, 1996, 24(6):1072–1078.
[43] Chhabra G, Sharma S, Subramanian A, et al. Coagulopathy as prognostic marker in acute traumatic brain injury. J Emerg Trauma Shock, 2013, 6(3):180–185.
[44] Talving P, Benfield R, Hadjizacharia P, et al. Coagulopathy in severe traumatic brain injury: a prospective study. J Trauma, 2009, 66(1):55–61, discussion 61–62.
[45] Berger B, Gumbinger C, Steiner T, et al. Epidemiologic features, risk factors, and outcome of sepsis in stroke patients treated on a neurologic intensive care unit. J Crit Care, 2014, 29(2):241–248.
[46] Kamada T, Fusamoto H, Kawano S, et al. Gastrointestinal bleeding following head injury: a clinical study of 433 cases. J Trauma, 1977, 17(1):44–47.
[47] Sharshar T, Blanchard A, Paillard M, et al. Circulating vasopressin levels in septic shock. Crit Care Med, 2003, 31(6):1752–1758.
[48] Russell JA, Walley KR, Singer J, et al. VASST Investigators. Vasopressin versus norepinephrine infusion in patients with septic shock. N Engl J Med, 2008, 358(9):877–887.
[49] Ziaja M. Septic encephalopathy. Curr Neurol Neurosci Rep, 2013, 13(10):383
[50] Kemp WJ, Bashir A, Dababneh H, Cohen-Gadol AA. Cushing's ulcer: Further reflections. Asian J Neurosurg, 2015, 10(2):87–94.
[51] Brain Trauma Foundation, American Association of Neurological Surgeons, and Joint Section on Neurotrauma and Critical Care. Role of antiseizure prophylaxis following head injury. J Neurotrauma, 2000, 17(6–7):549–553.
[52] Sarzynski E, Puttarajappa C, Xie Y, et al. Association between proton pump inhibitor use and anemia: a retrospective cohort study. Dig Dis Sci, 2011, 56(8):2349–2353.
[53] Piek J, Chesnut RM, Marshall LF, et al. Extracranial complications of severe head injury. J Neurosurg, 1992, 77(6):901–907.
[54] Boeve BF, Wijdicks EF, Benarroch EE, et al. Paroxysmal sympathetic storms ("diencephalic seizures") after severe diffuse axonal head injury. Mayo Clin Proc, 1998, 73(2):148–152.
[55] Goddeau RP Jr, Silverman SB, Sims JR. Dexmedetomidine for the treatment of paroxysmal autonomic instability with dystonia. Neurocrit Care, 2007, 7(3):217–220.
[56] Ali Mahmoud AM. Postaneurysmal subarachnoid hemorrhage vasospasm: a review of the incidence of radiographic and clinical vasospasm. Egypt J Neurol Psychiat Neurosurg, 2015, 52:172–175.
[57] Kassell NF, Sasaki T, Colohan AR, et al. Cerebral vasospasm following aneurysmal subarachnoid hemorrhage. Stroke, 1985, 16:562–572.
[58] Heros R, Zervas NT, Varsos V. Cerebral vasospasm after subarachnoid hemorrhage: an update. Ann Neurol, 1983, 14:599–608.
[59] Fisher CM, Kistler JP, Davis JM. Relation of cerebral vasospasm to subarachnoid hemorrhage visualized by computerized tomographic scanning. Neurosurgery, 1980, 6:1–9.
[60] Grosset DG, Straiton J, McDonald I, et al. Use of transcranial Doppler sonography to predict development of a delayed ischemic deficit after subarachnoid hemorrhage. J Neurosurg, 1993, 78(2):183–187.
[61] Su S-H, Xu W, Hai J, et al. Effects of statins-use for patients with aneurysmal subarachnoid hemorrhage: a meta-analysis of randomized controlled trials. Sci Rep, 2014, 4:4573.
[62] Kirkpatrick PJ, Turner CL, Smith C, et al. Simvastatin in aneurysmal subarachnoid

haemorrhage (STASH): a multicentre randomised phase 3 trial. Lancet Neurol, 2014, 13(7):666–675.

[63] Shimoda M, Oda S, Tsugane R, et al. Intracranial complications of hypervolemic therapy in patients with a delayed ischemic deficit attributed to vasospasm. J Neurosurg, 1993, 78(3):423–429.

[64] Solomon RA, Fink ME, Lennihan L. Early aneurysm surgery and prophylactic hypervolemic hypertensive therapy for the treatment of aneurysmal subarachnoid hemorrhage. Neurosurgery, 1988, 23(6):699–704.

[65] Lennihan L, Mayer SA, Fink ME, et al. Effect of hypervolemic therapy on cerebral blood flow after subarachnoid hemorrhage: a randomized trial. Stroke, 2000, 31:383–391.

[66] Newell DW, Eskridge JM, Mayberg MR, et al. Angioplasty for the treatment of symptomatic vasospasm following subarachnoid hemorrhage. J Neurosurg, 1989, 71:654–660.

[67] Polin RS, Coenen V, Hansen C, et al. Efficacy of transluminal angioplasty for the management of symptomatic cerebral vasospasm following aneurysmal subarachnoid hemorrhage. J Neurosurg, 2000, 92:284–290.

[68] Bejjani GK, Bank WO, Olan WJ, et al. The efficacy and safety of angioplasty for cerebral vasospasm after subarachnoid hemorrhage. Neurosurgery, 1998, 42:979–986.

[69] Rosenwasser RH, Armonda RA, Thomas JE, et al. Therapeutic modalities for the management of cerebral vasospasm: timing of endovascular options. Neurosurgery, 1999, 44(5):975–979, discussion 979–980.

[70] Hoelper BM, Hoffman E, Sporleder R, et al. Transluminal balloon angioplasty improves brain tissue oxygenation and metabolism in severe vasospasm after : case report. Neurosurgery, 2003, 52:970–974.

[71] Cort JH. Cerebral salt wasting. Lancet, 1954, 266(6815):752–754.

[72] Harrigan MR. Cerebral salt wasting syndrome: a review. Neurosurgery, 1996, 38(1):152–160.

[73] Sivakumar V, Rajshekhar V, Chandy MJ. Management of neurosurgical patients with hyponatremia and natriuresis. Neurosurgery, 1994, 34(2):269–274, discussion 274.

[74] Sekhon LH, Morgan MK, Spence I. Normal perfusion pressure breakthrough: the role of capillaries. J Neurosurg, 1997, 86(3):519–524.

[75] Vespa P, McArthur DL, Stein N, et al. Tight glycemic control increases metabolic distress in traumatic brain injury: a randomized controlled within-subjects trial. Crit Care Med, 2012, 40 (6):1923–1929.

[76] Hosoda K, Kawaguchi T, Shibata Y, et al. Cerebral vasoreactivity and internal carotid artery flow help to identify patients at risk for hyperperfusion after carotid endarterectomy. Stroke, 2001, 32 (7):1567–1573.

[77] Kieburtz K, Ricotta JJ, Moxley RT Ⅲ . Seizures following carotid endarterectomy. Arch Neurol, 1990, 47(5):568–570.

[78] Riles TS, Imparato AM, Jacobowitz GR, et al. The cause of perioperative stroke after carotid endarterectomy. J Vasc Surg, 1994, 19(2):206–214, discussion 215–216.

[79] Pomposelli FB, Lamparello PJ, Riles TS, et al. Intracranial hemorrhage after carotid endarterectomy. J Vasc Surg, 1988, 7(2):248–255.

[80] Sundt TM. Occlusive Cerebrovascular Disease. Philadelphia, PA: WB Saunders, 1987.

[81] Batjer HH, Devous MD, Seibert GB, et al. Intracranial arteriovenous malformation: relationship between clinical factors and surgical complications. Neurosurgery, 1989, 24:75–79.

[82] Batjer HH, Devous MD, Meyer YJ, Purdy PD, Samson DS. Cerebrovascular hemodynamics in arteriovenous malformation complicated by normal perfusion pressure

breakthrough. Neurosurgery, 1988, 22:503–509.
[83] Spetzler RF, Wilson CB, Weinstein P, et al. Normal perfusion pressure breakthrough theory. Clin Neurosurg, 1978, 25:651–672.
[84] Spetzler RF, Hargraves RW, McCormick PW, et al. Relationship of perfusion pressure and size to risk of hemorrhage from arteriovenous malformations. J Neurosurg, 1992, 76:918–923.
[85] Batjer HH, Purdy PD, Giller CA, et al. Evidence of redistribution of cerebral blood flow during treatment for an intracranial arteriovenous malformation. Neurosurgery, 1989, 25:599–605.
[86] Morgan MK, Johnston IH, Hallinan TM, et al. Complications of surgery for arteriovenous malformations of the brain. J Neurosurg, 1993, 78:176–182.
[87] Sekhon LHS, Morgan MK, Spence I. Normal perfusion pressure breakthrough: the role of capillaries. J Neurosurg, 1997, 86(3):519–524.
[88] Pollock BE. Occlusive hyperemia: a radiosurgical phenomenon? Neurosurgery, 2000, 47(5):1178–1182, discussion 1182–1184.
[89] Schaller C, Urbach H, Schramm J, et al. Role of venous drainage in cerebral arteriovenous malformation surgery, as related to the development of postoperative hyperperfusion injury. Neurosurgery, 2002, 51:921–929.
[90] al-Rodhan NRF, Sundt TM, Piepgras DG, et al. Occlusive hyperemia: a theory for the hemodynamic complications following resection of intracerebral arteriovenous malformation. J Neurosurg, 1993, 78:167–175.
[91] Young WL, Pile-Spellman J, Prohovnik I, et al. Evidence for adaptive autoregulatory displacement in hypotensive cortical territories adjacent to arteriovenous malformations. Neurosurgery, 1994, 34:601–611.
[92] Young WL, Kader A, Orstein E, et al. Cerebral hyperemia after arteriovenous malformation resection is related to "breakthrough" complications but not to feeding artery pressure. Neurosurgery, 1996, 38:1085–1095.
[93] Roost DV, Schramm J. What factors are related to impairment of cerebrovascular reserve before and after arteriovenous malformation resection? A cerebral blood flow study using xenon enhanced computed tomography. Neurosurgery, 2001, 48:709–717.

第 26 章　急性缺血性脑卒中

Robert J. Claycomb　Luis T. Arangua　Vladimir Adriano Cortez
Glenn Fischberg　Javed Siddiqi

摘　要　缺血性脑卒中约占所有脑卒中患者的 87%（其余为出血性脑卒中）。大脑的优势地位决定了它需要比其他器官消耗更多的心输出量，这也使得脑组织最易受局灶性或全身性低灌注的影响，许多不同形式的脑损伤最终都表现为脑组织低灌注。快速诊断脑缺血至关重要，因为“时间就是大脑”，及时的药物或介入治疗是预后良好的最佳保障。本章回顾了急性缺血性脑卒中治疗的现状，包括静脉溶栓和动脉血管内治疗，如取栓术。本章回顾了支持这些疗法的最新证据。

关键词　心房颤动　完全性失语　高脂血症　缺血　豆状核　NIHSS　取栓　溶栓　醒后脑卒中

病例介绍

患者为 62 岁女性，有心房颤动、2 型糖尿病、高血压和高脂血症病史，在家庭聚会吃晚餐时突发右臂无力、说话困难。患者在出现症状的 30 min 内，于当地医院的急诊室接受了评估。血压为 217/105 mmHg。神经系统查体提示：完全性失语、左侧凝视、严重右侧面瘫、构音障碍、右侧肢体偏瘫，美国国立卫生研究院卒中量表（NIHSS）评分为 19 分。头部 CT：左侧大脑中动脉近段（M1 段）高密度，左侧额顶叶轻度脑沟消失，左侧尾状核头及豆状核消失，无出血迹象。症状出现 45 min 后行头部和颈部 CT 动脉成像，显示 M1 段中段远端左侧大脑中动脉未显影。

病例处理见本章末。

26.1 筛查和初始治疗

尽管人们在不断努力降低急性缺血性脑卒中（AIS）的风险，但在美国它仍然是第四大死亡原因和第一致残原因。由于大脑对缺血高度敏感，患者的预后主要取决于在出现 AIS 最初症状后的几个小时内的治疗。在到达急诊后的 1 h 内，最主要的目标是确认 AIS 的诊断，并确定患者是否适合静脉溶栓或其他治疗。这一过程需要从院外急救开始。

院前急救系统应在最短的时间内使有 AIS 症状和体征的患者获得最高水平的照护。在到达急诊科后，应迅速同时进行多项筛查工作（表 26.1）。应对患者的气道、呼吸和循环进行基本评估，并对神经系统进行重点评估，以确定是否存在新发的神经系统损伤并评估其严重程度。应行心电监护并频繁监测血压，吸氧并确保血氧饱和度至少为 94%，仰卧位，开始静脉输液并进行实验室检查。同时，应尽快获得相关的重要病史：集中于患者何时出现首发症状（如果已知），或患者在没有当前症状的情况下最后一次就诊的时间；还应关注可能排除静脉溶栓药物使用的病史因素（表 26.2）。在初次评估时，应进行头部非增强 CT 扫描并立即进行评估，特别是要鉴别颅内出血，因为这是静脉溶栓的禁忌证。

26.2 溶栓治疗

静脉溶栓药物特别是组织型纤溶酶原激活物（tPA），经广泛研究被认为是 AIS 初始治疗的主要手段[1,3–4]。为了安全使用 tPA，入选患者应该没有禁忌证（表 26.2），且患者的血压应＜ 185/110 mmHg。一旦启动 tPA，患者血压应保持＜ 180/105 mmHg，通常需要静脉降压药物

表 26.1　急性缺血性脑卒中患者的初步快速评估[1]

参 数	时 间
入院至急诊医生评估	≤ 10 min
入院至卒中小组医生评估	≤ 15 min
入院至 CT 检查	≤ 25 min
入院至 CT 报告结果	≤ 45 min
入院至静脉 tPA 治疗	≤ 60 min
入院至脑卒中中心治疗	≤ 180 min

tPA：组织型纤溶酶原激活物

表 26.2　急性脑卒中患者使用 tPA 的绝对禁忌证 [2]

当前颅内出血
蛛网膜下腔出血
活动性内出血
3 个月内进行过颅内或椎管内手术或严重颅脑创伤
存在可能增加颅内出血风险的基础疾病
出血倾向
目前严重且未控制的高血压

维持（如拉贝洛尔和尼卡地平）。美国心脏协会（AHA）指南对 tPA 的使用指证已经放开，在一些原本相对禁忌的特殊情况下，若可承担最小风险的不良事件，可考虑启动 tPA 治疗（表 26.3）[5]。在大多数情况下，若考虑脑卒中模拟结果为低风险不良预后，进行额外的验证性或辅助测试，如大脑 MRI、CT 血管成像和灌注成像时，不应延迟 tPA 治疗 [1,6–7]。

表 26.3　根据静脉 tPA 溶栓纳入 / 排除标准给出的建议

建 议	证据级别
对于＞ 80 岁，且发病后 3~4.5 h 的 AIS 患者静脉注射 tPA 是安全有效的 [a]	Ⅱa 类，B 级证据
对服用华法林但 INR ≤ 1.7 的 AIS 患者，发病后 3~4.5 h 静脉注射 tPA 是安全有益的 [a]	Ⅱb 类，B 级证据
对于 NIHSS 评分＞ 25 分的 AIS 患者，发病后 3~4.5 h 静脉注射 tPA 的益处尚不确定 [a]	Ⅱb 类，B 级证据
对于有脑卒中和糖尿病病史的患者，发病后 3~4.5 h 静脉注射 tPA 是安全有效的 [a]	Ⅱb 类，C 级证据
孕妇可考虑静脉注射 tPA	Ⅱb 类，C 级证据
对于大型手术后 14 d 内的患者，如果利大于弊，可行静脉 tPA 治疗	Ⅱb 类，C 级证据
NSTEMI 和累及右壁或下壁的 STEMI 使用 tPA 是合理的	Ⅱa 类，C 级证据
STEMI 累及左前壁使用 tPA 可能是合理的	Ⅱb 类，C 级证据
在严重 / 致残性 AIS 合并急性心包炎或已知左心室血栓的情况下使用静脉 tPA 可能是合理的	Ⅱb 类，C 级证据

表 26.3（续）

建 议	证据级别
对于已知较小（10 mm）、未破裂、未处理的动脉瘤，静脉注射 tPA 是合理的	Ⅱa 类，C 级证据
在严重 / 致残性 AIS 和已知的 AVM 时可考虑静脉注射 tPA	Ⅱb 类，C 级证据
对于有轴外肿瘤的 AIS 患者，静脉注射 tPA 可能是值得推荐的	Ⅱa 类，C 级证据
对于出现癫痫的 AIS 患者，如果癫痫不完全是由 AIS 发病解释，静脉注射 tPA 是合理的	Ⅱa 类，C 级证据
硬膜穿刺 7 d 内静脉注射 tPA 是合理的	Ⅱb 类，C 级证据

AIS：急性缺血性脑卒中；AVM：动静脉畸形；NIHSS：美国国立卫生研究院卒中量表；NSTEMI：非 ST 段抬高心肌梗死；STEMI：ST 段抬高心肌梗死；tPA: 组织型纤溶酶原激活物

a 这些建议阐明了在 ECASS II 试验中所描述的扩展时间窗口内 tPA 的使用 [4]

26.3 动脉内介入治疗

2015 年一系列关于介入治疗的研究发表后 [8-12]，AIS 血管内治疗现成为经仔细遴选后的患者的标准治疗。能从使用支架回收器行血管内治疗中获益的患者通常有中度到严重的神经系统障碍（NIHSS ≥ 6 分），多数因颈内动脉的阻塞或近端 M1 段阻塞所致，如果符合所有的标准并在症状出现后的 6 h 内到达医院可以开始治疗（即腹股沟穿刺）（表 26.4）。虽然静脉注射 tPA 是 AIS 的首选初始治疗方法，但有 tPA 禁忌证的患者，在严格筛选的情况下行血管介入治疗仍然是有益的 [12]。这些接受血管内治疗的患者，无论是否使用 tPA，均应在 ICU 内密切监测 [12]。静脉注射 tPA 禁忌的患者可以考虑使用支架回收器或抽吸装置取栓。在未行静脉 tPA 治疗的患者中，可由介入医师自主判断在动脉内使用 tPA 单独治疗还是与血栓切除装置联合使用，特别是作为一种挽救性技术时。研究表明机械取栓后序贯静脉 tPA 或机械取栓联合动脉 tPA 都是安全的。然而，联合使用辅助性糖蛋白 GP ⅡB/ⅢA 抑制剂，如阿昔单抗，同时使用 tPA 和血栓切除术，已被证明会增加脑出血的风险。特别是无症状蛛网膜下腔出血（SAH）患者会表现为更严重的脑卒中和发病时间延长。但在一些患者中可能获益大于风险。

表 26.4 血管内治疗适应证[12]

满足以下所有条件的患者应使用支架回收器进行血管内介入治疗：
脑卒中前的改良 Rankin 评分为 0 分或 1 分
症状出现后 4.5 h 内接受 tPA 治疗
由颈内动脉或 M1 近端阻塞引起的脑卒中
年龄≥ 18 岁
NIHSS 评分≥ 6 分
ASPECTS ≥ 6 分，且治疗可在症状出现后的 6 h 内启动

ASPECTS: Alberta 卒中项目早期 CT 评分; NIHSS: 美国国立卫生研究院卒中量表; tPA: 组织型纤溶酶原激活物

26.4 急性缺血性脑卒中的 ICU 管理

注射 tPA、动脉介入或大面积脑梗死时，患者需要进入 ICU 进行密切监测。血压是需要密切监测的指标之一。通常，会中止使用大多数口服降压药物，或者减量继续使用 β 受体阻滞剂（以避免反跳性心动过速）[1,13]。其间，常使用静脉药物以避免血压出现剧烈波动。在静脉溶栓后的最初 24 h 内，血压通常保持在< 180/105 mmHg，以平衡再灌注相关出血的风险和在溶栓不完全时优化侧支循环的需要[1,5]。进行动脉内介入治疗时，目标血压通常较低，但没有明确的共识或指南推荐；然而，< 160/100 mmHg 的血压目标是合理的。如果一名 AIS 患者没有接受静脉溶栓或机械取栓治疗，更高的血压目标（< 220/110 mmHg）可最大限度地提高侧支循环灌注[1]。在最初的 24 h 后，血压管理应根据患者的具体情况而定。目前还没有明确的指南推荐，关于最佳降压时机和降压程度的研究结果也存在矛盾[14–19]。其他因素，如颅内或颅外动脉狭窄、脑卒中后出血、心脏缺血和容量状态，可显著影响降压的管理。当这些问题需要更积极的降压时，收缩压可以每天降低 15%，同时应频繁评估患者的神经系统状态[1]。

目前的指南明确建议对颈内动脉（ICA）和 M1 近端前循环闭塞进行取栓（如果可以在 6 h 内开始）。对于其他血管的栓塞该指南并没有明确推荐，但在更远端 M2 /M3、大脑前动脉（ACA）或后循环闭塞处使用支架回收器取栓可能是合理的[12]。尝试涉及这些部位的血管内干预由术者自行决定。在实践中，如果根据 CT 灌注或 MR 灌注 – 扩散失配研究结果，显示存在可挽救的缺血性半暗带且梗死核心较小，介入医生通常会放宽介入指征，即时间窗可以超过 6 h。对于预后可能特别差的后循环脑卒中，如果灌注结果提示存在可挽救的缺血性半暗带，许多介入医生会将治疗窗口期延长至 12 ~ 24 h。

在醒后脑卒中的病例中，脑卒中发作的时间不为人所知，发作时间通常以了解到的最后的正常时间起始，通常将患者置于静脉注射 tPA 的时间窗口之外，静脉注射或动脉注射 tPA 目前均不建议。一些关于醒后脑卒中的研究表明，在某些具有正常 MR 扩散和 flair 序列特征的患者中，静脉注射 tPA 可能是安全的[20]。既往关于醒后脑卒中机械取栓的研究结果喜忧参半，目前正在进行的研究是基于更先进的灌注研究成像，以探讨机械取栓的安全性[21-23]。目前，一些介入医生使用先进的成像方式，如 CT 血管成像或 CT 灌注成像或 MRI，以筛选出那些显示具有可挽救的缺血性半暗带伴小梗死核心的患者进行血管内治疗。

大面积脑卒中引起的脑水肿会使 AIS 的 ICU 管理复杂化。应采取标准措施降低脑水肿的风险，如保持床头抬高 30° ，避免给予低渗溶液，识别和治疗低钠血症，纠正发热和高血糖，尽量减少缺氧和高碳酸血症[1]。如果脑水肿开始引起颅内压（ICP）升高，则应采取颅内压标准处理（见第 13 章）。

在一些急性缺血性脑卒中的病例中，部分可能转化为脑出血，去骨瓣减压手术可能是有效且挽救生命的措施。对于大面积的小脑梗死，去骨瓣减压可以避免脑疝、预防脑干受压，从而挽救生命[24-26]。由于颅后窝是一个相对较小的腔室，不断增加的梗死范围、脑水肿或出血性转化可迅速导致危及生命的神经功能恶化，神经外科医生需要考虑进行去骨瓣减压和（或）血肿清除术。对于幕上大面积脑梗死 [如恶性大脑中动脉（MCA）梗死] 的去骨瓣减压术仍存在争议，手术可能会挽救生命；然而，患者和家属需要知晓，患者预后通常存在严重残疾，因为脑梗死的潜在损伤不会因去骨瓣手术得以逆转[1,27-28]。是否减压需要因人而异[1]，迟发性脑出血也可使大面积梗死病情复杂化，这可能需要进行外科血肿清除术以挽救生命。

此外，患者在 ICU 时，应考虑进行 AIS 的二级预防。如果患者未接受静脉溶栓治疗，应在脑卒中发生后的 24~48 h 内服用阿司匹林（325 mg）[1]。氯吡格雷在这种情况下的使用尚未得到证实[1]。如果患者确实接受了溶栓治疗，除非有明显的禁忌证，否则应在静脉注射 tPA 24 h 后给予阿司匹林[1]。AIS 患者的二级预防抗凝治疗应根据患者的具体情况而定。需要仔细权衡脑卒中复发的风险与出血性转化的风险[1]，确定脑卒中病因的调查也应在患者仍在 ICU 的早期开始。

最后，对患者伴发的其他疾病应积极给予最佳药物治疗[1]，例如，应积极控制高血糖，因为脑卒中后高血糖与较差预后及较高的症状性 ICH 发生率独立相关[1,29–32]。发热和感染也需要治疗，因为这些也与 AIS 患者的不良预后相关[1,33–36]。

病例处理

完成 CT 动脉成像检查后，患者被带回急诊科。血压是 199/105 mmHg，查体没有变化，明显为严重的左侧 MCA 综合征。与患者家属进行了简短沟通后，家属同意使用 tPA。为患者静脉注射了 20 mg 拉贝洛尔，血压波动很小。开始滴注尼卡地平，剂量滴定至 5 mg/h，血压降至 175/95 mmHg。静脉注射 tPA 剂量为 0.9 mg/kg，前 10% 用时 1 min，其余的在症状出现后约 65 min 给予，用时 1 h。然后患者被带到介入治疗组，经 2 次尝试后，左 MCA 区域完全再通。术后，患者立即能够抬起手臂，并对简单的命令做出适当的反应。进入 ICU 后病程较为复杂，包括出现了吸入性肺炎（给予静脉抗生素治疗）和严重的高血糖（使用胰岛素滴注）。患者出现轻度感觉性失语症状，右手灵巧度有很轻微的丧失（开始使用华法林抗凝），7 d 后出院。

参考文献

[1] Jauch EC, Saver JL, Adams HP Jr, et al. American Heart Association Stroke Council, Council on Cardiovascular Nursing, Council on Peripheral Vascular Disease, Council on Clinical Cardiology. Guidelines for the early management of patients with acute ischemic stroke: a guideline for healthcare professionals from the American Heart Association/American Stroke Association. Stroke, 2013, 44(3):870–947.

[2] Activase [prescribing information]. South San Francisco, C.G., Inc., 2015 https://www.activase. com/.

[3] Tissue plasminogen activator for acute ischemic stroke. The National Institute of

Neurological Disorders and Stroke rt-PA Stroke Study Group. N Engl J Med, 1995,333(24):1581–1587.

[4] Hacke W, Kaste M, Bluhmki E, et al. ECASS Investigators. Thrombolysis with alteplase 3 to 4.5 hours after acute ischemic stroke. N Engl J Med, 2008, 359(13):1317–1329.

[5] Demaerschalk BM, Kleindorfer DO, Adeoye OM, et al. American Heart Association Stroke Council and Council on Epidemiology and Prevention. Scientific Rationale for the Inclusion and Exclusion Criteria for Intravenous Alteplase in Acute Ischemic Stroke: A Statement for Healthcare Professionals From the American Heart Association/American Stroke Association. Stroke, 2016, 47(2):581– 641.

[6] Winkler DT, Fluri F, Fuhr P, et al. Thrombolysis in stroke mimics: frequency, clinical characteristics, and outcome. Stroke. 2009, 40(4), 1522–1525.

[7] Chernyshev OY, Martin-Schild S, Albright KC, et al. Safety of tPA in stroke mimics and neuroimaging-negative cerebral ischemia. Neurology, 2010, 74(17):1340–1345.

[8] Berkhemer OA, Fransen PS, Beumer D, et al. MR CLEAN Investigators. A randomized trial of intraarterial treatment for acute ischemic stroke. N Engl J Med, 2015, 372(1):11–20.

[9] Campbell BC, Mitchell PJ, EXTEND-IA Investigators. Endovascular therapy for ischemic stroke. N Engl J Med, 2015, 372(24):2365–2366.

[10] Saver JL, Goyal M, Bonafe A, et al. SWIFT PRIME Investigators. Solitaire™ with the Intention for Thrombectomy as Primary Endovascular Treatment for Acute Ischemic Stroke (SWIFT PRIME) trial: protocol for a randomized, controlled, multicenter study comparing the Solitaire revascularization device with IV tPA with IV tPA alone in acute ischemic stroke. Int J Stroke, 2015, 10(3):439–448.

[11] Goyal M, Demchuk AM, Menon BK, et al. ESCAPE Trial Investigators. Randomized assessment of rapid endovascular treatment of ischemic stroke. N Engl J Med, 2015, 372(11):1019–1030.

[12] Powers WJ, Derdeyn CP, Biller J, et al. American Heart Association Stroke Council. 2015 American Heart Association/American Stroke Association Focused Update of the 2013 Guidelines for the Early Management of Patients With Acute Ischemic Stroke Regarding Endovascular Treatment: A Guideline for Healthcare Professionals From the American Heart Association/American Stroke Association. Stroke, 2015, 46(10):3020–3035.

[13] Karachalios GN, Charalabopoulos A, Papalimneou V, et al. Withdrawal syndrome following cessation of antihypertensive drug therapy. Int J Clin Pract, 2005, 59(5):562–570.

[14] Castillo J, Leira R, García MM, et al. Blood pressure decrease during the acute phase of ischemic stroke is associated with brain injury and poor stroke outcome. Stroke, 2004, 35(2):520–526.

[15] Boreas AM, Lodder J, Kessels F, et al. Prognostic value of blood pressure in acute stroke. J Hum Hypertens, 2002, 16(2):111–116.

[16] Chamorro A, Vila N, Ascaso C, et al. Blood pressure and functional recovery in acute ischemic stroke. Stroke, 1998, 29(9):1850–1853.

[17] Jensen MB, Yoo B, Clarke WR, et al. Blood pressure as an independent prognostic factor in acute ischemic stroke. Can J Neurol Sci, 2006, 33(1):34–38.

[18] Oliveira-Filho J, Silva SC, Trabuco CC, et al. Detrimental effect of blood pressure reduction in the first 24 hours of acute stroke onset. Neurology, 2003, 61(8):1047–1051.

[19] Ritter MA, Kimmeyer P, Heuschmann PU, et al. Blood pressure threshold violations in the first 24 hours after admission for acute stroke: frequency, timing, predictors, and impact on clinical outcome. Stroke, 2009, 40(2):462–468.

[20] Schwann LH, et al. IV Alteplase in MR-selected patients with stroke of Unknown onet is safe and feasible: results of multicenter MR Witness Trial. ISC, 2016, Abstract

LB23 https://professional. heart.org/idc/groups/ahamah-public/@wcm/@sop/@scon/documents/downloadable/ ucm_481857.pdf.

[21] Stampfl S, Ringleb PA, Haehnel S, et al. Recanalization with stent-retriever devices in patients with wake-up stroke. AJNR Am J Neuroradiol, 2013, 34(5):1040–1043.

[22] Mokin M, Kan P, Sivakanthan S, et al. Endovascular therapy of wake-up strokes in the modern era of stent retriever thrombectomy. J Neurointerv Surg, 2016, 8(3):240–243.

[23] Clinical Trial NCT02142283; Trevo and Medical Management versus Medical Management Alon in Wake up and late Presenting Strokes（DAWN）https://clinicaltrials.gov/ct2/show/NCT02142283.

[24] Horwitz NH, Ludolph C. Acute obstructive hydrocephalus caused by cerebellar infarction. Treatment alternatives. Surg Neurol, 1983, 20(1):13–19.

[25] Hornig CR, Rust DS, Busse O, et al. Space-occupying cerebellar infarction. Clinical course and prognosis. Stroke, 1994, 25(2):372–374.

[26] Chen HJ, Lee TC, Wei CP. Treatment of cerebellar infarction by decompressive suboccipital craniectomy. Stroke, 1992, 23(7):957–961.

[27] Vahedi K, Hofmeijer J, Juettler E, et al. DECIMAL, DESTINY, and HAMLET investigators. Early decompressive surgery in malignant infarction of the middle cerebral artery: a pooled analysis of three randomised controlled trials. Lancet Neurol, 2007, 6(3):215–222.

[28] Foerch C, Lang JM, Krause J, et al. Functional impairment, disability, and quality of life outcome after decompressive hemicraniectomy in malignant middle cerebral artery infarction. J Neurosurg, 2004, 101(2):248–254.

[29] Baird TA, Parsons MW, Phan T, et al. Persistent poststroke hyperglycemia is independently associated with infarct expansion and worse clinical outcome. Stroke, 2003, 34(9):2208–2214.

[30] Cucchiara B, Tanne D, Levine SR, et al. A risk score to predict intracranial hemorrhage after recombinant tissue plasminogen activator for acute ischemic stroke. J Stroke Cerebrovasc Dis, 2008, 17(6):331–333.

[31] Demchuk AM, Tanne D, Hill MD, et al. mMulticentre tPA Stroke Survey Group. Predictors of good outcome after intravenous tPA for acute ischemic stroke. Neurology, 2001, 57(3):474–480.

[32] Pundik S, McWilliams-Dunnigan L, Blackham KL, et al. Older age does not increase risk of hemorrhagic complications after intravenous and/or intra-arterial thrombolysis for acute stroke. J Stroke Cerebrovasc Dis, 2008, 17(5):266–272.

[33] Greer DM, Funk SE, Reaven NL, et al. Impact of fever on outcome in patients with stroke and neurologic injury: a comprehensive meta-analysis. Stroke, 2008, 39(11):3029–3035.

[34] Prasad K, Krishnan PR. Fever is associated with doubling of odds of short-term mortality in ischemic stroke: an updated meta-analysis. Acta Neurol Scand, 2010, 122(6):404–408.

[35] Castillo J, Dávalos A, Marrugat J, et al. Timing for fever-related brain damage in acute ischemic stroke. Stroke, 1998, 29(12):2455–2460.

[36] Azzimondi G, Bassein L, Nonino F, et al. Fever in acute stroke worsens prognosis. A prospective study. Stroke, 1995, 26(11):2040–2043.

第 27 章　脑死亡

Omid R. Hariri　Dan E. Miulli

摘　要　神经重症医生通常会尝试所有可用的措施来挽救和恢复大脑功能，但却常常不得不面对患者大脑功能的丧失和患者死亡。当发生这种情况时，神经重症医生应该是进行最后神经学检查的临床医生，包括进行自主呼吸诱发试验，脑死亡决定了生命的丧失。脑死亡是大脑和脑干所有功能的不可逆性或完全性停止。须排除一切可能抑制大脑或脑干功能的干扰因素。当通过神经系统检查宣布一个人死亡时，应与家属进行广泛的沟通和交流。用脑死亡患者的其他器官帮助其他生命获得重生，或许是一种慰藉。

关键词　冷热交替试验　完全停止　完全神经学检查　角膜反射　瞳孔固定放大　不可逆性　无中毒　统一脑死亡法案

病例介绍

一名 72 岁的妇女坐在家中的椅子上突发意识丧失。检查：头部 CT 显示完全性左半球梗死，引起占位效应，中线移位 2 cm。患者被收住 NICU，进行了气管插管。患者体温为 32.8℃，血压为 90/45 mmHg，心率为 65 次 / 分。神经系统检查显示对疼痛无反应，瞳孔直径 8 mm，无反应，无角膜、咳嗽和咽反射。家属想了解患者的预后和她是否已经“死亡”。

病例处理见本章末。

27.1 死亡政策的历史回顾

不同国家和地区都有各自的死亡定义。20 世纪 50 年代，包括机械通气在内的医学进步使得人们可以维持一些重要器官的工作。移植技术的发展使外科医生可以通过移植来挽救衰竭的器官，这使得脑死亡成了真正意义上的死亡。死亡也可以是以躯体（体细胞）死亡为特征，即心脏和呼吸功能的完全停止。1970 年美国通过了第一个在所有情况下进行死亡认定的法令。1978 年，美国统一州法全国委员会通过了《统一脑死亡法案》（the Uniform Brain Death Act）。1980 年该委员会起草了《统一死亡判定法案》（the Uniform Determination of Death Act），这是美国大多数死刑法律的依据。1980 年的死亡法案确定了死亡的一般法律标准，但没有确定死亡的医疗标准。医疗行业仍然可以自由制定可接受的医疗方案，并利用新的生物医学知识、诊断试验和设备来诊断脑死亡[1–6]。

27.2 死亡的定义

根据美国 1980 年的《统一死亡判定法案》，要宣布死亡，“必须为整个大脑不可逆性地停止工作”。“整个大脑”包括脑干和大脑皮质。这一定义考虑到了无脑畸形，无脑畸形婴儿出生时在解剖学上缺乏大部分大脑半球，但有一个功能正常的脑干。这样的婴儿被认为是“活婴”[7]。虽然 1980 年的《统一死亡判定法案》确定了死亡标准，但其定义并未涉及诊断试验，这使得医学界和法律界在制定诊断程序方面具有灵活性，同时也为意见分歧和司法复议留有余地。1981 年，美国总统医学、生物医学与行为研究伦理问题委员会（the President's Commission for the Study of Ethical Problems in Medicine and Biomedical and Behavioral Research）开发了确定脑死亡的标准，经过一些改良，在世界范围内使用至今[3,8]。

以脑功能丧失来形成脑死亡的一致性意见时必须包括以下 3 项：①必须没有大脑和脑干功能，必须停止呼吸；②病因必须明确且不可逆；③不存在混杂因素。以下是《加利福尼亚州健康和安全法典》第 7184 节的描述。

一个人被宣布脑死亡是在法律上和生理上都已经死亡。一个人如果循环和呼吸功能不可逆地停止，或者包括脑干在内的整个大脑所有功能的不可逆停止，那么他就是死亡。

脑死亡的判定必须按照公认的医疗标准进行。在美国的 42 个州，需要 1 名有执照的医生（在少数州，医生委派的代表也可以宣布脑死亡）；在另外 8 个州，需要 2 名有执照的医生来进行评估。医院的制度细则通常会规定通过神经系统检查和其他限定条件来判定死亡。在大多数指南中，宣布患者死亡的医生可以是任何有执照的医生，只需要其了解和熟悉详细的神经系统检查，并熟悉判定死亡的程序。通常，有执照的医生不必是神经学家或神经外科医生。唯一的伦理学考量是该医生不是移植外科医生，因为这其中可能存在利益冲突。

在上述的 48 个州中，进行脑死亡检查前无须获得家属的许可。只有在纽约州和新泽西州，家庭可能以宗教原因反对判定[8]。

对《统一死亡判定法案》提出反对意见者指出，需要全身功能完全丧失才能宣布死亡。当心脏和肺功能出现恶化（躯体死亡的标准），人工和机械支持可以替代，直到新的心脏和肺被移植。因此最终的结果因人而异，有的人经移植后可以恢复正常生活。然而，大脑停止工作后，没有机器可以代替。

27.3 初步标准

要宣布一个人死亡，必须有不可逆的脑损伤证据。必须由执业医师亲自审查 CT 或 MRI 扫描结果，它必须符合失去生命的不可逆转的状态，如持续的负脑灌注压、大面积脑卒中、灰白质分界缺失、脑水肿、结构移位和多种其他情况。为了宣布患者死亡而进行的完整的神经系统检查，必须有稳定的血流动力学状态，患者不能被约束。心肺复苏（脑灌注恢复）后即刻出现的散大固定的瞳孔较为常见。在癫痫发作时也可以看到这种无反应的大脑状态，此时异常的大脑活动阻碍了功能交互。在进行死亡判定时，患者可以同时使用多种血管升压药物。

2012 年美国神经病学学会概述了脑死亡诊断前的主要先决条件，在考虑进行有效的神经学检查之前，必须满足这一要求，然后才能宣布患者死亡。昏迷必须是不可逆的，原因也必须是已知的。此外，神经影像学可以解释昏迷。收缩压应＞ 100 mmHg，患者不能处于肌松剂影响下（如果必须使用肌松剂可尝试电刺激），必须排除所有中枢神经系统抑制剂的影响（如果有必要须进行毒理学筛查，如果应用过巴比妥类药物，其血清水平必须＜ 10 μg/mL）。核心温度必须是正常温度或轻度低温（核心温度＞ 36℃）。体温在 28℃以下时脑干反射将丧失[1,4,9]。在创伤中心，经常可见低体温患者，如滑雪者、冬季里的流浪者、药瘾者，以及服用阿片类、巴比妥类、苯二氮䓬类、吩噻嗪类药物及三环类抗抑郁药和锂的患者，或者心搏骤停后体温过低的患者[10–11]。此外，需排除严重的酸碱、电解质失衡及内分泌异常。

如果患者服用了某种药物，在宣告法律意义上的死亡时需要有执照的医生证明非药物毒性所致，药物没有阻止脑干功能，也没有导致昏迷。在一些服药过量的案例中，瞳孔对光反射也会保留下来。然而，药物可以导致几乎各种类型的副作用，有报道称三环类抗抑郁药可以模拟脑死亡。当怀疑与服用药物有关时，不要急于宣判死亡，而需要临床医生耐心等待和调查。应尝试发现患者使用了哪种药物，在进行神经系统检查之前，如果患者不存在延长药物半衰期的代谢性器官功能障碍，可观察患者至少 4~5 个排泄半衰期后的反应。一些指南推荐了特定的对抗药物[1,12]。过量饮酒会延误死亡评估检查。酒精在脑死亡测定中的有效水平为 800~1500 mg/dL ，而法定的中毒水平是 80~100 mg/dL[1]。对于某些明确怀疑服用药物和摄入药品者，可以使用解毒剂。如果摄入药物是为了降低脑氧代谢率，或是以某种方式保护大脑，例如，在使用氟马西尼拮抗过量的苯二氮䓬类药物时须权衡获益与风险，可分次给予（先静脉注射氟马西尼 0.2 mg，继之给予 0.3 mg）。当怀疑阿片类药物过量时，可静脉注射纳洛酮 0.2~2.0 mg。其他治疗性脑保护药物包括巴比妥酸盐（用于降低升高的颅内压），以及诱导昏迷的药物（通过抑制大脑活动降低脑氧代谢率）。如果药物血清浓度低于治疗范围，停药后仍可作出脑死亡的临床判定。在大多数实验室中，这一阈值为 $< 5~15\ \mu g/mL$。该值低于暴发抑制所需的 50 μg/mL。当对某种药物或毒物无法量化，但从病史上看患者极有可能服用或摄入时，暂不应诊断脑死亡。

进行脑死亡判定的一个标准是要考虑药物对新陈代谢的影响进而改变神经系统的状态。同样也必须考虑内环境紊乱造成的系统性异常，内环境紊乱不能是引起昏迷或脑干反射丧失的原因。严重的异常如低血糖或高血糖、低钠血症、高钠血症、甲状腺功能减退症、全垂体功能减退症，或艾迪生病，均可降低意识水平并混淆神经学检查结果，但很少出现完全的脑干反射丧失。执业医生必须再次确认内环境紊乱不是昏迷的病因。

27.4 脑死亡检查

只有在符合初步标准后，执业医生才能进行神经系统检查。检查需记录大脑半球和脑干的功能，无须评估基底神经节、丘脑或大脑皮质的全部或特定功能。假设患者的大脑半球功能缺失，那么他必须处于昏迷状态。通过检查可见一种经常被提及但罕见的临床情况，即一种严重的闭锁综合征，其症状类似于完全和不可逆的整个大脑功能的缺乏，常见于脑干严重损伤而上行网状激活系统（ARAS）和大脑半球功能保留时。这种情况很少见，通过病史、查体、放射学和生理学评估应该较易排除。较轻的闭锁综合征是由脑桥基底部（脑桥腹侧）下行运动通路、皮质脊髓束和皮质核束以及脑桥被盖网状结构的缺血性或出血性损伤所致，同时保留了 ARAS 的功能。这是一种单纯的运动麻痹，不影响感觉通路。在这种稍微不那么严重的情况下，患者仍然保持垂直的眼球运动和眼睑运动。如果考虑是闭锁综合征，患者意识清醒，但不能移动或呼吸，可以通过脑电图（EEG）来确定大脑半球的功能 [13]。

针对皮质、基底神经节功能的主要测试是对检查者的交互反应和对疼痛刺激的意识反应。在没有意识的情况下，脑干和脊髓反射也会出现对疼痛的反应。虽然脑干反射存在可以否定死亡，但如果有脊髓反射，通过详细的神经学检查也可宣布死亡。存在脊髓反射并不能排除死亡；一个人可能有脊髓功能，如脊髓反射，但仍然为死亡。

在检查患者意识时，医生必须确定患者是否能发出任何声音。医生必须确定患者是否会因名字、触摸或疼痛刺激而睁开眼睛。然后，检查者必须确定患者是否能遵照指令，能够进行疼痛定位、疼痛回避或疼痛刺激后出现去皮质或去大脑强直。简单地在身体上进行针刺并不是一种适当的疼痛刺激。位于眉嵴内侧的眶上神经压痛是测试疼痛运动反应的最佳位置。颞下颌关节受压也可作为疼痛反应测试位置。另外，外围刺激，如甲床压力，可能会引起脊髓反射而非中枢反应，经常会误导测试。脊髓反射是一种典型的重复运动，通常为单突触的非持续运动。而脑干反射因额外的传入而更加复杂。可通过给予上臂内侧疼痛刺激来鉴别高水平回缩反应和脊髓反射或去皮质强直。回缩反应通常是手臂外展从胸前移开，而脊髓反射是将手臂向胸部内收。

非反射性有意识的疼痛反应表明脊柱 – 脑干 – 丘脑 – 皮质基底神经节通路具有一定的完整性。如果来自大脑半球的信号输入减少，通过皮质脊髓束、功能性红核脊髓束和远端肢体的运动屈肌的输入减少，伸肌的抑制成为主导，将导致去皮质活动。

如果上丘（前四叠体）或红核脊髓束交叉与前庭核喙侧之间的传导中断，疼痛刺激就成为前庭脊髓束的主要反应。这导致支配颈部、背部和四肢的运动神经元出现伸肌张力增高，并抑制躯干和四肢的屈曲。去大脑活动发生在病变同侧，因为此处的神经束还未进行交叉。脊髓反应除了典型的重复、非持续的刺激部位运动外，还可能表现为四肢反应缓慢、手指短暂屈曲或眼睑轻微偏斜。

详细的神经学检查从大脑皮质和间脑开始，首先检查中脑和第Ⅱ、Ⅲ对脑神经的功能。医生用明亮的手电筒测试瞳孔对光反射，首先对准一个瞳孔，使光源到达视网膜，然后检查另一个瞳孔。脑神经异常表现为瞳孔散大＞ 4 mm，或双侧瞳孔不对称＞ 1 mm。瞳孔不对称且直径较小通常是中脑或脑桥损伤的迹象。注意：宁可过于谨慎，也宁可认为生命反射存在。如果检查眼眶或视乳头有困难，可使用放大镜。即使患者已处于肌松状态，感觉反射和自主运动也能存在。

角膜反射反映了中脑、第Ⅴ对脑神经感觉部分和第Ⅶ对脑神经运动部分的完整性。操作方法是用棉签触碰远离瞳孔的角膜，观察眨眼反应。眨眼可能是轻微的，然而，任何运动都反映了功能和生命的存在。在该测试中，不要使用纸巾、纸或任何可能对角膜有磨蚀作用的材料。

接下来测试中脑到脑桥下部，前庭 – 眼反射检查需将冰水注入外耳道观察刺激前庭系统后的眼球运动。该检查需确保外耳道通畅、鼓膜完整。首先抬起头部至 30°，以实现水平管的最大化刺激。然后向外耳道注入 30 ~ 50 mL 冰水，观察 30 s 或更长时间，注意观察眼球缓慢移动到冷水刺激的一边。在昏迷患者中，快速眼球震颤消失，眼球仍缓慢移至冷水刺激一侧。如果没有脑干反射，眼睛则不会运动。测试一侧后等待 5 min 再测试另一侧。测试间隔过短会抑制冷水刺激所导致的眼球缓慢移动。本试验检测了第Ⅲ、Ⅵ和Ⅷ对脑神经以及内侧纵束、脑桥旁正中网状结构和脑桥下部。头眼反射亦可达到类似效果。头眼反射为转动患者头部时观察到眼球运动的反射，但如果怀疑有脊髓损伤则不要行此检查。向两侧快速转动头部不应产生任何眼动，然而，结膜肿胀有时使反射难以引出。该反射也称为玩偶眼反射（doll's eyes reflex），患者的眼睛就像画出来的玩偶眼睛一样，保持向前不动。本检查类似于前庭－眼反射，同样检测了第Ⅲ、Ⅵ和Ⅷ对脑神经以及内侧纵束、脑桥旁正中网状结构和脑桥下部。

咳嗽反射的检查是使用吸痰管插入气管插管并进入隆突水平，然后做深吸引以测试脑干或延髓的功能。不要单纯移动气管插管。简单的咽反射刺激并不准确，因为其常被正常生理或药物钝化。正常情况下咳嗽反射产生咳嗽或感觉，然后抬高悬雍垂，可用来判断第Ⅴ、Ⅸ、Ⅹ对脑神经和延髓的功能。

可以在尸体中观察到某些运动，但这并不代表存在脑干功能。头部和四肢的脊髓反射可出现自发运动；也可出现肩部、背部和肋间肌呼吸样的脊髓反射运动，但没有形成任何潮气量；以及因酸中毒或其他方式刺激引起的深层肌腱反射、浅表腹壁反射、三屈反应、巴宾斯基征和其他脊髓反射。还可能出现脊髓自主反应，如心动过速、血压突然升高、潮红和出汗，脑死亡后保留的脊髓反射刺激不一定会出现血压失控或尿崩症[14-15]。

27.4.1 不可逆性脑损伤的判定

美国有 8 个州的脑死亡判定建议由 2 名有执照的医生进行详细的神经系统检查。然而在某些情况下，这样的要求或许并不符合实际。在第一位医生检查患者之前，应该确定患者的脑损伤是否可逆。因此必须复查 CT 扫描或 MRI，检查结果需符合不可逆损伤（不符合生命存在的迹象），例如持续的负脑灌注压、大面积脑卒中、灰白质分界缺失、脑水肿、结构移位和多种其他情况。如果对脑损伤的不可逆性存疑，则应等待一段时间后再进行第二次神经系统检查。对于成年人来说需间隔≥ 4 h，一些中心的等待时间更长；而在其他国家，等待时间可能会延长到几天。如果对不可逆性脑损伤不存在质疑，且在法律、规章及良知的要求下，另一位有执照的医生可以立即进行神经学复查。再次强调：在某些情况下，只进行一次详细的神经系统检查就可以宣布脑死亡是可行的。

27.4.2 自主呼吸诱发试验

在详细的神经系统检查后，应进行脑死亡的标志性检查：自主呼吸诱发试验（apnea test）。在第一次详细的神经系统检查之前不要做该检查。自主呼吸诱发试验可以在两次详细的神经系统检查中的第一次或第二次进行。即使是在要求两名有执照的医生进行脑死亡判定的州也没有要求必须进行两次自主呼吸诱发试验。当被要求进行第二次神经系统检查时，医生必须核实之前进行的自主呼吸诱发试验的结果。如果没有特殊的延迟检查要求，通常是在第一次详细的神经检查中进行自主呼吸诱发试验。然而，自主呼吸诱发试验可能会产生一段时间的相对低血压或缺氧，在患者可能还存活的情况下，这是有害的。因此，最好在第二次详细神经检查时进行自主呼吸诱发试验（表 27.1）。

自主呼吸诱发试验旨在检查延髓网状结构功能。人类最强烈的驱动力是呼吸，正常情况下新陈代谢会产生 CO_2，当体内 CO_2 浓度超过一定阈值时便会刺激延髓进行呼吸运动。罕见的情况是 CO_2 水平轻度升高时不刺激患者呼吸，例如，一小部分慢性阻塞性肺疾病（COPD）患者在 CO_2 轻微升高的情况下呼吸正常。尽管对呼吸的驱动早于缺氧而晚于酸中毒，但对评估脑干功能缺失而言，CO_2 浓度的增加更为可靠。酸中毒会刺激呼吸，然而，血－脑屏障对氢离子的通透性不如 CO_2。延髓的微环境对不断升高的 CO_2 气体反应最强烈，因此脑死亡是通过 CO_2 的上升超过阈值来判断呼吸停止，而不是由低氧或酸中毒来判定。

除非已通过神经系统检查认定符合死亡标准，否则不要进行自主呼吸诱发试验。进行试验时必须确保无肌肉麻痹，无药物或毒性作用，特别是药物或毒物对呼吸诱发试验无不良影响，且无高位脊髓损伤以

表 27.1　通过自主呼吸诱发试验宣布死亡[1-8]

试验要求	执行时机
一名有资质的医生进行神经系统查体	在神经系统查体的最后一步进行
两名有资质的医生进行神经系统查体，两次检查之间可以间隔一段时间或不间隔	在第二次神经系统查体的最后一步进行。如果没有特殊的原因，第一次神经系统查体结束后可立即进行第二次复测。第二次试验完成后可宣布死亡

妨碍通气。在进行神经学检查的最后一步——自主呼吸诱发试验以研究延髓网状结构——之前，患者必须满足以下标准：体温正常，核心温度为 35.0~36.5℃。身体温度越高，CO_2 浓度上升的速度就越快。如果身体温度较低，自主呼吸诱发试验耗时较长，可能导致缺氧或血流动力学不稳定。然而，不要试图升高患者体温，因为如果患者脑功能仍存活，这将增加脑氧代谢率。进行测试时患者不应有低血压；收缩压应＞ 90 mmHg，尽管目前没有有效证据确定具体阈值。年轻矮小的妇女和儿童的正常血压＜ 90 mmHg 。尽量减少脱离呼吸机的时间，因为低氧增加了低血压和心脏不稳定的风险，经动脉血气测定的 CO_2 分压（PCO_2） 应该在正常范围（35~45 mmHg）。如果怀疑是慢性阻塞性肺疾病，试验初始时的 PCO_2 可以为 60 mmHg 或更高。在试验开始之前，液体通路应该完全开放。升压药应该是输注或准备输注状态，保持通路连接到静脉管路，确保能够在几秒钟内给药。成人的平均收缩压应尽可能接近 120 mmHg，不能＜ 90 mmHg，必要时应增加升压药物。应进行脉搏血氧饱和度监测，开始试验时应保持在 100%，测试过程中应无缺氧。应持续监测血压和生命体征，如果没有有创动脉监测，应每分钟进行袖带血压监测。如果监测血压不够频繁只会导致心脏和呼吸骤停，从而延长患者的复苏时间，而患者可能在 10 min 后宣布死亡。低血压通常是由于氧合降低或灌注减少引起的酸中毒所致。因此，暂时的高氧浓度和高容量状态是必要的。如果无法控制低血压，应立即抽血气，并中止试验，直到可以控制血压稳定。

自主呼吸诱发试验将测试机体在血液 PCO_2 增加的情况下能否刺激呼吸中枢促发呼吸。根据循环和温度的不同，通常 PCO_2 每分钟将上升 3~6 mmHg。也有一些研究者认为，特殊情况下 PCO_2 每分钟将上升 2~8 mmHg。试验终止阈值为动脉血 PCO_2 达到 60 mmHg，有些地区使用 55 mmHg。当患者患有慢性阻塞性肺疾病时，不仅 PCO_2 应高于 60 mmHg，且必须至少高于基线 20 mmHg，以防止误诊脑死亡。对于已知有 CO_2 潴留的慢性阻塞性肺疾病患者，进行试验前应调整呼吸机参数，初始 PCO_2 为 60 mmHg。当基线 PCO_2 达到 60 mmHg 或更高时，试验终止时应允许 PCO_2 升高至少 20 mmHg[4,16–20]。还有一种特殊情况，患者完全对 CO_2 呼吸驱动无反应性，此时，必须通过脑血流的方法确认大脑和脑干完全无血液流动。

为了确保自主呼吸诱发试验不会导致心搏骤停，或者患者不会因缺氧或缺血造成进一步损伤，试验前可进行 8~10 min 100% 浓度的预储氧，以消除氮蓄积，高氧分压可使组织维持器官活力，防止出现低血压和心脏不稳定。在试验期间，由于 CO_2 水平升高，患者仍可能出现酸中毒；可以通过充分的液体输注、氧合和血压优化，使其影响最小化。

储氧完成后可断开呼吸机，同时使用导管（如剪掉鼻孔插入端的鼻导管）维持充足的氧气来源，导管置于气管隆嵴处，以≥ 6 L /min 的速度输送氧气。另一种选择是让患者继续使用呼吸机，在保持 10 mmHg 正压支持的同时停止机控呼吸。要注意一些呼吸机有“备份”功能，每分钟可提供 0.5~1.0 次呼吸，这种自动保险设置必须关闭。此外，评测医生不能依靠呼吸机测量呼吸，必须通过观察有无胸部的起伏来评判。如果在气管插管中使用鼻导管，请确认两根套管都在气管插管末端之前。插入前请确认长度，如果套管太长，它们可能只给一侧肺供氧，且鼻导管可能会卡住，这些情况都不易被发现。此外，要保证气管插管内腔和氧气管之间留有间隙，使空气可以溢出，这样就不会产生压力积聚和气胸。根据试验前的 PCO_2 水平，患者可暂时脱离呼吸机 8~10 min。在最佳的温度和血压条件下，呼吸暂停后动脉血 PCO_2 每分钟上升 3 mmHg, 10 min 后应该从基线水平上升 30 mmHg 并逐步到达目标阈值 60 mmHg。整个测试期间有执照的医生必须在场，自主呼吸诱发试验是神经系统检查的最后一部分。医生必须观察腹部和胸部的运动来判定是否存在呼吸。如果 10 min 后仍无动静，应通过动脉血气结果判定：当动脉血 $PCO_2 > 60$ mmHg [当患者基线 PCO_2 即升高（有 CO_2 潴留），则需动脉血 $PCO_2 > 60$ mmHg，且应高于基线值 20 mmHg]，则自主呼吸诱发试验为阳性，可宣布患者死亡。如果动脉血气结果显示 PCO_2 未达到 60 mmHg ，或 CO_2 潴留者未达到 60 mmHg + 20 mmHg，就必须再次重复试验并延长试验时间。

只有患者已符合初步的脑死亡标准，已证明脑功能丧失不可逆转，已确认混杂因素与昏迷及脑干功能缺失无关，已完成包括自主呼吸诱发试验在内的详细神经学检查，彻底表明脑、脑干及反射功能缺失，才可以作出脑死亡的临床诊断。经过详细的神经系统检查且自主呼吸诱发试验呈阳性后可以宣布死亡。

自主呼吸诱发试验包括以下步骤：

- 断开呼吸机，或将呼吸机转到仅有压力支持，关闭自动保险通气设置。
- 启动计时器。
- 将鼻导管插入气管插管的末端。确保两根鼻导管都能顺利插入而不会被卡住，并有空气逸出。
- 将一只手放在患者胸部，观察并倾听呼吸。
- 每分钟检查一次血压读数或者使用有创动脉血压监测。成年人尽量将血压保持在接近 120 mmHg。
- 每分钟或连续监测脉搏血氧。
- 确保液体通路能够快速补液。
- 确保能迅速增加血管升压药。
- 如果血氧过低，则中止测试。
- 如果血压过低，则中止测试。
- 如果有显著的心律失常，则中止测试。
- 10 min 后检测动脉血气，将患者气道重新与呼吸机连接，记录时间。

27.4.3 验证检测

通常情况下成人不需要进行验证性试验。医生进行包括自主呼吸诱发试验在内的详尽神经系统检查必须证明大脑和脑干功能已缺失，必须证明损伤不可逆，必须证明没有混淆因素如体温过低或药物的干扰。只有当全套神经系统检查和包括自主呼吸诱发试验在内的全套复查（如可以进行）不能确认结果时才需要验证检测。验证性测试不能代替自主呼吸诱发试验，只能用于自主呼吸诱发试验或神经学检查的其他部分不能成功完成时。如果严格遵守上节阐述的注意事项，很少有患者不能耐受自主呼吸诱发试验。

如果必须进行验证性试验，则应进行脑血管造影。血管造影必须包含全部前后循环血管。如果要诊断死亡，则必须未检测到颈动脉、基底动脉或椎动脉的脑内充盈。只需要记录颅内动脉循环无充盈。可出现颈外动脉循环通畅和上矢状窦充盈延迟。

脑电图不能检测脑干功能，也不能作为宣告死亡的唯一检测手段。脑电静息不能排除可逆性昏迷，但在确定没有药物或代谢因素的干扰下，长时间的多次脑电图（如 24 h）依然显示脑电静息，则与大脑功能的缺失相关。脑电图并非诊断脑死亡的金标准，它也不能取代自主呼吸诱发试验，但偶尔还是会被使用。进行验证性测试时至少需要有 30 min 未记录到脑电活动。疑似脑死亡的脑电图记录必须符合美国临床神经生理学会指南要求（ACNS，前美国脑电图学会）[21]。该指南要求要有一台 16 通道或 18 通道的脑电图设备，头皮电极至少间隔 10 cm，电极间阻抗应该在 100~10 000 Ω。30 min 内不应出现超过 2 μV/mm（最好以 1 μV/mm 为标准）的电活动。高频滤波器设置应在 30 Hz，低频设置不应低于 1 Hz。对强烈的躯体感觉或视听刺激不应有脑电反应[21–22]。若未行脑血管造影，且需依靠脑电图确认死亡，则应反复通过脑电图测试并结合脑干听觉诱发电位，以检测大脑和脑干功能，但这两种电生理测试都有一定的误导性。

经颅多普勒超声（TCD）检查是目前协助确认脑死亡研究的热点之一。TCD 探头应放置在颧弓上方的颞骨或通过枕下经颅窗检测椎基底动脉。每一侧至少检测 3 根血管并显示同样的结果。然而，10% 的人没有颞骨声窗；因此，TCD 信号缺失不能笼统解释为脑死亡。TCD 结果必须在所有血管信号中检测到收缩早期出现小的收缩期峰值，同时缺乏舒张期血流。大脑后动脉通常是最先出现血流信号改变的，而大脑中动脉则最后出现。其他标准还包括全部血管搏动指数＞ 2.0，这表明非常高的血管阻力及显著升高的颅内压。如果 TCD 显示颅内动脉出现振荡血流也可用于脑死亡诊断。除了振荡血流波形，所有其他的判定标准也可在戊巴比妥昏迷中看到。TCD 不能检测到脑干血流或小血管的血流，因此也不能作为宣布死亡的标准[23,27]。

单光子发射计算机断层成像（SPECT）使用放射性标记的苯丙胺或放射性核素扫描所用的 ^{99m} 锝 – 六甲基丙二基胺肟（^{99m}Tc–HMPAO）测量脑摄取活性[28]。^{99m}Tc–HMPAO 能充分反映脑活动，已被用于脑死亡的判定。同位素需要在重建后的 30 min 内注入，并显示初始动态血流图像。然后是一些重要的静态图像，每隔 30 min、60 min、2 h 进行记录。^{99m}Tc-HMPAO 静态图像足以显示颅后窝和脑干功能[29]。测试期间脑实质内应无同位素摄取；然而，颈外动脉循环可能有活动，这表明颅骨是无灌注的。为了进行有效的检测，需要通过额外的肝脏图像来证实静脉摄取的准确性。与传统的锝试剂相比，^{99m}Tc-HMPAO 不依赖于注射质量，并可评估颅后窝和脑干功能[30]。^{99m}Tc-HMPAO 扫描设备可以是便携式的，更便宜，且不需要动脉内注射。

27.5 儿童的脑死亡判定

在开始脑死亡部分的检查之前，该患儿必须符合脑损伤不可逆的初步标准，无低温、低血压或低血糖，且没有会导致昏迷或脑干反射丧失的药物或代谢变化。新生儿的神经系统不同于成年人，某些生理功能还没有发育成熟。然而，同样详细的神经系统检查（包括自主呼吸诱发试验）还是必须进行两次，两次检查间隔期间进行仔细的观察，自主呼吸诱发试验必须在第二次检查时进行[31]。

有些脑干反射发育较晚。儿童的瞳孔对光反射在妊娠 32 周后才能出现。抓握反射可在妊娠 36 周后获得。最重要的是，详细的神经系统检查的最后一部分，即对 PCO_2 刺激的呼吸暂停反应，只能在妊娠 33 周后才能引出。因此，在儿童身上需要有脑死亡检查的附加标准。评估儿童脑死亡存在强制观察期，观察期时长视年龄而定。完整的神经系统检查应在观察期的前后完成。患儿年龄 8 天 ~ 2 个月，观察期为 48 h；年龄在 2 ~ 12 个月，观察期为 24 h；年龄在 12 个月以上，观察期为 12 h。婴儿必须出生至少 8 d 才能开始启动临床脑死亡评估[31-35]。

27.5.1 儿童脑死亡判定的确认试验

由于在适当的观察期后进行重复完整的神经查体可能仍不可靠，因为所测试的神经功能可能还没有发育，所以确认性试验是必需的。脑血管造影是金标准。脑电图应按照 ACNS[21] 标准进行，按头围成比例地调整 10 cm 电极间距。＜1 岁的儿童可出现较长时间的脑电静息而不出现脑死亡，故必须重复做脑电图。对于 8 天 ~ 2 个月大的儿童，应该进行两次脑电图和两次完整的神经系统检查（包括一次自主呼吸诱发试验），间隔 48 h。两次脑电图和完整的神经系统检查间隔 24 h 或两次完整的神经系统检查间隔 24 h，脑电图显示脑电静息，2 个月 ~ 1 岁的儿童脑血流 ^{99m}Tc-HMPAO 放射性核素测试应显示大脑无灌注（除了完整的神经系统检查，放射性核素扫描将显示有没有新陈代谢及电活动）。一些研究表明，2 个月 ~ 1 岁的儿童如果有完整的神经学检查，且脑电图显示大脑皮质电静息，^{99m}Tc-HMPAO 放射性核素测试显示大脑没有摄取，则无须设置确认检测等待期。儿童的大脑在遭受了比成人更严重的脑损伤后仍可表现出恢复基本功能的能力，因此，观测周期较长。但脑动脉造影作为唯一的检测方法并没有被纳入已发表的儿童脑死亡判定标准中，因为对此仍有争议。

27.6 宣布脑死亡之后

脑死亡即死亡。根据 Youngner 等人的观点：脑死亡是不可逆转的，脑死亡的患者永久性地丧失了思考、意识到自我或周围环境、体验或与他人交流的能力 [36]。

在完成包括自主呼吸诱发试验在内的完整神经系统检查后，必须将死亡记录在病历中。脑死亡的患者并不是拔除呼吸机后才会死亡，而是已经死亡了。当心脏停止跳动时，医生没有必要再次宣布身体死亡。死亡是在完成完整的神经系统检查时发生的，而不能记录为身体撤停呼吸机的时间或心肺功能终止的时间。

医护人员不得声明患者在器官功能恢复之前将依靠呼吸机维持生命。患者已经死亡了，仅仅是器官在依靠机械通气维持。在宣布死亡后，如果没有器官捐献，呼吸机就会关闭。在移除器官支持设备后，家属可以探望死者。应该通知家属患者已经死亡。家人自然会说起心脏还在跳动的情况，此时应该告诉他们：那颗包含着生命的记忆、活动、欢乐、爱、善良和精神的大脑已经死去，不会再回来了，只剩下尸体了；心脏或许将继续跳动一段未知的时间，如果给予支持，大多数器官将正常工作，然而，这个人已经离开了。需结合医院的政策，在宣布脑死亡后，在决定器官捐献之前，或者在停止呼吸机之前，决定尸体可以在 NICU 停留多长时间。这短暂的几分钟到数小时应该被用来哀悼，但不应该太长，以防家属误以为仍有希望。为了让外地的亲属赶来悼念而延长更长时间并不会给家属带来益处，反而会增加家人的痛苦，并阻碍心理疗愈的进程。

在宣布死亡后，如果没有决定捐献器官，则停止使用呼吸机。在这段时间内，直到心功能完全停止几分钟后，可能出现酸中毒、缺血和交感神经兴奋。可同时触发多个肌肉收缩，导致睁开眼睛，抬起手臂甚至坐起来。这被称为拉撒路（Lazarus）综合征。因此如果家属决定从停止呼吸机和拔管到移至停尸间一直留在遗体旁，应提前告知家属。

27.7 器官捐献

当死者家属决定是否捐献器官时，患者遗体有时仍滞留在 NICU。家属最好在患者死亡前与器官捐献工作人员讨论器官捐献的问题[37-39]。当患者 GCS 评分≤ 5 分时，应联系器官捐献机构，该机构进而可以决定其是否符合捐献标准。如果在器官捐献工作人员到来之前，家属对器官捐献有疑问，家属可能会被问及患者的意愿。如果患者通过全面的神经系统检查被宣布死亡，且家属代表个人同意捐献器官，则应继续使用呼吸机，患者全身的维持工作应移交给器官移植机构。移植机构协调员需维持器官“运转”，填写相关表格，并尽力维持 $PO_2 > 100$ mmHg、收缩压> 100 mmHg、PCO_2 35~45 mmHg。

病例处理

患者体温过低，不符合宣布脑死亡的初步标准。患者必须缓慢复温，且不能因服药而昏迷，不能有低血糖，不能出现会导致昏迷和脑干反射丧失的严重的代谢异常。如果符合初步标准且 CT 扫描提示存在不可逆的脑损伤，有资质的医师可以进行脑死亡检查。

参考文献

[1] Wijdicks EFM. Determining brain death in adults. Neurology, 1995, 45(5):1003–1011.

[2] A definition of irreversible coma. Report of the Ad Hoc Committee of the Harvard Medical School to Examine the Definition of Brain Death. JAMA, 1968, 205(6):337–340.

[3] Guidelines for the determination of death. Report of the medical consultants on the diagnosis of death to the President's Commission for the Study of Ethical Problems in Medicine and Biomedical Behavioral Research. JAMA, 1981, 246(19):2184–2186.

[4] The Quality Standards Subcommittee of the American Academy of Neurology. Practice

parameters for determining brain death in adults (summary statement). Neurology, 1995, 45:1012–1014.

[5] Wijdicks EF. The diagnosis of brain death. N Engl J Med, 2001, 344(16):1215–1221.

[6] Curry PD, Bion JF. The diagnosis and management of brain death. Curr Anaesth Crit Care, 1994, 5(1):36–40.

[7] The Medical Task Force on Anencephaly. The infant with anencephaly. N Engl J Med, 1990, 322 (10):669–674.

[8] Wijdicks EFM. Brain death worldwide: accepted fact but no global consensus in diagnostic criteria. Neurology, 2002, 58(1):20–25.

[9] Byrne PA, Nilges RG. The brain stem in brain death: a critical review. Issues Law Med, 1993, 9(1):3–21.

[10] Danzl DF, Pozos RS. Accidental hypothermia. N Engl J Med, 1994, 331(26):1756–1760.

[11] Gilbert M, Busund R, Skagseth A, et al. Resuscitation from accidental hypothermia of 13.7 degrees C with circulatory arrest [letter]. Lancet, 2000, 355(9201):375–376.

[12] Kennedy M, Kiloh N. Drugs and brain death. Drug Saf, 1996, 14(3):171–180.

[13] Patterson JR, Grabois M. Locked-in syndrome: a review of 139 cases. Stroke, 1986,17(4):758–764.

[14] Ropper AH. Unusual spontaneous movements in brain-dead patients. Neurology, 1984, 34 (8):1089–1092.

[15] Saposnik G, Bueri JA, Mauriño J, et al. Spontaneous and reflex movements in brain death. Neurology, 2000, 54(1):221–223.

[16] Marks SJ, Zisfein J. Apneic oxygenation in apnea tests for brain death. A controlled trial. Arch Neurol, 1990, 47(10):1066–1068.

[17] Benzel EC, Gross CD, Hadden TA, et al. The apnea test for the determination of brain death. J Neurosurg, 1989, 71(2):191–194.

[18] Benzel EC, Mashburn JP, Conrad S, et al. Apnea testing for the determination of brain death: a modified protocol. Technical note. J Neurosurg, 1992, 76(6):1029–1031.

[19] Belsh JM, Blatt R, Schiffman PL. Apnea testing in brain death. Arch Intern Med, 1986, 146 (12):2385–2388.

[20] van Donselaar CA, Meerwaldt JD, van Gijn J. Apnoea testing to confirm brain death in clinical practice. J Neurol Neurosurg Psychiatry, 1986, 49(9):1071–1073.

[21] American Electroencephalographic Society. Guideline three: minimum technical standards for EEG recording in suspected cerebral death. J Clin Neurophysiol, 1994, 11(1):10–13.

[22] Silverman D, Saunders MG, Schwab RS, et al. Cerebral death and the electroencephalogram. Report of the ad hoc committee of the American Electroencephalographic Society on EEG Criteria for determination of cerebral death. JAMA, 1969, 209(10):1505–1510.

[23] Assessment: transcranial Doppler. Report of the American Academy of Neurology, Therapeutics and Technology Assessment Subcommittee. Neurology, 1990, 40(4):680–681.

[24] Payen DM, Lamer C, Pilorget A, et al. Evaluation of pulsed Doppler common carotid blood flow as a noninvasive method for brain death diagnosis: a prospective study. Anesthesiology, 1990, 72(2):222–229.

[25] Petty GW, Mohr JP, Pedley TA, et al. The role of transcranial Doppler in confirming brain death: sensitivity, specificity, and suggestions for performance and interpretation. Neurology, 1990, 40 (2):300–303.

[26] Jalili M, Crade M, Davis AL. Carotid blood-flow velocity changes detected by Doppler ultrasound in determination of brain death in children. A preliminary report. Clin Pediatr (Phila), 1994, 33 (11):669–674.

[27] Newell DW. Transcranial Doppler measurements. New Horiz, 1995, 3(3):423–430.
[28] Bonetti MG, Ciritella P, Valle G, et al. 99mTc HM-PAO brain perfusion SPECT in brain death. Neuroradiology, 1995, 37(5):365–369.
[29] de la Riva A, González FM, Llamas-Elvira JM, et al. Diagnosis of brain death: superiority of perfusion studies with 99Tcm-HMPAO over conventional radionuclide cerebral angiography. Br J Radiol, 1992, 65(772):289–294.
[30] Laurin NR, Driedger AA, Hurwitz GA, et al. Cerebral perfusion imaging with technetium-99m HM-PAO in brain death and severe central nervous system injury. J Nucl Med, 1989, 30 (10):1627–1635.
[31] American Academy of Pediatrics Task Force on Brain Death in Children. Report of special Task Force. Guidelines for the determination of brain death in children. Pediatrics, 1987, 80(2):298–300.
[32] Ashwal S, Schneider S. Brain death in children: Part I. Pediatr Neurol, 1987, 3(1):5–11.
[33] Ashwal S, Schneider S. Brain death in children: Part II. Pediatr Neurol, 1987, 3(2):69–77.
[34] Ashwal S. Brain death in the newborn. Current perspectives. Clin Perinatol, 1997, 24(4):859–882.
[35] Bernat JL. A defense of the whole-brain concept of death. Hastings Cent Rep, 1998, 28(2):14–23.
[36] Youngner SJ, Landefeld CS, Coulton CJ, et al. 'Brain death' and organ retrieval. A cross-sectional survey of knowledge and concepts among health professionals. JAMA, 1989, 261 (15):2205–2210.
[37] Franz HG, DeJong W, Wolfe SM, et al. Explaining brain death: a critical feature of the donation process. J Transpl Coord, 1997, 7(1):14–21.
[38] Chabalewski F, Norris MK. The gift of life: talking to families about organ and tissue donation. Am J Nurs, 1994, 94(6):28–33.
[39] Medicare and Medicaid programs; hospital conditions of participation; provider agreements and supplier approval. 62 Federal Register 1997; 42 CFR Part 482. https://www.gpo.gov/fdsys/pkg/FR-2006–11–27/pdf/E6–19957.pdf.

第 28 章　家属沟通

Mark Krel　Dan E. Miulli

摘　要　对于神经重症医生来说，没有什么比沟通更困难了。有时是与患者沟通，但更多的是与患者家属沟通。已有很多关于沟通的文章和书籍，香农（Shannon）在 1949 年出版的关于通信（在本章语境下指“沟通”）的数学理论的书籍中指出，沟通的基本要素包括信息产生源、信息传递者（通过某种方式将信息传递给接收者）、信息接收者。每个环节都可能受到影响，因此，医护工作者应该意识到收集信息的重要性，同情和尊重医患关系中的个体，能耐心接收那些看似冗余的信息并进行修正。神经重症医生应该意识到，为了使患者获得最佳的医护体验，团队中的其他成员，如临终关怀团队，可以提供特有的资源和支持，以提高患者的生活质量。

关键词　肢体语言　共情　信息交换　数据收集　关系　尊重　香农理论　语气

病例介绍

一名神经外科医生被呼叫到急诊室，去接诊一名被家人发现摔倒的患者。急诊医生告诉神经外科医生，患者入院时 GCS 评分为 8 分，瞳孔对光反射灵敏，因 GCS 评分较低故给予患者气管插管。神经外科医生询问急诊医生患者的医疗记录码和姓名，并突然意识到该患者之前因左外侧裂区域复发性多形性胶质母细胞瘤已经做过两次手术。在患者最后一次就诊时，神经外科医生记得患者有语言障碍、右侧肢体无力和复发性癫痫，当时正在使用苯妥英钠（大仑丁）和左乙拉西坦（开浦兰）治疗。鉴于神经外科医生对患者及其病程的熟悉，神经外科医生将与患者及其家属进行艰难的沟通。

病例处理见本章末。

28.1 引　言

对 NICU 患者的照护不仅仅是管理临床问题，还有其他很多问题也非常重要，必须加以重视，特别是沟通。沟通不能仅让医护工作者自己去学习和掌握，而应作为神经外科教学课程的一部分。本章所给出的建议是经过较长一段时间的研究和实践而形成的，吸收了大量临床医生的专业意见。

本章概述了 NICU 环境下沟通的定义、沟通的目标以及沟通在医患关系建立中的作用。此外，还给出了处理沟通障碍的建议，包括针对不友好的患者及其家属。同时，提供了相应的场景，以使读者直观感受医务人员在与 NICU 患者及家属沟通时所面临的挑战。此外，还讨论了一些特殊情况下的沟通方案。

28.2 沟通的定义

在 NICU 情况下，沟通最广义的定义是神经重症医护人员之间以及他们与其他学科医疗专家和患者及其家属之间的信息交换。

在 NICU，医生不能与其他工作人员脱离。神经重症医生和其他多学科团队成员是一个整体。大家目标一致、共同计划、协同作战、相互尊重。

无论患者的意识水平和能力如何，都要与其家庭成员沟通，否则无法很好管理患者[2]。因为患者和家属也是密不可分的整体。家庭的凝聚力在危机之前就已形成，此时他们会将注意力集中在患者身上，无论患者的结局如何均会持续如此。

而 NICU 情境下狭义的沟通是指，医生和患者及其家人之间的交流。沟通包括所有传递信息的方式，但这一节将侧重于语言沟通和在语言之外所表达的感受。

在急诊室和 NICU 等医疗环境下的沟通会深深地影响所传达的信息，影响家属对这些信息的记忆，影响家属得到信息后如何来为患者作出决定[3]。而沟通的基础是良好的医患关系。

28.3 沟通的目的

当患者或家属与医生或医疗团队为了患者的利益进行沟通时，彼此应真诚、理智、尊重地提出和回答问题，而面对无法回答的问题时应该以同情、耐心和信任的态度勇于承认。在某些情况下，片面的信息传递似乎是必要和适当的，但除非这些信息能够真的被接受，否则就不能算是有效的沟通。

从根本上说，沟通的目的是交换信息，从而挽救患者的生命或避免患者出现残疾，但是，由于患者或家庭与医生或医疗团队之间沟通的质量不同，有时能够实现上述目标，而有时会导致目标偏离。

仅仅知道已经发生或将要发生的事情，或者能够明确说出来是不够的。各方在沟通中所发挥的作用，既取决于所提供的事实数据的准确性，也取决于陈述的内容、沟通的时机、对信息的传递和对反馈的接受度[1-2,4-5]。

如果没有人停下来倾听，那么无论演讲的内容是什么，演讲都毫无意义。如果大家都沉默，那沟通将无以为继。表 28.1 和表 28.2 概述了沟通的前提以及患者和家属需要的信息类型。表 28.3 列出了 3 个主要的压力来源 : 环境、患者和家庭因素。

表 28.1　医疗团队与患者及家属之间沟通的前提[1,6]

所有的沟通都充满对死亡或残疾风险的关切
必须在医生和患者及其家庭之间精心构建出共有的语言、共享的语境以及期望值
医疗上的优先事项不太可能与家庭优先事项相匹配
必须探索出关于治疗目标、治疗意义和生活质量的意见，而不是进行假定
医生和患者及家属之间的信任和尊重必须是相互的，必须有付出也有回报
沟通从患者及其家人见到的第一个工作人员开始，因为没有第二次机会给人留下第一印象

表 28.2　妨碍有意义沟通的患者情况[3]

身份丧失、失控、未来不确定、无民事能力
昏迷
瘫痪
死亡

表 28.3 NICU 患者和家属常见的压力来源[3,6–11]

环境因素
不熟悉的景象 / 声音，不熟悉的活动和节奏，隔离，分离，等待，与医护人员的摩擦 / 更换医护人员，沟通失败和延迟沟通，饥饿 / 口渴，睡眠剥夺，卫生状况，缺乏隐私，没有地方存放东西
患者因素
患者因创伤、疾病或手术而改变外貌，不熟悉的行为，不熟悉的测试和程序，身份丧失，失去家庭的认可，对未来的担忧
家庭因素
兄弟姐妹 / 其他家庭成员的要求，父母的角色变化，配偶和父母之间的冲突，家庭内部的角色变化，职业问题，旅行问题，财务压力，与相关支持系统的地理距离，出院计划，未来的家庭经济和支持问题

28.4 信息的传递

在沟通任何信息之前（例如在对话的语境中），必须适当地满足一系列因素。从香农理论来看，首先是信息的来源，该沟通要素是驱动其余部分的因素。就本章讨论背景而言，信息来源必须以客观发现为前提，包括影像学、实验室检查、客观物理查体结果，以及一定程度上的临床敏锐度和经验。

接下来是信息的发送者或传递者。在亚里士多德的交流理论中，这被称为讲演者或发言者。如果信息发送者平易近人且有权威性，那么信息被理解和接受的可能性就会更高。相反，如果信息发送者草率粗鲁，或者说话的水平超出了听众的理解，或者没有传递正确来源的正确信息，信息就会丢失。

接下来便是渠道。根据香农理论，这不仅仅是用来将信号从发射机传输到接收机的媒介。具体而言，这意味着渠道可以是任何形式，从非语言暗示到直接的语言交流，包括电话交谈、电子邮件、短信、信件等。然而，渠道的准确选择非常依赖于想要传达的信息内容，且将在很短的时间做出选择。如前所述，接收方实际上并不是发送方希望以消息（message）的形式向其传递信息（information）的人，发送方真正希望的是将信息传达至真正的“目的地”，例如医疗场景下的患者本人。接收方是渠道和目的地之间的一个中间步骤，在收到信息后，接收方发挥反向职能，进一步为最终的“目的地”解读和重建相关信息。在提供健康信息和家庭交流的框架内，信息接收者可以是指定的家庭代表、翻译人员、值得信赖的护士、姑息治疗小组的成员或其他可能促进传播的人。

最后，还有反馈和正熵、负熵的概念。在沟通过程中，如果没有得到必要的反馈，信息源头和信息发送者就无法知道患者或家属对信息的理解和接受程度。熵是热力学定律中的一个概念，其本质代表一个系统“内在的混乱程度”，因此也很适用于通信领域。如果没有信息来源和发送方的有力指导以及接收方的帮助，信息就会被歪曲、误读或丢失。综上所述，根据香农理论，有效沟通的要素包括：信息源、发送方、渠道、接收方、目的地、信息反馈和正 / 负熵。为了将消息成功地传递到适当的目的地，必须处理好其间的各个部分。

28.5 影响信息传输和接收的因素

与患者和家属沟通的开始和逐步深入均基于对彼此的了解。数据收集可能是联系患者或家庭成员的关键，它从第一次见面开始。医疗团队其他成员也应参与信息的收集，并可提出自己的初步印象，随着与患者和家属关系的加深，信息收集量将不断扩大。一些有助于数据收集的注意事项应记录在护士的信息纳入表中。表 28.4 概述了在第一次见面中应收集的基本资料。表 28.5 列出了对预期会出现的积极和消极因素的应对机制。表 28.6 和表 28.7 分别给出了沟通用语和行为的示例。

表 28.4　首次家庭基本信息的收集 [1]

医生想要鼓励的应对机制 *vs.* 患者 / 家庭已经使用的应对策略（面对此次疾病、创伤时）
患者 / 家属的健康和情绪状况，包括残疾家庭成员
患者 / 家属用于协助治疗的资源（心理、社会、经济状况和交通工具）
患者 / 家属的社会经济及教育背景
文化和宗教戒律、偏见、成见
更多支持性资源的可用性、奉献精神、亲近性和力量，包括富有同情心的雇主
患者及家属的化学物质依赖情况，包括烟草

表 28.5 家属可能采用的应对机制

积极机制	消极机制
依靠他人的支持	紧紧抓住患者、拒绝离开床边
重温导致危机的事件	刨根问底、质疑信息、一味按理论进行推断
表现得很坚强和能干	装作有信心和力量
责怪自己或他人	关注细节却回避更大的问题
将他们的困境与处境更糟的人比较	夸大自己的处境，视自己为英雄或受难者
为死亡做准备	抱有不实际的希望

表 28.6 可能会引起误会的词语

死亡 / 垂死	昏迷	残疾
依赖	意识	麻痹
疼痛 / 痛苦	沟通	康复
焦虑 / 恐惧	控制	视觉、听觉、语言

表 28.7 对患者和家属而言具有更强意义的举动

举 动	意 义
注视	眼神交流或体现集中、关联、专注、尊重的同等表示
倾听	表示接受的点头、面部表情、记录（以及抬起头）
触摸	在倾听时，避免检查、触摸或进行其他活动，这表示专注，并暗示所听到的内容对倾听者很重要
姿态	坐下来，并采取措施确保隐私或保护谈话不被打断，表明医护人员专注于倾听和接受谈话内容；站立则表明沟通有时间限制，除非是在床旁

28.6 应对有敌意患者或家属的沟通技巧

应有一些专门人员来应对暴力威胁，并早期去化解冲突，避免矛盾升级。而此时，医生可能正在处理其他干预措施引起的不良后果，或正在解决患者或家属拒绝继续进行必要的治疗 / 操作的情况。表 28.8 概述了应对有敌意患者或家属的行动和建议的方法。

表 28.8 应对有敌意患者或家属的方法

行 动	患者和家属均在场时	仅家属在场时
迅速反应	首先找到其他促发此次矛盾的因素；如果医护人员受到暴力威胁，应寻求帮助	与左栏所述相同，迅速给出其他建议以限制住家属的干扰
寻找患者 / 家属不愿说出的原因	如果病情稳定，让愤怒的患者或家属（不要超过 10 人）一起参加沟通	如果患者不能参加沟通，则将重要的家庭成员（不要超过 10 人）分别安置在私人场所进行沟通
争取支持	在缓和敌意的同时，让另一名医护人员在场	找一名工作人员来旁听，争取关键家庭成员的帮助
承认自己较为愤怒，随后将注意力转移到患者身上	坦率承认压力来源，认可患者或家属的感受；但不要去承认有过错，然后将注意力转移到患者身上	在告知患者 / 家属诊治的最新信息和处理好患者的迫切需求后，表明愿意处理引发敌意的因素
避免争吵	使用非语言的暗示给人以坦诚的印象。用语言来证实医护人员的权威，并努力满足患者的重要医疗需求	与左栏所述相同。暂时搁置与患者生存无直接关系的问题（如探视），并由更适合的人员尽快处理相关问题
投入时间，并给患者和家属留下工作专注、有能力和关心患者的印象	尽量不要讨论会引发敌意的信息。延迟讨论，以寻求更加合适的渠道或场景。避免做出承诺或一味讨好患者及家属。以身作则，远离敌意和不合理的要求	远离问题，而不是人。表现出愿意将他们关注的问题融入工作方案中（但不能越权去承诺提供某些帮助或特权）

28.7 沟通的障碍

语言差异会导致医护人员在与患者或家属沟通时出现很多问题。医院应采取一些措施来解决这一问题，例如，在沟通问题出现之前，在医院、社区或互联网上使用翻译等服务。在危急情况下，由不熟悉患者母语的医护人员通过手势和单个字词进行交流可能是唯一可行的方法，但应尽量避免这种做法，绝不能将其作为一种习惯。此外，医护人员必须认识到患者必须经历哪些阶段才能应对灾难性的现实。面对悲伤时的反应过程，最经典的一个阶段分层是 Kübler Ross 模型，具体如下。

1. 否认。在这一阶段，患者和（或）家属会以怀疑的态度做出反应，或者执着于医护团队中任何成员不够谨慎或含糊的陈述所带来的虚假希望。他们也可能只是不相信医生告诉他们的事情。

2. 愤怒。一旦否认阶段结束或否认的态度被证明是徒劳的，下一个 Kübler Ross 阶段的悲伤将表现为挫折感和经常性的猛烈抨击，通常是针对最接近的人，不仅包括医护团队，也包括患者的亲人。亲人可能会为患者的生活选择（导致其现存状况）感到愤怒。

3. 协商。该阶段涉及一种理念，即一个人可以通过和他人协商来避免悲伤。该阶段患者或家属已摆脱最初完全不能接受现实的激烈情绪，开始寻求通过和医护人员的协商沟通，了解细节，看看能采取哪些措施来改善预后。

4. 抑郁。有时这是悲伤最明显的阶段，但并非一定如此。在这一阶段，悲痛欲绝的人通常会拒绝来访者，大部分时间都沉浸在悲伤和忧郁中，并可能变得沉默寡言。

5. 接受。这是最后一个 Kübler Ross 阶段，在该阶段中，个体要么接受不可避免的死亡，要么接受不可改变的未来。而往往是垂死者比幸存者更早进入这种状态。此时通常伴随着平静、内省的洞察力和稳定的情绪，显然，这种状态下悲伤者最容易接受医疗团队和辅助团队的沟通。

如果家庭成员长期不参加与医疗团队的沟通，这一问题可由社工和制订出院计划的人员出面解决。出现危机时，可能需要联系执法机构。医院应该有便于两名医生同意进行紧急手术的方案。该方案的编写应该有社会服务部门和医院管理人员的参与。

在某些情况下，家属会要求予以他们特别的帮助，这对医院工作人员和社会服务者提出了独特的挑战。如果医生替代其他人向患者家属做了某些承诺，则很有可能引发问题。对患者和家属的“讨好”和“违反原则”加剧了他们对疾病严重程度的恐惧，削弱了他们对医疗团队解决患者困难的信心。没有什么比“一切如常”更让人安心的了。

28.8 沟通中可能面临挑战的场景

在某些情况下，医务工作者与 NICU 患者及家属之间的沟通面临着挑战。表 28.9 至表 28.14 提供了沟通技巧的实际应用。表 28.9 给出了医生和患者 / 家属第一次见面时可能发生的情况。表 28.10 给出了患者死亡的场景以及医疗小组可以做哪些工作来缓解家属的不良情绪。表 28.11 给出了患者表现为失代偿时的情况。表 28.12 提供了当患者病情不稳定并恶化时可能采取的干预措施的建议。表 28.13 区分了各种患者需求未得到满足的情况，并就如何满足这些不同的需求给出了基本建议。最后，表 28.14 说明了患者因进一步的并发症而延长恢复期的情况。

表 28.9 医务人员与患者及其家属的首次会面 [5]

医生的表述	患者和家属的理解
医生走近这个家庭，说话前要引起所有人的注意	重要的事情应由一位权威专家来告知，且该专家很关注自己的表述是否被听明白
医生介绍自己的姓名，并要求家属告知他们的身份，选出或指定一名家庭发言人	家属们会看看谁最适合，医生和患者的关系是承认家庭权威的一种方式，可以被视为尊重；如果家庭成员之间发生争执，可能会使家庭成员出现对立
医生概述患者的情况，然后停下来询问家属，收集患者的基线数据，详述患者可能的诊断和预后，然后让家属开始提问	家属会认为患者的病情在可控范围内，并会根据家庭所承受的压力状况及既往应对家庭困难时大家的表现，以他们认为适合的方式来告知患者和其他家庭成员
（或者）医生告知患者的情况和当前的紧急需求，家属的提问被推迟进行，医生获得正要进行的手术的知情同意，指出短期内可能出现的一些情况，然后离开	家属会认为患者的危险未得到控制。如果医生介绍情况时用词简单，提供的选择很直接，家属可能会接受医生介绍的字面含义。如果家属感觉医生的态度有些居高临下，或者在文化或历史上被忽视和轻视，家属可能会愤怒
（或者）医生告知患者的状况、目前的需求和可能出现的进展，介绍其他工作人员，后面将由他们向家属报告相关情况，估计家属何时可以见患者，获得所需手术的知情同意，然后离开	和上面一样，但是家属很可能会对正在沟通的情况满怀期望，并做出积极回应，并抱有在未来某个时间能看到患者的希望
（或者）医生使用家属无法理解的术语，不介绍或者根本不过问联络人员情况，不管家属是否了解了患者的情况，自顾自说完就离开	家属可能会认为患者的病情非常严重，医生没有时间和他们沟通，或者医生不关心他们或患者。以往存在信任问题的家庭可能会变得敌对。家属会猜想和强化很多错误的假设来替代他们对患者病情认知上的不足

表 28.10 患者死亡时的沟通方法[5]

家属面对的	医疗团队面对的	可能的干预措施
家属在患者被宣布死亡后赶到，家属面对这一结果时充满震惊	对患者进行评估，并提供适当的治疗。医生和其他工作人员分别去安抚其他人。联系处理死者后续事宜的相关机构	急诊室联络人员安抚家属，同时等待医生返回现场；告知家属患者的死亡情况，并在工作人员为患者做好了探视准备后，家属前往探视患者
家属在患者抢救期间到达，但不能探视患者。他们带着震惊和愤怒面对死亡结果	对患者进行评估，并提供适当的治疗。联络人员不在场便于家属的介入；或者因未能成功联系上，因此医护团队不知道家属已经到达；或者认为家属在场并不明智	最好的情况：医生和联络人员首先会见家属，告知事件情况，回答可以回答的问题，并对家属失去亲人表示同情。死者被转送到相关机构 最坏的情况：家人在没有任何准备的情况下见到死者，家属也没有见到最了解当时情况的人
家属在抢救期间到达，在患者死亡前走近患者床边。家属全程看到了抢救过程。对死亡结果，他们表现出不同的受冲击程度	家属在抢救现场带来的限制不会过度阻碍一个训练有素的团队。在抢救过程中，所有的团队成员都尽可能表现得最好	理想的情况下，联络员应始终在场，在关照家属需要的同时，维持抢救工作免受干扰，能够顺利进行。最糟糕的情况：家庭成员入侵，对抢救人员构成威胁，影响抢救的结果，并由于缺乏医学知识，认为医护人员某些地方做错了，责怪医疗团队，破坏了医患关系

表 28.11 当患者出现功能失代偿时的沟通[5]

患者 / 家属面对的	医疗团队面对的	可能的干预措施
灾难性的损伤 / 疾病导致令人震惊的变化	疾病或创伤直接影响患者的生存	医护人员均有责任说清楚他们所看到的、他们想要改变的，以及他们将如何去做
家属和患者受到惊吓，他们会觉得评估和抢救看起来很混乱	尽管面对很大压力，但依然要由专业医疗团队制订系统性的方案	如上所述。使用“好 / 更好 / 不太好”来告知家属病情的变化，避免使用统计数据，也不要中断相应治疗去向家属解释。启用联络人员
最初的损害和未来不确定的进展激发了他们对死亡或永久残疾的恐惧	告知家属检查结果、可能的诊断、病情现状、患者对治疗的反应及最终预后	如上所述。征求家属的意见，然后准确地回答。经常和家属沟通患者的最新情况，并尽快介绍高年资医生和相关工作人员

表 28.11（续）

患者 / 家属面对的	医疗团队面对的	可能的干预措施
家属中的主要负责人（一人或多人）需要认真听取医护人员的介绍	医护人员不同的权威性是基于培训和技能水平的不同，很多人都能为家属提供信息	团队听从于领导，领导应增强团队信心
未得到解释的延误，计划中未预料到的变化，解释不充分、闪烁其词	在抢救的环境下，大家要抢用一些共同的资源，且同一批医护人员可能要面对同时需要抢救不同患者的情况（导致左栏所述的问题）	避免找借口，应尽快解释延误的原因，让患者和家属安心。工作人员应该让家属在支持患者方面发挥作用

表 28.12　患者病情不稳定或恶化时的沟通 [3,5–11]

患者或家属面对的	医疗团队面对的	可能的干预措施
患者与家属的接触受限	不稳定的患者应被隔离以保护自己	医疗团队反复向患者解释，同情患者，始终去保护患者
会出现一些患者不熟悉的医疗人员，并对患者做一些令人费解的或痛苦的事情	为了保护生命，应采取必要措施，应由相关医护人员向家属说明其目的，但不一定能让家属完全理解	医生的回应可以让家属宣泄情绪，也让医生更了解对方。团队与患者家属共同寻找控制疼痛的机会
得到矛盾的信息或医护人员未向家属传达信息；“错误的”人员来传达信息使信息变得可疑；医护人员传达的信息过于技术性而无法被正确理解；与公认的权威专家的交流过于缺乏或受到家庭敌视情绪的干扰；个人能动性强会促进否定倾向	当照护者不能彼此沟通时，就会产生困惑；当个体间交流时，基于错误的基础进行假设；当信息在医护人员或家庭成员之间传递时发生变化；患者病情迅速恶化，以致家属无法做好充分准备和维持生计。先前存在的家庭功能失调和社会经济或文化因素使上述情况更加恶化。由不相关的压力源引起的进一步的并发症也施加在医护人员身上	与医护人员和关键的家庭成员进行多学科临时会面，以便“倾听每个人的意见，且每个人都听到同样的信息。”确定家庭发言人和医疗团队发言人。转诊给适当的支持专家。持续与家属进行多学科专家会面，并为家属提供更多与主治医生联系的机会。加强指挥体系。由医生来确认其他工作人员

表 28.13 当患者及家属的要求未被满足时的沟通[5]

患者或家属面对的	医疗团队面对的	可能的干预措施
情感需求未得到满足	缺乏领导能力，无法协调专家之间的关系，缺乏团队合作	与表 28.12 相同，但需增加家庭沟通的频率
	工作人员认识到可能的严重后果，并疏远患者 / 家属；医护人员会退出与需求越来越高的家属沟通；家属令医护人员精神疲惫	
物质需求未得到满足	医院无法提供食物、住宿和隐私来满足家庭的需求，无论相关需求是否合适	强调权威专家在各学科中的作用 权威医生必须对床旁照护者表现出信心
精神需求未得到满足	医护人员缺乏方向和凝聚力，给人一种失去希望、失去动力或彼此之间产生分歧的印象；对家属也无法隐瞒住上述情况，且随着家属情绪失控的加剧而恶化	医疗团队必须单独开会以寻求自我支持，根据自身情况来应对患者的变化，并在处理患者和家属危机时恢复失去的动力
无论结果如何，患者和家属都不满意	无论结果如何，医护人员都不满意	通过社会服务人员呼吁筹集资金以支持处于危机中的贫困家庭。就可用资源向该家庭提供咨询。出于对患者和医护人员安全的考虑，医院重新设定限制。家属受到尊重，但有适当的限制 医生以身作则，现实地支持团队和家属 包括医生在内的专门小组来缓解紧张关系，并帮助参与者从经验中学习

表 28.14 当患者因并发症延迟康复时的沟通[5]

患者或家属面对的	医疗团队面对的	可能的干预措施
患者 / 家属对患者的改善进程和（或）因并发症而延长 NICU 住院时间不满	患者和家属的情感、身体、精神和经济储备都被耗尽	医护人员的坚持，以及应该为家属提供一个“缓冲”时间

表 28.14（续）

患者或家属面对的	医疗团队面对的	可能的干预措施
家庭“安顿下来”了，在生活中重新获得了一些控制权和可预见性，这取决于他们能说服别人提供哪些服务 家属会寻找错误或进行责备：有些事情是欠他们的，因为“这件事一开始就不应该发生”“为什么这不能结束？”	依赖关系变得根深蒂固。家属常被认为是忘恩负义和越来越苛刻：因为当患者病情更严重时，他们会想当然地认为先前给予他们的某些特殊帮助应该继续提供给他们；或者因为他们操纵关系，导致医护人员之间的分歧；或者因为他们对患者护理施加偏好，增加了医护人员的工作；或者因为他们非常频繁地或在不合适或不方便的时机寻求某种肯定的承诺	高年资医护人员主持多学科会议，首次没有家属参与，后续与家属一起，以解决家庭成员的新特殊待遇、新责任和新角色的问题。医生的参与是预测患者病情进展、更好地帮助床旁照护者重新定义家庭与医疗团队关系的关键
“有些医护人员对我们有所隐瞒”	医护人员认为沟通受到怀疑，家属利用了沟通内容或沟通传递上的差异，家庭中可能存在纠纷，延迟公布好消息可以使医护人员避免遇到冲突，但会让家属觉得他们被排除在外	
“事情终于变好了”	最好的情况：患者病情好转使高年资医护人员重塑主导角色，用明确的表述确定患者的状态和进展，在给予支持的情况下限制家属的一些特殊要求，并恢复相互尊重	
“有些事情变得更糟”	最坏的情况：无论患者病情恶化与否，家属的态度都会更差，家属会退缩或对医护人员表现出敌意，而医院管理层会介入进行仲裁	

医疗团队在与 NICU 患者及家属建立联系的时候所发挥的作用是复杂的。表 28.15 从患者和家属的角度列出了对医生和护理人员的要求。这些需求应是医疗团队的关注重点。

表 28.15 从患者及家属的角度对医护人员的要求

从患者及家属的角度对医护人员的要求
诚实：讲真话，知道的时候就说出来，不知道的时候就承认
能预测病情未来的走向，可靠，随时可找到并咨询
富有同情心
思想开放，乐于学习
知识丰富、具有智慧和乐于施教
技能娴熟

28.9 医护团队

理想的情况是医生和护士能够满足患者及家属的所有需求。然而，在现实中，没有人能在任何时候为所有的患者提供一切。医护团队成员一起工作，制订一个复合性、精心安排的计划，以满足大多数人的需求。表 28.16 和表 28.17 给出了团队的沟通方式。

表 28.16 团队内的沟通

项目	内容
沟通的基础	团队沟通是有分级、有区别和有优先权限的
权威性	指挥层级从神经科或创伤外科主治医师开始，到住院医师，再到医师顾问，再到专科护士、呼吸治疗师、辅助科室的专家和技术人员，包括每个学科的适当等级
信息的传递	NICU 小组确定基调，并通过所有医护人员控制信息流，确保他们想要传达的信息传递给与患者接触最多、最频繁的医护人员。每天都有护理人员查房。与咨询医生保持电话联系或通过完成图表问题保持联系
紧急情况的沟通方案	抢救期间的沟通应由经过培训的联络人员开始，这些人员应按照相关方案对家庭成员进行教育和支持，并牢记抢救医生确定的各抢救环节
抢救后	神经外科医生、会诊医生或护理人员和家属在床旁进行经常性的临时见面，其间包括联络人员的持续支持和参与
常规健康教育	每天通过护理和多学科查房交流对患者及家属进行健康教育，人员包括神经外科医生、医师顾问、护士、呼吸治疗师、康复医生和其他工作人员在内的医疗人员

表 28.17 团队沟通方式

团队沟通方式
个体成员代表团队进行沟通，团队应整合所有内容，团队中个体所说的内容应该反映团队作为一个整体想传达的信息
团队成员所传达的信息应在内容和含义上保持一致：患者 / 家属不应得到混淆或相互冲突的信息
最终的沟通应该是由主管医生负责；意见分歧应该在团队内部分享，而不是与患者或家属
所传达的实质性信息应受实践范围的限制。任何团队成员都应该表达他们的同情和关心
当遇到无法回答的问题时，团队成员应该承认，并将问题提交给适当的人员
所有团队成员应相互尊重，并尊重整个团队；提高信心是每个团队成员的工作

从主治医生到实习医生，主管团队的责任是建立患者和家属对整个医疗服务团队的信任，能够为他们提供重要的医疗信息。

护士同样需要知道家属所听到的信息。指导病房实时护理的医生应与床旁主要的照护人员至少每天沟通一次，以确定他们所获取的信息与其他医疗团队成员分享的内容一致。护士将根据病情的严重性和复杂性以及床旁照护者的理解能力来选择如何传达信息，并与呼吸治疗师和其他人分担责任。理想情况下，无论家属是否在患者身边，都应安排每周一次的多学科查房。

护士、治疗师和其他与患者 / 家属接触最多的人，都承担着持续教育和对已经提供给患者 / 家属的信息进行实时强化的责任。护士和其他床旁照护者将不作为独立的实体，而是作为一个有组织的整体的成员，他们的意见将被纳入与患者 / 家属讨论的整体计划。

所有医护人员都应将患者相关信息反馈给主管医生团队，并等待该团队关于与患者 / 家属共享信息的指示。

主管医生团队应负责所有信息的共享，同时，在患者 / 家属听到了不一致的意见时主管医生团队也要负责做好协调工作，并减少由此带来的不利影响；他们应将新的数据、问题和关切传达给医师顾问、护士和所有照护人员，以便大家一致努力改善患者结局。

患者和家属需要根据患者当前和未来可能的状况采取负责任的行动：医疗团队能够提供的最大帮助就是引导如何正确行动（表 28.18~

表 28.19）。

准备好为家属提供一个参考框架，以帮助他们理解他们即将收到的信息。在整个治疗过程中，加固这一参考框架是持续沟通的基础（表 28.20 ~ 表 28.23）。

表 28.18 应纳入医护团队的人员

分 类	影响范围
医生	最终的信息来源，吸收其他学科新数据的“中心”，患者或家属认可的“权威”
护士（及受过培训的联络人员）	治疗计划的最终执行者；信息的最终传达者，因为他们与患者和家属接触最多；监测的主要资源；第一个和最后一个接触患者和家属；患者和家属需要承认的“权威”
治疗师：呼吸治疗师、物理治疗师、作业治疗师、语言治疗师、营养专家，以及其他技术专家	接触和实践的范围比较有限，传达的信息与他们关注的领域有关；患者病情变化的先兆，患者和家属寻求新的希望的“权威”
社工、出院计划者、儿童生活专家、牧师、医院管理人员	以家庭参与为纽带的计划的最终执行者；患者及家属期待未来更美好，为此寻求支持时的“权威”

表 28.19 患者或家属遭遇特殊情况时的沟通 [1,3,6–11]

假设患者或家属处于 …… 的风险	医疗团队应该做的
恐惧和焦虑导致预设的结论	用适当的事实与他们沟通
注意力持续时间可能很短	关注他们是否走神；如果需要，应重新吸引注意力；沟通可以简短一些
信息保留能力差	重复最重要的内容，确认对方听到了
被其他问题分散注意力，把舒适、安全和对周围环境的控制也纳入讨论议程	问一些问题来重新集中注意力，留出时间来解决他们正当的关切，表达医护人员的关心。如果需要，限制不适当的要求

表 28.20　建立一个参考框架

首先用简单易记的词语向患者本人及其家属描述患者的基本情况。告知治疗所涉及的主要内容，但要用外行人的用语
告诉家属医护人员是如何进行评估的（什么样的特征，按照什么样的顺序），以及什么样的变化会表明改善或恶化。指出患者 / 家属可以亲眼看到的特征
向家属介绍他们可能听到的医学术语。只要一有机会，就用你教过他们的知识告诉家属最新的情况

表 28.21　建立关系[5]

患者 / 家属与医疗团队的隔阂	消除沟通的隔阂
不知道正确使用医学术语	避免使用医学术语，或者每次都给他们讲一下有关术语的定义
对治疗结局的统计学数据有了解需求，对患者的状态有先入为主的判断	清楚地说明统计数据的意义，然后解释家属所提供的患者的病情信息。尽可能简单地解释评估了哪些参数，对患者的状况做出了哪些结论；为将来使用“好”“更好”“更差”和“无变化”做好准备，并避免讨论数值或所监测的数据，因为如果家属误解了这些数据，他们可能会感到害怕。避免使用“稳定”这个词
患者或家属需要“做某事”	确认家属作为参与者、持续评估中的助手和决策者的作用
无论是否有希望，患者或家属都需要寻找希望	提醒家属“每个人都知道正常是什么样子的”，如果他们认为的改善是真实的，那么这种改善迟早会变得非常明显

表 28.22　需要特殊沟通以获得知情同意的情况

医生和护士应该了解部门的政策并加以应用
患者 / 家属从一开始就应该知道，对新出现的情况进行沟通的目的是获得知情同意，以便进行有关操作以挽救患者生命、恢复功能、加速恢复等
与患者 / 家属的初步接触是向他们通报患者的进展情况
就最新情况进行沟通，患者 / 家属应该清楚需要进行手术。应对操作程序进行描述，如有条件，可使用视觉辅助等手段帮助患者和家属理解
接下来应该讨论将在知情同意文件中提到的具体获益
对手术可能产生的不良影响的讨论应遵循部门政策，且应全面，但应告知患者有多大可能性遭遇上述问题。应处理患者的身体不适感，如有需要，应取得同意进行清醒镇静
患者和家属需要知道手术将在哪里进行、何时进行、由谁进行、需要多长时间，以及在手术完成后如何进行新的安排
需经常提醒患者 / 家属“医疗没有绝对的保证”

表 28.23　需要特殊沟通的情况：停止支持或抢救 [6-8,12-15]

患者情况	示　例
疾病或创伤已导致紧急和不可避免的终末期状态	重型颅脑外伤后颅内高压
符合不可逆性昏迷的标准	头部受伤、溺水、窒息、脑卒中
不治之症，渐进性的疾病导致难以治疗的痛苦和不可接受的生活质量	运动神经元病（肌萎缩侧索硬化，俗称“渐冻症”）、多发性硬化
疾病或创伤已导致严重的残疾和极低的生活质量，没有理由继续通过人工手段延长生命或进行抢救复苏	严重脑损伤患者的终末期肺部疾病，如因早产导致的脑室内出血，脑肿瘤、脑卒中、溺水

假定所有适当的医疗检查都已完成，已经明确了诊断和预后，并由此给出了治疗决定；就这一治疗决策的讨论而言，如果没有预先指令、生前遗嘱，也没有根据患者意愿给出的书面意见，预期家属会同意或接受医疗团队的意见，认为停止支持治疗或心肺复苏的决定是合乎伦理和法律以及合理、富有尊重和同情心的。假定所有的程序与医院生物伦理委员会的政策保持一致，征得家属同意停止心肺复苏或家属拒绝心肺复苏时的沟通步骤，应按照表 28.24 进行。

表 28.24　获得同意停止支持治疗或心肺复苏的沟通方案

由医生、护士、治疗师、社工、神职人员等组成的团队，提前讨论病例，并安排与家属见面（团队的部分或全部成员都应参加，不要只派一个人）
医疗团队的一名代表与家属接触，预约讨论知情同意事宜，并安排其他成员适当出席
医生回顾患者的病况，包括导致目前所讨论状况的因素
家属和医疗团队讨论患者病史的意义
医疗团队了解家属对患者可能出现的结局以及关于死亡的感受，了解家属认为患者想要什么，家属自己想要什么，了解 10 年后他们会想如何记起当初的行为和决定
医疗团队回答以下问题：如果停止支持治疗或抢救，患者会有什么感觉；具体的实施机制该是怎样；在家属眼中会是什么样子。在这一点上，可以与家属就医院获得不再继续抢救的书面知情同意进行讨论，包括选择复苏的一些步骤但不是所有环节。应按照家属关于如何停止支持治疗的愿望实施，也可以讨论他们希望谁在场等问题
给予家属一个时间框架，在这个时间框架内，他们可以私下进行讨论，并做出决定。安排与适当 / 选定的医疗小组成员见面，直到家属做出决定

根据治疗方案（见第 27 章）被宣布“脑死亡”的患者将停止生命支持，因为他或她已经死亡。虽然脑死亡检查非法定强制，移除脑死亡患者的生命支持也是合法的；但如果可能的话，还是应该给家庭留出足够的时间决定是否进行脑死亡检查，或至少提前通知他们，从而使他们可以在心理上有更充分的准备来面对最终结果，同时也给了他们一个机会去理解：如果患者被发现脑死亡，下一步合理的做法就是停止人工支持，如呼吸机。应以尽可能多的同情和体贴告知家属脑死亡检查及其意义、脑死亡检查的时间及随后停止人工支持的时间，应合理考虑家属的意愿。

28.10 姑息治疗团队的角色[6-9,12-15]

当患者的药物及手术治疗带来的不良作用与疾病的进展都开始影响患者的生活质量，姑息治疗团队可以提供很多神经科医生不能独自提供的服务，包括协助对慢性疾病和临终患者的护理，使照护更高效；在医疗团队与患者之间架起一个无偏倚的第三方桥梁，以促进医患沟通，并允许患者参与医疗计划，让患者和家属参与照护计划和治疗目标的制定，帮助患者相信他们自己有权利同时又对自己的健康负最终责任。在很多情况下，医生被视为“船长”，但在过渡性（姑息）治疗的情况下，医生成为团队（包括护士、社工、家庭健康顾问、神职人员）中的平等成员。

需要注意的是，姑息治疗团队的作用不是承担对患者的护理，而是在其他医护工作者提出要求时提供帮助。姑息治疗团队帮助识别患者反复出现的症状，并确保将其提交给医疗团队引起重视，以帮助患者达到他们理想的治疗目标，架起患者和医疗团队之间沟通的桥梁，确保医疗团队能够听取和理解患者的决定，并协助完成出院计划、住院时的需求、门诊复诊时的需求、临终关怀、掌握资金情况和后续的姑息治疗。事实上，在今天以患者满意度为驱动的医疗环境中，姑息治疗团队直接帮助慢性疾病患者和临终患者对给他们提供的医疗服务感到满意。从这个意义上说，姑息治疗团队无论对患者和家属，还是对医疗团队而言都是不可或缺的助手。姑息治疗最大限度地提高了患者和家属的生活质量。他们应该在确诊后立即参与治疗，这样整个家庭就可以在进一步的治疗和护理中得到抚慰，无论选择放疗、化疗、手术治疗，甚至不选择治疗均如此。他们帮助家庭认识和归纳这些选择，以及在这些选择失败时应采取什么步骤。

姑息治疗团队通过履行其职责，提高了患者及家属的生活质量，促进了沟通，预防和减轻了痛苦，识别、评估和治疗疼痛以及身体、心理和精神的问题。毫无疑问，医护人员的天职就是帮助他人，但我们必须在我们的职业追求中保持谦卑，并认识到神经外科医生不是一座孤岛。我们在自身的研究领域有大量的专业知识，我们必须为患者做到最好。从这个角度来看，姑息治疗团队可以主要促进以下 4 个方面的整体健康护理。

1. 身体健康和症状控制。

- 功能的能力。
- 强度和疲劳。
- 睡眠和休息。
- 恶心。
- 食欲。
- 便秘。
- 疼痛。

2. 心理健康。

- 焦虑。
- 抑郁。
- 快乐和放松。
- 因疼痛引起的痛苦。
- 幸福。
- 恐惧。
- 认知与注意力。

3. 社交层面的福祉。

- 财务负担。
- 照顾者的负担。
- 角色和关系。

- 情感和性功能。
- 外观。

4. 精神上的幸福。

- 希望。
- 意义。
- 痛苦。
- 宗教信仰。

对于这些同样重要的广泛的健康问题，姑息治疗团队将针对患者及家属制订计划来满足所有上述需求。他们经过培训，评估患者和家属已经了解了哪些信息以及他们还想知道多少。通过这种方式，他们促进了家庭和医疗团队之间的信息双向传递。姑息治疗团队还将帮助确保家庭和患者在长期护理方面得到满足，并确保所有必要的联系、预约和需求得到满足。再次强调，这可以直接增加患者和家属对在最糟糕的情况下获得照护的满意度。

姑息治疗的最后一部分是临终关怀。作者所在机构的调查显示：67% 的患者希望在家中去世，18% 的患者希望在医院去世，15% 的患者倾向于在其他地方去世。即便如此，那些宁愿在远离家乡的地方离世的人并非是为了他们自己而作出这样的选择，而是因为他们希望不要给家庭造成各种负担。姑息治疗的临终关怀阶段始于预期死亡时(例如，加利福尼亚州设定的临终关怀为预期在6个月内死亡时)，这涉及护理的最后阶段。通常，这是在医院外进行的。姑息治疗的临终关怀阶段为那些处于弥留之际的人提供医疗支持服务、有限的情感和精神支持。此外，临终关怀可以帮助家庭成员处理照顾临终者的实际细节和情感需求。临终关怀小组可以在医院以外的环境中为患者即将到来的死亡进行准备和提供支持。这一不可或缺的团队促进了医疗团队与患者和家属之间的沟通，包括了解患者和家属的意愿、患者的健康状况、现实的护理目标以及医生和跨学科护理团队应发挥的适宜作用。当然，神经外科医生可以告知患者及家属预后不良，但重要的是要记住，一旦传递了这个消息，患者和家属通常将无法听进去或分析接下来的内容，尽管表面上他们仍在听，但事实上根本无法理解医护人员所说内容的严重性。对于神经外科医生而言，最重要的是要明白患者的经历并非旁观者所看到的。因此，当可以借助姑息治疗团队和临终关怀团队的资源时，应充分利用这些优势资源，使他们最大限度地给予相关照护，使患者和家属感到满意。

回到本章开始时介绍的病例，MRI 显示，在先前切除的区域有复发性肿块。根据患者的临床病史，很可能是复发性多形性胶质母细胞瘤。由于这是第 3 次复发，而姑息治疗团队已经参与了该患者的护理计划和家属沟通，此时，本次的接诊医生可以打电话给医院姑息治疗联络员，他们会在急诊科与接诊医生和急诊医生见面。以上 3 名医务人员会一起讨论对患者影像学检查结果的临床印象以及患者目前的状态。当然，鉴于恶性肿瘤的复发，此时考虑患者的预后比较差，这 3 名医务人员作为一个更大的医疗团队的代表，将去和患者和家属沟通，解释患者的病情，并告知他们患者不太可能长期恢复有意义的功能，同时告知可能的治疗方案。姑息治疗团队的代表将为受到打击的家属提供情感、心理和精神上的支持，并进一步与他们讨论治疗方案以及增强患者舒适度的可能措施。患者的妻子出示了一份由患者和其主管医生签署的维持生命的内科治疗医嘱（POLST）表格。在表格中，患者明确表示，他不希望在恶性肿瘤复发且预后不良的情况下进行积极的手术干预。姑息治疗团队的代表与患者家属讨论了这一问题，家属含泪表达了他们对迄今为止为患者提供的所有护理的感激之情。然后安排患者接受临终关怀，姑息治疗团队的代表安排家庭病床、家庭氧气和家庭静脉输液泵。临终关怀小组安排静脉注射镇痛药物以保持患者的舒适。

在这些安排下，患者出院回家，姑息治疗小组对家属进行电话随访。家属要求与能对患者进行家访的神职人员联系。3 周后，在随后的电话随访中，他们被告知，患者在家人的陪伴下，已在家中平静离世。2 周后，当主管医生查看邮件时，发现了一张贺卡，打开贺卡后所呈现的是家属诚挚的感谢，不仅是因为医生在照顾他们死去的亲人时所带来的医疗照顾和临床智慧，更重要的是，主管医生表现出的真诚和同情心，以及与姑息治疗和临终关怀团队一起，帮助患者在与毁灭性的疾病抗争后平静地离开。

28.11 总　结

没有任何疾病或伤害比大脑或脊髓的伤害或疾病更有可能使人失去身份和对周遭的认知。一个因中枢神经系统受损而患重病的患者有死亡的危险，但也有可能永远不再是原来的他或她，或者永远不会成为本来可以成为的那个人。在这种情况下，医生和患者或家属之间的每一次交流都将被这些问题笼罩上阴影。医生或家属都可能关注于细节，而不考虑上述的背景可能会给沟通带来困扰和摩擦（医生、其他医护人员、家庭成员和患者之间）。

医生在尽力挽救患者的生命和保护其器官功能时，有责任解释他们在做什么、为什么这么做以及接下来可能会发生什么。在一定程度上，所有医疗团队的成员应共同承担这一责任，用各自的技术、知识或权威性改善患者的结局。所有人都有一个互补的责任，那就是在患者和家属听到预后和病情进展情况后，确认、处理和回应他们的需求。

病例处理

患者和家属有义务提供有助于查明事故原因的病史，也有义务告知患者发病前或受伤前的情况。最重要的是，他们有义务倾听，处理所听到的内容，并对所听到的内容提供反馈。最终，他们将接受后果，包括死亡或残疾。

医生和患者及其家属看待疾病的角度和层面不同，最大限度地消除这种差异取决于医疗团队如何在他们自己与患者 / 家属之间架起沟通的桥梁。

患者和家属是一体的：患者的危机把他们从生活中分离出来，而医护人员努力使患者回归到正常生活中。只有充分了解患者在危机前的生活背景，才能实现这一目标。

参考文献

[1] Shannon C. The Mathematical Theory of Communication. Urbana: University of Illinois Press, 1949.

[2] Koerner AF, Fitzpatrick MA. Toward a theory of family communication. Commun Theory, 2002, 12 (1):70–91.

[3] Kodali S, Stametz R, Clarke D, et al. Implementing family communication pathway in

neurosurgical patients in an intensive care unit. Palliat Support Care, 2015, 13(4):961–967.
[4] Koerner FA, Mary Anne F. Understanding family communication patterns and family functioning: The roles of conversation orientation and conformity orientation. Annals of the International Communication Association, 2002, 26(1):36–65.
[5] Ritchie LD, Fitzpatrick MA. Family communication patterns measuring intrapersonal perceptions of interpersonal relationships. Communic Res, 1990, 17(4):523–544.
[6] Curtis JR, White DB. Practical guidance for evidence-based ICU family conferences. Chest, 2008, 134(4):835–843.
[7] Curtis JR, Patrick DL, Shannon SE, et al. The family conference as a focus to improve communication about end-of-life care in the intensive care unit: opportunities for improvement. Crit Care Med, 2001, 29(2) Suppl:N26–N33.
[8] Gries CJ, Curtis JR, Wall RJ, et al. Family member satisfaction with end-of-life decision making in the ICU. Chest, 2008, 133(3):704–712.
[9] Nelson JE, Mulkerin CM, Adams LL, et al. Improving comfort and communication in the ICU: a practical new tool for palliative care performance measurement and feedback. Qual Saf Health Care, 2006, 15(4):264–271.
[10] Pronovost P, Berenholtz S, Dorman T, et al. Improving communication in the ICU using daily goals. J Crit Care, 2003, 18(2):71–75.
[11] Shaw DJ, Davidson JE, Smilde RI, et al. Multidisciplinary team training to enhance family communication in the ICU. Crit Care Med, 2014, 42(2):265–271.
[12] Ciemins EL, Brant J, Kersten D, et al. A qualitative analysis of patient and family perspectives of palliative care. J Palliat Med, 2015, 18(3):282–285.
[13] Curtis JR, Engelberg RA, Wenrich MD, et al. Studying communication about end-of-life care during the ICU family conference: development of a framework. J Crit Care, 2002, 17(3):147–160.
[14] Fitzpatrick MA, Ritchie LD. Communication schemata within the family. Hum Commun Res, 1994, 20(3):275–301.
[15] Keeley MP. Family Communication at the End of Life. J Fam Commun, 2016, 16(3):189–1–97.

第 29 章 NICU 中患者及家属的精神护理

John Spitalieri　Marc Billings　Javed Siddiqi

摘　要 尽管 NICU 装备了许多高科技设备、监测和影像系统，但医生和护理人员有时仍无法满足患者和家属的需求。因此，为那些经历痛苦的患者及其家属提供适当的精神护理对于所有的 NICU 都非常必要。本章将讨论在 NICU 中给予患者及家属精神护理的重要性。

关键词 同情　承诺　忠诚　悲伤辅导　哀悼　精神作用　痛苦

病例介绍

一名穆斯林患者遭受了不可逆性的脑损伤，其家人就亲人的器官捐献问题寻求精神上的指引。

病理处理见本章末。

29.1 与 NICU 的初始接触

没有比至亲因病危或受重伤被送往医院重症监护室更令人沮丧和恐惧的事情了。突然间，稳定的生活被彻底打乱，生死问题摆在眼前。患者家属的心里会出现这样的声音 :“这不可能，一定是搞错了，一定是诊断错了。”在生离死别带来的身体和情感上的痛苦中，人们会逐步接受现实。在这种情况下，患者家属会询问很多问题，却少有令人满意的答案。一个家庭的情感承受力受到考验，他们会开始寻求安慰和理解。

29.2 神经重症医学团队的作用

初次与患者及家属见面时，神经重症医生总要与从未谋面的“他们”分享坏消息，这些严重疾病会把患者 – 家属 – 医生紧密联系起来，这也是急重症医学的本质。在治疗的早期阶段，患者和家属的精神尤其脆弱，此时恰恰是医生与患者、家属建立信任、提供希望和滋养精神最重要的时刻。

许多 NICU 患者都有着较好的预后，NICU 医疗团队的主要任务是抢救患者免于进一步的继发性损伤，同时也通过真诚的关怀和同情来疗愈处于高压下的家庭。患者来医院后由神经医学团队收住入院，在做首次 CT 时神经医学团队就成了支撑他们生命的一部分，而后患者可能直接接受手术或入住 NICU，医疗团队会每天多次查看患者，提供持续的治疗及护理，直至他们出院回家、进入康复治疗阶段或去世。当患者离开医院后，对他们的护理并没有结束，只是护理量稍有变化，康复过程中的护理工作量甚至超过住院期间的护理工作量。神经医学团队致力于为每一名患者提供最佳的治疗，但在同样的情况下，一些患者的恢复情况的确好于另一些患者。

29.3 来自家庭的支持

恢复较好的患者通常会有家庭的支持，但如果患者病情过于严重，则最终的结果并非能由医护人员掌控。在治疗过程中，神经医学团队可以帮助患者减少痛苦，增加治疗的舒适度。满足患者及家属的精神需求也是一种需要探索的治疗方式，因为患者和临终者都要经受精神上的折磨，而这种痛苦往往未能得到有效的解决[1-8]。医护人员承担了减轻身体疼痛和痛苦的责任，这种责任也应该包括减轻精神上的痛苦。

尽管精神治疗作为治疗的一部分已被越来越多的人认可和接受，但仍没有多少既定的指导性意见可供 NICU 专科医生使用[9-14]。一项关于畅销神经病学教科书的调查显示，关于临终 NICU 患者相关护理的指导意见极少。此外，没有一本书设有临终关怀的专门章节[14]。因此，医护人员有必要关注患者及家属的精神状况，了解精神效应在医疗决策中的重要性及其在患者病痛中扮演的角色，以及精神作用对医疗的影响。以上必须针对 NICU 患者专门实施。

29.4 NICU 场景

在 NICU 中，患者会受到全天候的监护，包括频繁的神经查体、颅内压监测、脑电图检查以及频繁的 CT 或 MRI 扫描。家属会听到亲人身上的监护仪发出的独有的噪声，亲人生病前生龙活虎的样子还清晰地出现在脑海中，此时的场景对家人而言是很难承受的，因此家属内心的压力会马上增加，神经医学团队必须关注这种压力升高的迹象。此时，不同的团队应该向家属介绍自己，并确定和家属沟通的人选。同时，还应介绍患者目前的病情和总体治疗计划。谈话内容应尽量减少晦涩的神经学术语，而应使用简单、准确的语言来解释病情及治疗情况。

29.5 精神作用

精神作用（或精神力，Spirituality）通常被定义为生命中所经历的超自然的力量，常表现为与所谓神灵的关系，也可与自然、艺术、音乐、家庭或社会相对应，即信仰和价值观所赋予生命的意义和目标[13]。很多人认为自己是有灵性的或是被精神作用支撑的[7-9]，觉得在某种程度上他们的生命具有特殊的意义和目的。但疾病和创伤会对人的精神造成威胁[7,9]。住进 ICU 的患者往往没有能力照顾自己，即使是最简单的自理；此时他们的注意力完全集中于如何活下去，可能认为自己已经失去生命的意义和目的，这会导致患者和临终者以及他们的家人遭受精神上的巨大痛苦。这时，精神咨询可以让患者及家庭最大限度地受益，在他们表达对未来担忧的同时帮助他们应对痛苦[8,11]。

受到宗教信仰的影响，很多患者和家属会大大低估厄运发生在自己身上的可能性，或认为一旦发生，奇迹就会降临，将他们从痛苦中解救出来。怀抱希望是人的天性，而这某种程度上又影响着患者的健康，正如布克曼（Buchman）所说，“希望是对未来的一种信任，通常深深扎根于宗教文化环境中。”[13] 作为这种“希望”的延伸，医护人员应与患者建立一种关系，尽最大努力使患者恢复健康。这种关系具有契约性，包括共同的希望、共同的风险和相互尊重[13]。

在应对疾病和死亡时，精神治疗具有更多的临床意义，而这一时代正在到来。患者和家属所做的决定可能是基于他们的宗教信仰[4,7-8]。虽然医学科学仍然不能确定精神作用是否对健康有影响，但目前正在开展关于精神—神经—免疫轴的研究，以及精神作用和宗教信仰如何在治疗危重患者中发挥作用。一些患者只关心他们对上帝的信仰和死亡后能否进入天堂，而另一些人最关心的是与家人和朋友的关系。这些东西是无形的，但它能给那些陷入困境的人带来希望和安慰。无论以何种形式，精神作用都能赋予人们生活的意义和目标[4,7]。

对于精神治疗来说，医护人员通过较小努力就可以取得较大成果。相较于复杂的医学治疗，精神治疗无须复杂的过程。即使只是简单的精神引导，也有助于使患者振奋精神并促进治愈。研究表明，对于那些亲人刚刚去世正处于哀伤状态的家庭来说，在常规心理辅导的同时，结合家庭具体情况提供某些宗教性支持，可以帮助这些家庭更快地从悲痛中恢复[4]*。这也说明了在重症治疗中对患者家属给予精神照护的重要性。

29.6 关于精神作用的研究历史

在重塑患者的健康和减轻痛苦的过程中，需要不断关注精神治疗，而不仅仅是在治疗的开始或结束时。在持续的治疗中，应不断改善患者和家属的精神状态，并通过询问有关精神方面的问题，以帮助理解和预判患者的需求，但在此过程中医护人员不应把自己的信仰强加于人，要做到这一点，最好的办法是对不同的文化和宗教保持包容的心态。此外，尊重患者和家属的意愿和价值观，特别是在涉及临终事宜时。

医护人员可能会觉得与患者及其家属讨论精神作用相关的问题很奇怪，或认为这类讨论超出了医疗本身，有些人会觉得这类问题过于私人，可能会被理解为窥探隐私。但大量的研究表明，这些问题实际上很受患者及家属的欢迎，而且也有助于促进患者 – 家属 – 医生之间的良性关系[4,6–7,12–13]。事实上，许多患者告知了医务人员自己拥有宗教信仰，但大多数患者并没有被医生问到过精神层面相关的问题，但这确与医疗决策有关。医护人员还要注意患者或家属的特殊用词，因为这可能表明患者及其家属会受到某些精神作用的影响。那些说自己受到祝福或折磨的患者可能是在暗示他们的宗教信仰[7]。

实际上，通过了解患者和家属的精神史会对疾病诊疗很有帮助，

---

* 注：须根据国内相关法律法规或宗教习惯进行考虑。

这就像病史的其他部分一样，可采用有效的方法收集精神史。由Puchalski开发的一种筛查工具，可以帮助医护人员了解患者及其家庭受精神作用影响的情况。通常将之缩写为FICA，可用于询问患者的信仰（F），其信仰的重要性（I），是否为宗教团体成员（C），以及他们希望医护人员如何解决精神问题（A）[13]。

在姑息治疗和临终患者中，询问他们近期的期望及恐惧这类安慰性的问题，也有助于治疗。这类特殊问题实际上恰恰是在缓解遭受精神折磨的患者及家属的痛苦[4]。

建议在评估中使用以下问题[7]。

- 你认为自己是有宗教信仰或精神信仰的人吗？
- 是什么支撑着你的希望？
- 你有什么宗教信仰或精神信仰来帮你渡过难关？
- 是什么赋予你生命的意义？
- 你的信仰对你的生活有多重要？
- 你的信仰影响你对疾病和手术的感受吗？
- 你觉得你接受的医疗和你的信仰之间有什么冲突吗？
- 你是宗教团体成员吗？
- 有对你来说特别重要的人吗？
- 你的信仰今天在你身上起了什么作用？

29.7 医护人员的作用

在医疗活动中，护士与患者和家属接触最多，并与他们建立紧密联系，通过这层联系可以进行交流并获取患者及其家庭的相关文化背景信息。在患者-家属-医生三方关系中，护士是信息传递者[4,10,15–16]。当患者、家属和医疗人员有共同的想法和目标时，护士在其间的信息传达可确保患者与医生的沟通是及时、准确和一致的。相反，当观念和目标不一致时，往往需要护士担负更多判断和交流的责任[4]。

29.8 痛　苦

为了精准定义痛苦，Hinshaw将痛苦分为4个方面：①身体上的痛苦；②心理或情感上的痛苦；③社交上的痛苦（因害怕与亲人分离而产生的痛苦）；④精神层面的痛苦（spiritual pain*）。这些都是 NICU 患者可能遭受的痛苦，无论这种痛苦表现为什么形式，医生都要致力于减轻患者的痛苦。令医护人员受挫的是，患者精神层面的痛苦常常无法被发现，而当被发现时，他们却往往没有做好应对准备。医护人员必须明确患者和家属的痛苦表现形式，以便提供全面的照护[9]。

研究表明，患者的精神信仰在改善重症疾病后遗症方面发挥着重要作用[2]，精神信仰层面的痛苦多数存在于临终患者身上，如果不主动去发现，当它出现的时候，就很难被识别[5,7]。那些精神信仰上遭受痛苦的人可能正在失去希望和生命的意义及自我价值感，且常常不被发现[7]。多数患者的痛苦始于对不确定的未来的担忧。例如，患者担心他们的身体和情绪状况可能变得越来越差[5]。此外，家属不希望他们的亲人遭受过多痛苦，经常要求使用镇痛药，且特别关注给药的剂量和频率。应对这一问题的关键是要理解患者之间的痛苦是不同的，每个患者都有各自痛苦的原因[5]。

痛苦是所有患者都可能出现的一种状态，但在 ICU 患者中更为严重。当患者感到他们身体的完整性和自主性受到威胁，尤其是生命即将结束时，他们会感到非常痛苦。当我们站在那些留置静脉管、满身监护导线、依靠呼吸机的患者的角度思考时，这是很容易理解的，这对患者及其家人来说是可怕的。他们将持续遭受痛苦，直到一切结束或康复[5,9]。恢复患者的自主性、打消恐惧以减少他们的痛苦是医生职责的一部分。

29.9 安慰患者

治疗的目的是使患者感到舒适。我们通常使用 0~10 级来量化患者的疼痛程度，镇痛药和镇静药有助于使患者感到更舒适，以减轻他们的身体症状。为避免掩盖神经系统阳性症状，医生和护士尽量使用最低必要剂量以避免过度用药。有时，镇静应保持较高的水平，特别是对于气管插管患者，以使患者保持无反应状态；但有时无论镇静水平如何，重症颅脑损伤的气管插管患者都不会有反应。这可能会使家

---

* 注 :spiritual 所指的精神上的主要与一个人的思想和宗教信仰有关。

属感到不安，因此，让他们相信治疗的必要性和具体治疗剂量是很重要的。这些药物可以帮助控制重伤或终末期疾病患者的身体痛苦，但可能无法缓解他们的所有痛苦[9]。

通过询问关于痛苦的相关问题，也会使患者感到自己的病情正在得到控制，并让他们获得自我减轻痛苦的能力。压力和焦虑同样也可用0~10级的量表来衡量。可以向患者和家属询问简单而直接的问题来诊断痛苦的来源，比如，你觉得痛苦吗？你在担心和恐惧什么？你最担心的是什么？即使只是简单的提问和倾听，也能有助于减轻痛苦[5,9]。

29.10 祈祷与神职人员

（本小节内容虽不符合国内临床实际，但为尊重原著起见，依然保留主要内容）医院里的牧师可以为危重患者及其家人提供指导、安慰和精神支持。许多家庭相信祈祷的力量[4,8,13]，所以经常会有患者要求牧师进行祈祷。每家医院都应有供家属去反思的小教堂，并配有牧师，社区也应有神职人员。牧师照护也是医疗的一个组成部分。医院为患者及家属提供祈祷、圣事等服务，帮助他们处理因疾病导致的不良情绪问题。很多时候，常规医疗不足以让患者恢复健康，基于尊重和支持，患者有权利得到精神信仰上的辅助[4,8,13]。

29.11 面对死亡

医生们最终还是会意识到，有些患者无论采取什么样的努力还是会死亡。那些终末期疾病的患者可能在数周至数年内死亡，重伤患者可能在几分钟到几天内死亡。然而面对死亡，对患者和家属甚至是医护人员来说，仍有可疗愈的潜力挖掘[11]。在面对死亡的过程中，家人团聚在一起，去发现至亲生命的一些意义，并疗愈心理的创伤。在这个过程中，重要的因素包括希望、和解以及对患者能够减轻痛苦的信心[9,11,16]。如果一个重伤或重病的患者仍然有器官功能，没有被放弃，其疼痛和痛苦能得到尽可能的治疗，这种情况是令人安慰的[9]。家庭成员和患者往往觉得需要得到神灵的宽恕，这些可由神职人员来完成[9,16]。随着患者死亡的临近，医护人员可以将他们的重点从维持生命转移到给患者带来安慰[16]。对于终末期疾病患者来说，临终关怀医院为即将死亡的患者提供了尊严，并给予临终者更多抚慰，同时，可以让他们知道自己将不再成为家人的负担，虽然生命即将结束，但痛苦也将不复存在[16]。

29.12 对家庭的建议

需谨记的是，尽管 NICU 患者可能无法对声音或触摸作出反应，但他们仍能够听到和感受到这些。应该鼓励家人多和患者说话，握着他们的手，让他们知道自己是被爱着的。这通过恢复一些控制感给家属以安慰，让他们能够在安慰自己所爱之人上做出贡献。同样重要的是，要告诉患者谁在牵着他们的手、今天是什么日子，以及告诉他们家庭的最新情况，这些都很重要。最好是鼓励家属只说好消息，不要传达任何令人沮丧的消息。医护人员应该提醒那些情绪过于激动的家庭暂停探视。

29.13 给 NICU 医生的建议

精神作用很难被定性或定量。没人能预测家属会如何反应，或者他们应该表达什么程度的情感；也没有人能预测在类似情况下医护人员会如何反应。患者和家属可能无法理解强加于他们身上的残酷现实，或者无法理解现代医学的局限性。基于这些原因，医护人员有义务作为安抚者保持平静和理解。医生必须详细说明涉及患者健康状况的复杂性和所提供的护理水平。

“鉴于它对晚期或慢性病患者的重要性，对于有经验的医生来说，给予患者希望是很有必要的，在遇到严重致残患者时，这种希望能通过仪式、冥想、音乐、祈祷、传统神圣的叙事或其他鼓舞人心的吟诵来实现。临终关怀中的精神关怀巧妙地将希望指向关怀的关系和更高的意义。”[4]

当涉及精神信仰相关问题时，医生不应对患者及家属作出评判，也不应该试图说服任何人改变自己的信仰。医生应公正，不应有偏见[7,16]。尽管 NICU 拥有各种医疗手段，但通常情况下，神经重症监护医生能为患者和家属做得最有价值的事情就是紧握患者的手，说些暖心的话语，共情他们的痛苦和无助。如果患者家属要求医护人员与他们一起祈祷，NICU 的医护人员有义务尽可能多地参与。实际上，通过与患者亲人握手，默默为患者祈祷，医生能认识到每个人生命的神圣性及灵魂所在，就像本书作者之一 J.Siddiqi 所说：“对患者真诚的服务是最高形式的敬畏生命”。

以下的“终末期指导护理原则”是由美国外科医生学会伦理委员会制定的，并于 1998 年 2 月获得了执行会议批准[17]。

- 尊重患者和照护者的尊严。
- 关心并尊重患者和家属的意愿。
- 采用与患者或患者合法代理人的选择一致的最适当的措施。
- 确保减轻疼痛和缓解其他身体症状。
- 识别、评估和解决心理、社会和精神信仰层面的问题。
- 确保由患者的初级和（或）专科医生提供适当的连续性治疗。
- 给予患者有效的治疗以改善患者的生活质量。
- 提供适当的姑息治疗和临终关怀。
- 尊重患者拒绝治疗的权利。
- 认识到医生放弃无效治疗的责任。

29.14 总　结

精神信仰层面的问题及相关评估正在成为重症监护室患者护理的重要特征。医护人员必须承担减轻患者及其家属精神痛苦的责任。在一个高度机械化的、陌生的，甚至有些令人恐惧的环境中，仅仅问一些简单的问题就能显示出对患者的同情心。医护人员可以及时关注这些细节，为有需要的人缓解痛苦。

病例处理

同情与共情是人类的基本价值观，在 NICU 与患者及家属的所有互动中都应该是透明的。在这种情况下，由穆斯林医生参与的医疗活动可能对家庭有一定的安慰作用；或者与医生朋友讨论患者的病情也有助于他们理解情况的复杂性。也许最重要的是，NICU 团队邀请来自患者所信仰宗教的当地神职人员来安慰他们的家人，帮助他们作出艰难的决定，并进行祈祷。NICU 团队是否参加患者的告别仪式由亲属及医生或护士个人决定，但应强调的是这种情况下更应关注到人的尊严，同情家庭成员的离世。在一个家庭发生这种悲剧时，精神护理是至关重要的。

参考文献

[1] Baggs JG. Intensive care unit use and collaboration between nurses and physicians. Heart Lung, 1989, 18(4):332–338.
[2] Baggs JG, Schmitt MH, Mushlin AI, et al. Nurse-physician collaboration and satisfaction with the decision-making process in three critical care units. Am J Crit Care, 1997, 6(5):393–399.
[3] Bull Am Coll Surg. 1998; 83(4).
[4] Buchman TG, Cassell J, Ray SE, et al. Who should manage the dying patient?: Rescue, shame, and the surgical ICU dilemma. J Am Coll Surg, 2002, 194(5):665–673.
[5] Cassell EJ. Diagnosing suffering: a perspective. Ann Intern Med, 1999, 131(7):531–534.
[6] Cassel EJ. The nature of suffering and the goals of medicine. N Engl J Med, 1982, 306(11):639–645.
[7] Dunn GP. Patient assessment in palliative care: how to see the "big picture" and what to do when "there is no more we can do". J Am Coll Surg, 2001, 193(5):565–573.
[8] Ehman JW, Ott BB, Short TH, et al. Do patients want physicians to inquire about their spiritual or religious beliefs if they become gravely ill? Arch Intern Med, 1999,159(15):1803–1806.
[9] Hinshaw DB. The spiritual needs of the dying patient. J Am Coll Surg, 2002, 195(4):565–568, discussion 568–569.
[10] Jezewski MA. Do-not-resuscitate status: conflict and culture brokering in critical care units. Heart Lung, 1994, 23(6):458–465.
[11] Parker-Oliver D. Redefining hope for the terminally ill. Am J Hosp Palliat Care, 2002, 19(2):115–120.
[12] Post SG, Puchalski CM, Larson DB. Physicians and patient spirituality: professional boundaries, competency, and ethics. Ann Intern Med, 2000, 132(7):578–583.
[13] Puchalski C, Romer AL. Taking a spiritual history allows clinicians to understand patients more fully. J Palliat Med, 2000, 3(1):129–137.
[14] Rabow MW, Fair JM, Hardie GE, et al. An evaluation of the end-of-life care content in leading neurology textbooks. Neurology, 2000, 55(6):893–894.
[15] Simpson SH. Reconnecting: the experiences of nurses caring for hopelessly ill patients in intensive care. Intensive Crit Care Nurs, 1997, 13(4):189–197.
[16] Singer PA, Martin DK, Kelner M. Quality end-of-life care: patients' perspectives. JAMA, 1999, 281(2):163–168.
[17] The following "Principles Guiding Care at the End of Life" were developed by the American College of Surgeons Committee on Ethics and were approved by the Board of Regents at its February 1998 meeting. http://www.journalacs.org/article/S1072–7515(05)00093–1/abstract.

第 30 章　NICU 的医疗法律问题

Bailey Zampella　Dan E. Miulli　Silvio Hoshek　Rosalinda Menoni　Yancey Beamer

摘　要　中枢神经系统具有许多独特的功能，记忆、情感、机体功能、社交和精神活动都通过它来实现。中枢神经系统遭受损伤的后果会比其他系统损害的后果更严重。因此，神经重症医生往往面临最高的医疗法律风险。我们可以通过专业的多学科医疗团队建立安全、自信和尊重的氛围来降低这种法律风险；应通过医护人员的共同努力与患者进行充分自由的交流，做好患者教育，来最大限度减少他们的困惑与疑虑，并将这些内容体现在医疗记录中。

关键词　沟通　知情同意　记录　解释　患者尊严　专业　自主性　团队合作

病例介绍

男性，约 40 岁，亚裔。因穿着不整（部分裸露）、思维混乱、流浪于街头被警察扣留，并被送至急诊室就诊。起初按照精神失常拟将患者留在精神科观察 72 h。在急诊室时，观察到患者在癫痫大发作前有复杂的重复动作，随后在放射科行 CT 扫描，显示左颞叶病变伴水肿。患者癫痫发作后苏醒，双耳失聪，行为得体，但没有任何人以及电话翻译服务能理解患者的语言。医院和 NICU 下一步应该采取什么措施？

病例处理见本章末。

30.1 引　言

神经病学家和神经外科医生的工作是对神经系统疾病进行治疗，使每个个体成为独一无二的人。如果一名患者有永久性神经缺陷，那么他（她）将发生永久性的改变：既无法胜任以往的工作、赚取相同的收入，也无法维持与家庭的既往关系，他们无法与家庭成员互动，也不能照顾家人，更无法对社会做出贡献，患者也可能出现死亡。实际上，疾病或创伤改变的不仅仅是患者，其家庭和社会关系也会随之改变。因此，神经病学家和神经外科医生将长期面对一些医疗法律风险最高的医疗问题。

进入 NICU 对患者及亲属来说可能是一个非常紧张、煎熬的过程。尤其当面对只能急诊手术，而非择期手术时，这一点尤为明显。因此，通过医疗照护、多学科专业精神来营造安全、自信和尊重的氛围至关重要，这样做的主要目的是在这一紧张时期尽量减少和打消患者及家属的困惑与疑虑，同时提供自由交流和教育活动。而这一目标最好是通过整合性的团队来实现，即确定所有参与治疗的团队成员及其专业分工。其中，沟通在这一过程中最为重要。在患者和家庭承受压力期间，医生和其他医护人员必须密切联系、团结协作，不能因为所面临的医疗困难以及患者 / 家庭带来的相关问题而退缩，尤其在出现并发症时，这就更为重要。

30.2 医疗团队

所有医护人员都必须为患者及其家庭而一起努力，团队成员必须就诊断、治疗和预后进行明确沟通。医生有责任与护士讨论患者的病情；护士也有责任提出任何问题，以便她（他）们能理解为患者所提供的所有护理。护士忽视或轻视任何治疗方案都会导致严重的问题。如果存在这种情况，则应与主管护士和转诊护士讨论更换相关人员。患者及其家属虽然承受着巨大的情绪和身体压力，但他们能够察觉到这种不和谐，并将这种不和谐转化为对所提供的医疗服务的失望和缺乏信心。这种情况可能导致医疗法律索赔。

NICU 患者常常需要多个专科医疗团队，如创伤服务、骨科医生、外科医生、重症监护医生、内科医生、肺科医生、神经科医生、感染病专家和康复医生等。尽管这是强制性的，但同时也会在沟通时使患者及家属增加对治疗的困惑。医疗团队应该划分服务等级，确定住院医师、医师助理和主治医师。除了认识参与救治的医生外，患者及家属还应认识护理人员、呼吸治疗师、社工、营养师、临床药剂师、神职人员以及物理治疗师、作业治疗师和语言治疗师。参与治疗的每个医务人员都应该有想法和计划，并通过定期的跨学科会议来完成协调和指导，在会议期间，相关信息得到更新和共享，以便制订日常诊疗方案。

30.3 医疗人员与患者 / 家庭的沟通

大多数法律索赔都是因缺乏相关信息或对信息的误读造成的。大多数患者表示，他们没有被告知会发生的意外结果。因此，只有在证人在场的情况下进行仔细沟通，并在病历中记录，才能为这个问题做出辩护。当医生讨论任何手术计划时，都需要有医务工作者证人在场。神经重症的情况对于患者及其家庭而言往往较为复杂，在情绪有起伏时进行病情讨论常常会分散他们的注意力，尤其是在讨论急诊手术时，因为患者和（或）家属承受巨大的压力，不会记住讨论的具体信息。大多数情况下，应主要与患者和家属讨论医患协作护理的问题，通常需要有咨询师的参与。在 NICU 中，团队的负责人通常是神经外科医生，他（她）也应该是主要发言人，有时也可单独听取其他同事的专业意见。神经重症医生在面对其他同事和辅助人员时，应始终牢记专业礼仪，因为如果被误解可能会损害 NICU 的信誉。

要让患者及家属信任并营造安全氛围的关键点是，在面对令人沮丧的医疗问题时，表现出对维护患者尊严的关注，表现出敏感性和同情心，同时应每天抽出时间去进行简要沟通。此外，医护人员一定要确认所完成的沟通是成功有效的。向不同文化和社会经济背景的患者及家庭解释疾病自然史的复杂性和干预的风险及益处具有相当的挑战性。医疗团队要认识到患者及家属参与治疗计划、接受并认同最终结果的重要性。对于医生和医疗团队来说，使用患者和家属能理解的用语进行介绍尤为重要，因为医生经常会使用外行可能不理解的医疗专业术语。重要的是确保所有相关人员都能理解医生的谈话内容，可以让患者和（或）家属用自己的话描述对话内容或者对需要解释的内容提出问题，以此来判断他们是否真的了解了相关情况。

患者和家属必须挑选一人作为主要沟通联系人。患者和家属不会明白医生告知的一切信息，他们只是吸收他们最了解的信息。每个人都有不同的背景，因此他们从任何对话中获取的信息都会不同。如果每个人都在不同的时间与 NICU 工作人员沟通，就会对谈话内容有不同的解读。当这种解读在家庭中传播时，就会出现差异，这些差异将转化为压力、敌意和对医疗团队缺乏信心。

医生与患者及家属进行病情讨论时，不仅要传达信息，还要进行教育。许多人都相信“眼见为实”，因此他们能从对患者相关的影像学检查结果介绍中获取很多信息，例如 X 线、CT 和 MRI 及血管造影结果，同时鼓励患者及家属对有疑惑的地方提出问题。有时，患者和家属会因震惊和悲伤而犹豫不决，这是可以理解的；此时可以让他们写下相关问题以便下一次讨论时提问。建立和维持这种融洽的沟通关系的重要性再怎么强调都不为过，即使是面对糟糕的结果或不可避免的并发症时，这种良好的沟通依然会发挥重要作用。努力创造和维持这种氛围会促进信任，并可能防止误解和疑虑，以及由此导致的不满甚至是诉讼。

30.3.1 病历记录

与患者及其家属进行的所有详细讨论均应标注在医疗记录中，最好是口述，因为电子病历（EMR）中会保存下电子时间和日期。除了需要签名的表格外，强烈建议使用此项。最好是患者的主管护士作为证人在场的情况下讨论医疗事宜并签署具有法律效力的文件。

虽然医护人员尽了最大努力，但在涉及知情同意、预先指示、隐私权、虐待和宣布死亡的某些情况时，仍需要高度重视，以免导致发生极端情况或真正的冲突。如果发生这种情况，必须立即通知风险管理人员（risk management officer）。

沟通记录可以是手写笔记、协作护士和辅助人员笔记、口述、医院表格及电子病历形式。记录内容应包括谈话的情况和参加的医疗团队成员。NICU 团队的每个成员都必须学会与患者以及团队的其他成员交流并和谐相处。NICU 团队的职责是消除疾病羞耻感，送去希望，用尊重、无私的方式进行沟通，体谅他们的所有情绪，建立理性的联系，教导和激励他人有同理心。此外，NICU 团队必须征求意见，并尝试与他人共情。人与人之间有太多不同，但正是这种差异才造就了一个更美好和强大的世界。

随着电子病历的引入，医护人员对实时文档的记录变得更加方便。医生和护理人员可以随时查看药物和用药时间的文档。这样可以澄清问题，减少团队成员之间的沟通错误。此外，电子病历还允许医生记录在一个地点与患者和（或）家庭成员的任何对话，任何医疗团队成员都可以轻松访问。重要的是，所有医护人员都应记录他们与患者或家属的任何互动。电子病历的优点是：无论何时输入文档，它都允许所有团队成员查看所述事件的时间和日期，且不允许倒填和患者或家属沟通的日期。护理人员在电子病历中的记录也可供用户随时查看。当发生医疗冲突时，电子病历能够使医疗团队成员之间相互证明。

30.3.2 获得知情同意

知情同意是医疗团队就患者所接受治疗与患者 / 家属所进行的沟通，旨在获得他们的理解。其不仅涉及外科手术，还涉及其他许多治疗方法，如中心静脉导管或动脉导管置入、输血、脑室造瘘术、放置胸腔引流管和鼻饲管，以及其他造口手术。

每一个有行为能力的成年人对自己的身体和财产都有基本的自我决定权。无法行使这项权利的个人，如未成年人或没有行为能力的成年人，可以由其他人代表来维护自己的利益及基本权利[1]。

最重要的是，提供医疗建议的医生应讨论并获得知情同意。只有医护人员才知道哪些信息对患者的决策至关重要（表 30.1）[2–4]。获得知情同意后拟进行神经外科手术时，与患者讨论治疗方法很重要（如果患者恢复了交流能力），并应在确定近亲身份后尽快与患者家属讨论治疗方案。

表 30.1　知情同意涉及的医疗问题[2–4]

涉及问题	具体描述，谁来决定或同意
紧急情况下的知情同意（默示同意）	患者无法同意；没有代理人；没有证据表明患者或代理人会拒绝治疗；如果患者有能力同意将会同意
行为能力	患者理解医疗决策的性质和后果、作出决定和沟通决定的能力，以及理解该决策的显著获益、风险及替代方案的能力。除非在更高层级的书面医疗指导意见中另有规定，否则主治医师应将患者视为没有上述能力
没有行为能力	是一种司法裁决；指一个人缺乏执行特定行为的能力，需要一名监护人来作出个人决定；知情同意应推迟到其他代理决策者的出现。家庭成员或其他对患者而言重要的人是最常见的代理人

表 30.1（续）

涉及问题	具体描述，谁来决定或同意
不同意	患者拒绝接受推荐的治疗。患者有权了解拒绝治疗的后果，以便告知拒绝治疗的情况。医生有义务告知患者拒绝接受推荐的简单和普通手术的风险。如果动机可疑，应考虑法院命令
独立的未成年人	已婚或离婚，在美国军队服现役，14 岁及以上
自给自足的未成年人	15 岁或以上，与父母分开生活，管理自己的财务事务。如果不涉及敏感服务，如生殖服务、性侵害、强奸后的照护、可报告的感染性疾病，以及一些特定的行为健康问题，医务人员可以通知父母
未成年人	需获得其成年父母或法定监护人的同意，如已婚亲生父母、养父母、有合法监护权的单亲或未婚父母（如果母亲对父亲的身份有异议，则父亲必须证明自己是未成年人的父亲）。18 岁以下的父母也有知情同意能力。其他可能的同意者包括寄养父母、同性伴侣、登记的家庭伴侣、继父母、外祖父母、代理父母，以及获得授权的临时代理人，如教练或夏令营主管等

出版者注：以上不一定符合我国法律规定，在具体实践中，应根据我国法律执行

患者和家属必须了解治疗的风险、获益和替代方案，以及围手术期的后遗症。就初始干预而言，这可能包括感染、再出血、神经功能的进一步恶化以及需要再干预。同样，固有的风险不应被忽视。医生还必须讨论替代方案或特定辅助医疗方案的性质和目标，例如具有已知副作用或并发症的药物。以幕上手术的口述为例，具体如下。

开颅肿瘤切除术的风险和获益已经与患者和家属进行了广泛、详细的讨论。已告知患者及家属此次手术主要的获益是可以明确诊断及颅内减压；同时也强调了手术的风险包括但不限于出血、感染、（脑脊液）漏、脑卒中、癫痫发作、认知缺陷、语言障碍、肠道 / 膀胱功能障碍、视觉缺陷和（或）复视、偏瘫和死亡等。任何可能的风险都可能发生，术后当前的痛苦可能无法解决或可能会产生额外的痛苦；也讨论了肺炎、尿路感染、深静脉血栓形成、心律失常和肺栓塞的一般风险。讨论了未能完全切除、手术未带来获益、重复手术以及需要辅助治疗 [如放疗和（或）化疗] 的可能性；同时强调了患者病情的严重性，以及拟行干预方案的难度。医生回答了相关问题，并解释说不可能预见所有可能的并发症或不良后果，医生无法给出任何保证。

经上述沟通后，患者及其家人仍希望继续进行手术（Javed Siddiqi，个人交流）。

30.4 虐待举报

举报儿童、老年人及家庭成员受到虐待和暴力犯罪是美国各州和联邦法规规定的。法定举报人（legally mandated reporters）可能会因未报告疑似虐待行为而承担刑事或民事责任。处罚可能是监禁 6 个月或罚款 1000 美元。任何法定举报人在进行举报时都具有豁免权。保密法不适用于疑似虐待案件。法定报告义务取代保密特权。

30.5 记录事故

当发生事故或错误导致不良后果时，应立即向患者、家属和医院管理部门报告。

当事故发生时应填写事故报告表，并作为医院内部的保密性沟通。本报告仅供医院律师参考，用于医疗工作者在诉讼或潜在诉讼中的准备、调查和辩护。不得复印或作为医疗记录的一部分，也不得在病历中引用。事件报告应包含一句话概要（one-sentence summary），即对事件类型的描述，包括事件发生的地点、涉及人员、所有证人、促成因素、结果的严重性、未来可以做出哪些改变以降低风险、分析和采取的措施、表格填写人、科室主任审核和质量保证审核。表格应在事故发生后的 24 h 内完成。

30.5.1 癫　痫

癫痫可能发生在原发性或继发性疾病过程中。由于癫痫疾病有多种类型，因此在服用适当的药物之前，识别癫痫类型并了解潜在原因十分重要。

当患者癫痫发作时，第一位在场的医护团队成员必须尽快通知医生，无论是急诊医生、重症监护医生、神经科医生还是神经外科医生。全身性癫痫发作有可能损害患者的气道。大多数癫痫发作会在 2 min 内自动停止，通常无须使用苯二氮䓬类或其他抗癫痫药物。然而，如果癫痫发作不能自行停止，应立即给患者建立静脉通道。急性发作消退后，需要再次进行多学科评估，以寻找癫痫发作的原因和最佳治疗方法。

新诊断的癫痫会对患者产生很多社会心理影响。癫痫发作可能会导致患者丧失独立性、驾驶能力和重返工作岗位的能力，并影响患者生活的其他方面。《美国残疾人法案》（ADA）由 2008 年《美国残疾人法案修正案》（ADAAA）修订而来，是一部禁止歧视残疾人的联邦法律[5]。《美国残疾人法案》要求雇主应在招聘和就业时提供相应的调整或改良，以使残疾人和其他人一样享有同等的就业机会[5]。当患者及其主治医生（负责其抗癫痫药物治疗）都感觉癫痫发作已得到控制时，患者或许可以重返工作岗位。此外，对患有癫痫疾病者的驾驶限制仍存在争议。由于有关癫痫和驾驶风险的数据有限，因此所实施的限制通常基于主观的认知标准。无癫痫发作间隔时长是评估患者驾驶风险的最常用标准。更长的无癫痫发作间隔期（＞ 6~12 个月）通常会带来更低的癫痫相关的事故风险。然而，美国不同的州和地区对无癫痫发作间隔期的证明有不同的要求（表 30.2）。

表 30.2　2001 年美国各州对癫痫患者驾驶的管理和实践

美国各州	无癫痫发作时间（月）	推荐驾驶的医生
亚拉巴马州	6	无
阿拉斯加州	6	有
亚利桑那州	3	无
阿肯色州	12	有
加利福尼亚州	3，6 或 12	有
科罗拉多州	无	无
康涅狄格州	3	有
哥伦比亚特区	12	有
特拉华州	无	无
佛罗里达州	24	无
佐治亚州	12	无
夏威夷州	无	有
爱达荷州	无	无

表 30.2（续）

美国各州	无癫痫发作时间（月）	推荐驾驶的医生
伊利诺伊州	无	无
印第安纳州	无	有
艾奥瓦州	6	无
堪萨斯州	6	无
肯塔基州	3	无
路易斯安那州	6	无
缅因州	3	无
马里兰州	3	无
马萨诸塞州	6	有
密歇根州	6	有
明尼苏达州	6	无
密西西比州	12	无
密苏里州	6	无
蒙大拿州	无	无
内布拉斯加州	3	有
内华达州	3	有
新罕布什尔州	12	有
新泽西州	12	有
新墨西哥州	12	无
纽约州	12	无
北卡罗来纳州	6 ~12	无
北达科他州	6	无
俄亥俄州	无	无
俄克拉何马州	12	无
俄勒冈州	6	有
宾夕法尼亚州	6	无
罗得岛州	无	无

表 30.2（续）

美国各州	无癫痫发作时间（月）	推荐驾驶的医生
南卡罗来纳州	6	无
南达科他州	12	有
田纳西州	6	有
得克萨斯州	6	无
犹他州	3	有
佛蒙特州	无	有
弗吉尼亚州	6	无
华盛顿州	6	有
西弗吉尼亚州	12	无
威斯康星州	3	无
怀俄明州	3	有

30.6 诉讼的组成部分

为了成功完成诉讼并证明并非主观故意，医患双方之间的行为必须涉及以下 4 个方面。

1. 双方当事人之间必须存在责任关系。

2. 必须已经存在违反职责的事实，而该违反职责的事实是因当事一方违反医疗人员制订的标准医疗方案造成的。

3. 必须存在因违反职责导致的伤害。

4. 违反职责必须是造成伤害最直接的原因。

一旦上述所有部分都得到证实，案件就可得到解决或作出判决。很多医生在职业生涯中都被起诉过。20 世纪 30 年代，医疗失职案件充斥着美国法院系统，此类诉讼一直有增无减。文化、社会、伦理和经济体系决定了诉讼的可能性；然而，医生和患者 / 家属之间的沟通至关重要。主治医生和 NICU 团队必须团结一致，必须与患者及其家属进行沟通，并进行教育。

患者在 NICU 接受治疗时，患者及家属往往会情绪化，倍感压力。这种情绪可以被 NICU 的医务人员平复，但也可能被操控或曲解。个别人的一些不当做法可能会给患者及家属带来新的困惑，使已经消散的压力重新出现，造成新的恐慌。因此，原告的法律诉讼往往是因不满情绪反应导致的，医务人员要通过同理心、交流、教导和安慰来防止这种情况发生。

《美国精神健康法案》规定：如果一个人因精神障碍而对自己或他人构成威胁或严重失能时，则其可被非自愿关押、运送、评估，并送住院接受最长为 72 h 的精神健康评估和治疗。相关条款规定[7]：任何向患者提供急救服务的医务人员，在未经同意的情况下，可将患者最长扣留 8 h，等待送往精神卫生机构，不承担民事或刑事责任。

美国加利福尼亚州最高法院裁定了上述规定的例外情况[8]，即由初级接诊医生确定患者的行为能力，如果患者在非自愿 72 h 扣留期间拒绝服药，应根据司法程序确定其行为能力。

病例处理

精神科和神经外科医生对该患者的病情进行了讨论。后由相关人员提供翻译并完成了对患者的病史采集和体检。因为患者听力障碍，采用辅助设备后患者能够理解医护人员的询问。医生评估了患者同意接受医疗方案的能力，以及是否了解治疗方案的风险和获益。建议患者接受开颅手术以诊断和切除病变。通过翻译人员与患者就治疗的风险和获益进行了详尽的沟通。所有步骤（包括翻译人员的参与）都记录在医疗记录中。患者接受手术治疗方案，手术切除病变，术程顺利，最终平稳出院。

参考文献

[1] California Hospital Association. Consent Manual. 43rd ed. Sacramento, CA: California Hospital Association, 2016 www.calhospital.org/consent.

[2] Cobbs v Grant, 8 Cal 3d (1972) .

[3] Truman v Thomas, 27 Cal 3d 285 (1980).

[4] California Probate Code sections 4658, 4657, 4609, http://leginfo.legislature.ca.gov/faces/codes_displaySection.xhtml?lawCode=PROB&sec-tionNum=4658.

[5] U.S. Equal Employment Opportunity Commission. Americans with Disabilities Act (ADA); 2008 https://www.eeoc.gov/laws/types/disability.cfm.

[6] Up-To-Date: Driving Restrictions for Patients with Seizure and Epilepsy. February 12, 2015 http://www.uptodate.com/contents/driving-restrictions-for-patients-with-seizures-and-epilepsy.

[7] Health and Safety Code 1799.111http://leginfo.legislature.ca.gov/faces/codes_displaySection. xhtml? lawCode=HSC§ionNum=1799.111.
[8] Riese v St. Mary's Hospital and Medical Center, 259 Cal 2d 698 (1989).

第 31 章　NICU 患者的出院计划

Dan E. Miulli　Jacob Bernstein　Paula Snyder

摘　要　神经外科危重症患者的出院计划应在入院时即开始制定，此时需要考虑患者的疾病、医疗需求、短期和长期康复能力、家庭支持能力、经济状况、医疗保险情况和社会支持能力。很多时候患者在出院后不能立即回家，甚至始终不能回家。提供出院计划的过程较为复杂，需要患者的健康顾问、社工及其他相关人员之间进行长时间的沟通协商。此外，通过与康复医生、物理治疗师、作业治疗师等人员的协作有助于患者转至康复中心接受康复治疗。

关键词　家庭会议　功能状态　保险　长期急性护理　物理治疗　康复　资源　专业护理机构

病例介绍

男性，17 岁，因自残导致头部枪击伤，GCS 评分为 4 T。诊断：左侧创伤性蛛网膜下腔出血、硬脑膜下血肿、脑实质出血。急诊行左侧开颅去骨瓣减压术，术后患者病情仍危重。

病例处理见本章末。

31.1 引　言

NICU 的患者病情复杂，常常需要制订详尽且艰难的出院康复计划。NICU 的患者常存在多系统、多器官损伤，出院后需要院外场所的专业康复治疗，因此，“入院时就开始制订出院计划”特别适用于此类患者。通常，NICU 的出院计划涉及以下几类。

1. 病情稳定、反应灵敏和意识清醒的患者先转至普通病房，出院后可以回到家中，或转至康复中心或专业护理机构。

2. 无须机械通气的患者先转至低级别的 NICU，而后转至普通病房，出院后可以回到家中，或转至康复中心或专业护理机构。

3. 需机械通气或重度残疾的患者，可从 NICU 直接转入长期急性护理机构。

颅脑损伤、脊髓损伤、出血性脑卒中、脑肿瘤等导致的认知和(或)机体损害可引发患者器官功能显著下降。这些患者常伴有气管切开、胃肠插管，以及肠道、膀胱控制能力的部分或完全丧失。由于认知损害、近期记忆缺陷、判断力和情绪控制能力下降，他们受伤的风险会增加，因此需要持续的监护。大多数住院康复项目要求患者每天至少进行 3 h 的康复训练，一些病情复杂的患者可能无法耐受强化康复治疗；另一些患者虽病情稳定，但由于神经损伤严重，也无法承受强化康复治疗。许多此类患者可能需要亚急性康复治疗或低强度物理治疗的专业性护理。通常，损伤越严重或在 NICU 入住 / 住院时间越长，恢复期就越长，且需要更高层级的强化康复治疗或长期护理;如患者仅表现为认知功能障碍，则一般无须接受住院康复治疗。

应早期对那些不符合接受住院康复治疗标准的患者的资源状况进行评估和掌握，包括其社区资源和门诊康复方案、家庭状况和适应能力、家庭支持能力等。进行门诊康复治疗的患者需要多学科团队的详细评估和合理安排。其中评估患者亲属照护者的能力对制订顺利的出院计划至关重要。其他需要评估的内容包括：①哪些机构适宜为患者进行门诊治疗；②患者往返于治疗机构以及接受医院随访的交通便利情况；③是否需要家庭治疗，如果需要，是否有相应保险；④评估患者家庭环境，明确是否需要康复辅助设备，如病床、马桶和淋浴椅及其他支持（气管切开术护理、喂养等）。

护士 / 健康顾问及多学科团队需评估患者出院后的预期需求。评估团队通常包括护士、主管医生、康复医生、物理治疗师、作业治疗师、语言病理学家、营养师、呼吸治疗师、社工以及患者和家属。每一名团队成员都应负责出院计划中的某一具体任务。在评估患者的潜在康复需求时应包括以下特殊考量：运动功能障碍、感知能力的变化、交流模式的变化、行为问题、呼吸功能的改变、脑神经损伤及认知功能损害（表 31.1~ 表 31.3）。

表 31.1 评估患者的潜在康复需求[1]

功能改变	内 容
运动功能的改变	与脊髓损伤、颅脑损伤和脑卒中相关，并导致麻痹、瘫痪、共济失调、失用、痉挛和病理反射
感知能力的改变	失明、视觉障碍与缺陷，疼痛、温度、压力及位置感知缺失，失认
交流模式的改变	接受性、表达性和整体性语言障碍，失语、运动性失语
行为的改变	情绪紊乱、抑郁、情绪控制能力差、抑制力减退、愤怒、攻击性行为
脑神经功能的改变	吞咽及语言功能障碍、上睑下垂、复视，味觉、嗅觉、听觉障碍、面神经麻痹
认知功能的改变	神志不清、意识水平改变、记忆力受损、判断力下降、注意力不集中、解决问题能力下降、思维能力下降

表 31.2 根据患者的诊断和（或）功能障碍预测出院后的康复方式[1]

疾病 / 状态	康复方式
脊髓损伤	急性康复治疗
脑卒中伴偏瘫	急性康复治疗
脑损伤伴麻痹、瘫痪、失用、共济失调、无法行走	急性康复治疗 *vs.* 专业护理机构联合物理治疗 *vs.* 家庭康复联合门诊治疗
呼吸机依赖（排除脊髓损伤）	亚急性康复治疗 / 物理治疗
持续性植物状态	专业护理机构 *vs.* 亚急性康复治疗
轻度认知损害	在家接受院外康复治疗
中度认知损害	急性康复治疗 *vs.* 在家接受院外康复治疗
重度认知损害	急性康复治疗 *vs.* 专业护理机构治疗
感觉功能障碍：失明	急性康复治疗
交流障碍：失语、语言障碍	在家接受院外康复治疗
行为异常	在家接受院外康复治疗及亲属的监护 *vs.* 专业护理机构

表 31.3 出院及康复计划中不同团队成员的职责[1]

团队成员	初始评估	资质与需求评估	环境评估	患者及家庭教育
健康顾问	与保险公司及健康维护组织（HMO）沟通	决定所覆盖的服务及康复方式选择	与潜在的康复机构交流	对患者及家属进行康复治疗与出院计划的宣教
社工	评估家庭支持能力与家庭资源	决定所覆盖的服务及康复方式选择，协助申请资金	与潜在的康复机构交流	对患者及家属进行康复治疗与出院计划的宣教
医生	评估医疗需求和稳定性	评估患者的预后	—	对患者及家属进行康复治疗与出院计划的宣教
物理治疗师	评估患者机体的局限性和功能状态	对需要的辅助设备和持续治疗方案提供建议	调查家庭环境及相关需求	对患者及家属进行康复治疗与出院计划的宣教
作业治疗师	评估患者机体的局限性和功能状态	对需要的辅助设备和持续治疗方案提供建议	调查家庭环境及相关需求	对患者及家属进行康复治疗与出院计划的宣教
语言病理学家	评估语言、吞咽、认知功能相关的能力和机体局限性	对需要的辅助设备和持续治疗方案提供建议	调查家庭环境及相关需求	对患者及家属进行康复治疗与出院计划的宣教
营养师	评估营养状况和机体局限性	根据评估后的需求推荐营养计划	—	对患者及家属进行康复治疗与出院计划的宣教
呼吸治疗师	评估呼吸状态及相关需求	基于评估后的需求推荐呼吸训练计划	—	对患者及家属进行康复治疗与出院计划的宣教
心理学家	评估身体、认知和社交需求及局限性	设计针对患者的医疗和康复计划	促进患者及亲属接受适宜的康复方案	对患者及家属进行康复治疗与出院计划的宣教
护士	评估身体、认知和社交需求和局限性	与合适的团队成员沟通需求	协调团队成员的医护活动	对患者及家属进行康复治疗与出院计划的宣教

31.2 早期制订康复计划的意义

在急性期住院阶段的早期即判断患者出院后的转归，有助于治疗决策、资源分配、家庭教育和咨询，能够使患者亲属及出院规划人员选择适当的出院康复机构（表 31.4）[2] 或提前准备好家庭环境。做好病例的管理可增进患者及家属对出院后康复需求的理解，更好地帮助家属进行环境改造以满足患者的康复需求，同时也可缩短住院时间、降低治疗费用。

表 31.4　出院后转至不同地点进行康复治疗的对比

目的地	解 释	要 求	目 的	治疗（物理治疗 / 语言治疗 / 作业治疗）
门诊	患者住在家里，并去预约地点治疗	患者病情稳定可以出院，并能在家中自理	帮助患者从疾病 / 损伤中恢复	每周 2~5 d 的物理治疗、作业治疗或语言治疗
家庭	患者住在家里，但需要全天候或部分时间段的辅助	患者病情稳定可以出院回家，但不能完全独立或有时需要专业护理	协助患者康复，提供帮助和（或）专业护理（伤口护理、通过 PICC 给予静脉抗生素治疗，给予静脉营养或 PEG 管饲等），直到患者能够完全自理	每周 2~5 d 的物理治疗、作业治疗或语言治疗
急性康复机构	进行住院康复治疗的机构，适于创伤性损伤、衰弱性疾病或手术后的患者，他们能从强化的多学科康复治疗中受益	患者需要病情稳定，机体能够接受每天 3 h 的治疗	协助患者康复和回家	根据患者需求，每周治疗 5~7 d，每天治疗 3 h
亚急性康复机构	进行住院康复治疗的机构，适于治疗创伤性损伤、衰弱性疾病或一些术后患者，他们能从多学科康复治疗中受益，但不能耐受更大量的治疗方案（如急性康复治疗）	患者病情稳定，但不能耐受急性康复治疗	协助患者康复，使患者恢复到足够强壮的状态，可以进行急性康复治疗或出院回家	每周治疗 3 ~ 5 d，每天治疗时间 < 3 h

表 31.4（续）

目的地	解 释	要 求	目 的	治疗（物理治疗 / 语言治疗 / 作业治疗）
长期急性护理医院	一种专门性医院，旨在针对需要延长住院时间（平均住院时长为 25 d）的患者	因多种医学问题需要长期住院的患者，需要专业的医疗和护理（抗生素治疗、呼吸机管理、伤口护理、管饲等），医生需要每天查房	目标是恢复到能接受亚急性或急性康复治疗；使患者病情稳定，能转运至长期护理机构或专业护理机构	每周治疗 5~6 d，每天治疗 < 3 h
专业护理机构	一种住院机构，为需要强化专业医疗的患者提供护理	患者需要熟练的医疗护理，如伤口护理、PEG 喂养、长期氧疗、长期治疗、透析、糖尿病监测。认知受损，认知及身体受损，身体受损。无须医生每天查房	根据病情的严重程度短期和长期住院	每天 1 h 治疗

PEG：经皮内镜下胃造口术；PICC：经外周静脉穿刺的中心静脉导管

病例处理

该患者治疗后病情稳定，GCS 评分改善至 10 T，接受了气管切开术和经皮内镜下胃造口术。患者在入院时即由健康顾问、呼吸治疗师、物理治疗师、作业治疗师、语言治疗师和营养师进行了评估，评估团队认为患者需要长期住院进行管饲、呼吸机管理、专业护理、物理治疗、作业治疗和认知 / 语言治疗。

参考文献

[1] Barker E. Neuroscience Nursing: A Spectrum of Care. 2nd ed. St. Louis, MO: CV Mosby, 2002.

[2] Association of Rehabilitation Nurses. Description of Rehabilitation Settings, 18 May 2016, www.rehabnurse.org/pdf/PRNavigatingRehabSettings.pdf.

索　引

C

D

E

F

G

H

J

K

L

M

N

P

Q

R

S

T

W

X

Y

Z